高职高专医药卫生类专业"十四五"互联网+新形态精品规划教材

药理学

主　审　方士英

主　编　李宏力　顾宏霞

副主编　陈　静　崔海鞠　吴　思　李　融

　　　　李东芳　张彩艳　丁　旭　黄晓巍

编　委（以姓氏笔画为序）

丁　旭　安康职业技术学院

马俊利　唐山职业技术学院

方士英　皖西卫生职业学院

刘　昊　湖北职业技术学院

李　融　仙桃职业学院

李东芳　陕西能源职业技术学院

李远凤　皖西卫生职业学院附属医院

李宏力　陕西能源职业技术学院

吴　思　湖北职业技术学院

张彩艳　铜川职业技术学院

陈　静　赤峰工业职业技术学院

陈张琴　陕西省第二人民医院

陈佳洁　皖西卫生职业学院

顾宏霞　皖西卫生职业学院

高　荧　山东中医药高等专科学校

黄晓巍　长春中医药大学

崔海鞠　宣城职业技术学院

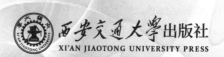

西安交通大学出版社
XI'AN JIAOTONG UNIVERSITY PRESS

内容提要

本教材共分 9 个模块，50 个项目，主要介绍了药物的基本知识、药物效应动力学、药物代谢动力学、影响药物作用的因素，以及各类作用于不同组织器官的药物的体内过程、药理作用、作用机制、临床应用、不良反应、药物相互作用、禁忌证、用药注意事项。各项目前设有与项目内容契合的素质目标、知识目标和能力目标，使学生通过学习掌握不同层次的职业技能。教材中根据知识内容专门设计有知识链接和素质拓展，除了拓宽学生的知识面、提高学习兴趣，更有助于培养学生严谨、负责、细心、奉献的职业素养和职业精神，引导学生树立正确的人生观和价值观；项目后附有源于医、护、药不同执业资格考核的真题，既考查学生对知识的掌握情况，也实现了"岗、课、赛、证"的融通。此外，教材融入了数字化教学资源，制作了二维码形式的授课视频、知识拓展视频、课程课件以及目标检测题答案等，实现线上、线下教学同步。本教材可供护理、临床医学、中医学、口腔、康复、检验、药学等专业教学使用，也可供医务工作者参考使用。

图书在版编目（CIP）数据

药理学 / 李宏力，顾宏霞主编. -- 西安：西安交
通大学出版社，2024.7. -- ISBN 978-7-5693-3820-1

Ⅰ. R96

中国国家版本馆 CIP 数据核字第 2024P65M18 号

书　　名	药理学
主　　编	李宏力　顾宏霞
责任编辑	张沛烨
责任校对	肖　眉
出版发行	西安交通大学出版社
	（西安市兴庆南路 1 号　邮政编码 710048）
网　　址	http://www.xjtupress.com
电　　话	（029）82668357　82667874（市场营销中心）
	（029）82668315（总编办）
传　　真	（029）82668280
印　　刷	陕西思维印务有限公司
开　　本	889mm×1194mm　1/16　印张 22.25　字数 640 千字
版次印次	2024 年 7 月第 1 版　2024 年 7 月第 1 次印刷
书　　号	ISBN 978-7-5693-3820-1
定　　价	79.00 元

如发现印装质量问题，请与本社市场营销中心联系。
订购热线：(029)82665248　(029)82667874
投稿热线：(029)82668805

随着我国进入新的发展阶段，产业升级和经济结构调整不断加快，各行各业对技术、技能人才的需求越来越紧迫，职业教育的重要地位和作用越来越凸显。党的二十大报告指出："培养造就大批德才兼备的高素质人才，是国家和民族长远发展大计。"教材是教学的重要依据，是教学内容的重要载体，也是培养人才的重要保障，为落实好立德树人根本任务，健全"德技并修、深化产教融合、校企合作"的育人机制，国家对于高职教材建设也提出了更高的要求。

药理学一直被认为是传统医学专业的专业基础课，但是随着时代的发展，以及医药行业对不同岗位职业能力的新要求，药理学越来越成为一门职业技能课程。无论是医师开具处方，还是护士执行医嘱，以及药师指导医生及患者正确用药，处处可以看到药理学的身影，临床医师、护士、药学等专业的执业资格考试也可以看到药理学所占分值的不断提高。因此，本着编写一本"突出职业能力培养，提高高尚医学素养"教材的初心，十余名教学经验丰富、政治素养过硬的教师共同完成了本教材的编写工作。

本教材采用校企合作模式，共同开发任务式教学，达到工学结合目的。全书以 9 个模块、50 个项目为框架，将知识重点以典型工作任务为载体展开教学，旨在培养学生的职业能力。课后目标检测题多来自临床、护理、药学等资格考试真题，实现了"岗、课、赛、证"融通。教材中融入课程思政内容，强化职业素养的培养，既拓展学生的知识面，增加学生的学习兴趣，也促进对学生救死扶伤、治病救人、无私奉献的职业素养以及人生观和社会主义核心价值观的培养。

信息化教学、线上线下同步教学已是时代所趋，也更符合当代大学生的学习习惯。因此，本教材中添加了二维码形式的课程课件、授课视频、知识拓展视频及课后目标检测题答案，利于学生经过认真思考后和老师提供的答案进行对比，让学习效果最大化，实现学习过程的闭环。本教材可供护理、临床医学、中医学、口腔、康复、药学等专业教学使用，也可供医务工作者参考使用。

感谢各位老师在本书的编写过程中付出的辛苦努力！也感谢西安交通大学出版社给予的支持。由于作者水平有限，书中难免有不足之处，敬请广大读者提出宝贵意见，便于再版时进一步修订。

主　编
2024 年 4 月

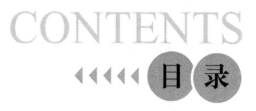

模块三 麻醉药

模块四 中枢神经系统疾病用药

模块五　心血管系统疾病用药

模块六　作用于内脏器官疾病用药

模块七　内分泌系统疾病用药

模块八　化学治疗药物

模块九　药理学实践指导

项目一　药物基本知识

笔记

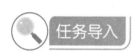学习目标

课件　药物基本知识

素质目标: 正确认识药物作用的本质,并通过学习初步形成对世界、对中国传统医药文化以及对职业价值的认同感,明确多学科交叉融合的科学发展趋势、树立创新意识,了解科学家精神对药物发展的重要作用。

知识目标: 掌握药理学的概念、研究内容及药物的概念、分类。熟悉药物的一般知识。了解药物学的发展简史。

能力目标: 能根据药物的分类、特点及药物应用的一般知识正确指导用药。

任务导入

人生在世,谁能无病? 生病需要治疗,药物治疗是临床上最常用、最重要的治疗手段。作为一名合格的医、护、药等岗位工作者必须全面掌握药理学知识,并能够正确、安全、合理使用,以发挥药物最佳的治疗效果,避免产生不良反应。

请分析思考:

1. 什么样的物质才能称之为药物?

2. 根据药物的来源,可将药物分为哪几类,它们各有什么特点?

问题解析

任务一　药理学的性质和任务

药理学(pharmacology)是研究药物与机体(包括病原体)之间相互作用规律及其机制的科学。研究的目的在于阐明药物的作用机制、药物与机体之间相互作用的基本规律等,为指导临床合理用药提供理论基础。其主要研究内容包括:①药物效应动力学(pharmacodynamics),简称药效学,即研究药物对机体的作用及作用机制,包括药物的药理作用、作用机制、临床应用、不良反应;②药物代谢动力学(pharmacokinetics),简称药动学,即研究机体对药物的影响,即药物如何被机体吸收、分布、代谢、排泄,以及血药浓度随时间变化的规律。药理学为开发研制高效、安全的新药提供线索。

药理学既是基础医学与临床医学的桥梁学科,也是医学与药学之间的桥梁学科。它一方面以生理学、病理学、生物化学、免疫学和分子生物学等医学基础知识为基础,同时又为临床各科(如内科、外科、妇产科、儿科等)疾病的选择性用药提供依据;另一方面药理学又与药学专业课程(如药剂学、药物化学、生药学等)知识紧密联系。所以,药理学对医学及药学的发展都具有十分重要的作用。

笔记

此外,药理学也是临床医学、护理、药学专业学生一门重要的职业技能课程,医师开具处方、护士执行医嘱及用药指导、药师审核调剂处方、用药咨询、研发新药均需要掌握全面的药理学相应知识,因此,药理学也是医学、药学专业学生必须掌握的一门重要课程。

任务二 药物的分类及药品基本知识

一、药物的概念

药物(drug)是临床上用于预防、治疗、诊断疾病或计划生育的化学物质。它既能通过改变机体异常的生理生化过程而恢复机体的健康平衡状态;也能通过抑制或杀灭病原生物而对病原生物导致的疾病起到治疗作用。

二、药物的分类

1. 根据药物来源分类 药物一般分为天然药物、化学合成药物和生物技术药物。

(1)天然药物:指来源于天然产物的药物,包括以下几类。①植物药:指用具有药用价值的植物的根、茎、叶、花等制成的药物;②动物药:指利用动物的某些组织、器官或代谢产物制成的药物,如蛇胆、牛黄等;③矿物药:指直接来源于矿物或经过加工后而制成的药物,如治疗疥螨感染的硫黄。

(2)化学合成药物:指通过化学方法合成得到的药物,如布洛芬、磺胺类药物等。

(3)生物技术药物:指以微生物、寄生虫、动物毒素、生物组织作为起始材料,采用生物学技术制成的生物活性制剂,包括菌苗、疫苗、毒素、类毒素、免疫血清、血液制品、免疫球蛋白、抗原、变态反应原、细胞因子、激素、酶、发酵产品、单克隆抗体、DNA 重组产品、体外免疫诊断制品等。

2. 根据药物管理办法分类

(1)国家基本药物:指适应基本医疗卫生需求,剂型适宜,价格合理,能够保障供应,公众可公平获得的药品。国家基本药物是各级医疗卫生机构配备使用的药品,包括化学药品和生物制品、中成药和中药饮片 3 部分。

(2)处方药(prescription – only medicine,POM):指必须凭执业医师或执业助理医师处方才可调配、购买和使用的药物。处方药的特点以及包括的药物是:①上市的新药,对其活性或副作用还要进一步观察;②可产生依赖性的某些药物,如吗啡类镇痛药及某些催眠安定药物等;③药物本身毒性较大,如抗癌药物等;④用于治疗某些疾病所需的特殊药品,如治疗心脑血管疾病的药物,须经医师确诊后开具处方并在医师指导下使用;⑤只准在专业性医药报刊进行广告宣传,不准在大众传播媒介进行广告宣传。

非处方药(over the counter,OTC)指为方便公众用药,在保证用药安全的前提下,经国家卫生行政部门规定或审定后,不需要医师或其他医疗专业人员开具处方即可购买的药品,一般公众凭自我判断,按照药品标签及使用说明就可自行使用。目前 OTC 的主要类别有以下 6 种:解热镇痛药、镇咳抗感冒药、消化系统药、皮肤病用药、滋补药、维生素、微量元素及添加剂。

☞考点提示:处方药、非处方药的区别。

(3)特殊管理药品:指国家制定法律制度,实行比其他药品更加严格的管制的药品,包括四类:①麻醉药品,指对中枢神经有麻醉作用,连续使用、滥用或者不合理使用,易产生身体依赖性和精神依赖性,能成瘾癖的药品,如吗啡、哌替啶等。②精神药品,指直接作用于中枢神经系统,使之兴奋或抑制,连续使用能产生依赖性的药品。依据人体对精神药品产生的依赖性和危害人体健康的程度,将其分为一类和二类精神药品,如地西泮等镇静催眠药。③医疗用毒性药品,系指毒性剧烈、治疗剂量与中毒剂量相近,使用不当会致人中毒或死亡的药品,如阿托品、三氧化二砷(砒霜)等。④放射性药品,指用于临床诊断或者治疗的放射性核素制剂或者其标记化合物。该类药品含有的放射性核素能放射出射线,如放射性碘。

☞考点提示:特殊管理药品的特点。

三、药品的专有标志

处方药、非处方药以及国家特殊管理药品,国家均要求有特殊标志,见右侧二维码。

药品专有标志

四、药品的生产批号

药品的生产批号即药品生产过程中生产的单一批次药品的编号。实施批号管理的原因在于在工业生产中,虽然原料和工艺相同,但是每一批投料生产出来的产品,在质量和性能上还是有差异的。如青霉素使用过程中即使更换同一厂家不同批号的药物,也必须重新做皮试。此外,为了事后追踪这批产品的责任,避免混杂不清,每一批产品都有相应的批号。如990514,即1999年5月4日生产的药品。有的厂家是以生产日期作为批号,但有些厂家不是。

五、药品有效期的识别

药品有效期指药品在一定的贮存条件下,能够保持质量的期限。《中华人民共和国药品管理法》第四十九条规定,不得使用过期药品。如果药师将过期药品发出,一般按销售劣药处理;酿成后果的,还要按照《医疗事故处理条例》鉴定的事故等级进行赔偿,追究相关责任人的责任。药品有效期的表示方式有以下三种。

1. 直接标明有效期　如某药品的有效期为2000年10月15日,表明本药至2000年10月16日起便不得使用。国内多数药厂都采用这种方法。

2. 直接标明失效期　如某药品的失效期为2000年10月15日,表明本药可使用至2000年10月14日。一些进口药品可见这种表示方法。

3. 标明有效期年限　①可由日期命名的生产批号推算,如某药品生产批号为990514,有效期为3年。表示失效期是2002年5月13日为止;②若直接标明生产日期的,如生产日期是2020年6月4日,有效期3年,失效期就是2023年6月3日。

您知道药品的"醒目标志"吗?

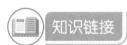

药品和保健品如何区分
——促进健康中国,加强社区用药指导

前几年,社区有很多老人在不法分子的诱骗下,参加包装华丽、夸大宣传的"有奖售药活动",实际上,这些"药品"根本不是药,而是保健品。

药品和保健品有本质的区别。

1.批准文号　药品是国药准字,保健品是国食健字。

2.适应证　药品有严格的适应证,而保健品也称为保健食品,不以治疗疾病为目的,属于食品的种类,能够调节人体的机能,适用于特定人群。

3.生产及质量控制　药品要经过国家药监部门严格的审查和临床试验后才能上市,保健品不需要经过医院临床试验便可投入市场;药品是由药厂生产的,而保健品是由食品厂生产的。比如说补钙保健品,它主要是用来对有缺钙风险的人进行预防或者是辅助,而药品钙制剂主要是用来治疗严重缺钙的症状等。

因此,促进健康中国,加强社区用药指导宣传任重道远。

任务三　药物和药理学发展简史

一、古代本草学发展阶段

药物知识是人类在长期生产劳动实践中逐步探索和积累起来的,我国古代就有神农尝百草的记载。古人们将采用天然植物、动物和矿物治疗疾病的经验整理、汇总并编纂成书,逐渐形成一门学科——本草学。东汉时期问世的《神农本草经》是世界上最早的一部药物学著作,共收载药物 365 种,其中大黄导泻、麻黄止喘等理论沿用至今。公元 659 年,唐朝政府颁布的《新修本草》,收载药物 844 种,这是我国也是世界上最早一部由政府颁布的药典。明朝医药学家李时珍历时 30 年编写了闻名世界的巨著《本草纲目》,收载药物 1892 种,药方 11000 余条,插图 1160 幅,是 16 世纪的世界性科学巨著,不但促进了我国医药学的发展,还被译成英、日、法、俄、德、韩、拉丁文等 7 种文本传播到国外,对药物学发展作出了杰出贡献。

二、近代药理学发展阶段

19 世纪初,随着化学、实验生理学等现代科学技术的发展,药理学作为一门学科开始发展起来。1804 年,德国人 F·W·泽尔蒂纳(F. W. Sertürner)首先从鸦片中提取吗啡,并通过对狗的实验证明了其具有镇痛作用。1819 年,法国人 F·马让迪(F. Megendie)用青蛙实验,证明了士的宁的作用部位在脊髓。1905 年,英国人 J·N·兰利(J·N·Langley)研究烟碱和南美箭毒碱对肌肉的作用时,提出在神经和效应器之间存在某种接受物质(receptive substance)的概念,为受体学说的建立奠定了基础。

三、现代药理学发展阶段

20 世纪开始,药理学研究进入了快速发展的新阶段。1909 年,德国微生物学家 P·埃尔利希(P. Ehrlich)从近千种有机砷化合物中筛选出治疗梅毒有效的胂凡钠明,开创了化学药物治疗传染病的新纪元。1940 年,澳大利亚人弗洛里(Florey)在英国细菌学家弗莱明研究的基础上,从青霉菌培养液中提取出青霉素,开创了抗生素治疗细菌感染的新时代。利用人工合成以及改造天然药物有效成分的分子结构作为新的药物来源,发展新的、更有效的药物成为这个时期药物研究的突出特点。

进入 21 世纪,随着分子生物学、细胞生物学、生物技术的迅猛发展和高新技术在药理学研究中的应用,药理学的研究从器官和细胞水平深入到分子和量子水平,其深度和广度不断拓展,出现了遗传药理学、药物基因组学、免疫药理学和临床药理学等新的学科。展望未来,基于基因和细胞的治疗仍在初始阶段,但将把我们带入药物治疗学的新领域,使药理学研究进入新的发展阶段。

中华人民共和国成立以来,药理学在新药开发和新理论研究方面均取得了飞速发展。在研究寻找新药及发掘祖国医药遗产方面取得了可喜的成果,如著名药学家屠呦呦教授率领团队提取出了青蒿素,并获得了诺贝尔生理学或医学奖,为世界人民的健康做出了巨大贡献。

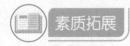

民族自信,文化自信的"强心针"
——"青蒿素"的研发

20 世纪 60 年代,疟疾大肆流行,疟原虫对"王牌"抗疟药氯喹产生了抗药性,患者死亡率急剧上升。为此,寻找新结构类型的抗疟药成为全球医药界的热点和难点。从 1967 年 5 月 23 日起,我国启动了抗疟新药研发,屠呦呦团队从我国东晋医学家葛洪所著《肘后备急方》中记载获得启发,历经 5 年潜心钻研,历经 200 多次实验,创造性地从中药青蒿中分离出治疗疟疾的青蒿素,拯救了无数人的生命。

2015年10月5日,瑞典卡罗琳医学院为屠呦呦教授颁发诺贝尔生理学或医学奖,实现了中国人在自然科学领域诺贝尔奖零的突破。

在颁奖典礼上,屠呦呦说:"青蒿素是人类征服疟疾进程中的一小步,是中国传统医药献给世界的一份礼物。""青蒿素"的发现将中医药这一伟大的瑰宝又展现在了世界舞台,再次发出了耀眼的光辉。

药理学课程涵盖大量的基础医学和临床医学知识,临床上药物种类成千上万,新药也不断在更新换代。掌握药理学知识,必须要有正确的学习方法。

(1)紧密联系基础医学知识,如解剖学、生理学、生物化学、病原生物与免疫学等,加深对药物作用、临床应用及不良反应的理解。

(2)掌握每类药物的共性、代表药及其他药物的个性。

(3)药物在治病救人的同时,有些严重的不良反应也给患者带来巨大的损害。我国每年因药物不良反应而死亡的人数约有20余万,药源性肾损害致死占1/3,因此,要注重药物作用的两重性,做到正确、安全、合理用药,减少不良反应的发生。

(4)重视药理学实验环节。药理学实验不仅可以验证药理学理论,加深对理论知识的理解,而且能够加强动手能力的训练,培养用所学药理学知识分析问题、解决问题的能力。

(李宏力)

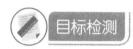 目标检测

参考答案

一、单项选择题

1. 研究机体吸收、分布、代谢、排泄药物的是( )。
   A.药物效应动力学　　　　　　　B.药物代谢动力学　　　　　　C.药理学
   D.药学　　　　　　　　　　　　E.临床医学

2. 药物的用途不包括( )。
   A.诊断疾病　　　　　　　　　　B.预防疾病　　　　　　　　　C.治疗疾病
   D.安慰患者　　　　　　　　　　E.计划生育

3. 世界上最早的药物学著作是中国的( )。
   A.《本草纲目》　　　　　　　　　B.《新修本草》　　　　　　　C.《神农本草经》
   D.《千金方》　　　　　　　　　　E.《伤寒论》

4. 药品的有效期为2000年10月6日,有效期为3年,其失效期是( )。
   A.2003年10月5日　　　　　　　B.2003年10月6日　　　　　　C.2003年10月31日
   D.2003年9月30日　　　　　　　E.2003年10月4日

5. 下列不属于特殊管理药品的是( )。
   A.麻醉药品　　　　　　　　　　B.精神药品　　　　　　　　　C.处方药
   D.医疗用毒性药品　　　　　　　E.放射性药品

6. 解热镇痛药属于( )。
   A.麻醉药品　　　　　　　　　　B.非处方药　　　　　　　　　C.处方药
   D.医疗用毒性药品　　　　　　　E.放射性药品

二、简答题

1. 根据药物的来源可分为哪几类?

2. 国家特殊管理药品分为哪四类,各有何特点?

项目二　药物效应动力学

课件

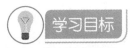

素质目标:尊重生命、敬畏生命的职业素养,提高用药安全意识。

知识目标:掌握药效学、药物的基本作用、药物作用的两重性、不良反应、副作用、治疗指数、受体激动剂、受体拮抗剂的概念。熟悉药物依赖性、受体调节等相关知识。

能力目标:学会判断不良反应发生的类型,并知晓相应的处理方法。

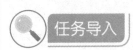

　　王某,男,42岁。突然脐周出现疼痛,呈阵发性绞痛,并有腹泻、稀水样便,遂急诊入院。诊断:急性胃肠炎。给予左氧氟沙星10mg,一日2次,并立即给予山莨菪碱10mg肌内注射。用药后,患者腹痛、腹泻症状相继减轻,继而消失,但随即出现口干、视物模糊、心率加快等症。

　　请分析思考:

　　1. 所用两种药物,哪种是对症治疗? 哪种是对因治疗?

　　2. 该患者出现的不良反应属于哪种? 能否避免?

问题解析

任务一　药物作用的基本规律

药物的基本作用和不良反应

一、药物的基本作用

(一)药物作用和药物效应

　　药物作用(drug action)指药物对机体的初始作用,是药物引起效应的反应。药物效应(drug effect)是药物作用的结果,是机体对药物的反应表现。如阿托品阻断胃肠道平滑肌上的 M 受体是药物作用,而引起的胃肠道平滑肌松弛是药物效应。药物作用是动因,效应是结果,两者意义相近,常相互通用。

(二)药物的基本作用

　　药物的基本作用指药物对机体原有功能活动的影响,包括兴奋作用和抑制作用。

　　1. 兴奋作用(excitation)　指药物使机体原有功能活动增强的作用,如肾上腺素加强心肌收缩力、呋塞米增加尿量、尼可刹米使呼吸加快、加深的作用等。

　　2. 抑制作用(inhibtion)　指药物使机体原有功能活动减弱的作用,如阿托品抑制腺体分泌、地西泮引起镇静催眠、普萘洛尔减慢心率的作用等。

　　药物对机体功能活动产生的兴奋和抑制作用在一定条件下可相互转化,如大量或快速应用中枢兴奋药,可引起全身肌肉强直出现惊厥。长时间的惊厥又会转为衰竭性抑制,甚至死亡。

二、药物作用的类型

（一）局部作用和吸收作用

局部作用（local action）指药物被吸收入血液之前，在用药局部所产生的作用，如碘伏的皮肤消毒作用、口服氢氧化铝中和胃酸的作用、局部麻醉药的局部麻醉作用等。吸收作用（absorption action）指药物从给药部位吸收入血液后，随血流分布到全身各组织器官所呈现的作用，如口服卡托普利的降压作用、阿司匹林的解热镇痛作用等。

（二）直接作用和间接作用

直接作用于组织或器官引起的效应称为直接作用（direct action）；而由直接作用引发的其他效应称为间接作用（indirect action）。如酚妥拉明具有舒张血管和加快心率两种作用，前者是由于其直接阻断血管平滑肌上的 α 受体，属于直接作用；后者是血管舒张、血压降低引起反射的结果，属于间接作用。

（三）选择性作用

多数药物在一定剂量下，对某些组织或器官产生特别明显的作用，而对其他组织或器官的作用不明显或无作用，称为药物选择性作用（selective action）。如缩宫素对子宫平滑肌的兴奋作用、青霉素 G 对革兰氏阳性菌具有明显的抗菌作用等。

选择性高的药物，应用时针对性强，药物的副作用少；反之，药物效应广泛的药物副作用较多。选择性往往也与用药剂量有关，当剂量增大时，其作用范围也随之扩大。如尼可刹米在治疗剂量时，可选择性的兴奋延髓呼吸中枢，过量则可广泛兴奋中枢神经系统。所以，临床用药时应注意掌握药物的剂量。大多数药物都具有各自不同的选择性作用，这成为药物分类的基础和临床选择用药的依据。

三、药物作用的两重性

药物作用的两重性指药物既可呈现对机体有利的防治作用，又可产生对机体不利的不良反应，两者往往同时存在。

（一）防治作用

能够达到防治疾病的作用称为防治作用，分为预防作用和治疗作用。

1. 预防作用（prophylaxis action） 提前用药以防止疾病或症状发生的作用称为预防作用，如注射卡介苗预防结核病、应用维生素 D 预防佝偻病等。

2. 治疗作用（therapeutic action） 凡符合用药目的或能达到治疗疾病效果的作用称为治疗作用。根据治疗目的不同，治疗作用分为对因治疗和对症治疗。①对因治疗（etiological treatment）：用药目的在于消除原发致病因子，彻底治愈疾病，又称治本。如肺结核患者应用异烟肼杀灭致病菌——结核分枝杆菌。②对症治疗（symptomatic treatment）：用药目的在于改善疾病症状，又称治标。如发热患者给予阿司匹林退热、失眠患者服用镇静催眠药等。临床医疗实践中，二者是辩证统一的，不可偏废，传统医学"急则治标，缓则治本，标本兼治"的原则，指导我们应根据具体情况灵活药用。

（二）不良反应

凡不符合用药目的并给患者带来不适或痛苦的反应称为不良反应（adverse drug reaction，ADR）。多数药物的不良反应在一般情况下是可以预知，但不一定能完全避免。少数较严重的、难以恢复的药物不良反应，称为药源性疾病（drug－induced diseases），如链霉素引起的永久性耳聋。

1. 副作用 指药物在治疗量下出现的与用药目的无关的作用。可给患者带来不适或痛苦，多数较轻微，停药后消失。副作用是药物固有的作用，是可以预知的。产生副作用的原因是药物作用的选择性低有关，当某一效应作为治疗目的时，其他效应就成了副作用，副作用与治疗作用可随用药目的

实验视频：
药物的基本作用

笔记

的不同而相互转化。如阿托品用于麻醉前给药时,其抑制腺体分泌的作用为治疗作用,而松弛胃肠道平滑肌引起腹气胀则为副作用;当阿托品用于治疗胃肠绞痛时,松弛胃肠道平滑肌的作用为治疗作用,抑制腺体分泌引起口干则成为副作用(图1-2-1)。

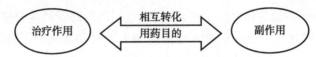

图1-2-1 治疗作用与副作用相互转化

2. 毒性反应 主要是用药剂量过大、用药时间过长或机体敏感性过高引起的对机体有明显损害的反应。若毒性反应在用药后立即发生称为急性毒性反应,其多损害循环、呼吸及神经系统功能,如过量服用镇静催眠药导致呼吸抑制、昏睡等。长期用药时,药物在体内逐渐蓄积后产生的毒性称为慢性毒性反应,其多损害肝、肾、骨髓、内分泌等功能,如长期应用对乙酰氨基酚可致肝、肾损害。致癌作用(carcinogenesis)、致畸胎作用(teratogenesis)和致突变作用(mutagenesis)也属于慢性毒性范畴,这些特殊作用发生延迟,在早期不易发现,很难将它与引起的药物联系起来,因此应特别引起注意。具有"三致"作用的常用药物见表1-2-1。

表1-2-1 具有"三致"作用的药物

药物名称	毒性作用		
	致癌作用	致畸胎作用	致突变作用
抗癌药烷化剂	√	√	√
环磷酰胺	√	√	
己烯雌酚	√	√	
苯妥英钠	√	√	
阿霉素	√		
丝裂霉素	√		
氯霉素	√		
甲硝唑	√		
呋喃西林	√		
呋喃妥因	√		
秋水仙碱		√	
丙戊酸钠		√	
甲氨蝶呤		√	
雄激素类		√	
孕酮类		√	
沙利度胺		√	
咖啡因			√

3. 变态反应 又称过敏反应,指少数已被致敏的机体对某些药物产生的一种病理性免疫反应。过敏反应的发生与用药剂量无关,不易预知,常表现为药物热、皮疹、血管神经性水肿、过敏性哮喘等,严重者可发生过敏性休克,不及时抢救,可导致死亡,如青霉素引起的过敏性休克。对于过敏反应发生率较高的药物,在给患者用药前应详细询问患者的药物过敏史,并要按照要求做皮肤过敏试验,对该药有过敏史或过敏试验阳性者应禁用。须做皮试的常用药物见表1-2-2。

表 1 - 2 - 2　注射前须做皮试的药物

药物类别	药物名称	皮试液浓度
抗生素	青霉素	200U ~ 500U/mL
	头孢唑啉	60μg/mL
	链霉素	2500U/mL
抗毒素	破伤风抗毒素	150U/mL
局部麻醉药	普鲁卡因	2500mg/mL
碘造影剂	泛影葡胺	300mg/mL
生物制剂	细胞色素 C	0.75mg/mL

4. 后遗效应　指停药后血药浓度降至最小有效浓度以下时残存的药理效应。如睡前服用某些催眠药,次日清晨出现的头晕、乏力、萎靡不振等表现。

5. 停药反应　指长期反复用药后突然停药,使原有的症状加重或原有疾病复发的药理效应。如高血压病患者,长期应用 β 肾上腺素受体拮抗剂,若突然停药,血压和心率可反跳性升高,导致患者症状加重。因此,长期用药的患者停药时必须逐渐减量至停药,避免骤然停药。

 知识链接

"反应停"事件

沙利度胺(thalidomide)又称反应停,在世界药物史中曾经臭名昭著。1953 年,由西德研制开发的一种药物,具有显著的中枢神经抑制作用,对孕妇的早期妊娠呕吐具有极好的效果。因其疗效好,不良反应少,被广泛地用于治疗孕妇的早期妊娠呕吐。但随后几年陆续发现了 12000 多例四肢短小的"海豹肢样"畸形 (phocomelia)胎儿,均为母亲服用该药物所引起,历史上称这一严重的药害事件为"反应停"事件。

任务二　药物的量效关系

药物剂量与药物效应之间的关系称为量 – 效关系(dose – effect relationship)。在一定剂量范围内,随着药物剂量或血药浓度的增加,药物的效应也相应增强。当剂量超过一定限度可引起质的变化,产生中毒反应(图 1 – 2 – 2)。

一、药物剂量

剂量(dose)指每次用药的分量或多少。在一定范围内,剂量越大,血药浓度越高,药物作用也越强,超过一定范围,则会引起中毒反应,甚至导致死亡。因此,临床用药应严格掌握用药的剂量。

无效量:指由于用药剂量过小,在体内达不到有效浓度,不出现任何效应的剂量。

最小有效量:随着用药剂量的增加,开始出现治疗效应的最小剂量。

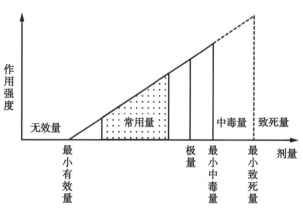

图 1 – 2 – 2　药物剂量与效应关系示意图

最大治疗量(极量):指产生最大治疗效应,但尚未引起中毒反应的量,是治疗量增大到最大限度的量。

最小中毒量:指超过极量,引起中毒的最小剂量。

常用量：临床为了使药物的疗效安全可靠，常采用比最小有效量大，比极量小的量，称为常用量。

二、量－效曲线

以纵坐标表示药物效应，横坐标表示剂量作图，得到的曲线称为量－效曲线（dose – effect curve），呈长尾"S"形；若改用对数剂量，则曲线呈对称"S"形（图 1 – 2 – 3）。

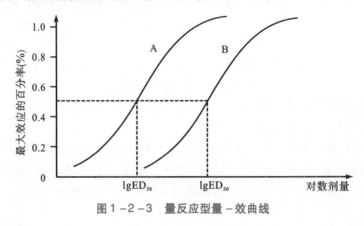

图 1 – 2 – 3　量反应型量－效曲线

（一）量反应和质反应

凡能用具体数量增减表示药物效应称为量反应（graded response），如心率、血压等。药物效应不能用数量表示，而用有或无，阳性和阴性、存活或死亡、惊厥或不惊厥等表示效应指标的称为质反应（quantal response）。

（二）效价强度和效能

效价强度（potency）也称等效剂量，表示药物达到相同效应时所需要的剂量。效能（efficacy）表示增加药物剂量而其效应不再增时的药理效应极限，也称最大效应。能引起相同药理效应的药物，其最大效应和效价并不一定相同。例如，利尿药以每日排钠量为效应指标进行比较，氢氯噻嗪的效价强度大于呋塞米，但呋塞米的效能则远远大于氢氯噻嗪（图 1 – 2 – 4）。

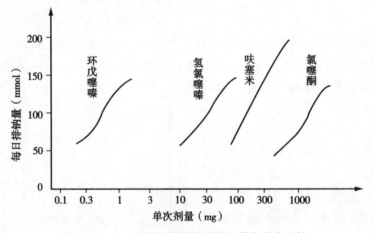

图 1 – 2 – 4　利尿剂的效价强度和最大效应比较

三、药物安全性指标

治疗指数和安全范围是评价药物安全性的两个指标。

（一）治疗指数

半数有效量（medianeffective dose，ED_{50}）指在量反应中指能引起 50% 最大反应强度的药物剂量或在质反应中指引起50%实验对象出现阳性反应时的药物剂量。

半数致死量(median lethal dose,LD_{50})指引起半数试验动物死亡的药物剂量。

治疗指数(therapeutic index,TI)是用来估计药物安全性的指标,常以LD_{50}/ED_{50}的比值表示。治疗指数大的药物相对治疗指数小的药物安全。

(二)安全范围

安全范围指药物的最小有效量与最小中毒量之间的距离,一般安全范围越大,用药越安全。但用治疗指数反映药物安全性并不完全可靠,为此,有人用1%致死量(LD_1)与99%有效量(ED_{99})的比值或5%致死量(LD_5)与95%有效量(ED_{95})之间的距离来评价药物的安全性。

任务三　药物的作用机制

药物作用机制是研究药物如何与机体细胞结合并发挥作用的。明确了药物作用机制,有助于理解药物的作用和不良反应产生的本质,从而提高药物疗效、防止不良反应的发生,并为安全合理用药奠定理论基础。

一、药物-受体作用机制

药物以一种高度特异性与机体内的靶点结合,从而影响其生理或生化功能。绝大多数药物作用的靶蛋白是受体、酶、载体和离子通道。

(一)受体与配体

受体(receptor)指存在于细胞膜表面或细胞核内部,能识别和结合周围环境中特异的化学物质,通过信息传递引起生物效应的一类蛋白质。

配体(ligand)指能与受体特异性结合的化学物质,如神经递质、激素、自体活性物质等。如肾上腺素作为配体可与β受体结合,并引起心率加快等生物效应。

受体与配体结合具有以下特性:①灵敏性(sensitivity),指很低浓度的配体与受体结合后,就能产生显著的效应;②特异性(specificity),指一种受体只与特异的配体结合,产生特异的生物效应;③饱和性(saturability),指受体数目有限,当配体量足够时,即可出现饱和现象,且作用于同一种受体的配体之间存在竞争性现象;④可逆性(reversibility),即受体和配体的结合形成的复合物可以解离,也可被其他特异性配体置换下来;⑤多样性(multipl - variation),指同一种受体可广泛分布到机体不同的组织或细胞而产生不同的生物效应。

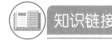

受体的发现

1905年,Langley提出了"接受物质"(receptive substance)的概念;1908年,Ehrlich根据实验结果提出了受体(receptor)一词,认为受体能与药物相互结合,并用"锁和钥匙"的假说来解释药物的作用。1933年,Clark在研究药物对蛙心的剂量作用关系时,说明具有结构特异的药物在很小剂量时即可产生物效应,从而定量地阐明了药物与受体之间的相互作用,为受体系统发展奠定了基础。到了20世纪70年代,分离、提纯了N受体蛋白,确证了受体的存在。

(二)作用于受体的药物分类

药物与受体结合引起生物效应,需具备两个条件,即亲和力(affinity)和内在活性(intrinsic activity)。亲和力指药物与受体结合的能力,亲和力大则药物与受体结合的多,亲和力小则与受体结合的少。内在活性指药物与受体结合后使受体产生兴奋的能力,药物只有具有内在活性才能激动受体产生效应。据此将作用于受体的药物分为三类。

1. 受体激动剂(agonist)　为既具有较强亲和力又具有较强内在活性的药物,它们能与受体结合并产生明显效应。如肾上腺素能与 β 受体结合,并激动 β 受体呈现心脏兴奋作用,则称肾上腺素为 β 受体激动剂。

2. 受体拮抗药(antagonist)　为与受体只有亲和力,没有内在活性,即能与受体结合,而不产生效应(因其占据受体而拮抗激动剂的效应)的药物。如普萘洛尔为 β 受体拮抗药,可与肾上腺素竞争与 β 受体的结合,呈现对抗肾上腺素的作用。

3. 受体部分激动剂(partial agonist)　与受体具有较强亲和力和较弱的内在活性药物。单独应用时可产生较弱的激动受体效应,当与激动剂合用时,因部分激动剂已占据受体而能对抗激动剂的作用,因此,部分受体激动剂具有激动剂与拮抗药的双重特性。如喷他佐辛单独使用有较弱的镇痛作用,但与吗啡合用时,可减弱吗啡的镇痛作用。

（三）受体的调节

在生理、病理、药物等因素的影响下,受体的数量、亲和力和内在活性等发生的改变,称受体的调节。受体的调节是实现机体内环境稳定的重要因素。

1. 向上调节(up‐regulation)　受体数目增多、亲和力增加或内在活性增强,称为向上调节。向上调节的受体对再次用药非常敏感,药物效应增强,此现象称为受体增敏(receptor hypersensitization),为长期应用受体拮抗剂所致。如长期应用 β 受体拮抗剂普萘洛尔,突然停药,因 β 受体对体内递质去甲肾上腺素产生增敏现象,引起心动过速、心律失常等,故向上调节也是造成某些药物停药后出现"反跳"现象的原因,临床给药时应予以注意。

2. 向下调节(down‐regulation)　受体数目减少、亲和力降低或内在活性减弱,称为向下调节。向下调节的受体对再次用药非常迟钝,药物效应减弱,此现象称为受体脱敏(receptor desensitization)。受体脱敏为使用受体激动剂所致,是产生耐受性的原因之一,如麻黄碱短期内反复给药,作用逐渐减弱,产生快速耐受性,即受体脱敏。

二、药物作用的其他机制

（一）改变某些酶的活性

有些药物通过对酶产生激活、诱导、抑制或复活作用,产生生物效应,如新斯的明可抑制胆碱酯酶,用于治疗重症肌无力。

（二）参与或干扰机体的代谢过程

补充生命代谢物质治疗相应缺乏症,如铁制剂参与血红蛋白的形成,治疗缺铁性贫血。有些药物化学结构与体内代谢物质相似,在体内干扰正常所需物质参与生化代谢过程而发挥作用,如氟尿嘧啶与尿嘧啶结构相似,而无尿嘧啶的生理作用,氟尿嘧啶掺入癌细胞 DNA 及 RNA 中干扰蛋白质合成,可发挥抗癌作用。

（三）影响细胞膜上离子通道

药物可通过作用于细胞膜上离子通道而影响 Na^+、Ca^{2+}、K^+、Cl^- 等的跨膜转运,从而影响细胞功能。如硝苯地平阻滞血管平滑肌的 Ca^{2+} 通道,使细胞外 Ca^{2+} 内流减少,降低细胞内的 Ca^{2+} 浓度从而产生作用。

（四）改变理化环境

药物通过改变细胞周围环境的理化性质而呈现作用。如碳酸氢钠可碱化血液,提高血液 pH,纠正代谢性酸中毒。

（五）影响自体活性物质、激素、神经递质

激素、神经递质和自体活性物质（如前列腺素、组胺等）在维持和调整机体生理功能方面发挥着重要作用。如大剂量碘可抑制甲状腺素的释放，用于治疗甲状腺危象。

（六）影响免疫功能

药物可通过增强或抑制免疫功能而产生作用。如白细胞介素－2能诱导B细胞、T辅助细胞和杀伤性T细胞的增殖与分化，具有增强免疫力的作用。免疫抑制药环孢素能抑制T细胞的增殖与分化，用于抑制器官移植后的排斥反应及自身免疫性疾病等。

（崔海鞠）

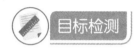

参考答案

一、单项选择题

1. 副作用指（   ）。
   A. 受药物刺激后产生的异常反应
   B. 停药后残存的生物
   C. 生物用药后给患者带来的不适反应
   D. 用药量过大或时间过长引起的反应
   E. 在治疗剂量下出现的与治疗目的无关的作用

2. 阿托品治疗胃肠痉挛时引起的口干称为药物的（   ）。
   A. 毒性反应　　　　　　B. 副作用　　　　　　C. 治疗作用
   D. 变态反应　　　　　　E. 后遗效应

3. 药物剂量过大时，发生的对机体的损害性反应为（   ）。
   A. 变态反应　　　　　　B. 特异质反应　　　　C. 副作用
   D. 毒性反应　　　　　　E. 后遗效应

4. 下列叙述正确的是（   ）。
   A. 受体激动剂既有亲和力又有内在活性
   B. 受体激动剂有内在活性，但无亲和力
   C. 受体拮抗剂对受体亲和力弱
   D. 部分受体激动剂与受体结合后易解离
   E. 受体拮抗剂内在活性较弱

5. 青霉素引起的过敏性休克属于（   ）。
   A. 变态反应　　　　　　B. 特异质反应　　　　C. 停药反应
   D. 后遗效应　　　　　　E. 快速耐受性

6. 药物与受体结合后，激动或阻断受体取决于药物的（   ）。
   A. 效应强度　　　　　　B. 内在活性　　　　　C. 亲和力
   D. 脂溶性　　　　　　　E. 解离常数

7. 与药物的药理作用和剂量无关的反应是（   ）。
   A. 变态反应　　　　　　B. 特异质反应　　　　C. 副作用
   D. 毒性反应　　　　　　E. 后遗效应

8. 引起等效应反应的相对剂量是（   ）。
   A. 半数有效量　　　　　B. 常用量　　　　　　C. 极量

笔记

D. 效价强度　　　　　　　　　　E. 阈剂量

9. 下列关于药物治疗作用的叙述,正确的是(　　　)。

A. 与用药目的无关的作用

B. 主要指可消除致病因子的作用

C. 只改善症状的作用,不是治疗作用

D. 符合用药目的的作用

E. 补充治疗不能纠正病因

10. 下列关于不良反应的叙述,错误的是(　　　)。

A. 可给患者带来不适　　　　　B. 不符合用药目的　　　　　　C. 一般是可预知的

D. 停药后不能恢复　　　　　　E. 副作用是不良反应的一种

二、简答题

1. 简述药物不良反应的分类。

2. 简述受体激动剂和拮抗剂的特点。

项目三 药物代谢动力学

课件

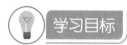

素质目标:具有以患者为核心,严谨、负责的职业素质,树立正确、安全、合理用药意识。

知识目标:掌握药物的吸收、分布、代谢、排泄等体内过程及影响因素。熟悉首关消除、肝药酶诱导剂、肝药酶抑制剂、半衰期和生物利用度的概念。了解药物的跨膜转运。

能力目标:能够学会合理地运用给药途径以提高疗效,注意用药过程中药物的相互作用对药效的影响。

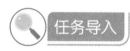

　　周某,男,75 岁。有30 余年的吸烟史和20 余年的高血压史。一天他在体力劳作时,突然感到胸闷和胸前区疼痛,并出现窒息感。呼叫120 后将其送到医院急救。诊断:前壁心肌梗死。医生立即给予硝酸甘油0.3mg 舌下含服,症状很快得到缓解。住院1 周后出院,医生又嘱其加用阿司匹林,每次100mg,每日1 次。

请分析思考:

1. 为什么硝酸甘油不是口服给药而要舌下含服?

2. 阐述阿司匹林经肾脏排泄的过程。

3. 阿司匹林消除过程有何特点?

问题解析

　　药物代谢动力学(pharmacokinetics)是研究药物的体内过程,即药物的吸收、分布、生物转化和排泄的过程,并研究血药浓度随时间变化规律的一门科学(图1 – 3 –1)。

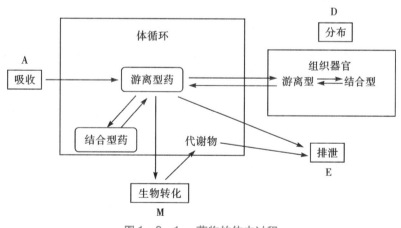

图1 – 3 – 1　药物的体内过程

任务一　药物的跨膜转运

药物的跨膜转运

　　药物在吸收、分布、排泄时通过体内各种生物膜的过程称为药物的跨膜转运(pass – membrane

15

transport)。广义的生物膜包括胃肠黏膜、肾小管壁、毛细血管壁、细胞膜、细胞器膜(如核膜、线粒体膜、内质网膜)等。根据液态镶嵌模型,细胞膜是以液态脂质双分子层为基本骨架,其中镶嵌着具有不同生理功能的蛋白质,如酶、受体、离子通道及载体等,在膜上还存在着贯穿膜内外的亲水孔道(图1 - 3 -2)。

药物的跨膜转运主要有被动转运和主动转运两种方式。

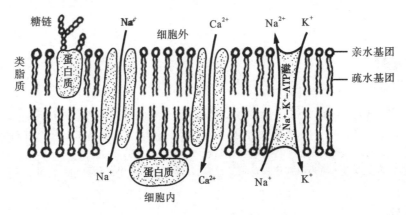

图 1 - 3 - 2　细胞膜结构示意图

一、被动转运

被动转运(passive transport)指药物由高浓度侧向低浓度侧的转运。转运的动力来源于膜两侧浓度差,浓度差越大转运动力越大,药物转运的速度越快,是一种不耗能的顺浓度差转运。被动转运包括以下类型。

1. 滤过(filtration)　指小分子(分子量小于200)水溶性药物,借助两侧的浓度差,通过细胞膜亲水孔道的转运。如水、乙醇、乳酸等水溶性物质,O_2、CO_2等气体分子可通过膜孔滤过扩散。

2. 简单扩散(simple diffusion)　指药物以其脂溶性溶于细胞膜的脂质层而通过细胞膜的扩散,又称脂溶性扩散(lipid diffusion)。简单扩散受药物的解离度影响很大,非解离型药物,脂溶性大,易通过细胞膜进行扩散。如口服弱酸性药物阿司匹林在胃液(pH值为1.4)中解离约1%,部分药物可经胃壁吸收。多数药物以简单扩散方式转运。

3. 易化扩散(facilitated diffusion)　该扩散方式包括不耗能的载体转运和离子通道转运。葡萄糖、氨基酸、核苷酸等不溶于脂质的药物,依靠细胞膜上的特定载体进行不耗能的顺浓度差转运。Na^+、K^+、Ca^{2+}等经细胞膜上特定的蛋白质通道由高浓度向低浓度侧转运,也属于易化扩散。

二、主动转运

主动转运(active transport)是一种消耗能量、逆浓度差的载体转运。其特点是有载体参与、消耗能量。如甲状腺细胞膜上的碘泵,可主动转运碘进入细胞内。

任务二　药物的体内过程

药物从给药部位进入机体到药物从机体消除的全过程称为药物的体内过程(process of drug in the body),包括药物的吸收(absorption)、分布(distribution)、生物转化(metabolism)和排泄(excretion)四个环节,又称ADME过程。

药物的体内过程

一、药物的吸收

药物从给药部位进入血液循环的过程称为吸收。药物吸收的快慢和多少,直接影响药物呈现作用的快慢和强弱。吸收快而完全的药物显效快、作用强,反之则显效慢、作用弱。除静脉给药外,其他给药途径均需通过吸收才能进入血液循环。不同的给药途径具有不同的药物吸收过程和特点(图1-3-3)。

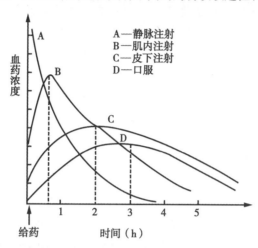

图1-3-3 不同给药途径的药-时曲线

临床给药途径主要有以下几种。

1. 口服给药 口服给药是临床最常用的给药方法,具有给药方便,且大多数药物能够充分被吸收的优点。由于胃的吸收面积较小,排空较快,所以药物在胃内的吸收较少,除少部分弱酸性药物(如阿司匹林等),可在胃内少量吸收外,绝大多数弱酸和弱碱性药物主要在肠道吸收。小肠长5~7m,直径为4cm,肠黏膜吸收面积可达$100m^2$,因此小肠具有吸收面积大、血流丰富、有pH梯度(pH值为4.8~8.2)等特点,是药物吸收的主要部位。

由胃肠道吸收的药物,首先经门静脉进入肝脏。有些药物首次通过肝脏时即被代谢一部分,使进入体循环的药量减少,药效降低,这种现象称为首关消除,又称首过效应。首关消除较多的药物,机体可利用的有效药物剂量减少,必须加大药物剂量,才能达到有效治疗浓度。首关消除较多的药物一般不宜口服给药,如硝酸甘油口服后约90%被首关消除,因此通常采用舌下含服。为避免产生首关消除,可采取舌下给药和直肠给药的方法。

2. 舌下给药 舌下黏膜血流丰富,但吸收面积较小,适用于脂溶性较高,用量较小的药物。此法吸收迅速,给药方便,药物吸收后,经颈静脉、上腔静脉入右心房进入全身血液循环,从而避免首关消除。

3. 直肠给药 药物经肛门灌肠或使用栓剂置入直肠或结肠,由直肠或结肠黏膜吸收。直肠中、下段的毛细血管血液流入直肠下静脉和直肠中静脉,然后进入下腔静脉,此过程不经过肝脏,可避开首关消除。若以栓剂塞入直肠上段,则药物被吸收后经直肠上静脉进入门静脉,而且直肠上静脉和直肠中静脉间有广泛的侧支循环,因此,直肠给药的剂量仅有小部分可以绕过肝脏。

二、药物的分布

药物从血液到达机体各个组织、器官的过程称为药物的分布。药物在体内的分布受很多因素的影响。

(一)药物-血浆蛋白结合

大多数药物进入血液后,可不同程度地与血浆蛋白结合,与血浆蛋白结合的药物称为结合型药物,未结合的药物称为游离型药物,它们都同时存在于血液中。

药物与血浆蛋白结合率是影响药物在体内分布的重要因素,药物与血浆蛋白结合具有以下特点:

①结合型药暂时失去药理活性。②结合是可逆的,结合型药与游离型药以一定的比例处于动态平衡之中,当游离型药物被转化或排泄,结合型药物可自血浆蛋白上解离成游离型。③结合型药物不能跨膜转运,是药物在血液中的一种暂时贮存形式,限制了其在体内的分布、转运与消除。④两种药物同时使用可与同一蛋白结合的药物发生竞争性置换现象,如抗凝血药华法林和解热镇痛药双氯芬酸与血浆蛋白的结合率都比较高,分别为99%和98%。若两药同时应用,前者被后者置换,血浆蛋白结合率下降1%,血浆中游离型华法林将明显增多,导致抗凝血作用增强甚至出血。⑤药物不同,其血浆蛋白结合率也不同,结合率高的药物,起效慢而作用持续的时间长。

(二)生理屏障

1. 血 – 脑脊液屏障(blood – brain barrier) 又称血脑屏障,是血液与脑细胞、血液与脑脊液、脑脊液与脑细胞之间三种屏障的总称,它有利于维持中枢神经系统内环境的稳定。药物只有透过血脑屏障才能进入脑组织而产生作用。此屏障阻止分子量大、解离度高、蛋白结合率高的非脂溶性药物通过;而分子小、解离度低、蛋白结合率低、脂溶性大的药物易通过该屏障。此屏障的通透性并不是一成不变的,炎症可改变其通透性,如脑膜炎症时,血脑屏障的通透性增加,药物进入脑脊液中的量增多。如青霉素在正常人体内不能透过血脑屏障,但在脑膜炎患者的脑中可达有效浓度。新生儿血脑屏障发育不完善,中枢神经系统易受药物的影响,应慎用药物。

2. 胎盘屏障(placental barrier) 指胎盘绒毛与子宫血窦间的屏障。它能将母体与胎儿的血液分开,阻止水溶性或解离型药物进入胎儿体内,但脂溶性较高的药物能通过胎盘屏障。几乎母体所用药物都可不同程度地进入胎儿体内,因此妊娠期间应慎用药物,防止药物进入胎儿循环引起的毒性反应或致畸胎作用。

3. 血眼屏障(blood – eye barrier) 包括血 – 房水屏障和血 – 视网膜屏障。采用全身给药方法,很难在眼内达到有效治疗浓度,故作用于眼的多以局部给药为主,既能提高眼内药物浓度,又能减少全身不良反应。

(三)其他因素

如药物与组织的亲和力、药物的理化性质和体液的pH、组织、器官血流量等也可影响药物的分布。

三、药物的生物转化

(一)生物转化的概念

药物在体内发生的化学变化称为生物转化(biotransformation)或代谢(metabolism)。肝脏是药物生物转化的主要器官,其次是肠、肾、脑等。

(二)药物生物转化的意义

药物在体内经过代谢后其药理活性发生改变。多数药物经生物转化后失去药理活性,故称为灭活(inactivation)。有些药物经生物转化后作用由弱变强,或没有活性药物在体内经生物转化后才具有药理活性,称为活化(activation),这种需要经过活化才能产生药理作用的药物称为前药(prodrug)。如可的松需在肝脏转化为氢化可的松而产生效应。有些药物经过生物转化后其代谢物毒性增加,如异烟肼的代谢物乙酰异烟肼对肝脏有较强的毒性(图1-3-4)。

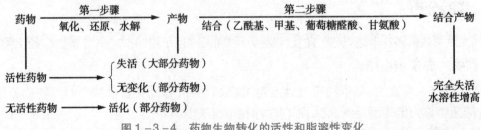

图1-3-4 药物生物转化的活性和脂溶性变化

(三)药物生物转换酶

药物的生物转化必须在酶的催化下才能进行,这些催化药物代谢的酶称之为药酶(drug metabolizing enzyme)。

1. **非特异性酶** 主要指存在于肝细胞的内质网中,能促进许多药物进行生物转化的肝脏微粒体混合功能酶系统(主要是氧化酶系细胞色素 P450、多种水解酶和结合酶等),称为肝药酶或肝微粒体酶(microsomal enzymes)。肝药酶的活性和含量是不稳定的,且个体差异性较大,易受某些药物的影响。凡能使肝药酶活性增强的药物称为药酶诱导剂(表1-3-1),它可加速某些药物和自身的转化,是药物产生耐受性的原因之一。凡能使肝药酶活性减弱或合成减少的化学物质称为药酶抑制剂,它能减慢其他药物的生物转化,使药效增强(表1-3-2)。

表1-3-1 药酶诱导剂和抑制剂

类别	药物
诱导剂	苯巴比妥、水合氯醛、尼可刹米、苯妥英钠、保泰松、利福平、安体舒能、灰黄霉素、扑痫酮
抑制剂	氯霉素、双香豆素、西咪替丁、阿司匹林、华法林、异烟肼、对氨基水杨酸、甲苯磺丁脲

表1-3-2 药酶诱导剂和抑制剂对药物作用的影响

	药物	受影响的药物	影响后果
诱导剂	巴比妥类	多西环素	抗菌作用减弱
		肾上腺皮质激素	药效减弱
		奎尼丁	药效减弱
	苯妥英钠	华法林	血栓形成
	酒精	口服降糖药	高血糖症
	利福平	口服避孕药	避孕失败
抑制剂	氯霉素	苯妥英钠	苯妥英钠中毒
	别嘌呤醇	口服抗凝药	出血
	保泰松	口服降糖药	出现低血糖
	西咪替丁	口服抗凝药	出血
		普萘洛尔	心脏抑制

知识链接

细胞色素 P450 酶系

细胞色素 P450 酶系(cytochrome P450)是一个基因超家族(superfamily),与一氧化碳结合后其吸收光谱主峰在 450nm 处,故又称 P450。根据其氨基酸序列不同,可将其划分为不同的家族(family)、亚家族(subfamily)和酶。其命名以英文缩写 CYP 开头,后面的阿拉伯数字表示基因家族,其后大写英文字母表示亚家族,最后的阿拉伯数字表示某个 CYP 酶的基因号码,如 CYP2D6,2 是家族,D 是亚家族,6 是单个酶。目前,人类发现 CYP 共 18 个家族、42 个亚家族和 64 个酶。

2. **特异性酶** 主要指存在于血浆、细胞质和线粒体中催化特定底物的多种酶系,如乙酰胆碱酯酶选择性水解乙酰胆碱,单胺氧化酶选择性降解肾上腺素等单胺类化合物。

笔记

四、药物的排泄

药物以原型或代谢产物形式的通过不同途径排出体外的过程称为药物的排泄(excretion)。机体主要通过肾脏经尿排泄药物,其次是经胆汁从粪便排出,也可由胃肠道、呼吸道、乳腺、汗腺、唾液腺等途径排泄。

(一)肾脏排泄

肾脏是排泄药物的主要器官。药物通过肾脏排泄包括肾小球的滤过、肾小管的分泌和肾小管的重吸收三个过程。

1. 肾小球滤过　肾小球毛细血管膜孔较大,除与血浆蛋白结合的结合型药物外,大多数药物及其代谢产物能通过肾小球滤过而排泄。

2. 肾小管的分泌　少数药物从近球小管主动分泌到肾小管而排泄。两种由肾小管主动分泌而排泄的药物同时应用,可竞争肾小管细胞膜上的有机酸载体转运系统,产生竞争性抑制现象,如青霉素与丙磺舒同时服用,则青霉素的排泄减少。

3. 肾小管的重吸收　有些药物经肾小球滤过后,部分药物又被肾小管重吸收,重吸收量的多少,与下列因素有关。①药物的脂溶性:脂溶性药物重吸收较多,水溶性药物重吸收较少。②尿量:尿量增多,尿液中药物浓度降低,重吸收减少。③尿液 pH:尿液 pH 能影响药物的解离度,从而影响药物在肾小管的重吸收。弱酸性药物在碱性尿液中解离增多,重吸收减少;在酸性尿液中解离减少,重吸收增多。弱碱性药物与之相反。利用这一规律可改变药物的排泄速度,如正常尿液 pH 值是 4.0 ~ 7.0,偏酸性。弱酸性药物巴比妥类、阿司匹林等中毒时,静脉滴注碳酸氢钠碱化尿液,促进药物解离,减少重吸收,加快排泄,达到解救中毒的目的。

药物在肾小管内随尿液的浓缩其浓度逐渐升高,某些抗菌药物在肾小管内浓度可比血中浓度高几十倍,有利于尿道感染的治疗,同时也增加了对肾脏的毒性作用,如链霉素;有的药物在肾小管内浓度超过了其溶解度,可在肾小管内析出结晶,引起肾损害,如磺胺类药物。故肾功能不全时,应禁用或慎用对肾脏有损害的药物。

当肾功能不全时,药物排泄速度减慢,主要通过肾脏排泄的药物宜相应减少其使用剂量,或延长给药间隔时间,防止药物积蓄中毒。

某些药物服用后,可使患者尿液颜色产生变化,其原因多是由于药物本身或其代谢产物的颜色所致,少数则是药物不良反应的表现(表 1 - 3 - 3)。

表 1 - 3 - 3　引起尿液颜色改变的药物

药物	尿液颜色改变的特征	药物	尿液颜色改变的特征
维生素 B_2	黄色	氯喹	锈黄色或棕色
四环素	黄色	伯氨喹	暗红色褐色
黄连素	黄色	呋喃唑酮	绿色
利福平	橙红色	呋喃妥英	棕色或橙棕色
华法林	橙色	吩噻嗪类	粉红色、红色或红棕色
氨苯蝶啶	淡蓝色	消炎痛	粉红色、红色或红棕色
阿米替林	蓝绿色	酚酞	粉红色、红色或红棕色

(二)胆汁排泄

有些药物及其代谢产物可经胆汁排泄进入肠道,然后随粪便排泄出体外。随胆汁排泄的抗菌药物,如利福平、多西环素等,因在胆汁中的浓度较高,有利于胆道感染的治疗。经胆汁排入肠腔的药物

笔记

部分可经小肠再吸收进入肝脏形成循环,这种现象称为肝肠循环(enterohepatic circulation)。肝肠循环可使药物排泄缓慢,作用时间延长。

(三)其他排泄途径

其他排泄途径,如肺、汗腺、唾液腺等也可排泄药物。

任务三　药物的速率过程

药物在不同组织、器官和体液间的浓度随时间变化的动态过程,称之为速率过程(rate process)或动力学过程(kinetic process)。

一、时量关系和时效关系

药物在体内的吸收、分布、生物转化和排泄的过程中,始终伴随着血药浓度随着时间变化而变化的过程,称为血药浓度的动态变化。

血浆药物浓度随时间变化的动态过程为时量关系(time - concentration relationship)。药物作用强度随时间变化的动态过程为时效关系(time - effect relationship)。时量(效)关系曲线的升段表明药物的吸收速度大于消除速度;曲线峰值表示分布过程达到动态平衡浓度,表明吸收速度等于消除速度;曲线降段表明消除速度大于吸收速度(图1-3-5)。

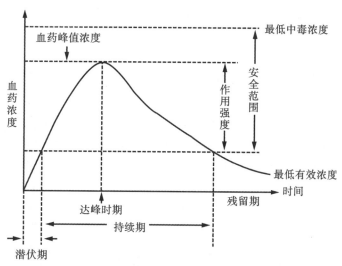

图1-3-5　单次非静脉给药的时量(效)关系曲线

1. 潜伏期　指从用药后到开始出现治疗作用的时间。其主要反映药物的吸收、分布过程以及药物效应出现的快慢。静脉注射无明显潜伏期。

2. 持续期　指药物维持有效浓度的时间。此期与药物的吸收和消除速度有关。血药峰值浓度是给药后达到的最高浓度,与药物剂量成正比。

3. 残留期　指药物浓度降低到最低有效浓度以下,尚未从体内完全消除的时间。主要反映药物的消除情况,残留期较长说明药物排泄缓慢,反复用药应注意发生蓄积中毒的可能。

二、药物的消除过程

药物在体内经生物转化和排泄使药物活性消失的过程,称为药物的消除(elimination)。药物在体内的消除类型有两种。

药物的消除

（一）一级动力学消除

一级动力学消除（first – order elimination）指单位时间内药物按恒定的百分比（恒定比例）进行消除，也称恒比消除。大多数药物的消除属于恒比消除。

（二）零级动力学消除

零级动力学消除（zero – order elimination）指单位时间内药物按恒定的数量进行消除，即每单位时间内消除的药量相等，也称恒量消除。当用药量过大，超过机体以恒比消除能力的极限时，机体只能以恒定的最大量消除，待血药浓度下降到较低浓度时可转化为恒比消除。如口服阿司匹林 < 1g 时，按恒比消除；当剂量≥1g 时，由恒比消除转变为恒量消除。

（三）药物的蓄积

由于反复多次用药，体内药物不能及时消除，血药浓度逐渐升高称为药物的蓄积作用（accumulation）。只要药物进入体内的速度大于消除的速度，就可发生蓄积作用。药物在体内过度蓄积，使血药浓度过高，则会引起毒性反应，称为蓄积中毒。

三、药动学基本参数

（一）药物血浆半衰期

血浆药物浓度下降一半所需的时间称为药物血浆半衰期（half – time of life，$t_{1/2}$），它反映药物在体内的消除速度。消除快的药物，其半衰期短；消除慢的药物，其半衰期长。药物的半衰期是固定的，临床可根据药物半衰期长短决定给药次数，预计用药达到相对稳定血药浓度的时间以及停药后药物从体内消除的时间。

如药物的半衰期比较合适，通常用药的间隔时间为一个半衰期为宜。如磺胺甲噁唑的半衰期约为 12 小时，每日给药 2 次；四环素半衰期为 8 小时，每日给药 3 次。如果每隔一个 $t_{1/2}$ 给药 1 次，体内药量逐渐累积，经过 5 个 $t_{1/2}$，体内药物的累积量达到 96.9%，血药浓度基本达到稳定水平，称稳态血药浓度（Css），又称坪浓度或坪值。此时，药物的吸收量与消除量达到平衡（表1 – 3 – 4）。

按恒比消除的药物停药一个半衰期后，体内药量被消除 50%，依次类推，经过 5 个 $t_{1/2}$，血中药物浓度下降 96.9%，认为药物已基本消除。

表1 – 3 – 4　药物按半衰期给药的消除量和累积量关系表

半衰期	一次用药		反复用药机体累积量（%）
	累积消除量（%）	体内剩余量（%）	
1	50	50	50
2	75	25	75
3	87.5	12.5	87.5
4	93.75	6.25	93.75
5	96.87	3.13	96.87
6	98.44	1.56	98.44
7	99.22	0.78	99.22
8	99.7	0.3	99.7

（二）生物利用度

药物有效成分吸收进入血液循环的相对数量和速度称为生物利用度（bioavailability，F）。用血药峰浓度（C_{max}）和达峰时间（T_{max}）来表示药物的吸收速度。一般来说，吸收越快，曲线上升越陡，C_{max} 越大,$T_{\max}$越短。生物利用度还反映吸收速度对药效的影响,同一药物相同剂量的 3 种制剂,在口服后测得的 3 条药 - 时曲线 A、B、C,其血药浓度 - 时间曲线下面积(AUC)相同,但达峰时间(a、b、c)及最大血药浓度不相等,吸收快的最大血药浓度已超过最小中毒浓度,而吸收慢的最大血药浓度达不到最小有效浓度(图 1 - 3 - 6、图 1 - 3 - 7)。因此,生物利用度是评价药物制剂质量的一个重要指标,也是选择给药途径的重要依据。

用给药后进入全身血液循环的相对量即 AUC 表示吸收程度。AUC 不同则药物吸收进入体内的药量不同,AUC 越大表示吸收进入体内的药物量越多。生物利用度计算公式为:

$$绝对生物利用度 = \frac{口服制剂\ AUC}{静脉注射制剂\ AUC} \times 100\%$$

$$相对生物利用度 = \frac{被试制剂\ AUC}{标准制剂\ AUC} \times 100\%$$

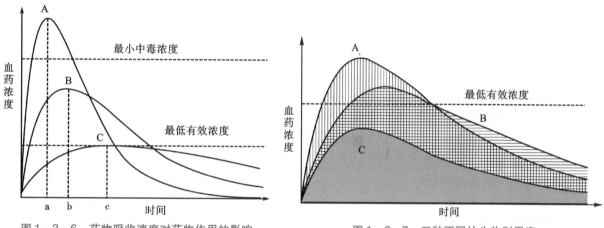

图 1 - 3 - 6　药物吸收速度对药物作用的影响　　　　图 1 - 3 - 7　三种不同的生物利用度

（三）血药稳态浓度

按恒比消除给药,以 $t_{1/2}$ 为给药间隔时间,经过 4~5 个 $t_{1/2}$ 时间血药浓度达到相对稳定的状态,称为稳态血药浓度(steady - state concentration,Css)。由于达到稳态血药浓度越早,药物的疗效出现越快,临床上为了使血药浓度迅速达到稳态,用药时首先给予负荷量(loading dose)。负荷量指首次剂量加大,然后再给予维持剂量。药物的负荷剂量一般为维持量的 2 倍,能在第一个 $t_{1/2}$ 内达到稳态血药浓度,以后每次给维持量(图 1 - 3 - 8)。此方案的特点是可迅速达到有效的稳态血药浓度,产生较好的疗效,但缺点是对于特别敏感的患者,可产生一个毒性浓度。

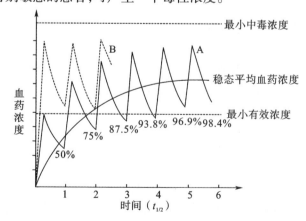

图 1 - 3 - 8　按半衰期给药的血药浓度变化图

（崔海鞠）

笔记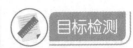

参考答案

一、单项选择题

1. 大多数药物跨膜转运的方式为（　　）。
   A. 主动转运　　　　　　　　B. 简单扩散　　　　　　　　C. 易化扩散
   D. 经离子通道　　　　　　　E. 滤过

2. 首关消除大、血药浓度低的药物，其（　　）。
   A. 治疗指数低　　　　　　　B. 活性低　　　　　　　　　C. 排泄快
   D. 效价低　　　　　　　　　E. 生物利用度小

3. 药物与血浆蛋白结合后，将（　　）。
   A. 转运加快　　　　　　　　B. 排泄加快　　　　　　　　C. 代谢加快
   D. 暂时失活　　　　　　　　E. 作用增强

4. 在酸性尿液中，弱碱性药物（　　）。
   A. 解离少，再吸收多，排泄慢　　B. 解离少，再吸收少，排泄快　　C. 解离多，再吸收多，排泄快
   D. 解离多，再吸收少，排泄快　　E. 解离多，再吸收多，排泄慢

5. 下列关于血脑屏障的叙述，正确的是（　　）。
   A. 极性高的药物易通过　　　　B. 脑膜炎时通透性增大　　　C. 新生儿血脑屏障通透性小
   D. 分子量越大的药物越易穿透　　E. 脂溶性高的药物不能通过

6. 下列关于药物的生物转化描述，不正确的是（　　）。
   A. 药物主要在肝脏生物转化
   B. 药物生物转化分两步
   C. 药物的生物转化又称解毒
   D. 肝脏微粒体细胞色素 P450 酶系统是促进药物生物转化的主要酶系统
   E. 不少药物可不经肝脏转化而直接以原形从肾脏排泄

7. 药物达到稳态血药浓度时意味着（　　）。
   A. 药物在体内的分布达到平衡
   B. 药物的吸收过程已经开始
   C. 药物的清除过程已经开始
   D. 药物的吸收速度与消除速度达到平衡
   E. 药物作用增强

8. 药物的半衰期为 6 小时，1 次给药后从体内基本消除的最短时间为（　　）。
   A. 0.5 天　　　　　　　　　B. 1～2 天　　　　　　　　C. 3～4 天
   D. 5 天　　　　　　　　　　E. 6～8 天

9. 药物与血浆蛋白结合（　　）。
   A. 是不可逆的　　　　　　　B. 可加速药物在体内的分布　　C. 是疏松和可逆的
   D. 能促进药物排泄　　　　　E. 无饱和性且置换现象

10. 药物的主要排泄器官为（　　）。
    A. 肝　　　　　　　　　　　B. 肾　　　　　　　　　　　C. 小肠
    D. 汗液　　　　　　　　　　E. 唾液

二、简答题

1. 影响药物分布的因素有哪些？
2. 肝药酶对药物的转化及与药物相互作用的关系是怎样的？

项目四　影响药物作用的因素

课件　　影响药物作
用的因素

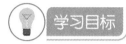

素质目标:具备"三查十对一注意"的安全用药意识。

知识目标:掌握影响药物作用的机体方面的年龄、心理、病理及个体差异对药物作用的影响。熟悉影响药物作用的药物方面因素。

能力目标:建立药物的作用受综合因素影响的思维,避免不利因素,充分发挥药物的治疗作用。

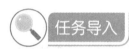

胡某,男,72岁。患有慢性阻塞性肺疾病(COPD),长期服用氨茶碱缓释片0.6g/d,现因左股骨骨折住院治疗。术后出现感染而使用喹诺酮类药物治疗,患者5天后死亡,死因为氨茶碱中毒。

请分析思考:

1.氨茶碱中毒的原因是什么?

2.关爱患者避免类似事件发生,护士应当做到哪些用药护理?

问题解析

药物在机体内产生的药理效应是药物和机体相互作用的结果,二者相互作用,受药物和机体的多种因素影响。临床用药时,应熟悉各种因素对药物作用的影响。

任务一　机体方面的因素

一、年龄

年龄对药物作用的影响在小儿和老年人方面表现得尤为突出。一般所说的剂量指14～60周岁成年人的药物平均剂量。

(一)儿童

儿童正处于生长发育期,其各种生理功能尚未发育完善,对药物的代谢和排泄能力较差,因此,儿童用药应根据具体情况,对用药剂量进行计算。儿童用药剂量计算方法如下。

1. 按体重计算法　简单易行,是最常用、最基本的计算方法。

2. 按体表面积计算法　此法比按体重计算更为准确。

3. 按成人折算法　此法多用于未提供小儿剂量的药物。可按小儿体重或根据小儿年龄进行折算（表1–4–1）。

表1-4-1 小儿用药剂量折算表

小儿年龄	相当于成人剂量的比例	小儿年龄	相当于成人剂量的比例
0~1个月	1/24	2~4岁	1/4
1~6个月	1/12	4~7岁	1/3
6个月~1岁	1/8	7~11岁	1/2
1~2岁	1/6	11~14岁	2/3

(二)老年人

老年人由于各种器官功能逐渐减退,特别是肝、肾功能的减退,对药物的代谢和排泄能力降低,对药物的耐受性较差。如65岁老年人肝血流量减少40%~50%,肾小球滤过率下降35%。因此,老年人用药应适当减量,用药剂量一般为青年人的1/2~2/3。在敏感性方面,老年人与成年人也有不同。老年人对中枢抑制药、心血管系统药、抗胆碱药等药物的反应特别敏感,易致严重不良反应,如苯二氮䓬类药物易引起老年人精神错乱,应用时注意。

二、性别

性别不同对药物反应的差别不显著,但女性在"四期",即月经期、妊娠期、分娩期和哺乳期等特殊时期,用药应特别注意。月经期应避免使用作用强烈的泻药和抗凝药,以免月经量过多。妊娠期特别在妊娠早期,避免使用可能引起胎儿畸形或流产的药物。哺乳期妇女应注意药物可否进入乳汁,对乳儿产生影响。

三、遗传因素

(一)个体差异

在年龄、性别、体重相同的情况下,大多数人对药物的反应是相似的,但少数人对药物的反应表现出质和量的差异,称为个体差异(individual variation)。

1. 量的差异 表现为高敏性和低敏性。少数人对某些药物特别敏感,应用较小剂量即可产生较强的药理作用,称为高敏性(hypersensitivity);有些人对药物的敏感性较低,必须应用较大剂量才可产生应有的作用,称为低敏性(hyposensitivity),也称耐受性(tolerance)。如治疗心力衰竭药物地高辛,大多数人血清中治疗浓度为0.76~1.4ng/mL,中毒浓度为2.3~3.7ng/mL。个别人血清地高辛浓度到1ng/mL即出现中毒症状,但有人血清浓度高达6ng/mL却无中毒表现,前者为高敏性,后者为低敏性。临床上,正常人群占绝大部分,高敏性和低敏性人群只占少部分(图1-4-1)。

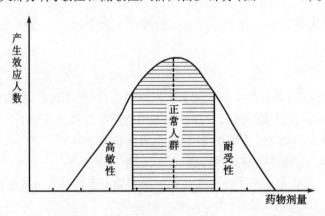

图1-4-1 对药物反应的个体差异示意图

2. 质的差异 表现为变态反应(allergy),即某些过敏体质的人使用药物后发生变态反应。

（二）特异质反应

某些人使用药物后出现与常人不同的异常反应,称为特异质反应(idiosyncrasy),多与遗传缺陷有关,如先天性葡萄糖－6－磷酸脱氢酶缺乏者,服用磺胺药、伯氨喹易引起溶血反应。

 知识链接

蚕豆病

蚕豆病(favism)是一种先天性葡萄糖－6－磷酸脱氢酶(G－6－PD)缺乏所导致的疾病。G－6－PD 缺乏者食用新鲜蚕豆 1～3 天后,可突然出现发热、头晕、烦躁、恶心,尿呈酱油样或葡萄酒色等症状,重者若不及时抢救,会因循环衰竭而危及生命。因 G－6－PD 有保护正常红细胞免遭氧化破坏的功能,新鲜蚕豆是很强的氧化剂,如此酶缺乏者食用蚕豆,则红细胞膜失去了保护作用而被氧化,产生急性血管内溶血,则称为蚕豆病。

四、病理状态

疾病可影响机体对药物的敏感性,也可能影响药物的体内过程,从而影响药物的疗效。如阿司匹林能使升高的体温降至正常,但对正常体温无影响。如抗结核病药早期应用效果较好,后期用药则效果较差。肝功能不良时,肝药酶活性降低药物代谢变慢,作用时间延长或增强;同样肾功能不全者,药物排泄减慢,故肝、肾功能不全者,用药时应适当减少用药剂量或延长用药的间隔时间。

五、心理因素

患者的心理和精神状态与药物疗效密切相关。焦虑、恐惧和悲观失望的消极情绪,可加重病情,药物也难以发挥治疗作用;与之相反,开朗、活泼和积极向上的快乐情绪,可使药物的治疗作用更好地发挥。患者对药物信赖程度也可影响药物的疗效,如安慰剂(placebo)治疗神经官能症、高血压等起到一定的治疗作用。此外,医护人员的语言也可影响患者的情绪和对药物的信赖程度。

 知识链接

安慰剂

安慰剂(placebo)指不含药理活性成分而仅含赋形剂,在外观和口味上与含有药理活性成分药物完全一样的制剂。对一些与精神活动有关的疾病可产生安慰剂作用(placebo actions)。因此,临床医护工作者应给予患者积极的心理治疗,减轻患者心理压力,恢复心理平衡,树立战胜疾病的信心,更好地发挥药物疗效。

任务二 药物方面的因素

一、药物的化学结构

药物的化学结构是决定药物特异性的物质基础,一般来说,化学结构相似的药物具有相似的药物作用,称为构效关系。如苯二氮䓬类药物具有相似的化学结构,它们的作用也相似,都具有镇静、催眠和抗焦虑作用。化学结构相似的药物,也可表现出相反或拮抗的作用。如吗啡与纳洛酮具有相似的化学结构,但他们的作用却完全相反。化学结构完全相同的光学异构体,多数药物的左旋体比右旋体作用强。如临床使用的药物左旋体有左旋氧氟沙星、左旋咪唑等。

二、药物的剂量

在一定范围内,剂量越大,血药浓度越高,药物作用也越强,药物效应有量变化;有些也可产生质的变化,如镇静催眠药苯巴比妥在小剂量时产生镇静作用,随着剂量的增加依次出现镇静、催眠、抗惊厥、麻醉甚至致死。

三、药物的剂型

同一种药物的不同剂型,在吸收和消除方面表现不同。如同属固体制剂口服后,吸收速度不一样,依次为胶囊剂 > 片剂 > 丸剂。肌内注射时吸收速度顺序为水溶液 > 混悬液 > 油剂。

四、给药途径

给药途径不同直接影响药物作用的快慢和强弱,甚至影响药物作用性质。如硫酸镁口服产生导泻和利胆作用,肌内注射则产生降血压和抗惊厥作用,外用则可产生清热、止痛消肿作用。

临床常用口服给药,简便安全,但起效慢。注射给药用量准确,显效较快,但要求严格,适用于危急和不能口服的患者或药物。气体或易挥发的药物可经呼吸道吸入给药,迅速产生作用。舌下和直肠给药可避免首关消除。皮肤给药吸收较差,但安全性高。

五、给药时间

给药的时间可影响药物疗效,临床用药时,需视具体药物和病情确定给药时间。如催眠药应在晚上睡前服用;助消化药需在饭前或饭时服用;驱虫药宜空腹或半空腹服用;有的药物如利福平等,因食物影响其吸收要在清晨空腹服用;对胃肠道有刺激性的药物宜饭后服等。受生物节律影响明显的药物应按其节律用药,如肾上腺糖皮质激素类药物。

知识链接

时辰药理学

时辰药理学(chronopharmacology)是研究生物体昼夜节律对药物作用和体内过程影响的一门科学。人的体温、血压、肾上腺皮质激素的分泌和尿钾的排泄等都具有昼夜节律性,同样,机体对药物的敏感性也存在昼夜差异。如肾上腺皮质激素类药一日量在早晨一次给药,对肾上腺皮质分泌功能的抑制作用比其他时间给药要小,可减少副作用;维生素 B_{12} 在下午1点左右吸收率最高;硫酸亚铁在19时吸收率较上午7时服药吸收率高1倍。

六、给药次数

每日用药的次数,除根据病情需要外,药物半衰期($t_{1/2}$)是给药间隔的基本参考依据。一般来说,$t_{1/2}$ 较短的药物,每日给药次数相应增多;$t_{1/2}$ 较长的药物每日次数相应减少,不会导致蓄积中毒。肝、肾功能不全时,某些药物的 $t_{1/2}$ 延长,需调整用药次数。

七、药物的相互作用

药物相互作用(drug interaction)指两种或两种以上药物同时或先后应用时,由于药物之间或药物与机体之间相互影响,使药效发生变化。使药物效应增强的称为协同作用(synergism),如青霉素和链霉素合用,可使抗菌谱扩大,抗菌作用增强;使药物效应减弱的称为拮抗作用(antagonism),如普萘洛尔和胰岛素合用,可使后者降血糖作用减弱。

(一)药物在体外的相互作用

药物在体外配伍时所发生的物理性或化学性相互作用,出现浑浊、沉淀、变色等,使疗效降低或毒性增大的现象称为药物配伍禁忌(incompatibility)。如氢化可的松注射液(乙醇溶液)与氯化钾注射液(水溶性)混合时,由于溶剂性质的改变,可析出氢化可的松沉淀。向输液中加入药物是临床常用的给药方法,护理人员在进行注射剂配制前要认真查对配伍禁忌表。

(二)药物在体内的相互作用

药物在体内表现为药物代谢动力学和药物效应动力学两个方面的相互作用。

1. 药动学方面的影响　通过影响药物的吸收、分布、代谢和排泄而影响药物发挥效应。如抗酸药可使胃肠道 pH 升高,若与弱酸性药物阿司匹林合用,则可增加后者的解离而减少吸收。促进胃排空的药物,如甲氧氯普胺可加速药物吸收,而抑制胃排空和减慢肠蠕动的抗胆碱药则减慢药物的吸收。阿司匹林可从血浆蛋白结合部位置换格列齐特,使后者降糖作用增强,引起低血糖反应。药酶诱导剂,如苯巴比妥、利福平、苯妥英钠等能使药酶活性增强,加快药物在肝的生物转化而使药物疗效降低。如碱化尿液可促进酸性药物经肾脏排泄,也可增强氨基糖苷类抗生素在泌尿系统的抗菌效果。联合应用两种经肾小管分泌的药物,如青霉素和丙磺舒时,两药可发生竞争性抑制,使青霉素的排泄减慢,作用增强。

2. 药效学方面的影响　作用性质相似的两类药物合用,往往出现协同作用,如一种中枢抑制药(如镇痛药)与另一种中枢抑制药(如氯丙嗪)合用,可使中枢抑制作用加强。作用性质相反的药物合用,往往出现拮抗作用,如中枢兴奋药尼可刹米可对抗中枢抑制药吗啡的呼吸抑制作用。作用于同一靶细胞的受体、酶的活性部位或代谢过程的相同环节的两种药物可发生相互作用而引起药效改变。如阿托品和毛果芸香碱有 M 受体竞争性拮抗作用,故阿托品中毒可用毛果芸香碱解救;吗啡和纳洛酮作用于共同的阿片受体产生拮抗作用,故吗啡中毒可用纳洛酮解救。

八、长期用药引起的机体反应性变化

长期反复用药可引起生物体(包括病原体)对药物反应发生变化,主要表现为耐受性、耐药性和依赖性。

患者在连续用药后出现药效逐渐降低,必须加大剂量才能达到原有疗效的现象,称为耐受性;若短期内连续用药即产生上述现象,称为快速耐受性,一般停药后可恢复敏感性。交叉耐受性是对一种药物产生耐受性后,在应用同一类药物(即使是第 1 次使用)时也会产生耐受性。耐药性指病原体或肿瘤细胞对反复应用的化学治疗药物的敏感性降低,也称抗药性。药物依赖性(drug dependence)指某些药物连续应用后,药物与机体相互作用造成的一种精神状态。药物依赖性可分为精神依赖性和身体依赖性。①精神依赖性(psychic dependence)又称为心理依赖性(psychological dependence),指连续用药后突然停药,患者产生继续用药的强烈欲望,并产生强迫性用药行为,以求获得满足或避免不适。易产生精神依赖性的药物称为"精神药品",如镇静催眠药、中枢兴奋药等。②身体依赖性(physical dependence)又称为生理依赖性(physiological dependence),指反复用药后,一旦停药就会出现戒断症状,表现为烦躁不安、流泪、出汗、疼痛、恶心、呕吐、惊厥等,甚至危及生命。

(崔海鞠)

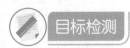

参考答案

一、单项选择题

1. 肝功能不全的患者使用主要经肝脏代谢药物时需着重注意(　　)。

　　A.高敏性　　　　　　　　　B.选择性　　　　　　　　　C.过敏性

　　D.个体差异　　　　　　　　E.酌情减少用药剂量

2. β受体拮抗剂与利尿药合用后降压作用大大增强,这种现象称为(　　)。

　　A.敏化作用　　　　　　　　B.拮抗作用　　　　　　　　C.协同作用

　　D.互补作用　　　　　　　　E.相加作用

3. 肾功能严重受损时,主要经肾消除的药物作用时间将(　　)。

　　A.缩短　　　　　　　　　　B.延长　　　　　　　　　　C.不变

　　D.不定　　　　　　　　　　E.以上都不是

4. 病原微生物对抗菌药物的敏感性降低甚至消失为(　　)。

　　A.耐受性　　　　　　　　　B.耐药性　　　　　　　　　C.快速耐受性

　　D.交叉耐受性　　　　　　　E.身体依赖性

5. 连续用药后机体对药物的反应性降低是(　　)。

　　A.耐受性　　　　　　　　　B.耐药性　　　　　　　　　C.快速耐受性

　　D.交叉耐受性　　　　　　　E.身体依赖性

二、简答题

简述影响药物作用的因素。

项目一　传出神经系统药物概论

笔记

课件

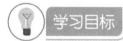

素质目标:具有细心、严谨的工作态度以及高度的责任心,树立敬佑生命、救死扶伤的医者精神。

知识目标:掌握传出神经系统受体的类型、分布及生理效应。了解传出神经系统按递质的分类、传出神经系统药物的作用方式及分类。

能力目标:学会传出神经系统概论知识,为学习后面各项目奠定基础。

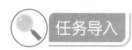

张某,男,45岁。因误服大量阿托品,出现颜面潮红、烦躁不安、语言不清、心动过速等症状,送急诊抢救。查体:心率135次/分,体温39℃,瞳孔扩大。

请分析思考:

1. 患者出现心动过速、体温升高症状,主要是阿托品作用于什么受体引起的?

2. 心脏上有哪些受体分配? 兴奋各受体产生什么样的效应?

问题解析

传出神经主要指将中枢神经系统发出的冲动传至效应器,以支配效应器功能活动的一类神经,包括支配骨骼肌活动的运动神经和支配内脏器官活动的自主神经。传出神经系统药指直接或间接影响传出神经末梢的递质水平或受体活性,从而拟似或拮抗传出神经功能,改变效应器官功能活动的药物。

任务一　传出神经的分类及化学传递

一、传出神经按解剖学分类

传出神经按解剖学分类,可分为自主神经和运动神经。

1. **自主神经**　包括交感神经和副交感神经(也称迷走神经)。其共同的特点是自中枢发出后,中途在神经节更换神经元,然后到达所支配的效应器,有节前纤维和节后纤维之分。自主神经主要支配心肌、平滑肌和腺体等效应器,其活动是非随意性的,不受人的意识所控制,如心脏搏动、血液分配和食物消化等。

笔记

2. 运动神经　自中枢发出后,中途不更换神经元,直接到达骨骼肌,无节前纤维和节后纤维之分。运动神经支配骨骼肌,其活动是随意性的,可受人的意识所控制,如肌肉的运动和呼吸等。

二、传出神经按递质分类

递质(transmitter)是神经末梢兴奋时释放的传递信息的化学物质。当神经冲动到达神经末梢时,突触前膜释放递质穿过突触间隙,与次一级神经元或与效应器突触后膜或前膜上的特异性受体结合,产生各种生理效应。

 知识链接

递质的发现

1921 年,洛伊(Loewi)通过动物实验证明了递质的存在。他在实验中选用两个离体蛙心,当刺激甲蛙心的迷走神经干引起迷走神经兴奋时,甲蛙心受到抑制。这时将甲蛙心的灌注液注入乙蛙心,则乙蛙心也表现出抑制。说明甲蛙心迷走神经兴奋时,必定释放了某种抑制性化学物质,即递质(transmitter),后来证明这种物质是乙酰胆碱(ACh)。20 世纪 40 年代,乌尔夫·冯·奥伊勒(Ulf-von-Euler)证明了交感神经节后纤维的神经递质是去甲肾上腺素(NA)。至此,传出神经系统的化学传递学说才日臻完善。

传出神经系统的递质主要有乙酰胆碱(ACh)和去甲肾上腺素(NA)。根据神经末梢释放的递质不同,将传出神经主要分为胆碱能神经和去甲肾上腺素能神经两大类(图 2-1-1)。

1. 胆碱能神经　兴奋时其末梢能释放出乙酰胆碱的神经,主要包括:①交感神经和副交感神经的节前纤维和支配肾上腺髓质的交感神经纤维;②副交感神经的节后纤维;③极少数交感神经的节后纤维,如支配汗腺分泌和骨骼肌血管舒张的神经;④运动神经。

2. 去甲肾上腺素能神经　兴奋时其末梢能释放出去甲肾上腺素的神经。绝大部分的交感神经节后纤维属于此类神经。

此外,某些效应器中尚存在其他神经的分布,如肾脏中有多巴胺能神经、胃肠道平滑肌有嘌呤能神经、结肠有肽能神经等。

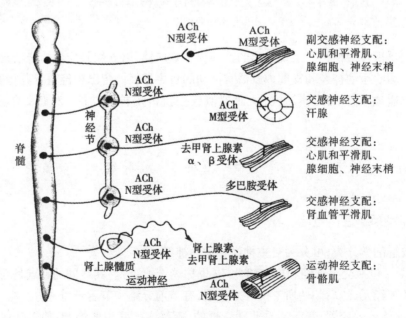

图 2-1-1　传出神经系统分类、递质和受体示意图

任务二 传出神经系统的递质

乙酰胆碱的
合成和释放

一、乙酰胆碱

以胆碱和乙酰辅酶 A 为原料,在胆碱乙酰化酶的催化下,合成乙酰胆碱(ACh),然后转移到囊泡中。当神经冲动下传到神经末梢时,神经末梢膜去极化,囊泡内的递质以胞裂外排的方式释放至突触间隙,激动突触后膜上的 M、N 受体产生效应。ACh 释放后,在一至数毫秒内即被突触间隙中的胆碱酯酶(AChE)水解为乙酸和胆碱而失活(图 2-1-2)。

二、去甲肾上腺素

以酪氨酸为原料,在酪氨酸羟化酶催化下生成多巴,再经多巴脱羧酶催化生成多巴胺(DA),之后多巴胺进入囊泡,再经多巴胺 β-羟化酶催化,生成去甲肾上腺素(NA)。去甲肾上腺素当神经冲动到达神经末梢时,囊泡内的递质以胞裂外排的方式释放至突触间隙,激动突触后膜上的 α 或 β 受体产生生理效应。

释放入突触间隙的去甲肾上腺素(85%左右)被突触前膜再摄取,其余被儿茶酚氧位甲基转移酶(COMT)和单胺氧化酶(MAO)破坏(图 2-1-3)。

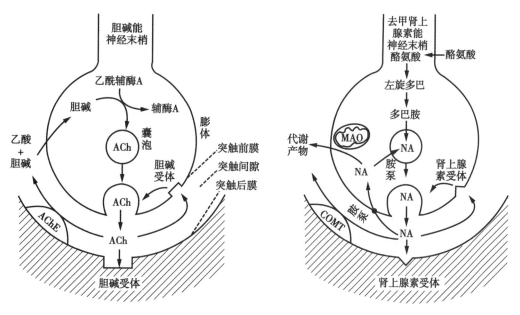

图 2-1-2　乙酰胆碱的合成及代谢示意图　　图 2-1-3　去甲肾上腺素的合成及代谢示意图

考点提示: ACh 和 NA 的途径。

任务三 传出神经系统受体和效应

在传出神经系统突触的后膜与前膜上,均分布有能与递质结合的受体。根据能与之选择性结合的递质来命名,将传出神经系统受体分为胆碱受体和肾上腺素受体。

一、胆碱受体和效应

胆碱受体能选择性地与乙酰胆碱结合,可分为毒蕈碱型胆碱受体和烟碱型胆碱受体两类。

1. 毒蕈碱型胆碱受体(简称 M 受体)　包括 M_1 受体、M_2 受体和 M_3 受体三种亚型,主要分布在副交感神经节后纤维所支配的效应器官上,如心脏、血管、胃肠道及支气管平滑肌、腺体和瞳孔括约肌等细胞膜上。M 受体激动时,引起心脏抑制、血管扩张、内脏平滑肌收缩、腺体分泌增加和瞳孔缩小等效应,称为 M 样作用。

2. 烟碱型胆碱受体(简称 N 受体)　分为 N_1 受体和 N_2 受体,N_1 受体主要分布于自主神经节和肾上腺髓质,N_2 受体分布于骨骼肌。N 受体激动时,引起神经节兴奋和肾上腺髓质分泌增加、骨骼肌收缩等效应,称为 N 样作用。

二、肾上腺素受体和效应

肾上腺素受体能选择性地与去甲肾上腺素或肾上腺素(AD)结合,可分为 α 肾上腺素受体和 β 肾上腺素受体两类。

1. α 肾上腺素受体(简称 α 受体)　分为 α_1 受体和 α_2 受体。α_1 受体主要分布于全身皮肤黏膜及内脏血管平滑肌处,α_2 受体分布在去甲肾上腺素能神经突触前膜,α 受体激动时,引起皮肤黏膜及内脏血管收缩、瞳孔散大、去甲肾上腺素的释放减少(负反馈调节)等效应,称为 α 型作用。

2. β 肾上腺素受体(简称 β 受体)　分为 β_1 受体和 β_2 受体。β_1 受体主要分布于心脏,β_2 受体主要分布在支气管平滑肌、骨骼肌血管和冠状血管等效应器官。β 受体激动时,引起心脏兴奋、支气管平滑肌舒张、骨骼肌血管及冠状血管扩张、糖原和脂肪分解等效应,称为 β 型作用。

三、多巴胺受体和效应

多巴胺受体(简称 DA 受体)能选择性地与多巴胺结合。中枢和外周神经系统均有 DA 受体存在,外周 DA 受体又分为 D_1 和 D_2 两种亚型。D_1 受体主要分布于肾血管、肠系膜血管、冠状血管及脑血管等处,激动时可引起肾血管、肠系膜血管、冠状血管及脑血管扩张;D_2 受体主要分布在去甲肾上腺素能神经末梢和胃肠道平滑肌细胞上,激动时可引起 NA 分泌减少、胃肠道平滑肌舒张。

传出神经系统的受体类型、分布与效应见表 2-1-1。多数效应器受胆碱能和去甲肾上腺素能神经的双重支配,两类神经对效应器支配的结果大多是相互对抗的,只是对不同效应器,其支配优势不同。但在中枢神经系统的调节下,两种神经支配既对立又统一,共同协调机体功能。

表 2-1-1　传出神经系统的受体类型、分布与效应

受体类型		分布	效应
乙酰胆碱受体	M 受体 M_1 受体	胃黏膜壁细胞	胃酸分泌增多
	M_2 受体	心脏	收缩力减弱、心率减慢、传导减慢
	M_3 受体	腺体	分泌增多
		眼	瞳孔括约肌、睫状肌收缩(缩瞳、近视)
		内脏平滑肌	收缩
		血管	舒张
	N 受体 N_1 受体	自主神经节	兴奋
		肾上腺髓质	分泌肾上腺素
	N_2 受体	骨骼肌	收缩

续表

受体类型		分布	效应
α受体	α₁受体	血管(皮肤、黏膜、内脏)	收缩
		眼	收缩(扩瞳)
	α₂受体	突触前膜	抑制 NA 释放
肾上腺素受体	β₁受体	心脏	收缩力增强,心率、传导加快
		肾近球细胞、脂肪	肾素分泌、脂肪分解
β受体	β₂受体	支气管平滑肌	舒张
		血管(冠脉、骨骼肌)	舒张
		肝、肌糖原	分解
		突触前膜	NA 释放增加
DA 受体		血管(肾、肠系膜、冠状动脉)	舒张

任务四　传出神经系统药物的作用方式和分类

一、传出神经系统药物的作用方式

(一)直接作用于受体

许多传出神经系统药物能直接与胆碱受体或肾上腺素受体结合而产生效应。结合后,如果产生与递质相似的作用,称拟似药或激动剂;结合后,如果不产生或较少产生拟似递质的作用,并阻碍递质或激动剂与受体的结合,产生与递质相反的作用,称为拮抗剂或拮抗药。

(二)影响递质的生物过程

1. 影响递质的生物转化　如胆碱酯酶抑制药新斯的明,通过抑制胆碱酯酶而阻碍 ACh 水解,使突触间隙的 ACh 含量增加,激动胆碱受体而发挥拟胆碱作用。

2. 影响递质的转运、贮存　如利血平通过抑制突触前膜对递质 NA 的再摄取,影响囊泡内递质的贮存而产生作用。

3. 影响递质的释放　如麻黄碱和间羟胺,除了直接激动肾上腺素受体外,还能促进 NA 释放而发挥效应。

二、传出神经系统药物的分类

传出神经系统药物可按其作用性质及对受体的选择性不同进行分类(表2-1-2)。

表2-1-2　传出神经系统药物的分类及其代表药

拟似药		拮抗药	
一、胆碱受体激动剂		一、胆碱受体拮抗剂	
1. M、N 受体激动剂	卡巴胆碱	1. M 受体拮抗剂	
2. M 受体激动剂	毛果芸香碱	(1)非选择性 M 受体拮抗剂	阿托品
3. N 受体激动剂	烟碱	(2)M₁受体拮抗剂	哌仑西平
二、胆碱酯酶抑制药	新斯的明	2. N 受体拮抗剂	
三、肾上腺素受体激动剂		(1)N₁受体拮抗剂	美加明
1. α、β 受体激动剂	肾上腺素	(2)N₂受体拮抗剂	筒箭毒碱

笔记

续表

拟似药		拮抗药	
2.α受体激动剂		二、胆碱酯酶复活药	氯解磷定
(1)α₁、α₂受体激动剂	去甲肾上腺素	三、肾上腺素受体拮抗剂	
(2)α₁受体激动剂	去氧肾上腺素	1.α、β受体拮抗剂	拉贝洛尔
(3)α₂受体激动剂	可乐定	2.α受体拮抗剂	
3.β受体激动剂		(1)α₁、α₂受体拮抗剂	酚妥拉明
(1)β₁、β₂受体激动剂	异丙肾上腺素	(2)α₁受体拮抗剂	哌唑嗪
(2)β₁受体激动剂	多巴酚丁胺	(3)α₂受体拮抗剂	育亨宾
(3)β₂受体激动剂	沙丁胺醇	3.β受体拮抗剂	
		(1)β₁、β₂受体拮抗剂	普萘洛尔
		(2)β₁受体拮抗剂	阿替洛尔

(李　融)

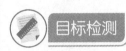 目标检测

参考答案

一、单项选择题

1. 外周肾上腺素能神经合成与释放的主要递质是(　　)。

    A. 多巴胺　　　　　　　　　B. 肾上腺素　　　　　　　　　C. 间羟胺

    D. 异丙肾上腺素　　　　　　 E. 去甲肾上腺素

2. 胆碱能神经不包括(　　)。

    A. 运动神经　　　　　　　　B. 绝大部分交感神经节后纤维　　　　C. 少部分交感神经节后纤维

    D. 全部交感神经节前纤维　　E. 全部副交感神经节前纤维

3. 多数交感神经节后纤维释放的递质是(　　)。

    A. 乙酰胆碱　　　　　　　　B. 肾上腺素　　　　　　　　　C. 多巴胺

    D. 麻黄碱　　　　　　　　　E. 去甲肾上腺素

4. 合成去甲肾上腺素的初始原料是(　　)。

    A. 谷氨酸　　　　　　　　　B. 酪氨酸　　　　　　　　　　C. 蛋氨酸

    D. 丝氨酸　　　　　　　　　E. 赖氨酸

5. 乙酰胆碱作用的主要消除方式是(　　)。

    A. 被单胺氧化酶所破坏　　　B. 被氧位甲基转移酶破坏　　　C. 被磷酸二酯酶破坏

    D. 被神经末梢再摄取　　　　E. 被胆碱酯酶破坏

6. 去甲肾上腺素作用的主要消除方式是(　　)。

    A. 被胆碱酯酶破坏　　　　　B. 被单胺氧化酶所破坏　　　　C. 被磷酸二酯酶破坏

    D. 被神经末梢再摄取　　　　E. 被氧位甲基转移酶破坏

7. 分布在腺体的受体是(　　)。

    A. M受体　　　　　　　　　B. N₁受体　　　　　　　　　 C. N₂受体

    D. α受体　　　　　　　　　E. β受体

8. 胆碱 N₁受体分布于(　　)。

    A. 心脏　　　　　　　　　　B. 神经节　　　　　　　　　　C. 汗腺

    D. 骨骼肌　　　　　　　　　E. 血管平滑肌

9. 毛果芸香碱缩小瞳孔是通过(　　)。

A. 激动 M 受体 　　　　　　　B. 激动 DA 受体 　　　　　　C. 激动 β₁ 受体

D. 激动 β₂ 受体 　　　　　　　E. 激动 α₁ 受体

10. 肾上腺素兴奋心脏是通过(　　)。

A. 激动 M 受体 　　　　　　　B. 激动 α₂ 受体 　　　　　　C. 激动 β₁ 受体

D. 激动 β₂ 受体 　　　　　　　E. 激动 α₁ 受体

二、简答题

1. 简述传出神经受体的分类。

2. 简述传出神经系统药物的基本作用。

项目二 胆碱受体激动剂和胆碱酯酶抑制药

课件

素质目标:具有细心、严谨的工作态度以及高度的责任心,树立敬估生命、救死扶伤的医者精神。

知识目标:掌握毛果芸香碱、新斯的明的作用、临床应用和不良反应。了解卡巴胆碱、贝胆碱、毒扁豆碱的作用特点和临床应用。

能力目标:能正确合理使用胆碱受体激动剂和胆碱酯酶抑制药,及时发现不良反应并正确处理,预防严重不良反应发生。

任务导入

李某,女,42岁。因出现头痛、眼痛、畏光、视力减退等现象而入院。查体:前房角狭窄、持续性眼压升高。诊断:闭角性青光眼。

请分析思考:

1.该患者宜使用哪些药物进行治疗?

2.毛果芸香碱对眼睛的作用有哪些?使用时有哪些注意事项?

问题解析

任务一 胆碱受体激动剂

胆碱受体激动剂是一类能与胆碱受体结合并激动该受体,产生与胆碱能神经递质乙酰胆碱类似作用的药物,分为 M、N 受体激动剂,M 受体激动剂和 N 受体激动剂。

一、M、N 受体激动剂

(一)乙酰胆碱

乙酰胆碱(acetylcholine,ACh)为胆碱能神经递质,对 M 受体和 N 受体均有激动作用,产生 M 样和 N 样作用。其作用广泛,选择性差,且性质不稳定,极易在组织中被胆碱酯酶水解,故无临床药用价值,常作为药理学工具药。

(二)卡巴胆碱

卡巴胆碱(carbachol)为合成的拟胆碱药,作用与 ACh 相似,但其不易被胆碱酯酶水解,故作用时间较长,主要用于局部滴眼治疗青光眼,全身给药也可用于术后腹气胀、尿潴留。本药仅用于皮下注射,禁用于静脉注射给药。但因其选择性差、副作用较多,现已少用。

(三)贝胆碱

贝胆碱(bethanechol)化学性质稳定,不易被胆碱酯酶水解,口服和注射均有效。对胃肠道和膀胱平滑肌的选择性较高,对心血管作用较弱。临床主要用于手术后腹气胀、尿潴留以及其他原因所致的胃肠道或膀胱功能异常。

二、M受体激动剂

M受体激动剂是一类能选择性地与M受体结合并激动该受体,产生M样作用的药物。

毛果芸香碱

毛果芸香碱(pilocarpine),又名匹罗卡品,是从毛果芸香属(pilocarpus)植物中提取的生物碱,现已能人工合成,常用其硝酸盐。

【**药理作用**】 直接激动M受体,产生M样作用,尤以对眼和腺体的作用最为明显。

1. **对眼的作用** 滴眼后易透过角膜,作用迅速、温和,产生缩瞳、降低眼内压和调节痉挛等作用。

(1)缩瞳:本品能激动瞳孔括约肌上的M受体,使瞳孔括约肌收缩,瞳孔缩小(图2-2-1)。临床常与扩瞳药交替应用治疗虹睫炎,可防止虹膜与晶状体粘连。

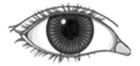
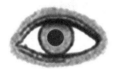
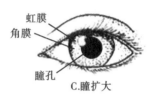

A.正常瞳孔(直径3~4mm)　　　　B.瞳孔缩小　　　　C.瞳扩大

图2-2-1　M受体激动剂及M受体拮抗剂对瞳孔影响示意图

(2)降低眼压:房水由睫状体上皮细胞分泌及血管渗出所产生,经虹膜流入前房,再由前房角间隙经小梁网流入巩膜静脉窦进入血液循环(图2-2-2)。毛果芸香碱通过缩瞳作用,使虹膜根部变薄,前房角间隙扩大,房水回流通畅,从而使眼压降低。

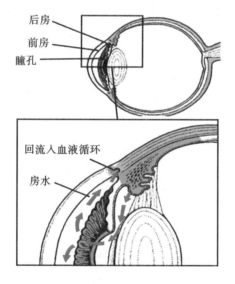

图2-2-2　房水循环示意图

 知识链接

青光眼

青光眼(glucoma)指眼内压间断或持续升高的一种眼病,是全球排名第二的致盲眼疾,被称为视力的沉默杀手。该病主要由于房水排出障碍或产生过多,引起眼压明显增高导致,临床上表现为头痛、视力减退、视野缩小,持续高眼压还可使视网膜、视神经萎缩,严重者可致失明。临床将青光眼分为闭角型和开角型两种。闭角型是由于前房角间隙狭窄所致,开角型主要是由于巩膜静脉窦或小梁网变性、硬化。

（3）调节痉挛（近视现象）：毛果芸香碱能激动睫状肌上的 M 受体，使睫状肌向中心方向收缩，悬韧带松弛，晶状体变凸，屈光度增加，导致患者视近物清楚，视远物模糊（图2-2-3）。

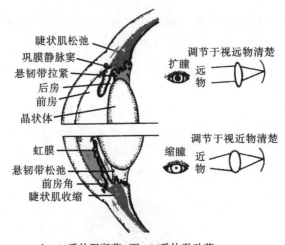

上：M受体阻断药　下：M受体激动药
箭头表示房水流通及睫状股收缩或松弛的方向

图2-2-3　M 受体激动剂和 M 受体拮抗剂对眼的作用示意图

箭头表示房水流通及睫状肌收缩或松弛的方向。

2. 其他　较大剂量的毛果芸香碱能使汗腺和唾液腺分泌增加，也能兴奋内脏平滑肌。通过全身给药，本品能对抗阿托品等 M 受体拮抗剂中毒引起的外周症状。

【临床应用】　临床可用于青光眼、虹膜炎等的治疗，还可用于解救中毒。

1. 青光眼　用于治疗青光眼，尤适于闭角型，对开角型也有一定疗效（图2-2-3）。常用1%～2% 溶液滴眼，用药后数分钟即可见效，30～40 分钟缩瞳作用达到高峰，可维持4～8 小时。

2. 虹膜炎　与扩瞳药交替应用，防止虹膜与晶状体粘连。

3. 解救 M 受体拮抗剂中毒　全身给药，可用于对抗阿托品等 M 受体拮抗剂中毒引起的外周症状。

☞**考点提示：**毛果芸香碱的药理作用、临床应用及使用注意事项。

【不良反应】　本药的不良反应主要表现为以下几方面。

（1）全身给药或滴眼吸收入血后，可引起汗腺分泌、流涎、哮喘、恶心、呕吐、视力模糊、头痛等 M 样症状。

（2）滴眼时应嘱患者压迫眼内眦1～2 分钟，避免药液经鼻泪管流入鼻腔，引起鼻黏膜分泌物增多。使用过量时，可用 M 受体拮抗剂阿托品等对症处理。

（3）滴眼后会出现视物模糊（近视）等，应告知患者避免驾驶、机械操作或高空作业。

任务二　胆碱酯酶抑制药

胆碱酯酶抑制药能与胆碱酯酶（AChE）结合，抑制胆碱酯酶活性，导致乙酰胆碱（ACh）在突触间隙蓄积而激动 M 受体和 N 受体，产生 M 样作用和 N 样作用。按用药后胆碱酯酶活性的恢复程度，胆碱酯酶抑制药分为易逆性胆碱酯酶抑制药和难逆性胆碱酯酶抑制药。

一、易逆性胆碱酯酶抑制药

(一)新斯的明

新斯的明(neostigmine)为季铵类化合物。

【体内过程】 本药口服吸收少且不规则,故口服剂量是注射剂量的十多倍。口服30分钟起效,作用持续2~3小时;注射给药5~10分钟起效,作用持续0.5~1小时。不易透过血脑屏障,无明显中枢作用。主要在肝脏中代谢,也可被血中AChE水解,代谢产物及原形药(占给药量的50%)经尿排出。溶液滴眼时,不易透过角膜,对眼的作用较弱。

【药理作用】 通过抑制胆碱酯酶活性产生间接拟胆碱作用。对骨骼肌兴奋作用最强,对胃肠道、膀胱平滑肌作用次之,对心脏、血管、腺体、眼睛、支气管等作用较弱。

【临床应用】 临床主要应用于重症肌无力、腹气胀和尿潴留等的治疗。

1. 重症肌无力 一般病例可采取口服给药,重症病例宜皮下或肌内注射给药。

2. 腹气胀和尿潴留 抑制胆碱酯酶,使突触间隙的乙酰胆碱增多,从而激动M受体,兴奋胃肠道平滑肌和膀胱逼尿肌,用于治疗手术后及其他原因引起的腹气胀和尿潴留。

3. 阵发性室上性心动过速 新斯的明通过减慢房室传导,减慢心率,缓解阵发性室上性心动过速。

4. 解救中毒 阿托品和非除极化型肌松药(如筒箭毒碱)中毒的解救。

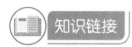知识链接

重症肌无力

重症肌无力(myasthenia gravis)是一种由神经-肌肉接头处传递功能障碍所引起的自身免疫性疾病,临床主要表现为部分或全身骨骼肌无力和易疲劳,活动后症状加重,经休息后症状减轻。患病率为(77~150)/100万,年发病率为(4~11)/100万。女性患病率大于男性,约3:2,各年龄段均有发病,儿童以1~5岁居多。

【不良反应】 本药的不良反应主要表现为以下几方面。

(1)治疗量时,新斯的明的不良反应较少,过量时则可引起恶心、呕吐、腹痛、心动过缓、呼吸困难、肌肉震颤等,严重时可能引起"胆碱能危象",使骨骼肌持久性去极化而阻断神经肌肉接头的正常传导,加重肌无力症状,出现大量出汗、大小便失禁、瞳孔缩小、睫状肌痉挛、共济失调、惊厥、昏迷、语言不清、焦虑不安、恐惧等,甚至起呼吸肌麻痹。

(2)本药一般不作静脉注射,以免引起严重的心动过缓甚至心搏骤停。

(3)用药前注意测心率,若心动过缓,宜先用阿托品使心率加快,再用本药。

(4)用药过程中要注意鉴别疾病与药物过量引起的肌无力症状。

(5)机械性肠梗阻、尿路梗阻和支气管哮喘患者禁用。

(二)毒扁豆碱

毒扁豆碱(physostigmine),又名依色林(eserine),是从毒扁豆种子中提取的生物碱,亦可人工合成。

【药理作用】 本药能可逆性抑制胆碱酯酶,产生M样和N样作用。口服及注射给药均易吸收,也易透过血脑屏障,但因其选择性差、毒性大,一般不用于全身性治疗,仅作眼科用药。

【临床应用】 本药作用类似毛果芸香碱,缩瞳、降低眼压、调节痉挛作用较强且持久,可用于治疗青光眼。

【不良反应】 本药的不良反应主要表现为以下几方面。

（1）对眼部睫状肌收缩作用较强，常引起眼痛、头痛、视物模糊等副作用。

（2）脂溶性高、易吸收，可进入血脑屏障；全身毒性反应较新斯的明严重，剂量过大可致呼吸抑制。

（3）水溶液刺激性较大、性质不稳定，见光易变色失效，滴眼剂应以 pH 值为 4～5 的缓冲液配制，避光保存。若溶液被氧化成深红色时则不宜使用。

（4）常用 0.25% 毒扁豆碱溶液滴眼，滴眼时应压迫眼内眦，防止药物吸收引起中毒。

二、难逆性胆碱酯酶抑制药

难逆性胆碱酯酶抑制药主要是有机磷酸酯类杀虫药。常用的杀虫药对硫磷（1605）、内吸磷（1059）、甲拌磷（3911）、敌敌畏（DDVP）、乐果、敌百虫等，均属有机磷酸酯类化合物，简称有机磷。这类药物抑制胆碱酯酶后不易水解，胆碱酯酶活性难以恢复，故毒性较大，在生产和使用过程中应加强防护。

【中毒机理】 有机磷酸酯类可经消化道、呼吸道、皮肤等处吸收，由于其与胆碱酯酶牢固结合，形成难以水解的磷酰化胆碱酯酶，使胆碱酯酶失去水解乙酰胆碱的能力，造成体内乙酰胆碱大量积聚而引起一系列中毒症状。若不及时抢救，胆碱酯酶可在几分钟或几小时内"老化"，此时即使用胆碱酯酶复活药，也难以恢复酶的活性，必须等待新生的胆碱酯酶出现，才可水解乙酰胆碱，此过程可能需要几周时间。

【中毒症状】 有机磷中毒症状分为外周症状和中枢症状。

1. 外周症状

（1）M 样症状：是蓄积的乙酰胆碱过度地激动外周 M 受体而致，表现为恶心、呕吐、腹痛、腹泻、小便失禁、瞳孔缩小、视物模糊、心动过缓、出汗、呼吸道分泌物增多、肺部出现啰音、呼吸困难、发绀等。

（2）N 样症状：是蓄积的乙酰胆碱过度地激动 N 受体引起自主神经节兴奋、肾上腺髓质分泌增加及骨骼肌兴奋等所致，表现为血压升高、骨骼肌纤维震颤或抽搐等，骨骼肌过度兴奋后可转为麻痹。

2. 中枢症状 由于中枢神经系统内乙酰胆碱蓄积而过度地作用于中枢胆碱受体，使中枢功能失调，呈先兴奋后抑制的状态。早期兴奋表现为烦躁不安、失眠、谵妄、惊厥等；后期抑制表现为昏迷、血压下降、呼吸抑制、循环衰竭。

一般而言，轻度中毒的临床表现以 M 样症状为主；中度中毒者同时出现 M 样及 N 样症状；重度中毒者，除 M 样症状及 N 样症状加重外，还出现明显中枢症状。

【中毒的治疗】 发现有机磷中毒后，应立即换掉沾毒的衣物，将患者撤离中毒环境，迅速采取下列相应措施进行治疗。

1. 消除毒物 对由皮肤吸收者，应用温水和肥皂清洗皮肤；对口服中毒者，应首先抽出胃液和毒物，并用 2% 碳酸氢钠溶液或 1% 食盐水或 0.02% 高锰酸钾溶液反复洗胃，直至洗出液中无农药味，然后给予硫酸镁导泻。眼部染毒者，可用 2% 碳酸氢钠溶液或生理盐水冲洗数分钟。敌百虫口服中毒时不用碱性溶液洗胃，因其在碱性溶液中可转化为毒性更强的敌敌畏。

2. 用解毒药物 可选用 M 受体拮抗剂与胆碱酯酶复活药。

3. 其他措施 根据患者情况，可再配合能改善循环或维持呼吸的适当措施，缓解症状，促进康复。

制剂和用法

卡巴胆碱 滴眼剂：0.5%～1.5%。滴眼：一日 2 或 3 次。注射剂：0.25mg/mL。皮下注射，1 次 0.25～0.5mg。

贝胆碱 片剂：每片 10mg。1 次 10～30mg，一日 3 或 4 次。注射剂：5mg/mL。皮下注射，1 次 2.5～5mg，必要时每隔 15～30 分钟重复注射，最多 4 次。

　　毛果芸香碱　滴眼液或眼膏:1%~2%。1次1或2滴,每5~10分钟滴眼1次,滴药次数按需要决定,晚上或需要时涂眼膏。长效毛果芸香碱眼用缓释药膜:药膜放入眼结膜囊内后缓慢释放,1周1片。

　　溴化新斯的明　片剂:15mg。1次15mg,一日3次。极量:1次30mg,一日100mg。

　　甲硫酸新斯的明　注射剂:0.5mg/mL,1mg/2mL。皮下或肌内注射,1次0.25~1.0mg,一日1~3次。极量:1次1mg,一日5mg。

　　毒扁豆碱　滴眼液或眼膏:0.25%~5%。每4小时1次,用药次数按需要决定。

(李　融)

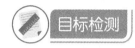

参考答案

一、单项选择题

1. 毛果芸香碱对眼的调节作用是(　　)。
　A. 睫状肌松弛,悬韧带拉紧,晶状体变扁平
　B. 睫状肌松弛,悬韧带放松,晶状体变凸
　C. 睫状肌收缩,悬韧带拉紧,晶状体变凸
　D. 睫状肌收缩,悬韧带拉紧,晶状体变扁平
　E. 睫状肌收缩,悬韧带放松,晶状体变凸

2. 毛果芸香碱可引起(　　)。
　A. 瞳孔缩小、眼内压升高　　　B. 视近物清晰,难以看清远物　　　C. 瞳孔扩大、眼内压降低
　D. 视远物清晰,视近物模糊　　E. 视近物、远物均清晰

3. 患者,女,50岁。左眼疼痛、视物模糊3个月余。1天前突然头痛剧烈,眼球胀痛,视力极度下降。左眼视力0.5,右眼视力1.3;左眼眼压25mmHg,右眼眼压14mmHg。诊断为左眼急性青光眼。可采用的药物是(　　)。
　A. 新斯的明　　　　　　　　B. 毛果芸香碱　　　　　　　　C. 乙酰胆碱
　D. 加兰他敏　　　　　　　　E. 去甲肾上腺素

4. 临床上毛果芸香碱主要用于治疗(　　)。
　A. 重症肌无力　　　　　　　B. 青光眼　　　　　　　　　　C. 术后腹气胀
　D. 房室传导阻滞　　　　　　E. 有机磷农药中毒

5. 下列关于毛果芸香碱的叙述,错误的是(　　)。
　A. 使腺体分泌增加　　　　　B. 能激动M受体　　　　　　　C. 用于治疗青光眼
　D. 升高眼内压　　　　　　　E. 引起缩瞳

6. 毛果芸香碱的缩瞳作用是(　　)。
　A. 兴奋虹膜括约肌上的M受体　B. 阻断虹膜括约肌上的M受体　C. 兴奋睫状肌上的M受体
　D. 阻断睫状肌上的M受体　　　E. 阻断虹膜开大肌上的α受体

7. 乙酰胆碱对心血管系统的主要作用为(　　)。
　A. 收缩血管　　　　　　　　B. 加快心率　　　　　　　　　C. 加快房室结和浦肯野纤维传导
　D. 延长心房不应期　　　　　E. 减弱心肌收缩力

8. 新斯的明作用最强的部位是(　　)。
　A. 胃肠道平滑肌　　　　　　B. 骨骼肌　　　　　　　　　　C. 心脏兴奋
　D. 眼　　　　　　　　　　　E. 腺体

9. 下列关于卡巴胆碱的叙述,正确的是(　　)。
　A. 只可激动M胆碱受体
　B. 易被胆碱酯酶水解
　C. 作用时间比乙酰胆碱短
　D. 对胃肠道和尿道平滑肌无作用

笔记

E. 用于治疗青光眼

10. 胆碱酯酶抑制药不用于(　　　)。

 A. 缩瞳   B. 兴奋骨骼肌   C. 促进腺体分泌

 D. 兴奋心脏   E. 兴奋胃肠道平滑肌

二、简答题

1. 毛果芸香碱对眼的作用有哪些?

2. 新斯的明的临床应用有哪些?

项目三　胆碱受体拮抗剂

课件

 学习目标

素质目标:具有细心、严谨的工作态度以及高度的责任心,树立敬佑生命、救死扶伤的医者精神。

知识目标:掌握阿托品的作用、临床应用和不良反应。熟悉山莨菪碱、东莨菪碱的作用特点和临床应用。了解琥珀胆碱、筒箭毒碱、泮库溴铵的作用特点、临床应用和不良反应。

能力目标:能正确合理使用胆碱受体拮抗剂,及时发现不良反应并正确处理,预防严重不良反应发生。

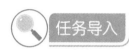 任务导入

王某,女,9岁。突然发作阵发性腹痛,每次发作持续时间从数分钟至数十分钟,时痛时止。检查:腹痛部位以脐周为主;B超提示:肠痉挛。诊断:肠痉挛。

请分析思考:

1. 为缓解该患儿肠痉挛,可使用哪些药物解痉?

2. 用药时会产生哪些不良反应?

问题解析

　　胆碱受体拮抗剂又名抗胆碱药,是一类能与胆碱受体结合,不产生或极少产生拟胆碱作用,却能阻碍胆碱受体激动剂与胆碱受体结合,从而产生拮抗拟胆碱作用的药物。根据其对胆碱受体选择性的不同,可分为 M 受体拮抗剂和 N 受体拮抗剂两大类。M 受体拮抗剂以阿托品为代表,临床应用十分广泛。

任务一　M 受体拮抗剂

一、阿托品类生物碱

本类生物碱主要有阿托品、山莨菪碱、东莨菪碱等,均可由植物中提取。

(一)阿托品

阿托品(atropine)是从颠茄、莨菪或曼陀罗等植物中提取的生物碱,也可人工合成,临床常用其硫酸盐。

【体内过程】　口服吸收迅速,1 小时后血药浓度达到峰值,生物利用度为50%。$t_{1/2}$为2~4 小时,作用持续 3~4 小时,眼科局部应用作用可持续数日。肌内注射后 15~20 分钟血药浓度达峰值。吸收后广泛分布于全身组织,可通过血脑屏障及胎盘屏障,50%~60% 药物以原形经尿排泄,仅少量药物随乳汁和粪便排出。

【药理作用】 阿托品与胆碱受体结合后,竞争性阻断乙酰胆碱(ACh)或胆碱受体激动剂与 M 受体结合,从而产生拮抗作用。选择性差,作用广泛,各器官对其敏感性不同。

1. 抑制腺体分泌 对不同腺体的抑制作用强度不同。对汗腺和唾液腺作用最强,小剂量(0.3～0.5mg)即可引起口干、皮肤干燥,大剂量时可因抑制出汗而导致体温升高;其次是泪腺、支气管腺体,对胃酸分泌影响较小。

2. 对眼的作用 与毛果芸香碱相反,阿托品可阻断虹膜括约肌和睫状肌 M 受体,出现扩瞳、升高眼压和调节麻痹作用(远视现象)。

(1)扩瞳:阻断瞳孔括约肌上的 M 受体,使瞳孔括约肌松弛,而去甲肾上腺素能神经支配的瞳孔开大肌上的 α 受体占优势,导致瞳孔扩大(图 2－2－1)。

(2)升高眼内压:由于瞳孔扩大,使虹膜退向边缘,前房角间隙变窄,阻碍房水进入巩膜静脉窦,造成眼内压升高。

(3)调节麻痹:阻断睫状肌上的 M 受体,使睫状肌松弛而退向外缘,悬韧带拉紧,晶状体变扁平,屈光度降低,呈现远视状态,却不能将近物清晰地成像在视网膜上,即视远物清楚,而视近物模糊,这一作用称为调节麻痹(图 2－2－3)。

3. 松弛内脏平滑肌 通过阻断 M 受体,松弛内脏平滑肌,对处于痉挛状态的平滑肌作用显著。对不同部位的内脏平滑肌作用不同,对胃肠壁平滑肌松弛作用最强,对尿道和膀胱壁平滑肌的松弛作用较强,对胆管、输尿管和支气管平滑肌松弛作用较弱,对子宫平滑肌影响较小。

4. 兴奋心脏 较大剂量阿托品(1～2mg)能阻断窦房结的 M_2 受体,解除迷走神经对心脏的抑制,使心率加快,改善房室传导。

5. 扩张血管 治疗量阿托品对血管作用不明显,但大剂量能扩张皮肤及内脏血管,改善微循环,增加重要脏器的血液灌注,迅速缓解组织缺氧状态。该作用与阻断 M 受体无关,机制未明。

6. 兴奋中枢神经系统 阿托品可透过血脑屏障,治疗量对中枢作用不明显,较大剂量(1～2mg)可兴奋延髓呼吸中枢;大剂量(3～5mg)则兴奋作用明显增强,表现为头痛、焦虑不安等;中毒剂量(10mg 以上)可产生幻觉、谵妄,严重时由兴奋转为抑制,表现为惊厥、昏迷、循环和呼吸衰竭。

【临床应用】 本药可抑制腺体分泌、解除平滑肌痉挛。

1. 抑制腺体分泌 用于全身麻醉前给药,可减少呼吸道腺体分泌,防止分泌物过多阻塞呼吸道及吸入性肺炎的发生,也可用于严重盗汗及流涎症。

2. 解除平滑肌痉挛 适用于各种内脏绞痛:①对胃肠绞痛能迅速缓解症状,疗效较好;②对膀胱刺激征(如尿急、尿频)及遗尿等也有较好疗效;③对胆绞痛和肾绞痛疗效较差,需与阿片类镇痛药(如哌替啶)合用,以增强疗效。

☞考点提示:胆绞痛、肾绞痛联合用药。

3. 眼科应用 ①虹膜睫状体炎:能松弛瞳孔括约肌和睫状肌,使之充分休息,有助于炎症消退,常与缩瞳药(如毛果芸香碱)交替使用,可预防虹膜与晶状体的粘连。②眼底检查:利用阿托品的扩瞳作用检查眼底,但因其视力恢复较慢,现已被作用较短的后马托品等取代(表 2－3－1)。③验光配镜:眼内滴入阿托品使睫状肌松弛,晶状体充分固定,可准确测定晶状体的屈光度。因作用持续时间长,调节麻痹作用可持续 2～3 天,故现已少用。目前,阿托品仅用于儿童验光配镜,因儿童的睫状肌调节功能较强。

表2-3-1　扩瞳药对眼作用的比较

药物	浓度	扩瞳作用		调节麻痹作用	
		达峰时间/（分钟）	消失时间/（天）	达峰时间/（小时）	消失时间/（天）
阿托品（atropine）	1.0%	30~40	7~10	1~3	7~12
后马托品（homatropine）	1.0%~2.0%	40~60	1~2	0.5~1	1~2
托吡卡胺（tropicamide）	0.5%~1.0%	20~40	0.25	0.5	<0.5
尤卡托品（eucatropine）	2.0%~5.0%	30	1/12~1/4	无作用	

4. 治疗缓慢型心律失常　临床用于治疗窦性心动过缓、房室传导阻滞等缓慢型心律失常。

5. 抗休克　大剂量阿托品可用于治疗暴发性流脑、中毒性菌痢、中毒性肺炎等所致的感染性休克的抢救,能解除小血管痉挛,改善微循环,但对休克伴有高热或心率加快者不宜使用。因不良反应较多,目前临床常用山莨菪碱代替。

6. 解救有机磷酸酯类中毒　本药常与胆碱酯酶复活药合用,可迅速解除有机磷酸酯类中毒的M样症状,也可部分解除中枢神经系统的中毒症状。

【不良反应】　本药作用广泛,不良反应较多。

（1）本药副作用较多,常见口干、皮肤干燥、畏光、视物模糊、面部发红、心悸、体温升高、排尿无力等外周反应,停药后可逐渐自行缓解。

（2）本药有毒性反应,过量使用时可出现焦躁、头晕、幻觉、言语不清、精神错乱、谵妄、高热、抽搐、惊厥等中枢中毒症状。严重中毒时可由兴奋转入抑制,出现昏迷、血压下降、呼吸抑制,甚至因呼吸麻痹而死亡。

（3）用阿托品滴眼时,应压迫内眦,防止吸收中毒。

（4）注射大剂量阿托品前,应备好毛果芸香碱、毒扁豆碱、新斯的明和地西泮等解救药物。

（5）注意观察用药后的反应:①抗休克时,在补足血容量的基础上用药,应密切关注患者体温变化,对休克伴有高热或心率加快者不宜使用。②患者口干时可用冷开水含漱或口含酸梅或维生素C,症状可缓解。③注意保护眼睛,室内避免光线刺激,室外佩戴太阳镜。可致视物模糊,嘱患者用药期间应避免驾驶、机械操作或高空作业。

（6）老年人、心动过速者慎用。青光眼及有眼压升高倾向、前列腺增生、高热者（高于38℃）禁用。

☞考点提示:阿托品的不良反应。

（二）山莨菪碱

山莨菪碱（anisodamine）是从茄科植物唐古特莨菪中提取的生物碱。其天然品称为654-1,现常用其人工合成品,称为654-2。

【药理作用】　本药药理作用与阿托品相似,其具有对血管平滑肌和内脏平滑肌的解痉作用选择性较高,抑制腺体分泌和扩瞳作用弱(仅为阿托品的1/20~1/10),不易透过血脑屏障,不良反应少的特点。

【临床应用】　临床常代替阿托品用于感染性休克和内脏平滑肌绞痛。近年来发现本药有抗血栓形成作用,可抑制血栓素A_2（TXA_2）合成和血小板聚集,也可用于血栓性静脉炎、脑血管痉挛、血管神经性头痛等疾病的治疗。

【不良反应】　本药不良反应与阿托品相似,但毒性较低。脑出血急性期、青光眼患者禁用。

（三）东莨菪碱

东莨菪碱（scopolamine）是从洋金花、颠茄或莨菪等植物中提取的生物碱。

【体内过程】　口服易吸收，可透过血脑屏障，对中枢神经系统产生作用，主要在肝脏中代谢，少部分以原形经肾脏排泄。

【药理作用】　本药外周抗胆碱作用与阿托品相似，抑制腺体分泌作用较强；扩瞳、调节麻痹作用稍弱；对心血管系统、胃肠道及支气管平滑肌的作用较弱。与阿托品不同，本药对中枢神经有抑制作用，小剂量镇静，较大剂量催眠，大剂量可引起意识消失，进入浅麻醉状态，但对呼吸中枢有兴奋作用。

【临床应用】　①用于麻醉前给药，本药效果较阿托品好。②防治晕动病，用于晕车、晕船等，宜提前用药，也可用于妊娠及放射病所致的呕吐。③缓解帕金森病及抗精神病药等引起的肌肉强直、震颤等，与其中枢性抗胆碱作用有关。④治疗感染性休克和解救有机磷酸酯类中毒，需大剂量给药。

【不良反应】　有困倦、乏力、嗜睡等副作用，其他不良反应同阿托品相似。禁用于青光眼和前列腺增生患者。

二、阿托品的合成代用品

阿托品作用广泛，选择性差，用于内脏平滑肌解痉时副作用较多；用于眼科时，持续时间长，视力恢复慢。为克服以上缺点，提高疗效，通过改变其化学结构，合成一些阿托品的代用品，其中包括解痉药和扩瞳药。

(一)人工合成的解痉药

溴丙胺太林

溴丙胺太林（propantheline bromide），又名普鲁本辛，为人工合成的季铵类解痉药，临床常用。口服吸收不完全，不易透过血脑屏障，中枢副作用少，对胃肠道平滑肌选择性高，解痉作用强且持久，并能抑制胃酸分泌，主要用于胃及十二指肠溃疡、胃肠绞痛和妊娠呕吐等。该药的不良反应与阿托品相似，中毒量可因神经肌肉接头阻滞而引起呼吸麻痹。

贝那替嗪

贝那替嗪（benactyzine），又名胃复康，为人工合成的叔铵类解痉药，具有口服易吸收、易通过血脑屏障的特点，有抗焦虑、镇静作用，其缓解平滑肌痉挛、抑制胃酸分泌作用较强，适用于伴焦虑症状的消化性溃疡、胃炎和膀胱刺激征等。主要不良反应有口干、头晕、嗜睡、视物模糊等。

(二)人工合成的扩瞳药

常用的人工合成扩瞳药有后马托品、托吡卡胺、尤卡托品等，均属短效扩瞳药。其优点是作用持续时间短，视力恢复快，而适用于眼底检查及验光，但其调节麻痹作用较弱，故儿童验光仍须用阿托品（表2-3-1）。

任务二　N受体拮抗剂

N受体拮抗剂根据对受体选择性的不同可分为N_1受体拮抗剂和N_2受体拮抗剂两大类。

一、N_1受体拮抗剂

N_1受体拮抗剂又称神经节阻滞药，能竞争性地阻断神经节内乙酰胆碱对N_1受体的激动作用，从而阻断神经节冲动的传递。本类药物对交感神经节和副交感神经节均有阻断作用，其阻断交感神经节，主要影响交感神经占优势的心血管系统，导致小动脉和静脉扩张，血压显著下降；阻断副交感神经节时，主要影响副交感神经占优势的胃肠道、眼、膀胱等平滑肌和腺体功能，出现口干、便秘、扩瞳、尿潴留等。

本类药物临床应用的有美加明（mecamylamine）、咪噻吩（trimetaphan）等。N_1受体拮抗剂过去曾用于治疗高血压，因不良反应多且严重，现已被其他降压药取代。美加明（美卡拉明）和咪噻吩（樟磺咪芬）降压作用快、强、持久，现用于其他降压药无效的顽固性重度高血压，以及麻醉时控制性降压，减少手术区出血。

二、N_2受体拮抗剂

N_2受体拮抗剂又称骨骼肌松弛药（简称肌松药），能与神经肌肉接头后膜上的 N_2 受体结合，产生神经肌肉传导阻滞作用，导致骨骼肌松弛。按其作用机制的不同，分为去极化型肌松药和非去极化型肌松药。

（一）去极化型肌松药

能与神经肌肉接头后膜的 N_2 受体结合，持久激动 N_2 受体，产生持久的去极化作用，使接头后膜的 N_2 受体对乙酰胆碱无反应，从而使骨骼肌松弛。

本类药物具有以下特点：①用药后，先出现短暂的肌束颤动，然后转为肌肉松弛；②连续用药可产生快速耐受性；③胆碱酯酶抑制药可增强此类药物的骨骼肌松弛作用，故中毒时不能采用胆碱酯酶抑制药解救；④治疗量无神经节阻滞作用。

琥珀胆碱

琥珀胆碱（suxamethonium，succinylcholine）由琥珀酸和 2 分子的胆碱组成，为目前临床唯一应用的去极化型肌松药。

【药理作用】　琥珀胆碱肌肉松弛作用快，持续时间短。静脉给药后先出现短暂的肌束颤动，1 分钟内即出现肌肉松弛，2 分钟达高峰，5 分钟左右作用消失。持续静脉滴注可达到较长时间的肌肉松弛作用。肌肉松弛作用依次产生，先从头颈部开始，逐渐波及肩胛、胸腹和四肢，最后累及呼吸肌，其中以颈部和四肢肌肉松弛作用最明显，恢复时顺序和松弛时相反。本药个体差异较大，给药剂量和速度均需个体化，连续用药可产生快速耐受性。

【临床应用】　本药可用于气管内插管术，气管镜、食管镜检查等短时操作及较长时间的外科手术。

1. 气管内插管术及气管镜、食管镜检查等短时操作　对喉肌松弛作用强，静脉注射作用快而短暂，可使插管及气管镜、食管镜检查等短时操作顺利进行。

2. 较长时间的外科手术　静脉滴注给药产生较长时间肌肉松弛作用，可作为全身麻醉的辅助用药。

【不良反应】　本药的不良反应主要表现为以下几方面。

（1）因为肌松前先出现短暂的肌束颤动损伤肌梭，所以术后可出现肌肉酸痛，一般 3～5 天可自愈。

（2）琥珀胆碱可短暂收缩眼外肌，使眼内压升高，故禁用于青光眼、白内障晶体摘除术者。

（3）由于肌肉的持续去极化，大量 K^+ 从细胞内释放出来，使血钾升高。用药过程中应注意观察，一旦发现患者有腹胀、倦怠、无力等症状，应建议医生做血钾检查。禁用于大面积烧伤、广泛性软组织损伤、偏瘫、脑血管意外、肝、肾功能不全伴有血钾升高的患者，以免使血钾过高，导致心搏骤停。

（4）给药过量、过快可引起强烈的窒息感，甚至呼吸肌麻痹。用药时需备好人工呼吸机，以便及时抢救。中毒时禁用新斯的明解救。禁用于遗传性胆碱酯酶活性低下者，因其对本药水解缓慢，尤易发生严重的呼吸肌麻痹，且恢复缓慢。本药与毒扁豆碱、氨基糖苷类抗生素、多肽类抗生素配伍容易发生呼吸肌麻痹，应避免合用。

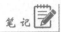

（二）非去极化型肌松药

非去极化型肌松药又称竞争性肌松药，能与神经肌肉接头后膜上的 N_2 受体结合，但不激动受体，从而竞争性阻断乙酰胆碱与 N_2 受体的结合，导致骨骼肌松弛。

本类药物具有以下特点：①肌肉松弛前无肌束颤动；②胆碱酯酶抑制药可对抗其肌肉松弛作用，故药物过量中毒可用新斯的明解救；③具有一定的神经节阻断作用，可引起血压下降。

筒箭毒碱

筒箭毒碱（tubocurarine）是从南美洲产植物箭毒中提取的生物碱，右旋体具有生物活性，是临床最早应用的典型非去极化型肌松药。口服难吸收，一般采用静脉注射给药。

【药理作用】 静脉注射筒箭毒碱后，3～4分钟起效，5分钟作用达高峰，持续20～40分钟。肌肉松弛作用依次产生，顺序为眼部、四肢、颈部、躯干和肋间，剂量过大时，可累及膈肌导致呼吸麻痹。肌肉松弛作用恢复按相反顺序。

【临床应用】 作为麻醉辅助用药，用于胸腹部手术、气管插管等。因来源有限，且有一定缺点，故现已较少应用。

【不良反应】 本药的不良反应主要表现为以下几方面。

（1）其有阻断神经节和释放组胺作用，可导致血压下降、心率减慢、支气管收缩等，故严重休克、支气管哮喘、有肺部疾病者禁用。

（2）过量使用可引起呼吸肌麻痹，可通过行人工呼吸及用新斯的明解救。重症肌无力患者禁用。

泮库溴铵

泮库溴铵（pancuronium bromide），又名本可松，为人工合成的长效非去极化型肌松药。其肌肉松弛作用较筒箭毒碱强5倍，静脉注射后起效快，1分钟出现肌松，2～3分钟达高峰，持续20～40分钟。本药无神经节阻滞作用，不促进组胺释放。治疗剂量时，对心血管系统影响较小；较大剂量时，可使心率加快，心收缩力减弱，外周阻力增加等；临床用于气管插管及外科手术中肌肉松弛维持。

其他合成的非去极化型肌松药还有罗库溴铵（rocuronium bromide）、维库溴铵（vecuronium bromide）、阿库溴铵（alcuronium bromide）、哌库溴铵（pipecuronium bromide）和阿库氯铵（alcuronium chloride）等。

制剂和用法

阿托品 片剂：0.3mg。1次0.3～0.6mg，一日3次。极量：1次1mg，一日3mg。注射剂：0.5mg/mL，1mg/2mL，5mg/mL。皮下、肌内或静脉注射，1次0.5mg。极量：皮下注射或静脉注射，1次2mg。滴眼液：0.5%，1%。眼膏：1%。

山莨菪碱 片剂：5mg，10mg。1次5～10mg，一日3次。注射剂：5mg/mL，10mg/mL，20mg/mL。肌内注射或静脉注射，1次5～10mg，一日1或2次。抢救感染性休克：静脉注射，每次10～40mg，必要时每隔10～30分钟重复给药。

东莨菪碱 片剂：0.2mg，0.3mg。1次0.2～0.3mg，一日3次。极量：1次0.6mg，一日2mg。注射剂：0.3mg/mL，0.5mg/mL。皮下或肌内注射，1次0.2～0.5mg。极量：1次0.5mg，一日1.5mg。

后马托品 滴眼液：1%～2%。滴眼，1次1或2滴。

托吡卡胺 滴眼液：0.5%，1%。滴眼，眼底检查，1次1或2滴；验光时可用1%浓度，1或2滴，5分钟后重复1次，可连续滴4～6次。

尤卡托品 滴眼液：2%～5%。滴眼，1次1或2滴。

溴丙胺太林 片剂：15mg。1次15mg，一日3次。

贝那替嗪 片剂：10mg。1次10～20mg，一日3次。

琥珀胆碱 注射剂：50mg/mL，100mg/2mL。静脉注射，1次1～2mg/kg，也可溶于5%葡萄糖注射液稀释至0.1%浓度，静脉滴注。极量：1次250mg。

筒箭毒碱 注射剂：10mg/mL。静脉注射，首次6～9mg，重复给药时用量减半。

泮库溴铵　注射剂:2mg/2mL。静脉注射,首次 0.1~0.15mg/kg,重复给药时剂量减半。

（李　融）

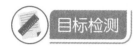

参考答案

一、单项选择题

1. 阿托品对眼的作用为(　　)。
   A. 扩瞳、降低眼内压、调节痉挛　　　　B. 缩瞳、升高眼内压、调节痉挛　　　　C. 缩瞳、降低眼内压、调节痉挛
   D. 缩瞳、升高眼内压、调节麻痹　　　　E. 扩瞳、升高眼内压、调节麻痹

2. 为减少呼吸道分泌物,术前常给患者使用的药物是(　　)。
   A. 阿托品　　　　　　　　　　B. 苯巴比妥钠　　　　　　　　C. 地西泮(安定)
   D. 哌替啶　　　　　　　　　　E. 氯丙嗪

3. 下列关于尿路刺激征患者的护理,错误的是(　　)。
   A. 多饮水勤排尿　　　　　　　B. 卧床休息　　　　　　　　　C. 随时清洁尿道口
   D. 避免应用阿托品类药物　　　E. 碱化尿液,减轻疼痛

4. 患者,男,因触电导致呼吸、心搏骤停。经抢救初期复苏成功后立即送往医院进行二期复苏及后期复苏。该患者心电图监测心律过缓,应选用的药物为(　　)。
   A. 肾上腺素　　　　　　　　　B. 去甲肾上腺素　　　　　　　C. 利多卡因
   D. 阿托品　　　　　　　　　　E. 碳酸氢钠

5. 麻醉前应用抗胆碱类药物的主要作用是(　　)。
   A. 减少呼吸道分泌物　　　　　B. 稳定情绪　　　　　　　　　C. 催眠
   D. 预防局部麻醉药中毒　　　　E. 强化麻醉效果

6. 阿托品不具有的临床应用是(　　)。
   A. 治疗盗汗　　　　　　　　　B. 治疗窦性心动过缓　　　　　C. 治疗青光眼
   D. 抗感染休克　　　　　　　　E. 解除内脏平滑肌痉挛

7. 防晕、止吐常用的药物是(　　)。
   A. 阿托品　　　　　　　　　　B. 山莨菪碱　　　　　　　　　C. 后马托品
   D. 溴丙胺太林　　　　　　　　E. 东莨菪碱

8. 山莨菪碱的临床应用有(　　)。
   A. 治疗青光眼　　　　　　　　B. 防治晕动病　　　　　　　　C. 抗感染性休克
   D. 抗震颤麻痹　　　　　　　　E. 麻醉前给药

9. 下列药物中,不属于 M 受体拮抗剂的是(　　)。
   A. 毒扁豆碱　　　　　　　　　B. 后马托品　　　　　　　　　C. 山莨菪碱
   D. 东莨菪碱　　　　　　　　　E. 普鲁本辛

10. 成人检查眼底和验光配镜时常用的药物是(　　)。
    A. 毛果芸香碱　　　　　　　　B. 毒扁豆碱　　　　　　　　　C. 阿托品
    D. 山莨菪碱　　　　　　　　　E. 后马托品

二、简答题

1. 阿托品的副作用有哪些?

2. 琥珀胆碱的作用特点有哪些?

项目四 肾上腺素受体激动剂

课件

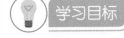 💡 **学习目标**

素质目标：具有细心、严谨的工作态度以及高度的责任心,树立敬佑生命、救死扶伤的医者精神。

知识目标：掌握肾上腺素、去甲肾上腺素、异丙肾上腺素的作用、临床应用和不良反应。熟悉多巴胺、麻黄碱的作用特点及临床应用。了解间羟胺、去氧肾上腺素、多巴酚丁胺、甲氧明的作用特点与应用。

能力目标：能正确合理使用肾上腺素受体激动剂,及时发现不良反应并正确处理,预防严重不良反应发生。

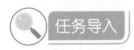 🔍 **任务导入**

李某,女,42岁。因右下肺炎合并感染中毒性休克急诊入院。患者以前无青霉素过敏史,皮试阴性,给予青霉素和去甲肾上腺素静脉滴注。20分钟后,该患者出现面色苍白、头晕眼花、胸闷、呼吸困难、血压急剧下降等。诊断:青霉素过敏性休克。

请分析思考:

1.对于青霉素引起的过敏性休克,首选何种治疗药物?请说明理由。

2.可选用哪些药物用于过敏性休克的辅助治疗?

问题解析

肾上腺素受体激动剂是一类能与肾上腺素受体结合并激动受体,产生与肾上腺素、去甲肾上腺素相似作用的药物,又称拟肾上腺素药。因其基本化学结构为 β-苯乙胺,其中肾上腺素、去甲肾上腺素、异丙肾上腺素、多巴胺等含有儿茶酚的结构,故称儿茶酚胺类药。

根据对肾上腺素受体选择性的不同,肾上腺素受体激动剂可分为以下三大类:①α、β 受体激动剂;②α 受体激动剂;③β 受体激动剂。

任务一 α、β 受体激动剂

一、肾上腺素

肾上腺素(adrenaline,AD)是肾上腺髓质嗜铬细胞分泌的主要激素,药用肾上腺素是从家畜肾上腺提取或人工化学合成。其化学性质不稳定,见光易分解,易氧化变红色、棕色而失去活性,宜避光于阴凉处保存。

【体内过程】 肾上腺素口服吸收很少,易在碱性肠液、肠黏膜和肝内被破坏,不能达到有效血药浓度。皮下注射因能收缩血管,故吸收缓慢,作用持续时间较长,能维持 1 小时左右。肌内注射较皮下注射吸收快,作用持续时间短,能维持 10~30 分钟;静脉注射立即起效,作用仅维持数分钟。肾上腺素吸收后在体内的摄取与代谢途径与去甲肾上腺素相似,可被去甲肾上腺素能神经末梢摄取或被组织中儿茶酚氧位甲基转移酶(COMT)及单胺氧化酶(MAO)破坏。因此,本药作用特点为起效快、作用强、持续时间短。

【药理作用】　能激动 α 和 β 受体,产生较强的 α 型和 β 型作用。

1. **兴奋心脏**　肾上腺素作用迅速、强大,是一个强效的心脏兴奋药。其通过激动 β_1 受体,使心率加快,心肌收缩力增强,传导加快,心输出量增加;通过激动 β_2 受体,舒张冠状血管,改善心肌血液供应。其不利的一面是促进心肌代谢,使心肌氧耗量增加,又提高心肌兴奋性,如剂量过大或静脉注射速度过快,易致快速型心律失常,出现期前收缩、心动过速,甚至心室纤颤。

2. **舒缩血管**　肾上肾素对血管有双重调节作用,其作用取决于各器官血管平滑肌上 α_1 及 β_2 受体的分布密度以及给药剂量的大小。激动 α_1 受体,使其占优势的皮肤、黏膜和内脏血管收缩;激动 β_2 受体,使其占优势的骨骼肌和冠状血管舒张。

3. **影响血压**　肾上腺素对血压的影响与剂量有关,α_1 受体对剂量的敏感性相对更高。

(1)治疗量:肾上腺素可激动 β_1 受体,兴奋心脏,使心输出量增加,故收缩压升高;激动 β_2 受体对血管舒张作用抵消或超过了激动 α_1 受体对血管的收缩作用,故舒张压不变或略下降,脉压增大。

(2)较大剂量:静脉注射较大剂量的肾上腺素,除强烈兴奋心脏,使心输出量显著增加外,还使血管平滑肌上的 α_1 受体对血管的收缩作用明显占优势,血管壁外周阻力显著增高,使收缩压和舒张压均升高,血压曲线呈双相反应。

若先用 α 受体拮抗剂,再用原升压剂量的肾上腺素,则肾上腺素的升压作用会转变为降压,此种现象称为"肾上腺素升压作用的翻转"(图 2 - 4 - 1)。因 α 受体拮抗剂抵消了肾上腺素对 α_1 受体的缩血管作用,使肾上腺素对 β_2 受体的舒血管作用占优势,故 α 受体拮抗剂引起的低血压不能用肾上腺素治疗,否则会导致血压进一步下降,应选用 α 受体激动剂去甲肾上腺素。

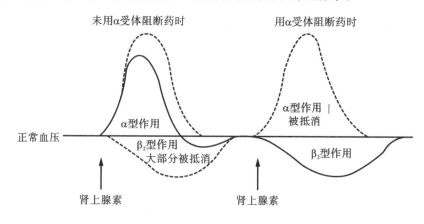

图 2 - 4 - 1　肾上腺素升压作用的翻转

4. **扩张支气管**　本药能激动支气管平滑肌上的 β_2 受体,使支气管舒张,并抑制肥大细胞释放组胺、白三烯等过敏物质;还能激动支气管黏膜血管的 α_1 受体,使黏膜血管收缩,降低毛细血管的通透性,有利于消除支气管黏膜水肿。

5. **促进代谢**　本药通过激动 β_2 受体,明显提高机体代谢率和耗氧量。治疗量下,它能促进糖原、脂肪分解,升高血糖和血中游离脂肪酸含量,使机体耗氧量增加 20% ~30% 。

☞**考点提示:**α 受体拮抗剂引起的低血压的治疗。

【临床应用】　肾上腺素的临床应用主要体现在以下几方面。

1. **心搏骤停**　用于麻醉、溺水、手术意外、药物中毒、急性传染病和心脏传导阻滞等所致的心搏骤停,可静脉注射或心室内注射,以兴奋心脏,恢复心搏,同时进行有效的心脏按压、人工呼吸和纠正酸中毒等措施。临床常与利多卡因、阿托品联合组成"心脏复苏三联针"(肾上腺素、阿托品各 1mg,利多卡因 50～100mg)心室内注射用于抢救心搏骤停。在"心脏复苏三联针"中,肾上腺素直接激动 β_1 受体而兴奋心脏,阿托品阻断 M 受体而解除迷走神经对心脏的抑制,利多卡因产生膜稳定作用而防止心室颤动发生。

2. 过敏性休克　肾上腺素是抢救过敏性休克的首选药物,因其能激动 α 和 β 受体、收缩血管、降低毛细血管通透性、兴奋心脏、改善心功能、升高血压、扩张冠状血管、减少过敏介质释放、舒张支气管、缓解支气管痉挛、减轻支气管黏膜下水肿和喉头水肿等,可迅速缓解过敏性休克的临床症状。

3. 支气管哮喘　肾上腺素通过激动支气管平滑肌上的 β_2 受体,扩张支气管,可解除支气管痉挛,并抑制过敏介质的释放;激动 α_1 受体,使支气管黏膜血管收缩,消除黏膜水肿。该药平喘作用迅速而强大,适用于控制支气管哮喘急性发作,皮下或肌内注射数分钟即可奏效。由于其兴奋心脏作用强大,易致快速型心律失常,甚至心室纤颤,故仅用于支气管哮喘急性发作,一般哮喘患者不宜选用,禁用于心源性哮喘。

知识链接

过敏性休克

过敏性休克(allergic shock)是人体对某些生物制品(如异体血清)或药品(如青霉素、含碘造影剂)过敏而产生的一种急性全身性变态反应。由于速发型抗原抗体反应中所释放的组胺、血清素和其他的血管活性物质可引起血管舒缩功能紊乱,血管壁渗透性增加、血浆外渗,血容量骤减,组织灌注不足等,从而引起休克。主要表现为小血管广泛扩张和毛细血管通透性增加,有效循环血量减少,血压下降,同时伴有喉头水肿、支气管平滑肌痉挛,出现呼吸困难等症状,严重者迅速进入休克状态。如不及时抢救,常可在 5～10 分钟内死亡。

4. 与局部麻醉药配伍　在局部麻醉药中加入少量肾上腺素(浓度为 1:250000),可使局部血管收缩,延缓局部麻醉药的吸收,延长作用持续时间,并减少了吸收中毒的发生率。但肢体远端部位的局部麻醉,如手指、脚趾、阴茎等处,不宜加用肾上腺素,以免引起组织缺血性坏死。

5. 局部止血　当鼻黏膜和齿龈出血时,可将浸有 0.05%～0.1% 盐酸肾上腺素的纱布或棉花球填塞出血处,通过收缩血管而止血。

【不良反应】　治疗量即可出现心悸、烦躁、失眠、头痛、出汗和血压升高等。剂量过大或静脉注射速度过快时,可产生剧烈的搏动性头痛,血压剧烈上升,有诱发脑出血的危险,亦可引起心律失常,甚至心室纤颤,故应严格掌握剂量。器质性心脏病、高血压、脑动脉硬化、甲状腺功能亢进、糖尿病、心源性哮喘及 α 受体拮抗剂引起的低血压患者禁用,老年人慎用。

二、多巴胺

多巴胺(dopamine,DA)是去甲肾上腺素生物合成的前体,药用为人工合成品。口服无效,易在肠和肝中被破坏。不易透过血脑屏障,故外源性多巴胺对中枢神经系统无作用。一般采用静脉滴注给药,在体内迅速被儿茶酚氧位甲基转移酶(COMT)及单胺氧化酶(MAO)灭活而失效,故作用时间短暂。

【药理作用】　多巴胺能激动 α 受体、β_1 受体和外周多巴胺受体,对 β_2 受体无作用。

1. 兴奋心脏　多巴胺主要激动心脏 β_1 受体,使心肌收缩力加强,心输出量增加。一般剂量对心率影响不明显,大剂量可加快心率。与肾上腺素比较,较少引起心悸和心律失常。

2. 舒缩血管　多巴胺对血管的作用与剂量有关。治疗量时,能激动多巴胺受体(D_1 受体),使肾脏、肠系膜和冠状血管扩张;激动 α_1 受体,使皮肤、黏膜血管收缩。大剂量时,则以 α_1 受体的兴奋作用占优势,使皮肤、黏膜、肾、肠系膜血管均收缩。

3. 升高血压　治疗量时,多巴胺能激动 β_1 受体,兴奋心脏,增加心输出量,故收缩压升高,而舒张压因血管的双向调节作用不变或略升。大剂量时,除激动心脏 β_1 受体,增加心脏排血量外,α_1 受体兴奋作用占优势,引起血管收缩,血管壁总外周阻力增加,故收缩压和舒张压均升高。

4. 改善肾功能 治疗量时,多巴胺激动 D_1 受体作用占优势,使肾血管舒张,肾血流量及肾小球滤过率均增加,改善肾功能,增加尿量。大剂量时,激动 α_1 受体作用占优势,使肾血管收缩,肾血流量减少,影响肾功能。

【临床应用】 多巴胺的临床应用主要体现在以下几方面。

1. 抗休克 本药是目前临床常用的抗休克药物,用于治疗各种休克,如感染性休克、心源性休克、出血性休克等,特别适用于伴有心收缩力减弱、心输出量和尿量减少而血容量已补足的休克患者。

2. 急性肾衰竭 因本药能改善肾功能,增加尿量,常与利尿药合用,治疗急性肾衰竭。

【不良反应】 治疗量不良反应较轻,偶见恶心、呕吐。一般采用静脉滴注给药,需稀释后方可使用,严格控制滴速,注意监测患者血压、心率及尿量,并根据血压情况调整滴速。剂量过大或静脉滴注速度过快时,可出现心动过速、心律失常、血压增高和肾功能减退等,应减慢滴速或停药。心动过速者禁用,高血压、器质性心脏病患者慎用。

三、麻黄碱

麻黄碱(ephedrine),又名麻黄素,是从中药麻黄中提取的生物碱,现已人工合成,药用其左旋体或消旋体。口服、注射均易吸收,可通过血脑屏障,中枢作用较强。吸收后小部分在体内氧化脱氨,大部分以原形经尿排泄,药物消除速度缓慢,作用可持续 3~6 小时。

【药理作用】 该药既能直接激动 α 受体和 β 受体,又能促进去甲肾上腺素能神经末梢释放去甲肾上腺素。本药具有下列特点:①性质稳定,可口服,也可肌内注射;②拟肾上腺素作用较弱而持久,不易引起心律失常;③中枢兴奋作用显著;④反复使用易产生快速耐受性。

【临床应用】 麻黄碱的临床应用主要体现在以下几方面。

1. 支气管哮喘 本药扩张支气管作用较肾上腺素弱而持久,适用于预防支气管哮喘发作和轻症的治疗。

2. 各种原因引起的鼻黏膜充血、肿胀引起的鼻塞 0.5%~1% 麻黄碱溶液滴鼻,可缓解鼻黏膜充血、肿胀,消除鼻塞。

3. 低血压 主要用于防治硬膜外麻醉和蛛网膜下腔麻醉所引起的低血压。

4. 皮肤黏膜症状 减轻荨麻疹和血管神经性水肿所致的皮肤黏膜症状。

【不良反应】 因本药可出现中枢兴奋症状(如不安、失眠等),所以应避免在睡前给药。晚间服用时,宜加用适量的镇静催眠药。禁用于高血压病、冠心病、甲状腺功能亢进患者。

四、伪麻黄碱

伪麻黄碱(pseudoephedrine)是麻黄碱的立体异构体,主要通过促进去甲肾上腺素的释放而间接发挥拟交感神经作用。本药可激动 α 受体,使血管收缩,消除鼻咽部黏膜充血、肿胀,但对血压、心率和中枢神经系统的兴奋作用较弱。伪麻黄碱为口服的减轻鼻黏膜充血的药物,临床用于缓解感冒、过敏性鼻炎、鼻炎及鼻窦炎引起的鼻充血、鼻塞、流鼻涕等。

任务二 α 受体激动剂

一、去甲肾上腺素

去甲肾上腺素(noradrenaline,NA;norepinephrine,NE)是去甲肾上腺素能神经末梢释放的主要递质,肾上腺髓质也可少量分泌。药用人工合成品,其化学性质不稳定,见光易分解,在中性尤其在碱性溶液中,可迅速氧化变成粉红色乃至棕色而失效。口服在胃内使胃黏膜血管收缩而影响吸收,在肠内易被碱性肠液破坏。皮下或肌内注射时,因血管剧烈收缩,易发生局部组织坏死,严禁皮下或肌内注射,通常采用静脉滴注给药。

【药理作用】 本药激动 α 受体作用强,对 $β_1$ 受体作用较弱,对 $β_2$ 受体几乎无作用。

1. 收缩血管 激动血管平滑肌的 $α_1$ 受体,产生强大的缩血管作用,对小动脉、小静脉均有收缩作用,能使皮肤、黏膜血管明显收缩,其次是肾血管,此外,可使脑、肝、肠系膜甚至骨骼肌的血管也都呈收缩反应。但该药能使冠状血管舒张,是因为其激动心脏 $β_1$ 受体,心脏兴奋,心肌的代谢产物(如腺苷)增加,从而舒张血管所致;另外血压升高,也提高了冠状血管的灌注压力,故冠脉血流量增加。

2. 兴奋心脏 对心脏 $β_1$ 受体有较弱的激动作用,可使心肌收缩力加强。但在整体情况下,心率可因血压升高而反射性兴奋迷走神经而减慢。剂量过大时,也会引起心律失常,但较肾上腺素少见。

3. 升高血压 去甲肾上腺素能兴奋心脏,使收缩压升高,而血管收缩使血管壁的外周阻力增加,导致舒张压升高。升压作用强大,且不被 α 受体拮抗剂翻转。

4. 影响代谢 治疗量对代谢影响不明显,大剂量可出现血糖升高。

【临床应用】 去甲肾上腺素的临床应用主要体现在以下几方面。

1. 休克和低血压 目前去甲肾上腺素类血管收缩药物在休克治疗中已不占主要地位,仅用于神经源性休克早期或药物中毒(如氯丙嗪、酚妥拉明等)所引起的低血压,宜小剂量、短时间应用。

2. 上消化道出血 取本药 1～3mg,适当稀释后口服,可使食管、胃黏膜血管收缩,达到止血效果。

【不良反应】 本药的不良反应主要表现为以下几方面。

(1)局部组织缺血坏死。静脉滴注浓度过高、时间过长或药液漏出血管,均可使局部血管强烈收缩,导致组织缺血坏死。静脉滴注时应防止药液外漏,注意观察注射部位情况,若发生注射部位出现皮肤苍白和疼痛,应立即停止注射或更换注射部位,进行热敷,并用普鲁卡因或酚妥拉明做局部浸润注射,以扩张血管。

(2)急性肾衰竭。静脉滴注时间过长或剂量过大,可使肾血管剧烈收缩,产生少尿、无尿和肾实质损伤,故用药期间尿量至少保持在每小时 25mL 以上。

(3)高血压、动脉硬化、器质性心脏病、少尿、无尿及严重微循环障碍的患者禁用。

二、间羟胺

间羟胺(metaraminol),又名阿拉明(aramine),为人工合成品。

【药理作用】 本药主要作用于 α 受体,对 $β_1$ 受体作用较弱。除直接激动肾上腺素受体外,还可促进去甲肾上腺素能神经末梢释放去甲肾上腺素而发挥作用。

与去甲肾上腺素比较,本药具有以下特点:①收缩血管、升高血压作用较去甲肾上腺素弱而持久;②对肾脏血管的收缩作用较弱,较少引起急性肾衰竭;③兴奋心脏使心输出量增加,同时对心率影响不明显,较少引起心悸和心律失常;④化学性质稳定,可静脉给药、肌内注射。

【临床应用】 作为去甲肾上腺素的良好代用品,用于治疗各种休克或防治低血压。

三、去氧肾上腺素

去氧肾上腺素(phenylephrine),又名新福林、甲氧明(methoxamine),为人工合成品。

【药理作用】 去氧肾上腺素主要激动 $α_1$ 受体,作用较去甲肾上腺素弱而持久。其特点是:①收缩血管,升高血压;②减慢心率,由于血压升高,反射性兴奋迷走神经,用于治疗阵发性室上性心动过速;③激动瞳孔开大肌上的 $α_1$ 受体,使瞳孔扩大。与阿托品比较,其扩瞳作用弱而短暂,起效快,一般不引起眼内压升高。

【临床应用】 用于防治麻醉或药物所致的低血压、阵发性室上性心动过速及眼底检查。

 知识链接

传出神经系统药在休克治疗中的应用

休克指机体在各种强烈致病因素作用下,引起的一种急性循环功能不全综合征。其基本病理变化是微循环障碍,使组织血液灌流量严重不足,组织缺氧,导致各重要器官的功能及代谢发生严重障碍,主要临床表现有血压下降、心率加快、脉搏细弱、皮肤潮冷、面色苍白、尿量减少、反应迟钝,甚至昏迷。一旦发生,应及时抢救,以免使组织器官发生不可逆性损害而危及生命。治疗药物包括血管收缩药和血管扩张药。

1. 血管收缩药 如去甲肾上腺素、间羟胺、肾上腺素等。可收缩血管、加强心肌收缩力,使血压升高而抗休克。主要用于血管广泛扩张,使血容容积与血量不适应,导致有效循环血量减少而血压下降,以及限于条件无法补足血容量,又需要维持血压的休克早期。

2. 血管扩张药 如阿托品、东莨菪碱、山莨菪碱、多巴胺、异丙肾上腺素、酚妥拉明等。可扩张血管,改善微循环而抗休克。其中,多巴胺、酚妥拉明等尚能加强心肌收缩力,增加心输出量。主要用于交感神经过度兴奋,微循环血流量减少,组织缺血缺氧,临床表现为皮肤潮冷、面色苍白、少尿或无尿等,周围血管阻力正常或增高而心输出量降低。

任务三 β受体激动剂

一、异丙肾上腺素

异丙肾上腺素(isoprenaline),又名喘息定,为人工合成品。

【体内过程】 异丙肾上腺素口服无效,易被破坏;气雾吸入或舌下含服,吸收较快,气雾吸入2~5分钟起效,作用持续0.5~2小时;舌下含服15~30分钟起效,作用持续1~2小时;也可静脉滴注。主要在肝脏及其他组织中被COMT所代谢,较少被单胺氧化酶(MAO)代谢,不易被去甲肾上腺素能神经摄取,作用维持时间较肾上腺素略长。

【药理作用】 异丙肾上腺素对 β_1 和 β_2 受体均有强大的激动作用,对 α 受体几无作用。

1. 兴奋心脏 激动 β_1 受体,增强心肌收缩力,加快心率及传导,作用强于肾上腺素,对窦房结有显著兴奋作用,能引起心律失常,但较肾上腺素少见,较少引起心室颤动。

2. 舒张血管 激动 β_2 受体,使冠状血管和骨骼肌血管舒张,尤其骨骼肌血管明显舒张,总外周阻力下降。

3. 影响血压 心脏兴奋使心输出量增加,舒张血管导致外周血管阻力降低,故收缩压升高而舒张压下降,脉压增大。

4. 扩张支气管 激动支气管平滑肌上的 β_2 受体,使支气管平滑肌松弛,作用强于肾上腺素,同时,也能抑制肥大细胞释放组胺等过敏介质。对 α 受体无作用,与肾上腺素不同,故不能收缩支气管黏膜血管和消除支气管黏膜水肿。

5. 影响代谢 促进糖原和脂肪分解,增加组织耗氧量。

【临床应用】 异丙肾上腺素的临床应用主要体现在以下几方面。

1. 支气管哮喘 舌下含服或气雾吸入给药,用于控制支气管哮喘急性发作,疗效快而强。

2. 房室传导阻滞 舌下含服或静脉滴注给药,用于治疗二度、三度房室传导阻滞。

3. 心搏骤停 用于抢救溺水、电击、手术意外、药物中毒、重度房室传导阻滞等各种原因所致的心搏骤停,必要时可与肾上腺素和去甲肾上腺素或间羟胺合用,做心室内注射。

笔记

【不良反应】 本药的不良反应主要表现为以下几方面。

1. 一般反应 常见心悸、头晕、心动过速、头痛、面色潮红等。

2. 心律失常 在支气管哮喘患者明显缺氧时,气雾吸入剂量过大或过于频繁可出现心悸、室性心动过速或室颤等心律失常,长期大量应用可引起猝死。给药后要观察患者的心率的变化,静脉滴注时根据心率调整滴速。

3. 耐受性 长期使用可产生耐受性,使疗效下降,停药7~10天后耐受性可消失。应避免擅自盲目加大剂量而发生意外。

冠心病、心绞痛、心肌炎和甲亢患者禁用。

二、多巴酚丁胺

多巴酚丁胺(dobutamine)为人工合成品,其化学结构和体内过程与多巴胺相似。口服无效,仅供静脉注射给药。

【药理作用】 选择性激动心脏 β_1 受体,增强心肌收缩力,增加心输出量,但对心率影响不明显。

【临床应用】 主要用于治疗心肌梗死并发心力衰竭、心脏手术后心输出量低的休克、顽固性左心功能不全等。

【不良反应】 常见血压升高、心悸、头痛、气短等,偶致室性心律失常。短期内连续用药,可产生快速耐受性。梗阻型肥厚性心肌病、心房纤颤患者禁用。

三、沙丁胺醇和克仑特罗

沙丁胺醇(salbutamol)和克仑特罗(clenbuterol)均可选择性激动 β_2 受体,舒张支气管平滑肌,作用强大,对 β_1 受体作用较弱,主要用于支气管哮喘的治疗。

制剂和用法

肾上腺素 注射剂:0.5mg/0.5mL,1mg/mL。皮下或肌内注射,1次0.25~1.0mg,必要时可心室内注射,1次0.25~1.0mg。极量:皮下注射,1次1mg。

多巴胺 注射剂:20mg/2mL。静脉滴注,1次20mg,加入5%葡萄糖注射液200~300mL中,开始每分钟20滴(75~100μg)左右,以后根据血压情况,可加大速度或加大浓度。极量:静脉滴注,每分钟20μg/kg。

麻黄碱 片剂:15mg,30mg。1次15~30mg,一日3次。注射剂:30mg/mL。皮下或肌内注射,1次15~30mg。极量:口服或注射,1次60mg,一日150mg。滴鼻剂:0.5%~1%。

伪麻黄碱 片剂:30mg,60mg。1次30~60mg,一日3次。

去甲肾上腺素 注射剂:2mg/mL,10mg/2mL。静脉滴注,1次1~2mg,加入100mL生理盐水或5%葡萄糖注射液内,根据情况掌握滴注速度,每分钟4~10μg。治疗上消化道出血:每次服注射液1~3mL(1~3mg),一日3次。

间羟胺 注射剂:10mg/mL,50mg/5mL。肌内注射,1次10~20mg;静脉滴注,1次10~40mg,稀释后缓慢静脉滴注。极量:1次100mg(每分钟0.2~0.4mg)。

去氧肾上腺素 注射剂:10mg/mL。肌内注射,1次2~5mg;静脉滴注,1次10~20mg,用5%葡萄糖注射液100mL稀释后缓慢静脉滴注。极量:肌内注射,1次10mg;静脉滴注,每分钟0.1mg。滴眼剂:2%~5%。

甲氧明 注射剂:20mg/mL;肌内注射,1次10~20mg。静脉注射,1次5~10mg;静脉滴注,1次20~60mg,稀释后缓慢滴注。极量:肌内注射,1次20mg,一日60mg;静脉注射,1次10mg。

异丙肾上腺素 气雾剂:0.25%。喷雾吸入,1次0.1~0.4mg;极量:1次0.4mg,一日2.4mg。片剂:10mg。舌下含服,1次10mg,一日3次;极量:1次20mg,一日60mg。注射剂:1mg/2mL。静脉滴注,1次0.1~0.2mg,加入5%葡萄糖注射液100~200mL中,每分钟滴入0.5~2mL,或按需要而定。

多巴酚丁胺 注射剂:250mg/5mL。静脉滴注,1次250mg,加入5%葡萄糖注射液250mL或500mL中,每分钟滴入2.5~10μg/kg。

(李 融)

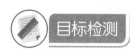 目标检测

一、单项选择题

1. 心搏骤停应用复苏药物首选(　　)。
   A. 异丙肾上腺素　　　　　　　B. 肾上腺素　　　　　　　　C. 利多卡因
   D. 葡萄糖酸钙　　　　　　　　E. 碳酸氢钠

2. 肾上腺素是抢救(　　)的首选药。
   A. 过敏性休克　　　　　　　　B. 感染性休克　　　　　　　C. 失血性休克
   D. 神经性休克　　　　　　　　E. 心源性休克

3. "肾上腺素升压作用的翻转"指(　　)。
   A. 给予 α_2 受体拮抗剂后出现降压效应
   B. 给予 β 受体拮抗剂后出现升压效应
   C. 肾上腺素具有 α、β 受体激动效应
   D. 给予 α_1 受体拮抗剂后出现降压效应
   E. 由于升高血压,对脑血管的被动扩张作用

4. 能引起肾上腺素升压效应翻转的药物是(　　)。
   A. 利舍平　　　　　　　　　　B. 酚苄明　　　　　　　　　C. 甲氧明
   D. 美加明　　　　　　　　　　E. 阿托品

5. 能引起血压双向反应的药物是(　　)。
   A. 去甲肾上腺素　　　　　　　B. 麻黄碱　　　　　　　　　C. 肾上腺素
   D. 间羟胺　　　　　　　　　　E. 异丙肾上腺素

6. 多巴酚丁胺兴奋心脏是通过(　　)。
   A. 激动 M 受体　　　　　　　B. 阻断 β_1 受体　　　　　C. 激动 β_1 受体
   D. 激动 β_2 受体　　　　　E. 激动 α_1 受体

7. 多巴胺使肾和肠系膜血管扩张的作用机制是(　　)。
   A. 激动 α 受体　　　　　　B. 激动 N 受体　　　　　　C. 激动 β 受体
   D. 激动 M 受体　　　　　　　E. 激动 DA 受体

8. 感冒引起鼻黏膜充血水肿时,可选用的缓解药物是(　　)。
   A. 异丙肾上腺素　　　　　　　B. 麻黄碱　　　　　　　　　C. 去甲肾上腺素
   D. 肾上腺素　　　　　　　　　E. 以上都不是

9. 购买某些感冒药时需要登记个人身份证,因为这些感冒药中含有(　　)。
   A. 异丙肾上腺素　　　　　　　B. 麻黄碱　　　　　　　　　C. 去甲肾上腺素
   D. 肾上腺素　　　　　　　　　E. 阿托品

10. 去甲肾上腺素收缩血管是通过(　　)。
    A. 激动 M 受体　　　　　　　B. 激动 DA 受体　　　　　　C. 激动 β_1 受体
    D. 激动 β_2 受体　　　　　E. 激动 α_1 受体

11. 异丙肾上腺素舒张支气管是通过(　　)。
    A. 激动 M 受体　　　　　　　B. 激动 DA 受体　　　　　　C. 激动 β_1 受体
    D. 激动 β_2 受体　　　　　E. 激动 α_1 受体

二、简答题

1. 肾上腺素的临床应用有哪些?

2. 简述多巴胺对肾功能的改善及临床应用。

项目五 肾上腺素受体拮抗剂

学习目标

课件

素质目标:具有细心、严谨的工作态度以及高度的责任心,树立敬佑生命、救死扶伤的医者精神。

知识目标:掌握 α 受体拮抗剂(酚妥拉明)和 β 受体拮抗剂(普萘洛尔)的作用、临床应用、不良反应。熟悉其他肾上腺素受体拮抗剂(酚苄明、噻吗洛尔、吲哚洛尔、阿替洛尔、拉贝洛尔、卡维地洛)的作用特点和临床应用。了解肾上腺素受体拮抗剂的分类。

能力目标:能正确合理使用肾上腺素受体拮抗剂,及时发现不良反应并正确处理,预防严重不良反应发生。

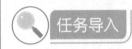任务导入

俞某,男,51 岁。有 20 多年吸烟史,吸烟指数 420。近半年感觉左下肢小腿苍白、发凉、时有疼痛,且行走时疼痛加重,休息后减轻。现左下肢夜间疼痛加剧,左大脚趾尖出现溃疡。检查足背动脉搏动弱。诊断:左下肢血栓闭塞性脉管炎。治疗:给予酚妥拉明注射。

请分析思考:

1. 酚妥拉明的治疗原理是什么?

2. 酚妥拉明引起的直立性低血压,可以用肾上腺素缓解吗?

问题解析

肾上腺素受体拮抗剂能与肾上腺素受体结合,阻碍去甲肾上腺素能神经递质或肾上腺素受体激动剂与受体结合,从而产生拮抗作用,又称抗肾上腺素药。根据对 α、β 肾上腺素受体选择性的不同,肾上腺素受体拮抗剂分为 α 受体拮抗剂,β 受体拮抗剂和 α、β 受体拮抗剂三类。

任务一 α 受体拮抗剂

根据作用持续时间,α 受体拮抗剂分为短效类和长效类 α 受体拮抗剂;根据对 α_1、α_2 受体选择性作用的不同,α 受体拮抗剂分为非选择性 α 受体拮抗剂(酚妥拉明、酚苄明)、选择性 α_1 受体拮抗剂(哌唑嗪)和选择性 α_2 受体拮抗剂(育亨宾)。

一、短效类 α 受体拮抗剂

酚妥拉明

酚妥拉明(phentolamine),又名苄胺唑啉、立其丁。

【药理作用】 酚妥拉明能阻断 α_1、α_2 受体。

1. **扩张血管与降低血压** 本药能阻断 α_1 受体,使血管舒张,外周阻力下降,血压下降,组织血流灌注量增加,改善微循环。

2. **兴奋心脏** 本药既能通过扩张血管使血压下降,反射性引起交感神经兴奋,从而兴奋心脏;还

可通过阻断心脏交感神经末梢突触前膜的 α_2 受体,促进递质去甲肾上腺素的释放使心脏兴奋。

3. 其他 本药具有拟胆碱作用,使胃肠道平滑肌兴奋;有组胺样作用,使胃酸分泌增加、皮肤潮红等。

【临床应用】 酚妥拉明的临床应用主要体现在以下几方面。

1. 外周血管痉挛性疾病 用于肢端动脉痉挛的雷诺综合征、血栓闭塞性脉管炎、冻伤后遗症等。

2. 去甲肾上腺素静脉滴注引起的外漏 可用酚妥拉明 10mg 溶于 20mL 生理盐水中做皮下浸润注射,扩张血管,防止组织坏死。

3. 高血压危象 用于肾上腺嗜铬细胞瘤诊断和治疗嗜铬细胞瘤引起的高血压危象。

4. 充血性心力衰竭和急性心肌梗死 心力衰竭时,由于心输出量不足,导致交感神经张力增加、外周阻力加大、肺充血以及肺动脉压力升高,易产生肺水肿。酚妥拉明能扩张血管、降低外周阻力,减少回心血量,减轻心脏前、后负荷;同时,兴奋心脏,使心输出量增加,从而缓解心力衰竭和肺水肿症状。

5. 抗感染性休克 在补足血容量的基础上,酚妥拉明能舒张血管,降低外周阻力,改善微循环,增加心输出量,纠正缺氧状态,治疗感染性休克。

【不良反应】 本药的不良反应主要表现为以下几方面。

1. 胃肠道反应 有拟胆碱作用和组胺样作用,可引起恶心、呕吐、腹痛、腹泻及胃酸分泌增多,故胃溃疡患者慎用。

2. 心血管反应 若静脉给药剂量过大,可引起心动过速、心律失常、心绞痛、直立性低血压等,因此静脉给药须缓慢,并在用药过程中定时测量血压和脉搏,一天不少于 2 次。用药后嘱患者静卧 30 分钟,由坐位或卧位直立时,应缓慢。一旦发生低血压反应,可使患者取脚高头低位仰卧,用去甲肾上腺素或间羟胺升压,禁用肾上腺素。

胃炎、消化性溃疡、低血压和冠心病患者慎用。

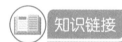

肾上腺嗜铬细胞瘤与 α 受体拮抗剂的使用

肾上腺嗜铬细胞瘤(adrenal pheochromocytoma)发生于肾上腺髓质及交感神经节等嗜铬组织,由于该肿瘤组织持续性或间歇性释放大量的肾上腺素、去甲肾上腺素或多巴胺,因此可引起血压升高及代谢紊乱。以高血压为主要临床表现,常伴有头痛、心悸、出汗、发热和视力减退等高儿茶酚胺症状。某些患者可因长期高血压致严重的心、脑、肾损害或因突发严重高血压而导致危象,危及生命。但如能及时、早期获得诊断和治疗,本病又是一种可治愈的继发性高血压。

α 受体拮抗剂(酚妥拉明等)不仅能够降低血压,而且能使体内肾上腺素的升压效应翻转为降压,从而使血压明显下降,故可用于嗜铬细胞瘤的鉴别诊断及治疗嗜铬细胞瘤引起的高血压危象。在使用中可引起严重低血压,应特别注意。

手术切除肿瘤是最佳的治疗方法,而术前准备对保障手术安全、取得手术成功极为重要,临床手术前的准备常用 α 受体拮抗剂降低血压,使用 2 周左右,待血压控制在正常水平方可进行手术。

二、长效类 α 受体拮抗剂

(一)酚苄明

酚苄明(pheneoxybenzamine),又名苯苄胺,为人工合成品,与 α 受体形成牢固的共价键,不易解离,作用持久,可持续 3~4 天。

【药理作用】 酚苄明能阻断 α_1、α_2 受体,扩张血管,降低外周阻力,明显降低血压。其虽起效慢,但作用强而持久。对于静卧的正常人,酚苄明的血管扩张和降压作用往往不明显,但对血容量减少或直立的患者,注射本药可使血管明显扩张,血压显著下降。

【临床应用】 ①治疗外周血管痉挛性疾病,常在酚妥拉明无效时使用;②治疗出血性和感染性休克;③用于嗜铬细胞瘤诊断、手术前的治疗或高血压危象的治疗。

【不良反应】 常见有直立性低血压、心动过速、心律失常、鼻塞、恶心、呕吐等不良反应。静脉滴注时必须缓慢,并注意补液和监护。

(二)哌唑嗪

本药对动脉和静脉的 α_1 受体有较高的选择性阻断作用,舒张血管而发挥降压作用;对突触前膜的 α_2 受体无明显作用,不会引起去甲肾上腺素的释放,不会使心率加快。同类药物还有特拉唑嗪、多沙唑嗪等(详见降压药)。

(三)育亨宾

育亨宾为选择性 α_2 受体拮抗剂,能阻断中枢和外周的 α_2 受体,促进神经末梢释放去甲肾上腺素,使交感神经张力增加,血压升高,心率加快;主要用作实验科学研究的工具药,临床上也用于男性功能性阳痿的治疗。

任务二 β 受体拮抗剂

根据对 β 受体选择性作用的不同,β 受体拮抗剂分为非选择性 β 受体拮抗剂(如普萘洛尔、纳多洛尔、噻吗洛尔、吲哚洛尔)和选择性 β_1 受体拮抗剂(如美托洛尔、阿替洛尔、艾司洛尔、醋丁洛尔)。临床常用药物见表 2-5-1。

表 2-5-1 β 受体拮抗剂的分类和作用特点比较

药物分类	药物名称	内在拟交感活性	膜稳定作用	主要消除器官
非选择性 β 受体拮抗剂 (β_1、β_2 受体拮抗剂)	普萘洛尔	-	+ +	肝
	纳多洛尔	-	-	肾
	噻吗洛尔	-	-	肝
	吲哚洛尔	+ +	±	肝、肾
选择性 β_1 受体拮抗剂	美托洛尔	-	±	肝
	阿替洛尔	-	-	肾
	艾司洛尔	-	-	红细胞中分解
	醋丁洛尔	+	+	肝

【药理作用】 本药的药理作用主要体现在阻断 β 受体、内在拟交感活性、影响代谢和膜稳定性。

1. β 受体阻断作用

(1)心血管系统:抑制心脏作用,阻断心脏 β_1 受体,使得心率减慢,心收缩力减弱,心肌耗氧量减少。阻断血管平滑肌的 β_2 受体,加之心功能受抑制,反射性兴奋交感神经,使血管收缩,外周阻力增加,肝、肾、骨骼肌及冠脉血流量减少。

(2)支气管平滑肌:阻断支气管平滑肌 β_2 受体,使得支气管平滑肌收缩,呼吸道阻力增加。对支气管哮喘患者,可诱发或加重哮喘。

(3)减少肾素释放:阻断肾脏近球细胞的 β_1 受体抑制肾素释放,从而抑制肾素 - 血管紧张素 - 醛固酮系统(RAAS 系统),导致 Ang Ⅱ受体水平降低,是这类药物能够降压的主要原因之一,其中以普萘洛尔的作用最强。

2. 内在拟交感活性 某些 β 受体拮抗剂(如吲哚洛尔、醋丁洛尔)与 β 受体结合后,在阻断 β 受体的同时,还具有微弱的 β 受体激动作用,称为内在拟交感活性(intrinsic sympathomimetic activity, ISA)。这种拟交感活性较弱,一般被其 β 受体阻断作用所掩盖。在临床选药时,具有 ISA 的 β 受体拮抗剂因为有微弱的兴奋 $β_2$ 受体的作用,对支气管平滑肌收缩作用弱,对兼有哮喘的患者是有益的。同时,其抑制心肌收缩力和减慢心率作用较不具有 ISA 的 β 受体拮抗剂弱。

3. 影响代谢 对正常者的脂肪和糖代谢影响较小,但可抑制交感神经兴奋引起的脂肪分解,减弱肾上腺素的升高血糖作用,延缓用胰岛素后血糖水平的恢复,且往往会掩盖低血糖症状(如心悸等),从而使低血糖不易及时察觉。

4. 膜稳定作用 某些 β 受体拮抗剂能降低神经或心肌细胞膜对 Na^+ 的通透性,从而稳定神经细胞膜和心肌细胞膜,产生局部麻醉样作用和奎尼丁样作用,称为膜稳定作用。此作用在高于临床有效浓度几十倍时才会出现,与临床治疗作用关系不大。

一、非选择性 β 受体拮抗剂

(一)普萘洛尔

普萘洛尔(propranolol),又名心得安,具有较强的 β 受体阻断作用,对 $β_1$、$β_2$ 受体选择性低,无内在拟交感活性。用药后,可使心收缩力减弱、心率减慢、心输出量减少、冠脉血流量减少、心肌耗氧量减少、血压下降。

【临床应用】 普萘洛尔的临床应用主要体现在以下几方面。

1. 抗心律失常 β 受体拮抗剂对多种原因引起的室上性和室性心律失常有效,特别对交感神经兴奋性过高、甲状腺功能亢进、情绪紧张激动所致的心律失常效果好。

2. 抗高血压 β 受体拮抗剂是治疗高血压的基础药物,疗效稳定、可靠,可单独使用,也可与其他降压药配伍使用。

3. 抗心绞痛和心肌梗死 β 受体拮抗剂对稳定型和不稳定型心绞痛均有良好的疗效,可使患者心绞痛的发作次数减少。早期应用可降低心肌梗死患者的复发和猝死率,改善心功能。

4. 抗甲亢 可用于甲状腺功能亢进和甲状腺危象的治疗。

【不良反应】 本药的不良反应主要表现为以下几方面。

1. 一般反应 恶心、呕吐、腹痛、腹泻等消化系统症状;偶见过敏性皮疹和血小板减少,一般停药后迅速消失。

2. 抑制心脏 因阻断心脏 $β_1$ 受体,会引起心脏抑制、窦性心动过缓、房室传导阻滞等不良反应。心功能不全、房室传导阻滞的患者对药物敏感性增高,易加重病情,造成心脏停搏,在使用时更应密切监护,注意用量。

3. 诱发或加重支气管哮喘 有支气管哮喘的患者应禁用非选择性 β 受体拮抗剂。

4. 反跳现象 由于长期用药,β 受体上调对内源性儿茶酚胺的敏感性增加,如果突然停药,会使原来的病情加重,表现为血压上升、严重心律失常或心绞痛发作次数增加,甚至产生急性心肌梗死或猝死。故长期用药者不宜突然停药,可以逐渐减量停药。

☞**考点提示:**β 受体拮抗剂普萘洛尔的临床应用和禁忌证。

(二)噻吗洛尔

噻吗洛尔(timolol)是目前已知作用最强的 β 受体拮抗剂,没有内在拟交感活性,也没有膜稳定作用,通过阻断血管平滑肌的 $β_2$ 受体,使得房水生成减少,眼内压降低;临床广泛用于青光眼的治疗。

笔记

二、选择性 β_1 受体拮抗剂

美托洛尔和阿替洛尔

美托洛尔（metoprolol）和阿替洛尔（atenolol）选择性地阻断 β_1 受体，对 β_2 受体作用较弱，无内在拟交感活性。临床主要用于治疗高血压和心律失常。

任务三 α、β 受体拮抗剂

一、拉贝洛尔

拉贝洛尔（labetalol），又名柳胺苄心定。本药口服可吸收，生物利用度为 20% ~40%。

【药理作用】 对 α、β 受体均有阻断作用。阻断 β 受体作用约为普萘洛尔的 2/5，阻断 α 受体作用为酚妥拉明的 1/10 ~1/6，对 β 受体的阻断作用强于 α 受体的阻断作用。

【临床应用】 临床多用于中度和重度高血压、心绞痛的治疗；静脉注射或滴注用于高血压危象的治疗。

【不良反应】 常见的不良反应有眩晕、乏力、恶心和直立性低血压。支气管哮喘和心功能不全者禁用。小儿、孕妇及脑出血的患者禁止静脉给药。

二、卡维地洛

卡维地洛（carvdilol），又名金络。口服吸收迅速，有较明显的首过效应，生物利用度约为 30%。

【药理作用】 可阻断 α、β 受体，无内在拟交感活性。在高浓度时尚有钙拮抗作用。其拮抗 β 受体的作用较强，是拉贝洛尔的 33 倍，为普萘洛尔的 3 倍。产生扩张血管、减少外周阻力和降低血压作用，降压迅速，维持时间长。

【临床应用】 用于治疗原发性高血压和心绞痛。

【不良反应】 常见不良反应有头晕、头痛、乏力，可引起心动过缓。慢性阻塞性肺疾病、糖尿病、肝功能低下者，以及妊娠期和哺乳期妇女禁用。

制剂和用法

酚妥拉明 片剂：25mg。一日 3 次，1 次 25 ~50mg。注射剂：5mg/mL，10mg/mL。肌内或静脉注射，1 次 5mg。

酚苄明 片剂：10mg。初始剂量每日 2 次，1 次 10mg；隔日增加到 20mg；维持量每日 2 次，1 次 20 ~40mg。注射剂：10mg/mL。抗休克时，1 次用 0.5 ~1mg/kg（体重），用 5% 葡萄糖注射液 250 ~500mL 稀释后静脉滴注。

普萘洛尔 胶囊剂：10mg。1 次 12 ~20mg，一日 2 次。注射剂：5mg/5mL。用 5mg，以 5% 葡萄糖注射液稀释后静脉滴注。

吲哚洛尔 片剂：5mg，10mg。1 次 5 ~10mg，一日 3 次。注射剂：0.2mg/2mL，0.4mg/2mL，首次 0.2 ~1mg，静脉注射或静脉滴注。

美托洛尔 片剂：50mg，100mg。1 次 50 ~100mg，一日 2 次。注射剂：5mg/mL。

阿替洛尔 片剂：20mg，50mg，100mg。1 次 50 ~100mg，一日 1 或 2 次。

拉贝洛尔 片剂：100mg。1 次 100mg，一日 2 或 3 次。注射剂：10mg/mL，静脉注射，1 次 100 ~200mg。

卡维地洛 片剂：6.25mg，10mg，12.5mg，20mg。初始剂量为一日 25mg，1 次服用。根据需要可逐渐增加剂量至一日 50mg，分 1 或 2 次服用，一日最大剂量不超过 100mg。

（李 融）

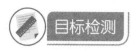

笔记

参考答案

一、单项选择题

1. 选择性阻断 α_1 受体的药物是( )。
   A. 哌唑嗪　　　　　　　B. 间羟胺　　　　　　　C. 育亨宾
   D. 异丙肾上腺素　　　　E. 酚妥拉明

2. 漏出血管外易引起组织缺血坏死的药物是( )。
   A. 肾上腺素　　　　　　B. 多巴胺　　　　　　　C. 异丙肾上腺素
   D. 间羟胺　　　　　　　E. 阿托品

3. 下列关于酚妥拉明所致直立性低血压防治措施的叙述,错误的是( )。
   A. 注射后静卧 30 分钟　　B. 缓慢改变体位　　　　C. 注射间羟胺
   D. 注射肾上腺素　　　　　E. 以上均不是

4. 外周血管痉挛性疾病宜选用( )。
   A. 酚妥拉明　　　　　　B. 哌替啶　　　　　　　C. 多巴胺
   D. 普萘洛尔　　　　　　E. 去氧肾上腺素

5. 下列不属于 β 受体拮抗剂不良反应的是( )。
   A. 减慢心率,减少心输出量　　B. 房室传导阻滞　　C. 诱发和加重支气管哮喘
   D. 反跳现象　　　　　　　　　E. 外周血管收缩和痉挛

6. 治疗外周血管痉挛性疾病宜选用的药物是( )。
   A. M 受体激动剂　　　　B. N 受体激动剂　　　　C. α 受体拮抗剂
   D. β 受体拮抗剂　　　　E. β 受体激动剂

7. 下列不属于 β 受体拮抗剂适应证的是( )。
   A. 房室传导阻滞　　　　B. 甲亢　　　　　　　　C. 高血压
   D. 心绞痛　　　　　　　E. 心律失常

8. 禁用普萘洛尔的疾病是( )。
   A. 高血压　　　　　　　B. 甲亢　　　　　　　　C. 心绞痛
   D. 窦性心动过缓　　　　E. 窦性心动过速

9. 普萘洛尔使心率减慢的原因是( )。
   A. 激动神经节 N_1 受体　　B. 阻断心脏 M 受体　　C. 阻断交感神经末梢处突触前膜 α_2 受体
   D. 阻断心脏 β_1 受体　　　E. 激动心脏 β_1 受体

10. 普萘洛尔不具有的药理作用是( )。
    A. 降低心肌耗氧量　　　B. 增加糖原分解　　　　C. 抑制肾素分泌
    D. 抑制脂肪分解　　　　E. 增加呼吸道阻力

二、简答题

1. 简述酚妥拉明的临床应用。

2. 简述 β 受体拮抗剂的临床应用。

模块三

麻醉药

项目一　局部麻醉药

课件

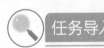 学习目标

素质目标:具有科学、细心、严谨的工作态度,树立尊重患者、关爱患者的医者精神。
知识目标:掌握局部麻醉药的药理作用、特点和临床应用。熟悉局部麻醉药的给药方法及不良反应。
能力目标:能根据不同情况合理选用局部麻醉药。

🔍 任务导入

　　患者,女,42岁。行"局部麻醉下乳房良性肿瘤切除术"。以局部麻醉药局部浸润麻醉后5分钟,患者突然出现烦躁不安、寒战、呼吸急促、胸闷,继而出现四肢抽搐、惊厥。
　　请分析思考:
　　1.该患者出现上述症状的原因是什么?
　　2.如何对此类现象进行预防?

问题解析

　　麻醉(anesthesia)指机体或机体的一部分暂时失去对外界刺激反应性的一种状态或指造成这种状态的方法,达到手术时无痛的目的。能够引起麻醉状态的药物称为麻醉药,可分为局部麻醉药和全身麻醉药两类。

　　局部麻醉药(local anesthetics),简称局麻药,是一类能在用药局部暂时性阻断神经冲动的产生和传导,在意识清醒的条件下引起局部感觉(如痛觉、压觉、温度觉等)丧失的药物。

任务一　局部麻醉药的作用

麻醉药与麻醉药品
有什么区别?

一、局部麻醉作用

　　局部麻醉药在低浓度时选择性阻断感觉神经冲动的产生和传导,随着浓度升高,对自主神经和运动神经等均有阻断作用。感觉消失的顺序首先是痛觉,其次依次是冷觉、温度觉、触觉和压觉。神经冲动传导的恢复则是按相反的顺序进行。

二、全身作用

局部麻醉药剂量过大或浓度过高,或误注入血管内,血中药物达到一定浓度而引起的全身作用,实际上是局部麻醉药的毒性反应。

1. 中枢神经系统 对中枢神经系统的作用是先兴奋后抑制,表现为眩晕、烦躁、肌肉震颤、焦虑等,进一步发展为神志错乱及全身性强直–阵挛性惊厥,最后转入昏迷,呼吸麻痹,可因呼吸衰竭而死亡。

2. 心血管系统 表现为心脏抑制,如心肌兴奋性降低、传导减慢,甚至心搏停止,还可使血管扩张、血压下降。

各种局部麻醉药通过抑制交感神经或直接作用于血管产生血管扩张作用。因此,注射局部麻醉药时,除另有原因外(如指、趾端手术等),都应加入少量肾上腺素[1:(100000～200000)],以收缩血管,延缓局部麻醉药的吸收,从而延长局部麻醉药作用时间和预防吸收中毒。

☞考点提示:局部麻醉药的药理作用。

任务二　局部麻醉药的给药方法

一、表面麻醉

表面麻醉又称黏膜麻醉,是将穿透性较强的局部麻醉药直接滴、喷或涂于黏膜表面,使黏膜下神经末梢麻醉,适用于眼、鼻、咽喉、气管、尿道等黏膜部位的浅表手术或检查。常选用丁卡因、利多卡因等。

二、浸润麻醉

浸润麻醉是将局部麻醉药注入皮下或手术切口部位,使局部神经末梢麻醉,适用于浅表小手术。常选用利多卡因、普鲁卡因等。

三、神经阻滞麻醉

神经阻滞麻醉是将局部麻醉药注射到外周神经干附近,阻断神经冲动传导,使该神经支配的区域麻醉,适用于四肢、面部、口腔等手术。常选用利多卡因、普鲁卡因等。

四、蛛网膜下腔麻醉

蛛网膜下腔麻醉又称腰麻,是将局部麻醉药自低位腰椎间注入蛛网膜下腔,麻醉该部位的脊神经根,适用于下腹部及下肢手术。常选用利多卡因、普鲁卡因等。

五、硬膜外麻醉

硬膜外麻醉是将局部麻醉药注入硬膜外腔,使其沿脊神经根扩散而进入椎间孔,阻滞椎间孔内的神经干,达到躯干某一节段的麻醉,从颈部至下肢的手术都可采用。常选用利多卡因、普鲁卡因等。

局部麻醉的给药方法如图3–1–1所示。

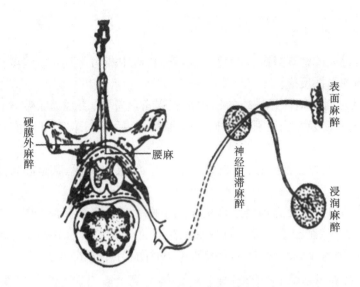

图 3-1-1 局部麻醉的给药方法

任务三 常用局部麻醉药

常用局部麻醉药有普鲁卡因、利多卡因、丁卡因、布比卡因等,其作用特点见表 3-1-1。

表 3-1-1 常用局部麻醉药比较

药物名称	维持时间(小时)	相对强度	相对毒性	穿透力	局部麻醉用途
普鲁卡因	0.5~1	1	1	弱	除表面麻醉外的各种局部麻醉
利多卡因	1~2	2	2	强	各种局部麻醉
丁卡因	2~3	10	10~12	强	除浸润麻醉外的各种麻醉
布比卡因	5~10	10	4~6	弱	浸润、传导、硬膜外麻醉

普鲁卡因

普鲁卡因(procaine),又名奴佛卡因,属于酯类局部麻醉药。其对黏膜的穿透力弱,一般不用作表面麻醉。注射后 1~3 分钟起效,维持 30~45 分钟。本药毒性相对较小,主要用于浸润麻醉、传导麻醉、蛛网膜下腔麻醉、硬膜外麻醉及局部封闭疗法。少数人会出现过敏反应,故用药前应做皮试。

利多卡因

利多卡因(lidocaine),又名赛罗卡因,属于酰胺类局部麻醉药,具有穿透力强,起效快,作用强而持久的特点,药效可持续 1~2 小时。本药可用于各种局部麻醉方法,有全能局部麻醉药之称。由于扩散力强,用于腰麻时应慎重。此外,本药还具有抗心律失常作用(详见模块五项目四)。

丁卡因

丁卡因(tetracaine),又名地卡因,属于酯类局部麻醉药。其起效迅速,1~3 分钟显效,麻醉时间可维持 2~3 小时。局部麻醉作用及毒性均比普鲁卡因强约 10 倍,穿透力强,最常用作表面麻醉,也可用于传导麻醉、腰麻及硬脊膜外麻醉。因毒性较大且易吸收入血,一般不用于浸润麻醉。

布比卡因

布比卡因(bupivacaine),又名麻卡因,属于酰胺类局部麻醉药,是目前常用局部麻醉药中作用维持时间较长的药物,约10小时。其局部麻醉作用较利多卡因强3～4倍,对黏膜穿透力及扩散力较弱,主要用于浸润麻醉、传导麻醉和硬膜外麻醉,不适用于表面麻醉。

罗哌卡因

罗哌卡因(ropivacaine)为长效酰胺类局部麻醉药。脂溶性大于利多卡因,而小于布比卡因。其麻醉强度是普鲁卡因的8倍,主要用于传导麻醉和硬膜外麻醉,也用于急性疼痛的控制,如术后或分娩镇痛。

☞**考点提示**:各种常用局部麻醉药的作用特点。

 知识链接

镇痛泵

近年来,麻醉科使用的术后镇痛泵(analgesia pump)就是一种有效减轻术后疼痛的制剂,它可使镇痛药物在血浆中保持一个稳定的浓度,并且可让患者自行按压给药以迅速加强效果,治疗更加个体化。

镇痛泵里的药物主要有以下几种。

1.低浓度局部麻醉药 通过硬膜外导管输入硬膜外腔,或连续腰麻进入蛛网膜下腔阻滞机体感觉神经的传导,从而减少疼痛。

2.麻醉性镇痛药 包括吗啡、芬太尼及曲马多等。这些药物全部或部分激动中枢神经系统阿片受体,而产生强的镇痛作用。

3.非麻醉性镇痛药 主要是非甾体抗炎药,如氯诺昔康,其作用主要在外周,镇痛强度比阿片类药物弱,适用于中等强度的疼痛。

4.神经安定药 如氟哌利多、咪唑安定,这些药物无镇痛作用,但可增强镇痛药的作用。

5.镇吐药 常用阿扎司琼,为5-羟色胺受体阻滞剂。

制剂和用法

普鲁卡因 注射剂:25mg/10mL,50mg/10mL,40mg/2mL 或每支150mg(粉针)。浸润麻醉用0.5%～1%等渗溶液。神经阻滞麻醉、腰麻及硬膜外麻醉均可用2%溶液。1次极量为1000mg,腰麻不宜超过200mg。

丁卡因 注射剂:50mg/5mL。表面麻醉用0.25%～1%溶液,神经阻滞麻醉、腰麻及硬膜外麻醉可用0.2%溶液,腰麻不宜超过16mg。

利多卡因 注射剂:200mg/10mL,400mg/20mL。浸润麻醉用0.25%～0.5%溶液,表面麻醉、传导麻醉、硬膜外麻醉均可用1%～2%溶液。1次极量为500mg,腰麻不宜超过100mg。

布比卡因 注射剂:12.5mg/5mL,25mg/5mL,37.5mg/5mL。浸润麻醉用0.25%溶液,神经阻滞麻醉用0.25%～0.5%溶液,硬膜外麻醉用0.5%～0.75%溶液。1次极量为200mg,一日极量为400mg。

(张彩艳)

目标检测

参考答案

一、单项选择题

1. 为延长局部麻醉作用时间并减少吸收,宜采用(　　)。
   A. 增加局部麻醉药的用量　　　B. 增加局部麻醉药的浓度　　　C. 加入少量肾上腺素
   D. 加入少量去甲肾上腺素　　　E. 调节药物的 pH 至弱酸性

2. 为预防腰麻引起低血压,最好先肌内注射(　　)。
   A. 麻黄碱　　　　　　　　　　B. 去甲肾上腺素　　　　　　　C. 多巴胺
   D. 异丙肾上腺素　　　　　　　E. 肾上腺素

3. 普鲁卡因不宜用于(　　)。
   A. 表面麻醉　　　　　　　　　B. 浸润麻醉　　　　　　　　　C. 传导麻醉
   D. 腰麻　　　　　　　　　　　E. 硬膜外麻醉

4. 较易引起过敏反应的局部麻醉药是(　　)。
   A. 普鲁卡因　　　　　　　　　B. 利多卡因　　　　　　　　　C. 依替卡因
   D. 丁哌卡因　　　　　　　　　E. 以上均不是

5. 因毒性大,一般不用于浸润麻醉的药物是(　　)。
   A. 普鲁卡因　　　　　　　　　B. 丁哌卡因　　　　　　　　　C. 利多卡因
   D. 罗哌卡因　　　　　　　　　E. 丁卡因

6. 普鲁卡因不能用于表面麻醉的原因是(　　)。
   A. 毒性太大　　　　　　　　　B. 作用强度弱　　　　　　　　C. 刺激性强
   D. 对黏膜穿透力弱　　　　　　E. 作用时间短

7. 利多卡因一般不用于腰麻,其原因是(　　)。
   A. 毒性大　　　　　　　　　　B. 弥散力强,麻醉平面不易控制　　C. 麻醉作用过强
   D. 刺激性强　　　　　　　　　E. 作用时间短

二、简答题

1. 常用的局部麻醉方法有哪些?
2. 为何在局部麻醉药液中常加入肾上腺素?

项目二　全身麻醉药

课件

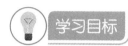

素质目标:具有科学、细心、严谨的工作态度,树立尊重患者、关爱患者的医者精神。

知识目标:了解全身麻醉药的分类、药理作用和特点。

能力目标:能根据不同情况选用全身麻醉药物的能力。

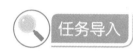

　　患者,男,50 岁。因怀疑患结肠息肉或肿瘤,自愿做无痛结肠镜检查。经肠道准备后,左侧屈曲卧位,鼻导管给氧同时开放静脉通道后,静脉注射芬太尼 30μg,1 分钟后静脉注射氯胺酮 10mg,待患者睫毛反射消失后开始检查。

　　请分析思考:

　　1. 氯胺酮在无痛结肠镜检查中的作用是什么?

　　2. 该药在使用过程中还需注意哪些方面?

问题解析

　　全身麻醉药(general anesthetics),简称全麻药,是一类作用于中枢神经系统,能可逆性地引起意识、感觉(特别是痛觉)和反射消失,骨骼肌松弛,便于进行外科手术的药物。根据给药途径不同,全身麻醉药分为吸入性麻醉药和静脉麻醉药两类。

任务一　吸入性麻醉药

　　吸入性麻醉药(inhalational anesthetics)是挥发性液体或气体,经呼吸道吸入后通过肺泡毛细血管弥散入血到达脑组织而产生全身麻醉的药物。常用挥发性液体麻醉药有乙醚(ether)、氟烷(halothane)、异氟烷(isoflurane)、恩氟烷(enflurane)等,气体麻醉药有氧化亚氮(nitrous oxide)(表 3 - 2 - 1)。

表 3 - 2 - 1　常用吸入麻醉药的特点

药物名称	作用特点	临床应用
乙醚	麻醉过程缓慢,分期指征明显;具有箭毒样作用,肌肉松弛作用较强;麻醉浓度的乙醚对呼吸功能和血压几无影响;局部刺激强,诱导期和苏醒期长,易发生意外	现已少用
氟烷	麻醉作用快而强,诱导期短,苏醒快;镇痛和肌肉松弛作用较弱;使脑血管扩张,颅内压升高;增加心肌对儿茶酚胺的敏感性,诱发心律失常等	现已被更安全的药物(如七氟烷等)替代

药物名称	作用特点	临床应用
恩氟烷	麻醉诱导平稳、迅速和舒适,苏醒也快,肌肉松弛良好;不增加心肌对儿茶酚胺的敏感性,但对呼吸有抑制作用,术后出现恶心、呕吐症状;麻醉时脑电图可见癫痫样波,甚至引起癫痫	目前较常用的吸入性麻醉药,用于麻醉维持
异氟烷	恩氟烷的同分异构体,麻醉诱导及苏醒较快,肌肉松弛作用较好;对呼吸有抑制作用,但不引起癫痫发作	同恩氟烷
氧化亚氮	麻醉时患者感觉舒适愉快,诱导期短,镇痛作用强,停药后苏醒快;麻醉效能低,需与其他麻醉药配伍,方可达到满意的麻醉效果	用于诱导麻醉或其他全身麻醉;要配伍使用

☞**考点提示**:全麻药的分类及特点。

任务二 静脉麻醉药

静脉麻醉药(intravenous anesthetics)指通过静脉给药后作用于中枢神经系统而产生全身麻醉的药物。常用的静脉麻醉药有硫喷妥钠(pentothal sodium)、氯胺酮(ketamine)和羟丁酸钠(sodium hydroxybutyrate)等(表3-2-2)。静脉麻醉的特点是麻醉平稳、对生理扰乱轻、副作用少、苏醒快。

表3-2-2 常用静脉麻醉药的特点

药物名称	作用特点	临床应用
硫喷妥钠	作用迅速,无兴奋期,维持时间短;镇痛作用差,肌肉松弛不完全;对呼吸、循环抑制作用强	诱导麻醉、基础麻醉、短时手术
氯胺酮	起效快,镇痛作用强,无肌肉松弛作用;维持时间短,对呼吸抑制轻微;可使心率加快,血压明显升高;苏醒期易产生精神激动和梦幻现象	诱导麻醉、符合麻醉、短时手术
羟丁酸钠	无明显镇痛、肌肉松弛作用;可使唾液和呼吸道分泌物增多,也可引起恶心、呕吐;对肝、肾无毒性作用;诱导和苏醒期可出现锥体外系症状	复合麻醉

☞**考点提示**:各种全麻药的药理特点。

任务三 复合麻醉

为克服全身麻醉药的缺点,使麻醉安全有效,达到满意的外科手术条件,临床上采取联合用药进行麻醉,称为复合麻醉。

1. 麻醉前给药 为了消除患者紧张情绪、增强麻醉效果、减少麻醉药用量或防止某些不良反应,于麻醉前应用某些药物称为麻醉前给药。麻醉前常用药物有镇静催眠药(如地西泮、苯巴比妥)、镇痛药(如哌替啶)、抗胆碱药(如阿托品、东莨菪碱)等。

2. 基础麻醉 进入手术室前给予适量的催眠药或全身麻醉药,使患者达浅麻醉或深睡状态,在此基础上进行麻醉,可使药量减少,麻醉平稳。主要适用于难以合作的小儿和精神过度紧张的患者。常用药物有硫喷妥钠、氯胺酮等。

3. 诱导麻醉 应用诱导期短的全身麻醉药使患者迅速进入外科手术麻醉期,避免诱导期的不良反应,然后改用其他药物维持麻醉。常用药物有硫喷妥钠、氧化亚氮等。

4. 合用肌松药 在麻醉同时注射琥珀胆碱、筒箭毒碱等肌松药,以满足手术时对肌肉松弛的要求。

5. 低温麻醉 合用氯丙嗪,配合物理降温,使患者体温下降至较低水平(28～30℃),降低心、脑等生命器官的耗氧量,以便于进行手术。

6. 神经安定镇痛术和神经安定麻醉 神经安定镇痛术常用氟哌利多和芬太尼按50:1制成的合剂做静脉注射,使患者产生意识蒙眬、痛觉消失的状态。在此基础上配合全身麻醉药(如氧化亚氮)及肌松药(如琥珀胆碱)进行复合麻醉的方法,称为神经安定麻醉。

 素质拓展

严格管控,安全用药
——K粉:氯胺酮

氯胺酮(ketamine)又称K粉,是一种全麻药物,广泛应用于医疗领域,尤其是手术和急诊情况下。

在医疗环境中,氯胺酮以合法的方式被应用为全麻药物,具有迅速诱导麻醉的特性,使其在手术过程中得到广泛使用。然而,在某些情况下,氯胺酮也被非法用作一种迷幻药物。在非法使用的情况下,氯胺酮被滥用以产生强烈的幻觉、脱离感和解离感,使其成为一种迷幻药物,导致严重的身心健康问题。长期和大量使用会导致认知功能障碍、抑郁、焦虑和膀胱问题。

因此,氯胺酮类药物应受到严格的管控,医生、护士、药师更应该知法懂法,尊重生命,爱护生命。

制剂和用法

麻醉乙醚 含3%乙醇的密封棕色小瓶制剂,一般分每瓶100mL,150mL,250mL等规格。吸入给药,吸气内药物浓度按蒸汽计:全身麻醉诱导,成人为10%～15%,小儿以4%～6%为限。全身麻醉维持,成人为4%～6%,小儿为2%～4%。

氟烷 分每瓶20mL,100mL。吸入给药,吸气内药物浓度按蒸汽计:全身麻醉诱导,成人为3%～4%为限,小儿以1%～2%为限。全身麻醉维持,成人为1%,小儿为0.3%。

异氟烷 每瓶100mL。吸入给药,全身麻醉诱导用吸入气浓度为1.5%～3%,全身麻醉维持用吸入气浓度为1%～1.5%。

恩氟烷 每瓶20mL,250mL。吸入给药,全身麻醉诱导用吸入气浓度为2%～2.5%,全身麻醉维持用吸入气浓度为1.5%～2%。

氧化亚氮 钢瓶装,液化气体。与氧混合后吸入给药,全身麻醉诱导用吸入气体浓度为80%,全身麻醉维持用吸入气浓度为50%～70%。

硫喷妥钠 粉针剂:0.5g。用时配成2.5%溶液缓慢静脉注射,1次极量为1g,静脉滴注一日极量为2g。

氯胺酮 注射剂:10mg/mL,50mg/mL。静脉诱导麻醉:1～2mg/kg,维持用量每次0.5mg/kg。小儿基础麻醉:可肌内注射,1次4～8mg/kg。静脉注射极量,每分钟4mg/kg;肌内注射极量1次为13mg/kg。

(张彩艳)

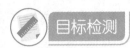

参考答案

一、单项选择题

1. 下列属于常用静脉全身麻醉药的是（　　）。
   A. 丙泊酚 　　　　　　　B. 七氟醚 　　　　　　　C. 氯胺酮
   D. 氨基酮 　　　　　　　E. 地西泮

2. 全身麻醉药物的主要作用是通过抑制（　　）来产生麻醉效果。
   A. 中枢神经系统 　　　　B. 呼吸系统 　　　　　　C. 循环系统
   D. 消化系统 　　　　　　E. 泌尿系统

3. 下列属于常用全身麻醉药物的是（　　）。
   A. 氯胺酮 　　　　　　　B. 艾氟烷 　　　　　　　C. 地西泮
   D. 盐酸阿托品 　　　　　E. 吗啡

4. 在全身麻醉中，用于提高心率和血压的药物通常是（　　）。
   A. β受体拮抗剂 　　　　B. 钙通道阻滞剂 　　　　C. 乙醚
   D. 甘露醇 　　　　　　　E. 肾上腺素

5. 全身麻醉药物的不良反应中，最常见的是（　　）。
   A. 头痛 　　　　　　　　B. 恶心和呕吐 　　　　　C. 肌肉痉挛
   D. 皮疹 　　　　　　　　E. 腹泻

6. 下列可用于全身麻醉的辅助药物，提高麻醉深度的是（　　）。
   A. 吗啡 　　　　　　　　B. 甘露醇 　　　　　　　C. 地西泮
   D. 氯胺酮 　　　　　　　E. 氟烷

7. 全身麻醉药物的选择应根据患者的（　　）状况进行调整。
   A. 血型 　　　　　　　　B. 身高 　　　　　　　　C. 临床情况
   D. 体征 　　　　　　　　E. 体重

8. 下列不属于全身麻醉药物的是（　　）。
   A. 丙泊酚 　　　　　　　B. 七氟烷 　　　　　　　C. 利多卡因
   D. 氨基酮 　　　　　　　E. 吗啡

二、简答题

1. 全身麻醉药可分为几类？各药有哪些特点？
2. 临床上使用麻醉药时为何常采用复合麻醉？常用的复合麻醉有哪几种？

笔记

项目一 镇静催眠药

课件　镇静催眠药

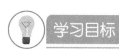

素质目标:具有崇高的职业理想和敬业的职业精神。

知识目标:掌握苯二氮䓬类药物药理作用、临床应用、不良反应。熟悉巴比妥类药的作用特点、临床应用、不良反应和中毒的解救措施。了解其他镇静催眠药的作用特点和临床应用。

能力目标:能正确使用镇静催眠药,监测其不良反应并进行正确的处理;能进行药物应用的正确指导。

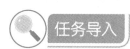

王某,女,30 岁。24 小时便利店工作人员,工作 6 年余,其间经常倒换白班和夜班,加之睡前空闲时间经常且长时间看手机,以致常处于无法快速入睡、多梦、睡眠时间较短、精神萎靡的状态。到医院就诊,医生除了为其进行健康习惯指导外,为其开具镇静催眠药物地西泮进行调整。

请分析思考:

1. 为什么地西泮可以解决王某的睡眠问题?

2. 镇静催眠药有哪些类? 请列举各自的代表药。

问题解析

镇静催眠药(sedatives and hypnotics)是一类抑制中枢神经系统,能引起镇静和近似生理性睡眠的药物。此类药物因剂量不同而产生不同的药理作用。小剂量时呈现镇静作用,较大剂量则产生催眠作用,大剂量可呈现抗惊厥的作用,超大剂量可导致呼吸中枢麻痹而致患者死亡。常用的镇静催眠药包括苯二氮䓬类、巴比妥类及其他类。

知识链接

带你认识
精神药品

生理睡眠周期

睡眠对人类是非常重要的,人一生中有 1/3 的时间在睡眠中度过。正常生理睡眠可分为非快动眼睡眠(non - rapid - eye movement sleep,NREMS)和快动眼睡眠(rapid - eye movement sleep,REM)。NREM 与 REM 交替出现,交替 1 次称为一个睡眠周期,两种循环往复,每夜通常有 4 或 5 个睡眠周期,每个周期 90 ~ 110 分钟。人类不同年龄的睡眠时间是不同的,婴儿的睡眠时间为 20 ~ 24 小时,幼儿需要 9 ~ 12 小时,学童需要 9 ~ 10 小时,成人需要 7 ~ 9 小时,老年人需要 6 ~ 8 小时,80 岁以上的老年人需要 9 ~ 10 小时。非快动眼睡眠有利于机体的发育和疲劳的消除,快动眼睡眠有利于大脑发育和精力的恢复。

笔记

实验视频

任务一 苯二氮䓬类

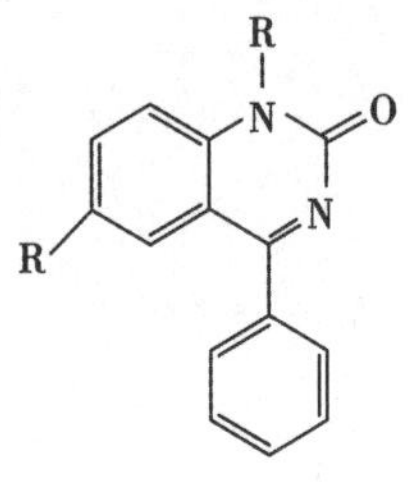

苯二氮䓬类(benzodiazepines,BZ)是临床常用的一类具有抗焦虑、镇静、催眠、中枢抑制等作用的药物,它们的基本结构为1,4-苯二氮䓬(图4-1-1),其侧链的化学基团不同,所以诞生了一系列的苯二氮䓬类药物。根据药物半衰期不同,将苯二氮䓬类药物分为长效、中效和短效三类(表4-1-1)。

图4-1-1 苯二氮䓬类结构图

表4-1-1 常用苯二氮䓬类药物

作用时间	药物	作用和临床应用	不良反应
长效类 (24~72小时)	地西泮 (diazepam)	抗焦虑、镇静催眠、抗惊厥、抗癫痫、中枢性肌肉松弛作用	头晕、嗜睡、乏力等。肝、肾功能不全者及孕妇哺乳期妇女禁用
	氟西泮 (fluraze pam)	催眠作用较强,用于各种失眠	嗜睡、头晕、共济失调等。肝、肾功能不全者及孕妇慎用,15岁以下儿童禁用
中效类 (10~20小时)	氯氮䓬 (chlordiazepoxide)	具有抗焦虑、镇静、催眠、肌肉松弛作用,用于焦虑和失眠	嗜睡、便秘等,长期服用有耐受性和成瘾性。老年人慎用,孕妇及哺乳期妇女禁用
	硝西泮 (nitrazepam,硝基安定)	催眠、抗癫痫作用强,用于各种失眠和癫痫	嗜睡、头晕、共济失调等。服药期间禁酒,重症肌无力患者禁用
	奥沙西泮 (oxazepam)	抗焦虑、抗惊厥作用较强,催眠较弱,用于神经官能症、癫痫和失眠	偶有恶心、头晕。肝、肾功能不全者慎用
	劳拉西泮(lorazepam)	有抗焦虑、镇静、催眠作用,用于焦虑或失眠	常见嗜睡、头晕、共济失调等,注射给药局部发红、疼痛、烧灼感
	氯硝西泮 (clonazepam,氯硝安定)	抗惊厥、抗癫痫作用强,用于各型癫痫,也可用于舞蹈症、药物引起的多动症及慢性多发性抽搐	常见嗜睡、共济失调、行为异常,有时可见焦虑、抑郁、头昏、乏力等。肝、肾功能不全者慎用,青光眼禁用
	艾司唑仑 (estazolam,舒乐安定)	镇静、催眠作用较硝西泮强,用于焦虑、失眠、紧张、恐惧、麻醉前给药,也可用于癫痫大发作、小发作	偶见嗜睡、乏力,1~2小时可自行消失
	阿普唑仑(alprazolam)	镇静、催眠和抗焦虑作用较地西泮强,用于焦虑、抑郁、恐惧、顽固性失眠及癫痫大发作和小发作	嗜睡、头痛、乏力、心悸、恶心等。孕妇、哺乳期妇女禁用
短效类 (3~8小时)	三唑仑 (triazolam)	镇静、催眠、肌肉松弛作用快而强但维持时间短,用于焦虑、失眠及精神紧张等	嗜睡、乏力、头昏、记忆障碍等。孕妇、哺乳期妇女、青光眼及重症肌无力患者禁用

☞**考点提示**:苯二氮䓬类药物的临床应用。

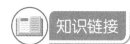

世界睡眠日

睡眠是人体的一种主动过程,可以恢复精神和解除疲劳。充足的睡眠、均衡的饮食和适当的运动是国际社会公认的三项健康标准。为唤起全民对睡眠重要性的认识,2001 年,国际精神卫生和神经科学基金会主办的全球睡眠和健康计划发起了一项全球性的活动,此项活动的重点在于引起人们对睡眠重要性和睡眠质量的关注。2003 年,中国睡眠研究会把"世界睡眠日(每年的 3 月 21 日)"正式引入中国,2008 年发布中国主题,2023 年世界睡眠日的中国主题是"良好睡眠,健康之源"。

一、苯二氮䓬受体激动剂

地西泮

地西泮,又名安定,为苯二氮䓬类的代表药物,是目前临床常用的镇静催眠及抗焦虑药。

【体内过程】 本药口服吸收良好,经 0.5 ~ 1.5 小时达峰浓度。肌内注射吸收慢且不规则,静脉注射可迅速发挥作用。药物可通过血脑屏障和胎盘屏障。经肝代谢,代谢产物去甲地西泮和奥沙西泮仍具药理活性,最终与葡萄糖醛酸结合,经肾脏排泄,少量可经过乳汁分泌,致乳儿嗜睡、倦怠。

【药理作用和临床应用】 本药的药理作用和临床应用如下。

1. 抗焦虑 作用部位在大脑边缘系统,小剂量即能显著改善患者的紧张、忧虑、烦躁、激动和恐惧等症状。对各种原因引起的焦虑状态也有显著疗效,是焦虑症的首选药。

2. 镇静催眠 本药在常用剂量时产生镇静催眠作用,可缩短睡眠诱导时间,延长睡眠持续时间,减少觉醒次数,产生近似生理性睡眠;可消除患者术中不良刺激的记忆,减少麻醉药的用量。也可用于心脏电击复律或内窥镜检查前给药;还可减少夜惊和梦游症的发生。对快动眼睡眠(REMS)时相影响较小,醒后无明显后遗效应。依赖性和戒断症状较巴比妥类轻,对呼吸、循环系统的影响较小。加大剂量不引起全身麻醉,安全范围大。常用于各种失眠,尤其对焦虑性失眠疗效好。

3. 抗惊厥和抗癫痫 有较强的抗惊厥和抗癫痫作用。临床用于防治破伤风、子痫、小儿高热惊厥及某些药物中毒引起的惊厥。静脉注射地西泮是治疗癫痫持续状态的首选药物。

4. 中枢性肌肉松弛 具有较强的缓解骨骼肌痉挛作用,但不影响机体的正常活动。临床上可用于脑血管意外或脊髓损伤等引起的中枢性肌强直及缓解腰肌劳损、局部关节病变或内镜检查等所致的肌肉痉挛。

【不良反应】 本药的不良反应主要表现为以下几方面。

1. 后遗效应 治疗量连续用药可出现嗜睡、头晕、乏力等,大剂量偶见共济失调、语言不清等,还可影响技巧动作和驾驶安全。中毒量可致昏迷和呼吸抑制。

2. 耐受性和依赖性 长期使用可产生耐受性和依赖性,突然停药可出现失眠、焦虑、兴奋、震颤等戒断症状,甚至惊厥。

3. 急性中毒 口服过量和静脉注射过快,可抑制呼吸和循环,严重者发生呼吸、心脏停搏。因此静脉注射给药应缓慢,每分钟不宜超过 5mg。解救措施:立即洗胃对症处理,给予特效拮抗药氟马西尼(flumazenil),氟马西尼能有效催醒患者,并改善中毒所致的呼吸、循环抑制。

4. 其他 妊娠期前 3 个月应用,可致胎儿畸形。可致新生儿肌无力、低血压、呼吸抑制。孕妇、哺乳期妇女禁用。青光眼、重症肌无力患者禁用。偶见语言不清、视物模糊、肌肉震颤、胃肠不适,极少数可引起皮疹、白细胞减少和肝功能异常,故老年人、小儿以及肝、肾、呼吸功能不全者慎用。

☞**考点提示**:苯二氮䓬类药物中毒的解救。

二、苯二氮䓬受体拮抗药

氟马西尼

氟马西尼,又名安易醒,为人工合成的苯二氮䓬受体拮抗剂,能竞争性拮抗苯二氮䓬类药物的多种作用,但对巴比妥类和其他中枢抑制药过量引起的中枢抑制无对抗作用。临床主要用于苯二氮䓬类药物过量引起的深度中枢抑制,用药后能有效地催醒患者,改善中毒时的呼吸和循环抑制。有癫痫病史者使用本药后可诱发癫痫;长期用苯二氮䓬药物的患者,用氟马西尼可诱发戒断症状,应予以注意。

任务二 巴比妥类

巴比妥类药物是临床较早用于镇静催眠的一类药物,是巴比妥酸的衍生物,具有丙二酰脲的基本结构(图4-1-2),现已被苯二氮䓬类取代,根据作用时间长短分为4类,见表4-1-2。

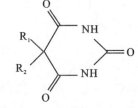

图4-1-2 巴比妥类结构图

表4-1-2 巴比妥类药物药动学特点及临床应用比较

分类	药名	脂溶性	显效时间(小时)	作用持续时间(小时)	消除方式	临床应用
长效类	苯巴比妥(phenobarbital)	低	0.5~1	6~8	主要经肾脏排泄,部分经肝代谢	抗惊厥、抗癫痫
中效类	异戊巴比妥(amobarbital)	稍高	0.25~0.5	3~6	主要经肝代谢	镇静、催眠
短效类	司可巴比妥(secobarbital)	较高	0.25	2~3	主要经肝代谢	抗惊厥、镇静、催眠
超短效类	硫喷妥钠(sodiumthiopental)	最高	立即(静脉注射)	0.25	肝代谢	静脉麻醉

素质拓展

恪尽职守,托举生命
——鉴于部分悲观、抑郁老人蓄药自杀现象

小王是老年病科一位优秀的护士,不但工作认真负责,而且对待老年病人充满耐心、爱心、细心。最近,她管理了一位89岁的老人。该人全身多器官功能衰退,饮食起居等都需要他人帮助,但儿女由于各自家事繁多,对老人照顾不周,导致老人情绪很是低落。不久之后,老人向医生自述睡眠不好,要求开取安眠药。医生考虑睡眠不佳会降低老人的免疫力,所以按日给予口服艾司唑仑,每晚1片。但老人精神状态依旧很差,小王很是着急。

一天,小王在整理老人的枕头时,竟然发现枕套里面积存了大量的艾司唑仑,并将此事立即上报,同时与老人进行心理疏导,缓解其悲观心理状态。由于小王护理工作的细心,避免了危险的发生,这一工作细节决定"生死"。因此,我们在对待工作时应认真,全心全意为病人服务,这也是医护工作者的职业精神所在。

【体内过程】 巴比妥类口服或肌内注射均易吸收且迅速分布全身。其中硫喷妥钠脂溶性最强，易通过血脑屏障，静脉注射后立即生效，但因可迅速进入脑组织又再分布至脂肪组织，故维持作用时间仅15分钟左右。该类药物主要在肝脏代谢，经肾脏排泄。苯巴比妥在碱化尿液和血液的情况下可促进其排泄，所以静脉滴注碱性药物常作为苯巴比妥中毒解救的重要措施。

【药理作用和临床应用】 巴比妥类药物对中枢神经系统具有普遍性抑制作用，随着剂量的增加，其抑制作用也由弱到强，可依次表现为镇静、催眠、抗惊厥、抗癫痫和麻醉作用，过量则麻痹延髓呼吸中枢和心血管运动中枢而致机体死亡。

1. 镇静、催眠 本类药物小剂量可引起安静、缓解焦虑、烦躁不安的状态；中等剂量可催眠，即缩短入睡时间，减少觉醒次数和延长睡眠时间。

巴比妥类药物可缩短REMS，引起非生理性睡眠。久用停药后REMS时相可"反跳性"地显著延长，伴有多梦、睡眠障碍，迫使患者不愿停药。巴比妥类作为催眠药应用时易产生耐受性和依赖性；诱导肝药酶的活性，影响其他药物的代谢；不良反应较多，过量可产生严重毒性。目前临床已很少用于镇静催眠，基本被苯二氮䓬类药物取代。

2. 抗惊厥 该类药物具有很强的抗惊厥作用，临床用于防治破伤风、子痫、小儿高热惊厥及某些药物中毒引起的惊厥。

3. 抗癫痫 苯巴比妥钠是治疗癫痫大发作的首选药物，并可用于单纯局限性发作、癫痫持续状态的治疗。

4. 麻醉和麻醉前给药 硫喷妥钠可用于静脉麻醉，诱导麻醉和基础麻醉；长效及中效巴比妥类可作为麻醉前给药，消除患者手术前紧张情绪。

5. 增强中枢抑制药作用 常与解热镇痛药合用，使后者的镇痛作用增强。

【不良反应】 本药的不良反应主要表现为以下几方面。

1. 后遗效应 服用催眠剂量的巴比妥类药物，次日清晨可出现头晕、困倦、嗜睡、精神不振及定向障碍等，亦称"宿醉"，驾驶员、高空作业人员等禁用。

2. 耐受性和依赖性 短期内连续用巴比妥类药物可产生耐受性，其原因可能与神经组织对巴比妥类药物产生适应性及其诱导肝药酶，加速自身代谢有关。长期连续用药可使患者对药物产生精神依赖性和身体依赖性。形成身体依赖性后，一旦停药，可出现严重的戒断症状，表现为兴奋、失眠、焦虑、震颤、肌肉痉挛甚至惊厥。

3. 过敏反应 少数患者用药后可引起荨麻疹、血管神经性水肿、多形性红斑、药物热等过敏反应，偶可引起剥脱性皮炎。

4. 急性中毒及解救 此类药物剂量过大或静脉注射速度过快，可引起急性中毒，主要表现为昏迷、呼吸抑制、血压下降、反射消失等，深度呼吸抑制是急性中毒死亡的主要原因。急性中毒解救措施主要有：①排除毒物。口服本药未超过3小时者，可用0.9%氯化钠溶液或1:2000高锰酸钾溶液洗胃，然后用10~15g硫酸钠导泻（禁用硫酸镁），静脉滴注碳酸氢钠或乳酸钠碱化血液和尿液，促进药物从中枢向血液转移，减少药物在肾小管的重吸收，以加速药物排泄。应用利尿药或甘露醇促进药物排出。②支持和对症治疗。保持呼吸道通畅，给氧或进行人工呼吸，必要时行气管切开或气管插管，也可给予中枢兴奋药和升压药，维持呼吸和循环功能。严重中毒病例可采用透析疗法。

> **记忆口诀**
>
> 镇静催眠巴比妥，苯二氮䓬类安定；
> 抗惊抗癫抗焦虑，中枢肌松地西泮；
> 剂量不同效有异，静脉麻醉硫喷妥。
> 过量中毒急抢救，洗胃补液又给氧；
> 氟马尼特救安定，碱化液救巴比妥。

5. 其他 严重肺功能不全、支气管哮喘、颅脑损伤所致呼吸抑制禁用，孕妇、哺乳期妇女、低血压及心、肝、肾功能不全者慎用。

👉**考点提示**：巴比妥类药物的中毒解救。

任务三　其他类

水合氯醛

水合氯醛(choloral hydrate)口服或直肠给药均吸收迅速,用药后约15分钟起效,催眠作用可维持6～8小时,不缩短REMS,醒后无后遗效应。临床用于其他催眠药效果不佳和顽固性失眠患者;大剂量可用于破伤风、子痫、小儿高热及中枢兴奋药中毒所致的惊厥,但也可抑制心脏收缩,损害肝、肾且肝、肾降低功能。

本药对胃肠道有较强刺激性,易引起恶心、呕吐及上腹不适,甚至加重溃疡,临床常稀释为10%溶液后口服,也可直肠给药。口服4～5g可引起急性中毒,久用可产生耐受性和依赖性,戒断症状严重,避免滥用。胃炎、消化性溃疡、严重心、肝、肾功能不全者慎用或禁用。

扎来普隆

扎来普隆(zaleplon)为吡唑嘧啶类镇静催眠药,其能缩短入睡时间,具有半衰期短、后遗效应轻等特点。其口服吸收迅速且完全,1小时左右达到血浆峰浓度,绝对生物利用度约为30%,有明显的首过效应。扎来普隆首先是被肝脏代谢,接着进行全身代谢。主要以代谢产物的形式通过肾脏排泄,少部分以原形排出,少量于乳汁中代谢。哺乳期妇女及将要或已经怀孕妇女禁用,18岁以下儿童禁用。临床上主要用于镇静催眠、肌肉松弛、抗焦虑和抗惊厥。

制剂和用法

地西泮　片剂:2.5mg,5mg。抗焦虑、镇静:2.5～5mg,一日3次。治疗失眠:1次5～10mg,睡前服。注射液:10mg/2mL。用于癫痫持续状态,10～20mg,缓慢静脉注射。

氟西泮　胶囊:15mg,30mg。催眠:1次15～30mg,睡前服。

氯氮䓬　片剂:5mg,10mg。抗焦虑、镇静:1次5～10mg,一日3次。催眠:1次10～20mg睡前服。

硝西泮　片剂:5mg。催眠:1次5～10mg,睡前服。抗癫痫:1次5mg,一日3次。

奥沙西泮　片剂:15mg。抗焦虑:1次15～30mg。一日3次。

阿普唑仑　片剂:0.4mg。抗焦虑:1次0.4mg,一日3次。催眠:1次0.4～0.8mg,睡前服。

三唑仑　片剂:0.125mg,0.25mg。催眠:1次0.25～0.5mg,睡前服。

艾司唑仑　片剂:1mg,2mg。镇静:1次1mg,一日3次。催眠:1次1～2mg,睡前服。

苯巴比妥　片剂:15mg,30mg,100mg。镇静、抗癫痫:1次15～30mg,一日3次。

苯巴比妥　注射剂:50mg,100mg,200mg。抗惊厥:1次100～200mg,肌内注射。治疗癫痫持续状态:200～300mg,缓慢静脉注射。

异戊巴比妥钠　注射剂:0.1g,0.25g。抗惊厥:1次0.1～0.25g,肌内注射或缓慢静脉注射。

司可巴比妥　胶囊:0.1g。催眠:0.1～0.2g,睡前服。

（李东芳）

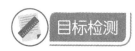

参考答案

一、单项选择题

1. 下列关于地西泮的描述,不正确的是( )。
   - A. 小于镇静剂量即有抗焦虑作用
   - B. 大剂量引起麻醉
   - C. 久用可产生耐受性依赖性
   - D. 口服吸收良好
   - E. 对夜惊和夜游症有效

2. 地西泮不具有的不良反应是( )。
   - A. 嗜睡、乏力
   - B. 共济失调
   - C. 中枢麻醉
   - D. 头晕
   - E. 呼吸抑制

3. 地西泮临床不用于( )。
   - A. 焦虑症
   - B. 诱导麻醉
   - C. 小儿高热惊厥
   - D. 麻醉前用药
   - E. 脊髓损伤引起肌肉强直

4. 地西的体内过程特点是( )。
   - A. 其代谢物仍具有药理活性
   - B. 其代谢产物半衰期很短
   - C. 肌内注射吸收较口服快而完全
   - D. 老年患者半衰期很短
   - E. 不透过胎盘屏障

5. 常用苯二氮䓬类药物中起效快、作用强而短的是( )。
   - A. 地西泮
   - B. 艾司唑仑
   - C. 三唑仑
   - D. 奥沙西泮
   - E. 劳拉西泮

6. 苯二氮䓬类中毒的特异解毒药是( )。
   - A. 尼可刹米
   - B. 纳洛酮
   - C. 氟马西尼
   - D. 钙剂
   - E. 美解眠

7. 使用苯巴比妥过量导致中毒,为了促使其快速排泄,应( )。
   - A. 碱化尿液,使解离度增大,增加肾小管再吸收
   - B. 碱化尿液,使解离度减小,增加肾小管再吸收
   - C. 碱化尿液,使解离度增大,减少肾小管再吸收
   - D. 酸化尿液,使解离度增大,减少肾小管再吸收
   - E. 以上均不对

8. 下列巴比妥类药物中,起效最快、维持最短的药物是( )。
   - A. 苯巴比妥
   - B. 司可巴比妥
   - C. 硫喷妥钠
   - D. 巴比妥
   - E. 戊巴比妥

9. 巴比妥类禁用于( )。
   - A. 高血压患者精神紧张
   - B. 甲亢患者兴奋失眠
   - C. 肺功能不全患者烦躁不安
   - D. 手术前患者恐惧心理
   - E. 神经症性失眠

10. 下列关于水合氯醛的叙述,不正确的是( )。
    - A. 口服易吸收
    - B. 停药不易发生反跳现象
    - C. 用于顽固性失眠
    - D. 不宜用于胃溃疡患者
    - E. 不能对抗惊厥

二、简答题

1. 简述苯巴比妥急性中毒的表现及解救措施。
2. 简述苯二氮䓬类与巴比妥类药物催眠作用的异同。

项目二 抗癫痫药和抗惊厥药

 学习目标

课件

素质目标:对患者具有同理心,具有细心、严谨的工作态度以及高度的责任心,树立敬佑生命、救死扶伤的医者精神。

知识目标:掌握不同类型抗癫痫药物和抗惊厥药硫酸镁的作用特点、临床应用、不良反应以及各类癫痫的首选药物。熟悉其他常用药物的作用特点和临床应用。了解癫痫的分型。

能力目标:能够根据抗癫痫药物的作用特点为不同类型的癫痫患者选择合适的药物;指导患者正确使用抗癫痫药和抗惊厥药,并交代用药注意事项。

 任务导入

陈某,女,21岁,学生。在宿舍内和同学发生争吵,突然跌倒,意识丧失,口吐白沫,全身肌肉强直-阵挛性抽搐,持续数分钟,有既往史。经检查,诊断为癫痫强直-阵挛性发作(大发作)。

请分析思考:

1. 该患者所患癫痫类型可选用什么药物治疗?

2. 长期服用会产生哪些不良反应?

问题解析

任务一 抗癫痫药

癫痫(epilepsy)是由多种病因所致大脑局部神经元异常高频放电并向周围正常组织扩散引起的大脑功能短暂失调综合征。癫痫发作具有突发性、短暂性和反复性的特点,通常为刻板性的中枢神经系统功能失常为特征。临床主要表现为运动、感觉或精神异常,并伴有异常脑电图。1981年,国际抗癫痫联盟根据临床和脑电图特点将癫痫分为部分性发作、全身性发作两类,见表4-2-1。

癫痫的现状及
相关问题的解答

表4-2-1 癫痫发作的临床分型

发作类型		临床发作特征
部分性发作	单纯部分性发作(局限性发作)	一侧肢体或某肌群痉挛、抽搐、特定部位感觉异常,但无意识障碍
	复杂部分性发作(精神运动性发作)	发作时常伴有无意识的活动,如唇抽动、摇头等,有意识障碍
全身性发作	强直-阵挛性发作(大发作)	多见于成人,突然意识丧失伴有剧烈的全身强直性痉挛,后转为阵挛性抽搐,通常持续几分到几十分钟

续表

发作类型		临床发作特征
全身性发作	失神性发作（小发作）	多见于儿童，表现为短暂的意识丧失，动作和语言中断，持续时间相对较短，只持续十几秒到几分钟
	肌阵挛性发作	部分肌群短暂休克样抽动
	癫痫持续状态	通常指大发作持续状态，大发作持续发作，间歇期甚短或无，持续昏迷

一、常用抗癫痫药

抗癫痫药是一类抑制大脑病灶区神经元异常放电或阻止异常放电向正常组织扩散，从而控制癫痫发作的药物。临床上常用的抗癫痫药物（anti - epileptic drugs，AEDs）既包括传统抗癫痫药，也包括近20年来国内外陆续研发上市的新型抗癫痫药。根据药物的开发历史和临床应用情况，将抗癫痫药分为三代（表4-2-2）。传统 AEDs，也称为第一代 AEDs，是指20世纪80年代之前出现并应用于临床的 AEDs，包括苯巴比妥、苯妥英钠、卡马西平、丙戊酸钠、氯硝西泮、乙琥胺、扑米酮等。80年代之后出现的即为新型 AEDs，其中在20世纪80年代至90年代陆续上市的为第二代 AEDs，与第一代药物相比副作用更少，对某些类型的癫痫更为有效，主要包括拉莫三嗪、托吡酯、奥卡西平等。在21世纪初开始进入市场的属于第三代 AEDs，如吡仑帕奈、拉考沙胺等，以耐受性更佳、不良反应更轻、药代动力学更优、药物之间的相互作用更少等优势获得极大关注。但是同样也因价格昂贵、部分药物仍然有一些副作用、长期使用存在不确定性而限制了一些患者的使用。

表4-2-2 抗癫痫药物分类

药物分类	药物名称
第一代抗癫痫药物	苯巴比妥、苯二氮䓬类、苯妥英钠、丙戊酸钠、卡马西平等
第二代抗癫痫药物	氨己烯酸、奥卡西平、左乙拉西坦、加巴喷丁、拉莫三嗪、普瑞巴林、托吡酯、唑尼沙胺等
第三代抗癫痫药物	吡仑帕奈、拉考沙胺等

苯妥英钠

苯妥英钠（phenytoin sodium），又名大仑丁。本药呈碱性（pH 值为10.4），刺激性大，故不宜肌内注射，宜饭后吞服。口服吸收缓慢且不规则，每日给药0.3~0.6g，连续服药需6~10天才能达到有效血药浓度（10~20μg/mL）。苯妥英钠血药浓度个体差异较大，且不同厂家制剂的生物利用度差别很大，应用时要注意剂量个体化。由于其疗效高、价格低廉，故迄今为止仍作为一线 AED 在临床上广泛应用。

【临床应用】 本药主要用于抗癫痫、抗外周神经痛和抗心律失常。

1. 癫痫 本药为治疗强直－阵挛性发作和单纯性局限性发作的首选药物，具有疗效高、无催眠作用等优点。对复杂部分性发作有效，对失神性发作和肌阵挛性发作无效，有时甚至可以致病情恶化，故禁用。

2. 外周神经痛 可缓解三叉神经痛，并减少发作次数。对舌咽神经痛、坐骨神经痛也有一定疗效，目前该作用已被卡马西平所取代。

3. 心律失常 用于治疗强心苷类药物中毒引起的快速型室性心律失常。

考点提示： 苯妥英钠是治疗强直－阵挛性发作和单纯性局限性发作的首选药物。

【不良反应】 本药的不良反应主要表现为以下几方面。

1. 局部刺激 本药碱性强，刺激性大，口服可引起恶心、食欲减退、上腹部疼痛等胃肠道刺激症状，饭后服用可以减轻。肌内注射局部刺激性大，且吸收差，故不宜做肌内注射。静脉注射可致静脉炎。

2. 齿龈增生 长期使用可出现齿龈增生，多见于青少年，发生率约为20%。此反应与部分药物随唾液排出，刺激胶原组织增生有关。经常按摩齿龈可以减轻，一般停药3～6个月后可自行恢复。

3. 神经系统反应 用药过量、过久，致使血药浓度超过 $20\mu g/mL$ 时，可出现眼球震颤、眩晕、复视、共济失调等小脑功能障碍；血药浓度超过 $40\mu g/mL$ 时，则可见谵妄、幻觉等精神症状；当达到 $50\mu g/mL$ 以上时，可导致昏迷。因此，在使用本药时应最好做血药浓度监测，以便掌握和控制血药浓度。

4. 血液系统反应 长期应用可致叶酸缺乏，发生全血细胞减少和巨幼细胞贫血，此时可用甲酰四氢叶酸和维生素 B_{12} 治疗。

5. 过敏反应 常见过敏反应有皮疹、粒细胞减少、血小板减少、再生障碍性贫血等，偶见过敏性肝损害，因此，用药期间定期检查血常规和肝功能，如有异常，应及时停药。

6. 其他 苯妥英钠能诱导肝药酶，加速维生素 D 的代谢。儿童患者易引起佝偻病，成年患者出现软骨病，可服用维生素 D 预防。静脉注射过快时，可引起心律失常、心脏抑制和血压下降。妊娠早期用药偶致畸胎，孕妇慎用。久用突然停药，可使癫痫加重，甚至诱发癫痫持续状态。

苯巴妥

苯巴妥（phenobarbital），又名鲁米那。

【药理作用】 本药既能降低病灶细胞的兴奋性，抑制病灶神经元的异常放电，又能提高病灶周围正常细胞的兴奋阈值，抑制异常放电的扩散，从而发挥抗癫痫作用。

【临床应用】 临床主要用于强直－阵挛性发作及癫痫持续状态，也可用于单纯性局限性发作及复杂部分性发作，但对失神性发作及肌阵挛性发作疗效差。由于其起效快、毒性低、价格低廉，因此临床常用。但因对中枢抑制作用明显，较少作为首选药。

【不良反应】 本药的不良反应主要表现为以下几方面。

（1）常见镇静、嗜睡、精神萎靡、眩晕和共济失调等，用药初期较明显。

（2）偶致巨幼细胞贫血、白细胞和血小板减少。

卡马西平

卡马西平（carbamazepine），又名酰胺咪嗪、痛惊宁。口服吸收缓慢且不规则，服药后 4～8 小时血药浓度达高峰，血浆蛋白结合率约为76%，在肝内代谢，其代谢物仍具有抗癫痫作用。用药初期该药的 $t_{1/2}$ 平均约为 36 小时（25～65 小时），长期服药，因其对肝药酶的诱导作用，可加速自身代谢，$t_{1/2}$ 降为 8～29 小时，平均 12～17 小时。本药72% 经肾脏排出，28% 随粪便排出。

【药理作用和临床应用】 本药的药理作用和临床应用如下。

1. 抗癫痫 对精神运动性发作有良好疗效，对强直－阵挛性发作和单纯性局限性发作也有效，但对失神性发作及肌阵挛性发作疗效差。

2. 抗外周神经痛 可用于治疗三叉神经痛、舌咽神经痛、多发性硬化、糖尿病性周围性神经痛及疱疹后神经痛。对三叉神经痛、舌咽神经痛疗效较苯妥英钠好，亦可作为三叉神经痛缓解后的长期预防性用药。

3. 抗躁狂、抑郁　本药有较强的抗躁狂、抗抑郁作用,用于对锂盐无效的躁狂、抑郁症,也可改善或消除精神分裂症患者躁狂、妄想症状。

4. 抗心律失常　能对抗由地高辛中毒所致的心律失常,能完全或基本恢复正常心律。

5. 抗神经源性尿崩症　可通过促进抗利尿激素的分泌治疗尿崩症。

【不良反应】　常见的不良反应为视物模糊、复视、眼球震颤等中枢神经系统反应,以及恶心、乏力、呕吐、头昏等,多发生在用药后 1~2 周。少见皮疹、荨麻疹、瘙痒、儿童行为障碍、肝功能异常、胆汁淤积、肝细胞性黄疸及甲状腺功能减退等;罕见粒细胞减少和骨髓抑制、心律失常、过敏性肝炎、肝衰竭、急性肾衰竭及全身多器官发生超敏反应等。

丙戊酸钠

丙戊酸钠(sodium valproate)为广谱抗癫痫药,口服吸收良好,1~4 小时血药浓度达高峰,连续用药 2~4 天可达稳态血药浓度,$t_{1/2}$ 约为 15 小时。

【药理作用和临床应用】　本药临床对各型癫痫都有效,对强直 - 阵挛性癫痫疗效不及苯妥英钠和苯巴比妥,若患者对后两者无效时,丙戊酸钠仍有效;对失神性发作疗效优于乙琥胺,但因其有肝毒性,故不作首选药;对精神运动性发作疗效与卡马西平相似;也可用于其他药物未能控制的顽固性癫痫。

【不良反应】　常见食欲不振、恶心、呕吐等胃肠道反应,中枢神经系统反应有嗜睡、乏力、注意力不集中、震颤及共济失调等。约 25% 患者服药数日后出现肝功能异常,故在用药初期应定期检查肝功能。

乙琥胺

乙琥胺(ethosuximide)主要用于失神性发作,其疗效虽不如氯硝西泮,但副作用及耐受性产生的较少,故常作为防治小发作的首选药,但对其他类型癫痫无效。常见不良反应有胃肠道反应、嗜睡、眩晕等,偶见粒细胞缺乏、血小板减少等。

氯硝西泮

氯硝西泮(clonazepam)属于苯二氮䓬类药物,通过加速神经细胞的 Cl^- 内流,使细胞膜超极化,使神经细胞兴奋性降低。同时,对谷氨酸脱羧酶有一定作用,因而具有广谱的抗癫痫作用。对各型癫痫均有效,尤其对癫痫小发作和肌阵挛性发作疗效较佳。静脉注射可治疗癫痫持续状态。

奥卡西平

奥卡西平(oxcarbazepine)是卡马西平的结构衍生物,其疗效类似于卡马西平,但安全性及耐受性更佳,可作为卡马西平的替代药物用于临床,主要通过阻断 Na^+ 通道,抑制高频重复神经元放电来预防癫痫发作。奥卡西平被批准为 4 岁及以上儿童癫痫部分性发作的单药治疗,或作为 2 岁及以上儿童的辅助治疗。常用剂型为口服混悬液,常见不良反应有恶心、呕吐、头晕、头痛、皮疹、嗜睡等。

左乙拉西坦

左乙拉西坦(levetiracetam)是一种吡咯烷酮衍生物,为广谱抗癫痫药。本品为选择性高电压激活钙通道制剂,能与中枢神经的突触囊泡蛋白结合,通过调节神经递质的释放而发挥抗癫痫作用。目前已在我国上市,临床多用于癫痫部分发作和全身强直 - 阵挛性发作以及肌阵挛性发作的治疗。该药在成年人中的不良反应主要包括嗜睡、乏力、眩晕、复视和感染等,在儿童中的不良反应主要包括嗜

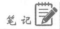

睡、意外伤害、敌意、紧张和虚弱等。

加巴喷丁

加巴喷丁(gabapentin)是人工合成氨基酸,结构与 γ-氨基丁酸(GABA)相似,是目前国外评价最高、用量最多的抗癫痫药物。与传统抗癫痫药联合应用,可以降低癫痫发作频率,主要用于 12 岁以上耐药性癫痫的添加治疗及不能耐受其他药物的局限性发作,对自动症及部分继发全身性发作有显著疗效,对强直-阵挛性发作亦有效,对失神性发作、肌肉阵挛性发作无效。小剂量有镇静作用,并可改善精神运动性功能。还可用于治疗慢性疼痛,是治疗神经病理性疼痛的一线用药。常见不良反应有头晕、嗜睡、恶心、虚弱等,偶见视觉障碍(弱视、复视)、抑郁及情绪化倾向,多在用药早期出现,多数患者可耐受。

拉莫三嗪

拉莫三嗪(lamotrigine)为二氢叶酸还原酶抑制剂,属于广谱抗癫痫药物,作用机制可能为阻滞电压敏感性钠通道,稳定神经元细胞膜和抑制兴奋性神经递质的释放,进而控制癫痫发作次数,对简单/复杂部分性发作、全身强直-阵挛性发作控制较好,且效果可靠。口服给药,其生物利用度可达98%。常见不良反应有头痛、头晕、恶心、呕吐、视物障碍、皮疹等。

托吡酯

托吡酯(topiramate)属于广谱抗癫痫新药之一,口服吸收迅速,易通过血脑屏障。其临床应用广泛,可用于成人和儿童的全面性强直-阵挛性发作和部分性发作的单药或联合治疗,还可用于药物难治性癫痫的添加治疗、青少年肌阵挛性癫痫、癫痫性脑病的治疗。常见不良反应主要为与中枢神经系统相关表现,包括共济失调、意识模糊、注意力受损、记忆力下降、头晕、疲劳等。具有致畸危险,孕妇慎用。

唑尼沙胺

唑尼沙胺(zonisamide)与磺酰胺类药物结构相似,对儿童癫痫部分性和全身性发作,尤其是肌阵挛性发作具有广谱疗效,也可作为成人癫痫部分性发作的添加治疗。不良反应包括嗜睡、共济失调、头晕、恶心、疲劳、激动、烦躁、厌食及体重减轻,偶见严重的皮疹和中毒性表皮坏死。在较高剂量时,会出现反应迟钝和认知困难,因此唑尼沙胺很少作为首选药物,但由于其较长的半衰期,可降低漏服药物的风险。

吡仑帕奈

吡仑帕奈(perampanel)是一种非竞争性谷氨酸拮抗剂,我国 2019 年批准进口该药,临床用于治疗4 岁及以上癫痫患者的局部性发作、全身性发作及 12 岁及以上癫痫患者原发性全身强直-阵挛性发作的辅助治疗。不良反应包括头晕、嗜睡、头痛、疲劳、共济失调和视物模糊等,高剂量可能会发生攻击和敌对行为。具有致畸危险,故妊娠期癫痫患者慎用。

拉考沙胺

拉考沙胺(lacosamide)是通过选择性增加钠通道缓慢失活,减少并阻止产生动作电位的新型AED。于 2018 年在我国上市,剂型有片剂、口服液、注射液,主要用于治疗 4 岁及以上患者的癫痫部分性发作的添加治疗。最常见的不良反应包括头晕、头痛、恶心、呕吐、复视、疲劳和嗜睡等,多为轻中度,与剂量相关,耐受性良好,是一种较为理想的新型 AED。

笔记

二、临床用药原则

1. 药物选择 根据发作类型合理选用抗癫痫药物(表4-2-3)。

表4-2-3 癫痫发作类型及治疗药物选择

发作类型		传统药物	新型药物
部分性发作	单纯部分性发作(局限性发作)	苯妥英钠、卡马西平、苯巴比妥、丙戊酸钠	加巴喷丁、拉莫三嗪、左乙拉西坦、托吡酯等
	复杂部分性发作(精神运动性发作)	卡马西平、苯妥英钠、丙戊酸钠、苯巴比妥	加巴喷丁、拉莫三嗪、左乙拉西坦、托吡酯等
全身性发作	强直-阵挛性发作(大发作)	苯妥英钠、卡马西平、苯巴比妥、扑米酮、丙戊酸钠	托吡酯、拉莫三嗪、奥卡西平、加巴喷丁、左乙拉西坦
	失神性发作(小发作)	乙琥胺、丙戊酸钠、氯硝西泮、扑米酮	拉莫三嗪
	肌阵挛性发作	丙戊酸钠、氯硝西泮	左乙拉西坦、托吡酯
	癫痫持续状态	地西泮、苯巴比妥或巴比妥钠、苯妥英钠	拉莫三嗪、左乙拉西坦

2. 治疗方案个体化 抗癫痫药有效个体剂量差异大,宜从小剂量开始逐渐增加剂量,以控制发作且不引起不良反应为宜。有的药物需经数日才能达到有效稳态血药浓度,增加剂量不宜过急,一般每隔1周调整1次剂量。治疗初期,一般用一种药物,如疗效不佳可联合用药。

3. 换药 更换药物时采取逐渐过渡方式,即在原用药基础上加用新药,从小量开始,逐渐增加剂量至新药发挥疗效时,再将原用药物逐减量至停用。不可突然停药或换药,以免诱发癫痫或导致癫痫持续状态。

4. 长期用药 在癫痫症状完全控制2~3年后方可逐渐减量缓慢停药。强直-阵挛性癫痫一般从减量到停药过程不少于1年,失神性癫痫不少于6个月,有些器质性病因的癫痫则需终身用药。

5. 定期检查 长期用药应注意毒副作用,特别是血象和肝功能。用药期间应定期进行血、尿常规和肝功能检查。

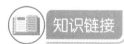

抗癫痫中药
——青阳参

青阳参为萝摩科鹅绒藤属植物青阳参的根,主要分布于我国的云南、贵州、广西、湖南等地区,生于海拔1500~2800m的山坡、溪谷、森林中。青阳参性微温,味甘、微苦,具有益肾强筋、健脾和胃、祛风除湿、解毒、驱虫等药效,民间用其补气益肾、活血散瘀、祛痰止咳,治疗子宫肌瘤、腰背痛、结核、癫痫等疾病。

青阳参发挥抗癫痫作用的有效成分是青阳参总苷,该成分能够有效保护癫痫发作后的脑损伤。研究发现,青阳参根部总苷对大鼠听源性癫痫和点燃效应癫痫有抑制作用,可以延缓听源性癫痫的潜伏期、降低其严重程度,可用于治疗癫痫大发作,且有作用持久、无镇静作用、不良反应少等特点。

青阳参与苯妥英钠或苯巴比妥等抗癫痫药合用,可以治疗顽固性癫痫或难治性癫痫,亦可独用于治疗一般性癫痫。因其不引起嗜睡,甚至可以改善苯妥英钠带来的肝损伤,安全性较好,故有深入开发的优势。

任务二 抗惊厥药

惊厥是不同原因导致中枢神经系统过度兴奋的一种症状,表现为全身骨骼肌强烈的不自主收缩,呈强直性或阵挛性抽搐,常见于小儿高热、破伤风、癫痫大发作、子痫和中枢兴奋药中毒等。常用的抗惊厥药物有巴比妥类、地西泮、水合氯醛等,此外,注射硫酸镁也有抗惊厥作用。

硫酸镁

硫酸镁(magnesium sulfate),又称泻盐,通过注射给药,具有抗惊厥、降低血压作用。由于神经化学传递和骨骼肌收缩均需 Ca^{2+} 参与,而 Mg^{2+} 与 Ca^{2+} 化学性质相似,可竞争性拮抗 Ca^{2+} 的作用,使神经肌肉接头处 ACh 减少,骨骼肌松弛,血管扩张,血压下降。临床主要用于缓解子痫、破伤风等惊厥,也常用于高血压危象的救治。

硫酸镁注射过量时,可引起呼吸抑制、血压骤降和心搏骤停而致死。由于肌腱反射消失是呼吸抑制的先兆,因此用药过程中应经常检查膝腱反射。发生中毒时,应立即进行人工呼吸,并缓慢静脉注射葡萄糖酸钙或氯化钙加以对抗。

制剂和用法

苯妥英钠 片剂:50mg,100mg。抗癫痫:1次50~100mg,一日2或3次。极量:1次300mg,一日600mg。用于三叉神经痛:1次100~200mg,一日2或3次。注射剂:100mg,250mg。用于癫痫持续状态:若患者未用过苯妥英钠,可用150~250mg,加5%葡萄糖注射液20~40mL,6~10分钟缓慢静脉注射,必要时30分钟后再次静脉注射100~150mg,一日总量不超过500mg。

卡马西平 片剂:0.1g,0.2g。胶囊剂:0.2g。一日0.2~0.4g,一日3次。开始剂量:为100mg,一日2次,以后逐渐增到600~900mg/d或8~10mg/(kg·d),分次服用。用于抗癫痫时,剂量可偏大;用于外周神经痛等症时,剂量一般宜小。

乙琥胺 胶囊剂:0.25g。1次0.5g,一日2或3次。5%糖浆剂:1次5~10mL,一日3次;小儿一日5~10mL,分3次服。

丙戊酸钠 片剂:0.1g,0.2g。成人1次0.2~0.4g,一日2或3次;小儿20~30mg/(kg·d),分3次服。

氯硝西泮 片剂:0.5mg,1mg,2mg。成人初始剂量每天1mg,2~4周逐渐增加到每天4~8mg,分3或4次服用。5岁以下小儿初始剂量每天0.25mg;5~12岁小儿每天0.5mg,分3或4次服用,逐渐增加剂量到每天1~3mg(5岁以下)和3~6mg(5~12岁)。注射剂:1mg/mL,2mg/2mL。肌内注射,1次1~2mg,一日2~4mg。静脉注射,用于癫痫持续状态,成人1次1~4mg;小儿一日,1次0.01~0.1mg/kg,注射速度要缓慢。

地西泮 片剂:2.5mg,5mg。抗焦虑、镇静:1次2.5~5mg,一日3次。催眠:1次5~10mg,睡前服。注射剂:10mg/2mL。用于癫痫持续状态:1次5~20mg,缓慢静脉注射,间隔10~15分钟给药1次,最大量可至30mg,注射速度以每分钟不超过5mg为宜。必要时在2~4小时内重复上述给药方案。心脏电复律:每2~3分钟静脉注射5mg,至出现嗜睡、语言含糊或入睡。

硝西泮 片剂:5mg。催眠:1次5~10mg,睡前服。抗癫痫:一日5~15mg,分3次服。极量:一日200mg。

奥沙西泮 片剂:15mg。1次15~30mg,一日3次。

艾司唑仑 片剂:1mg,2mg。催眠:1次1~2mg,睡前服。抗癫痫:1次2~4mg,一日6~12mg。麻醉前给药:1次2~4mg,手术前1小时服。注射剂:2mg/mL。1次2mg,肌内注射。

阿普唑仑 片剂:0.4mg。抗焦虑:1次0.4mg,一日3次,连用4周。催眠:1次0.4~0.8mg,睡前服。抗癫痫:一日0.4~1.6mg,分2或3次服。抗抑郁:一日0.8~1.2mg,最多不超过4mg,分2或3次服。

苯巴比妥 片剂:10mg。镇静:1次15~30mg,一日3次。催眠:1次30~60mg,睡前服。抗癫痫:强直-阵挛性发作从小量开始,一日15~30mg,一日3次,最大剂量1次60mg,1日3次。注射剂:50mg,100mg,200mg。抗惊厥:1次100~200mg,一日1或2次,肌内注射。用于癫痫持续状态:1次100~200mg,缓慢静脉注射。

硫喷妥钠 注射剂:0.5g,1.0g。1 次 4~8mg/kg,临用前配成 2.5% 溶液缓慢静脉注射。抗惊厥:1 次 0.05~0.1g。

水合氯醛 溶液剂:10%。催眠:1 次 5~10mL,睡前服。抗惊厥:1 次 10~20mL,稀释 1~2 倍后灌肠。极量:1 次 2g,一日 4g。

(陈佳洁)

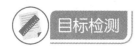

目标检测

参考答案

一、单项选择题

1. 下列药物属于广谱抗癫痫药的是( )。
   A. 地西泮   B. 丙戊酸钠   C. 苯巴比妥
   D. 苯妥英钠   E. 乙琥胺

2. 苯妥英钠对( )类型的癫痫无效。
   A. 癫痫持续状态   B. 大发作   C. 单纯局限性发作
   D. 小发作   E. 精神运动性发作

3. 下列关于苯妥英钠药动学特点的叙述,错误的是( )。
   A. 口服吸收慢而不规则
   B. 连续服用治疗量,需 6~10 天才能达到有效血药浓度
   C. 消除速度与血药浓度有关
   D. 血药浓度大于 20mg/L 可出现轻度毒性反应
   E. 急需时最好采用肌内注射

4. 下列不属于苯妥英钠不良反应的是( )。
   A. 食欲减退等胃肠道症状   B. 共济失调   C. 抑郁症
   D. 眼球震颤   E. 低钙血症

5. 下列不符合抗癫痫药治疗原则的是( )。
   A. 从大剂量开始   B. 单一用药无效者可联合用药   C. 达疗效后继续正规用药
   D. 连续 3 年无发作后可缓慢减量   E. 以小剂量维持后停药

6. 长期应用苯妥英钠应补充( )。
   A. 维生素 A 和维生素 C   B. 维生素 B_{12} 和维生素 D   C. 叶酸和维生素 D
   D. 甲酰四氢叶酸和维生素 D   E. 维生素 C 和甲酰四氢叶酸

7. 抗癫痫持续状态的首选药物是( )。
   A. 硫喷妥钠   B. 苯妥英钠   C. 地西泮
   D. 异戊巴比妥   E. 水合氯醛

8. 不具有抗癫痫作用的药物是( )。
   A. 地西泮   B. 硫酸镁   C. 苯妥英钠
   D. 丙戊酸钠   E. 卡马西平

9. 易致青少年齿龈增生的药物是( )。
   A. 苯妥英钠   B. 乙琥胺   C. 普鲁卡因胺
   D. 苯巴比妥   E. 地西泮

10. 能有效治疗癫痫大发作又无镇静催眠作用的首选药物是( )。
    A. 地西泮   B. 苯妥英钠   C. 苯巴比妥
    D. 乙琥胺   E. 扑米酮

二、简答题

1. 治疗癫痫大发作、小发作以及癫痫持续状态的代表性药物分别是哪些?

2. 硫酸镁的临床应用有哪些?

项目三 抗帕金森病药和治疗阿尔茨海默病药

课件

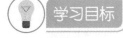

素质目标:具有细心、严谨的工作态度以及高度的责任心,树立敬佑生命、救死扶伤的医者精神。

知识目标:掌握左旋多巴的药理作用、临床应用及不良反应。熟悉卡比多巴、他克林的药理作用、临床应用及不良反应。了解其他抗帕金森病药和治疗阿尔茨海默病药的作用特点。

能力目标:学会观察抗帕金森病药和治疗阿尔茨海默病药的疗效和不良反应,正确指导患者合理用药。

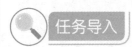

张某,男,68岁,某化工厂退休职工。早年工作中长期接触化工原料,几年前出现两侧上肢不由自主地抖动,近期出现反应迟钝,动作缓慢,脸部表情越来越僵硬,站立、走路容易跌倒。经检查,诊断为帕金森病,医生给予卡比多巴和左旋多巴合用治疗。

请分析思考:

1.给予卡比多巴和左旋多巴合用的治疗目的是什么?

2.使用左旋多巴治疗期间有哪些注意事项?

问题解析

任务一 抗帕金森病药

帕金森病(Parkinson's disease,PD)又称震颤麻痹,是由多种原因引起的慢性进行性中枢神经系统退行性疾病。典型的临床表现为静止性震颤、肌强直、运动迟缓及姿势反射受损,严重者伴有记忆障碍和痴呆。若由感染、中毒、药物、外伤等所致,出现类似帕金森病的症状,则称为帕金森综合征(parkinsonism)。

现认为帕金森病主要病变在黑质 – 纹状体神经通路。黑质中的多巴胺能神经元上行纤维到达纹状体,其末梢释放多巴胺,为抑制性递质,对脊髓前角运动神经元起抑制作用;同时纹状体中存在有胆碱能神经元,其末梢释放乙酰胆碱,为兴奋性递质,对脊髓前角运动神经元起兴奋作用。生理状态下,多巴胺能神经和乙酰胆碱能神经相互制约,处于动态平衡状态,共同调节机体的运动功能。当中枢神经系统黑质多巴胺能神经元受损变性,引起黑质 – 纹状体通路中的多巴胺能神经功能减弱,纹状体多巴胺含量显著降低,造成胆碱能神经功能相对亢进,引起帕金森病。

抗帕金森病药按其作用机制不同分为拟多巴胺类药和中枢抗胆碱药两类。目前药物治疗并不能完全治愈 PD,但合理用药可改善患者的预后,提高生活质量和延长寿命。

一、拟多巴胺类药

（一）多巴胺前体药

左旋多巴

左旋多巴（levodopa，L-dopa）口服吸收后约95%以上被外周多巴胺脱羧酶脱羧转化为多巴胺，而多巴胺不易透过血脑屏障，最终入脑的左旋多巴仅1%左右，故显效较慢。若同时给予脱羧酶抑制剂（如卡比多巴），可减少在外周的脱羧，使进入脑组织的左旋多巴量明显增多，以提高疗效，并减轻外周的不良反应。

【药理作用和临床应用】 本药的药理作用和临床应用如下。

1. 治疗帕金森病 进入中枢的左旋多巴在脑内转化为多巴胺，直接补充纹状体内多巴胺递质的不足，从而增强多巴胺能神经的功能，缓解帕金森病症状。临床用于治疗各种类型帕金森病。

其作用特点是：①对轻症、年轻和治疗初期的患者疗效好，而对重症、年老体弱的患者疗效差。②显效慢，用药后2~3周才能改善症状，1~6个月才能获得稳定疗效。③用药早期效果好，随着治疗时间的延长，疗效逐渐下降。④服药后，先改善肌强直及运动障碍，后缓解肌肉震颤，但对后者作用差。⑤对氯丙嗪等抗精神分裂症药引起的帕金森综合征无效，因此时多巴胺受体已被抗精神分裂症药阻断。

2. 治疗肝性脑病 肝功能衰竭时，肝对血液中苯乙胺与酪胺解毒功能降低，致使其在脑内转化生成胺类伪递质而干扰去甲肾上腺素的作用，影响神经系统的正常功能。左旋多巴为多巴胺和去甲肾上腺素的前体物质，用药后通过补充脑内多巴胺与去甲肾上腺素以恢复神经系统功能，从而使肝性脑病患者意识苏醒，但无改善肝功能作用。

3. 治疗高泌乳素血症 可抑制下丘脑的促甲状腺素释放激素，兴奋泌乳素释放抑制因子，减少泌乳素的分泌。用于治疗高泌乳素血症，对溢乳症有一定疗效。

4. 促进小儿生长发育 可通过促进生长激素的分泌，加速小儿骨骼的生长发育。治疗垂体功能低下患儿。

【不良反应】 主要与左旋多巴在外周生成多巴胺有关。

1. 胃肠道反应 表现为厌食、恶心、呕吐等，与多巴胺刺激延髓催吐化学感受区有关，多潘立酮可减轻该反应。偶见溃疡、出血或穿孔，伴有消化性溃疡患者慎用。

2. 心血管反应 治疗初期，30%的患者出现轻度直立性低血压，还可出现心动过速或心律失常，尤其是老年患者易发生。与外周脱羧酶抑制剂合用可减轻该不良反应。

3. 神经系统反应 长期用药可出现不自主的异常动作，包括面舌抽搐、怪相、摇头及四肢或躯干的摇摆运动，还表现为过度的呼吸运动引起的不规则换气或换气过度。部分长期用药患者出现"开-关现象"（on-off phenomenon），即患者突然多动不安（开），而后又出现肌强直、运动不能（关），两种现象可交替出现，妨碍患者日常活动。

4. 精神障碍 可见失眠、焦虑、噩梦、幻觉、妄想、躁狂等，出现以上表现时应减量或停药。

👉**考点提示：**左旋多巴使用期间不宜同时服用维生素B_6，且应从小剂量开始，逐渐增加剂量直至有效维持。

（二）脱羧酶抑制药

卡比多巴

卡比多巴（carbidopa）不易透过血脑屏障，能选择性抑制外周多巴胺脱羧酶。其单独应用无治疗作用,与左旋多巴合用可明显减少左旋多巴在外周的脱羧作用,使进入脑内的左旋多巴增加,提高治疗帕金森病的疗效。同时,配伍用药还可减少左旋多巴的用量,明显减少其外周不良反应。左旋多巴的复方制剂帕金宁(sinemet,左旋多巴与卡比多巴混合比为10:1)作为治疗帕金森病的首选药。

苄丝肼

苄丝肼(benserazide)的作用与卡比多巴相似,一般苄丝肼与左旋多巴按1:4配伍应用,用于帕金森病和帕金森综合征,可减少左旋多巴的用量,增强其疗效并减少外周不良反应,但对药物引起的帕金森病无效。

(三)多巴胺受体激动剂

溴隐亭和培高利特

溴隐亭(bromocriptine)口服吸收迅速,$t_{1/2}$为3~8小时,主要在肝脏代谢,经胆汁排出。能选择性激动黑质-纹状体通路的DA受体,对外周多巴胺受体作用弱。临床主要用于不能耐受左旋多巴或用其他药物疗效不佳的帕金森病患者。本药能激动结节-漏斗部位DA受体,减少催乳素释放,用于产后回乳和催乳素分泌过高引起的闭经及溢乳,也可用于肢端肥大症的治疗。

培高利特(pergolide)疗效与溴隐亭相似,作用强而持久,对左旋多巴无效或不能耐受的PD患者仍可有效。

(四)促多巴胺释放药

金刚烷胺

金刚烷胺(amantadine)在治疗帕金森病时,起效快而持续时间短,用药数日即可达最大效应,6~8周后作用逐渐减弱。而左旋多巴起效慢,维持时间长,两者合用有协同作用,主要是通过促进帕金森病患者脑中黑质-纹状体内残余多巴胺能神经递质的释放,同时,也具有抑制多巴胺的再摄取、直接激动多巴胺受体、较弱的中枢抗胆碱作用。对帕金森病患者的肌肉强直、震颤和运动障碍的缓解作用较强,疗效虽不及左旋多巴,但优于中枢抗胆碱药。

二、中枢抗胆碱药

苯海索

苯海索(benzhexol),又名安坦,能选择性阻断纹状体内胆碱受体,降低胆碱能神经功能,恢复胆碱能神经与多巴胺能神经的功能平衡,从而改善帕金森病患者肌肉强直、震颤、运动障碍,但疗效不及左旋多巴和金刚烷胺;其外周抗胆碱作用较弱,仅为阿托品的1/10~1/3。临床主要用于轻症或不能耐受左旋多巴的患者,以及抗精神分裂症药引起的帕金森综合征。

任务二 治疗阿尔茨海默病药

阿尔茨海默病(Alzheimer's diease,AD)是一种以进行性认知障碍和记忆损害为主的中枢神经系统退行性病变。其病理学特征是患者脑内存在老年斑、大脑萎缩、脑血管沉淀物、神经纤维缠结及选择性神经元死亡。现有的药物主要是增强中枢胆碱能神经功能,主要包括胆碱酯酶抑制药和M受体激动剂等。

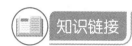 知识链接

 笔记

阿尔茨海默病

阿尔茨海默病是一种起病隐匿的进行性发展的神经退行性疾病。在无意识障碍的情况下,患者出现记忆和认知功能障碍,伴有言语、视空间技能、情感或人格改变,并影响其社会活动。由于没有有效的治疗药物和手段,老年性痴呆逐日加重,最终因躯体合并症而危及生命。

每年的9月21日是"世界老年痴呆日",关注阿尔茨海默病的预防,积极采取行动对于提升老年人生活质量、减轻家庭和社会负担、实现健康老龄化等方面都具有极其重要的意义。

一、胆碱酯酶抑制药

他克林

他克林(tacrine)属可逆性胆碱酯酶抑制药,易透过血脑屏障,除抑制胆碱酯酶外,还可直接激动M、N受体及促进ACh的释放,临床可改善轻度阿尔茨海默病患者的症状。最常见的不良反应为肝毒性,限制其临床应用。

多奈哌齐

多奈哌齐(donepezil)为第二代可逆性胆碱酯酶抑制药。与他克林相比,本药作用强,选择性高,患者耐受性较好,且无肝毒性,临床用于大多数轻、中度阿尔茨海默病患者的治疗。有恶心、呕吐、腹泻、疲劳和肌肉痉挛等不良反应,连续用药2~3周自行消失。

卡巴拉汀

卡巴拉汀(rivastigmine)为第二代可逆性胆碱酯酶抑制药,口服吸收迅速,易透过血脑屏障,可缓解因胆碱能神经功能缺陷所致的认知功能障碍,改善日常生活能力,减轻精神行为症状,用于轻、中度AD患者,且具有耐受性好、不良反应轻等优点,不良反应与多奈哌齐相似。严重肝、肾功能损害患者及哺乳期妇女禁用。病态窦房结综合征、房室传导阻滞、哮喘、消化性溃疡、尿路梗阻、癫痫患者慎用。

利斯的明

利斯的明(rivastigmine)对中枢胆碱酯酶的抑制作用明显强于对外周的作用,对轻、中度阿尔茨海默病患者有效,可改善患者的记忆和认知功能,改善日常生活能力,减轻精神行为症状。不良反应少且轻微,常见恶心、呕吐、眩晕和腹泻等,服药2~3天后自行消失。

加兰他敏

加兰他敏(galantamine)疗效与他克林相似,但无肝毒性。目前在许多国家被推荐为治疗轻、中度AD的首选药物,用药后6~8周治疗效果开始明显。亦可用于重症肌无力、脊髓灰质炎后遗症、儿童脑性麻痹、多发性神经炎、脊神经根炎及拮抗氯化筒箭毒碱。有恶心、呕吐、腹泻等胃肠道反应。

石杉碱甲

石杉碱甲(huperzine A)是我国学者从植物千层塔中提取的一种可逆性胆碱酯酶抑制剂。本药具有显著的改善AD患者的记忆和认知功能,可用于中、老年良性记忆障碍及各型AD的治疗,尚可用于

笔记

治疗重症肌无力。不良反应有胃肠道反应和头晕、多汗等。

二、M 受体激动剂

占诺美林

占诺美林(xanomeline)是选择性 M_1 受体激动剂,服用本药可明显改善阿尔茨海默病患者的认知功能和行为能力。易引起胃肠道和心血管方面的不良反应,为减轻症状,可选择经皮肤给药。

三、其他类药

治疗阿尔茨海默病的其他药物有 N－甲基－D－天冬氨酸受体拮抗药(如美金刚)、单氨氧化酶 B 抑制药(如司来吉兰)、非甾体抗炎药(如布洛芬和阿司匹林等)、抗氧化剂(如维生素 E 和褪黑素等)、激素及激素调节药(如雌激素和雷洛昔芬)、神经生长因子和神经代谢激活药(如茴拉西坦、吡硫醇及脑活素等)。

制剂和用法

左旋多巴　片剂:50mg。抗帕金森病:开始 1 次 0.1～0.25g,一日 2～4 次,每隔 2～4 天递增 0.25～0.75g,直至疗效显著而副作用不明显。一般有效量为一日 2～5g,最大日剂量不超过 8g。与外周多巴脱羧酶抑制剂同用时,每日 0.6g,最大日剂量不超过 2g。治疗肝性脑病:1 次 0.5～1g 口服或鼻饲,一日 2～4 次或 5g 保留灌肠;或 1 次 0.2～0.6g 加入 5% 葡萄糖注射液 500mL 内,缓慢滴注,清醒后减量至一日 0.2g。

复方卡比巴　片剂:1 号片含卡比多巴 10mg 及左旋多巴 100mg;2 号片含卡比多巴 25mg 及左旋多巴 250mg。开始治疗时以小剂量为妥,一日 3 次,间隔 2～3 天,增加 0.5～1 片,卡比多巴每日剂量不超过 75mg,左旋多巴不超过 750mg。

溴隐亭　片剂:2.5mg。开始 1 次 1.25mg,一日 2 次,在 2～4 周内每日增加 2.5mg,渐增至一日 20mg,以找到最佳疗效的最小剂量。

金刚烷胺　片剂或胶囊剂:100mg。1 次 100mg,一日 2 次,早、晚各 1 次。极量:1 次 400mg。

苯海索　片剂:2mg。抗帕金森病:开始 1 次 1～2mg,一日 3 次,逐渐递增,一日不超过 20mg。抗精神分裂症药引起的帕金森综合征:开始一日 1mg,逐渐递增至一日 5～10mg,一日 3 次。

培高利特　片剂:0.05mg,0.25mg,1mg。开始 1 次 0.05mg,2 日后,每隔 2 日增加 0.1～0.15mg,直至获得理想的疗效。平均可达一日 2.4mg。

他克林　片剂:10mg。1 次 10mg,一日 3 次,最大日剂量为 160mg,宜每周检查肝功能。

多奈哌齐　片剂:5mg。1 次 10mg 或一日 30mg,3～6 月为一个疗程。

利斯的明　胶囊剂:1.5mg,3mg,4.5mg。起始剂量 1 次 1.5mg,一日 2 次,2 周后增加剂量,最大日剂量为 12mg。

(马俊利)

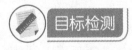 目标检测

参考答案

一、单项选择题

1. 左旋多巴抗帕金森病的作用机制是(　　)。

　　A. 补充纹状体中多巴胺不足　　　B. 补充中脑多巴胺不足　　　C. 补充蓝斑核多巴胺不足

　　D. 补充皮质中多巴胺不足　　　E. 补充网状上行激活系统的多巴胺不足

2. 左旋多巴不宜用于治疗(　　)。

A. 帕金森病   B. 氯丙嗪引起的帕金森综合征   C. 老年血管硬化引起的帕金森综合征

D. 肝性脑病   E. 以上都不是

3. 卡比多巴的作用是( )。

    A. 透过血脑屏障,作用类似左旋多巴

    B. 多巴脱羧酶抑制剂,减少左旋多巴进入中枢

    C. 多巴脱羧酶抑制剂,使左旋多巴在中枢分解减少

    D. 和左旋多巴合用,减少左旋多巴排泄

    E. 抑制外周多巴脱羧酶,减少左旋多巴分解

4. 通过促进多巴胺的释放而发挥抗帕金森病作用的药物是( )。

    A. 溴隐亭   B. 金刚烷胺   C. 卡比多巴

    D. 苯海索   E. 他克林

5. 患者,女,75 岁。近期总是出现记忆力减退、迷路、好忘事等现象,诊断为阿尔茨海默病。可以用于治疗该病的
    药物是( )。

    A. 多奈哌齐   B. 左旋多巴   C. 多巴胺

    D. 卡比多巴   E. 苄丝肼

二、简答题

左旋多巴是如何发挥治疗帕金森病作用的?

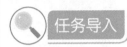

项目四　抗精神失常药

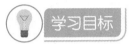学习目标

素质目标:具有细心、严谨的工作态度以及高度的责任心,树立敬估生命、救死扶伤的医者精神。

知识目标:掌握氯丙嗪的药理作用、临床应用及不良反应。熟悉碳酸锂、丙咪嗪的临床应用、不良反应。了解其他抗精神分裂症药、抗躁狂症药和抗抑郁症药的作用特点、临床应用及不良反应。

能力目标:学会观察本类药物的疗效和不良反应,能为患者提供用药指导。

任务导入

王某,男,21 岁。因恋爱受挫受到很大打击,而后出现言行怪异、说话颠三倒四,总以为别人要害他,有时出现幻觉、妄想,甚至多次出现自杀、伤人等危险行为。躯体及神经系统检查无阳性表现。诊断:精神分裂症。

请分析思考:

1. 常用抗精神病药分为哪几类?
2. 氯丙嗪治疗精神分裂症的机制是什么? 在使用过程中应注意观察哪些不良反应?

问题解析

精神失常是一类由多种原因引起的思维、情感、行为等精神活动异常为主要特征的精神活动障碍性疾病,常见的有精神分裂症、躁狂症、抑郁症和焦虑症等。临床将抗精神失常药分为抗精神分裂症药(antipsychotic drugs)、抗躁狂症药(antimanic drugs)、抗抑郁症药(antidepressive drugs)和抗焦虑症药(antianxiety drugs)。

任务一　抗精神分裂症药

精神分裂症以思维、情感、行为与环境之间的不协调,精神活动与现实脱离为特征,表现为思维障碍、妄想、幻觉等症状。根据临床症状,精神分裂症分为两型:Ⅰ型以阳性症状(幻觉、妄想、思维紊乱)为主;Ⅱ型以阴性症状(情感淡漠、主动性缺乏)为主。抗精神分裂症药除可用于治疗精神分裂症外,也可用于治疗躁狂症及对抗其他精神分裂症伴有的兴奋、紧张、妄想、幻觉等症状。本任务所讲的药物主要对Ⅰ型效果好,对Ⅱ型效果差,甚至无效。根据药物的化学结构,可将抗精神分裂症药分为 4类:吩噻嗪类(phenothiazines)、硫杂蒽类(thioxanthenes)、丁酰苯类(butyrophenones)及其他类。

一、吩噻嗪类

氯丙嗪

氯丙嗪(chlorpromazine),又名冬眠灵,是吩噻嗪类的代表药物。氯丙嗪因阻断多种受体,如 DA

受体、α受体、M受体和5-HT受体,作用广泛而复杂,不良反应相对较多,但目前在临床治疗中仍然发挥巨大作用。

【药理作用】 本药对中枢神经系统、自主神经系统及内分泌系统均具有一定作用。

1. 对中枢神经系统的作用

(1)镇静安定:正常人口服治疗量氯丙嗪后,出现安静、活动减少、感情淡漠、迟钝、对周围事物不感兴趣,在安静环境中易诱导入睡,但易觉醒,醒后神志清楚,加大剂量也不引起麻醉。氯丙嗪的安定作用出现快,但极易产生耐受性。动物实验发现,氯丙嗪可以明显减少动物的攻击性行为。

(2)抗精神分裂症:患者用药后,可在不引起过分镇静的情况下,迅速控制兴奋、躁动症状。继续用药可逐渐消除患者的幻觉、妄想、躁狂及精神运动性兴奋症状,使其理智恢复、情绪安定、生活自理。

氯丙嗪的抗精神分裂症作用可能与其阻断中枢的多巴胺受体有关。中枢神经系统的多巴胺能神经通路有4条,其中中脑-边缘系统通路和中脑-皮质通路与精神、情绪和行为活动有关;黑质-纹状体通路与锥体外系运动功能有关;结节-漏斗通路与内分泌有关。目前认为,精神分裂症是前两个部位多巴胺能神经功能亢进有关。氯丙嗪通过阻断中脑-边缘系统通路和中脑-皮质通路的多巴胺受体发挥抗精神分裂症作用。

(3)镇吐:本药有强大的镇吐作用,小剂量抑制延脑的催吐化学感受区(CTZ),产生中枢性镇吐作用;大剂量直接抑制呕吐中枢,但对前庭神经受到刺激(晕车、晕船)引起的呕吐无效。

(4)对体温调节的影响:氯丙嗪通过抑制下丘脑体温调节中枢,使体温调节失灵。其特点是:①对体温的影响随外界环境温度变化而改变,即在低温环境中体温降低,而在高温环境中体温升高。②既能降低发热患者的体温,也能降低正常人体温。

(5)加强中枢抑制药的作用:氯丙嗪与麻醉药、镇静催眠药、镇痛药、解热镇痛药均有协同作用,因此,在与上述药物合用时,为避免对中枢神经系统的过度抑制,应减少后者的用量。

2. 对自主神经系统的作用

(1)α受体阻断作用:氯丙嗪能阻断外周血管的α受体,可使肾上腺素的升压作用翻转;同时抑制血管运动中枢,并直接舒张血管平滑肌,降低外周阻力而产生直立性低血压。

(2)M受体阻断作用:大剂量氯丙嗪可阻断M受体,出现口干、心悸、视物模糊、尿潴留及便秘等阿托品样作用。

3. 对内分泌系统的作用 氯丙嗪能阻断下丘脑结节-漏斗处通路的 D_2 受体,使垂体内分泌的调节受到抑制;减少下丘脑催乳素抑制因子的释放,使催乳素分泌增加,出现乳房肿大及泌乳,故乳腺癌患者禁用;抑制促性腺激素,引起排卵迟缓、停经等。氯丙嗪还能抑制促肾上腺皮质激素和生长激素的分泌,使生长发育迟缓,适用于巨人症的治疗。

【临床应用】 本药可用于治疗精神分裂症、躁狂症、呕吐和顽固性呃逆、低温麻醉及人工冬眠等。

1. 精神分裂症 对急性精神分裂症患者疗效良好,能显著缓解幻觉、妄想等阳性症状为主的Ⅰ型精神分裂症。Ⅰ型精神分裂症患者用药后,一般需连续用药6周至6个月才能充分显效,无耐受性,但不能根治,需长期用药。对抑郁症状和木僵症状疗效差,但对Ⅱ型精神分裂症无效,甚至使之加重。

2. 躁狂症 可用于治疗躁狂症及对抗其他精神疾病伴有的兴奋、紧张、妄想、幻觉等症状。

3. 呕吐和顽固性呃逆 可治疗多种疾病(如癌症、放射病、胃肠炎等)及药物所引起的呕吐,对顽固性呃逆也具有显著疗效,但对晕动症等前庭刺激引起的呕吐无效。

4. 低温麻醉及人工冬眠 氯丙嗪配合物理降温(冰袋、冰浴等)可使患者体温降低,用于低温麻醉,常与哌替啶、异丙嗪组成"冬眠合剂",使患者深睡,此时体温、代谢及组织耗氧量均降低,进入人工冬眠状态,用于创伤性休克、中毒性休克、严重感染、高热惊厥及甲状腺危象等病症的辅助治疗。

考点提示:氯丙嗪有强大镇吐作用,可用于呕吐和顽固性呃逆,但对晕动症引起的呕吐无效;可用于低温麻醉和人工冬眠。

【不良反应】 本药的不良反应主要表现为以下几方面。

1. 一般反应 可以出现嗜睡、困倦、乏力、口干、视物模糊、眼压升高、便秘及尿潴留等。少数患者注射给药时可引起直立性低血压，因此注射后应卧床1~2小时。一旦出现低血压，宜选用去甲肾上腺素升压，禁用肾上腺素，因氯丙嗪可翻转肾上腺素的升压效应。长期用药可致乳房肿大、泌乳、排卵延迟、闭经及生长迟缓等。

2. 锥体外系反应 长期大量使用氯丙嗪治疗精神分裂症时最严重的不良反应，主要包括以下几个方面。①帕金森综合征：表现为表情呆板、动作迟缓、肌肉震颤、肌张力增高，多见于老年患者。②急性肌张力障碍：青少年多见，常出现在用药5天内，表现为口舌、面、颈部大幅度怪异动作。③静坐不能：以中青年多见，表现为坐立不安、反复徘徊。这是因药物阻断黑质 - 纹状体通路D_2受体引起，其发生率与药物的剂量、疗程及个体因素有关，减少药量、停药或使用抗胆碱药苯海索可缓解症状。④迟发性运动障碍：为一种少见的锥体外系症状，表现为不自主的呆板运动及四肢舞蹈动作，可出现口、舌、颜面的不随意运动。老人和女性易发生，停药后长期不消失。造成迟发性运动障碍的原因可能与DA受体长期被阻断，使DA受体的敏感性升高或数量增多有关，因此应用中枢性抗胆碱药会使病情加重，用抗多巴胺药可使症状缓解。

3. 过敏反应 常见皮疹、接触性皮炎，少数患者可致肝损害或急性粒细胞缺乏，一旦出现，此时，应立即停药。

4. 急性中毒 一次服用超大剂量(1~2g)氯丙嗪，可发生急性中毒，表现为昏睡、血压下降至休克水平，并出现心动过速、心电图异常。此时，应立即进行对症治疗，但禁用肾上腺素解救，宜用去甲肾上腺素或间羟胺纠正。

其他吩噻嗪类药物

吩噻嗪类药物还包括奋乃静(perphenazine)、氟奋乃静(fluphenazine)、三氟拉嗪(trifluoperazine)、硫利拉嗪(thioridazine)，药理作用、临床应用、不良反应和氯丙嗪十分相似。奋乃静与氯丙嗪相比镇静作用弱，抗精神分裂症作用及镇吐作用强，锥体外系不良反应明显。氟奋乃静抗精神分裂症作用更强且较持久，镇静、降压作用弱，锥体外系反应更多见。三氟拉嗪抗精神分裂症作用与镇吐作用比氯丙嗪强，作用出现快而持久，催眠、镇静作用弱。硫利拉嗪降压作用较明显，抗呕吐作用弱，因锥体外系反应少而应用较为广泛，常用于老年患者，也可用于儿童多动症及行为障碍。但该药可引起心律失常及猝死，因此有些国家已经停止使用。

二、丁酰苯类

丁酰苯类化学结构与吩噻嗪类完全不同，药理作用却非常相似，是一类强效抗精神分裂症、抗焦虑药。对外周自主神经作用不明显，抗肾上腺素作用弱，具有良好的改善兴奋躁动、攻击行为的作用，起效快，常见锥体外系反应。

氟哌啶醇

氟哌啶醇(haloperidol)，又名氟哌丁苯，作用与氯丙嗪相似，抗焦虑、抗精神分裂症作用强而持久，镇吐作用亦较强，但镇静作用弱，用于精神分裂症、焦虑性神经症等。不良反应从锥体外系反应多见，曾有致畸报道，孕妇禁用。

氟哌利多

氟哌利多(flupentixol)，又名氟哌啶，具有体内代谢快，作用持续时间短的特点，有安定及增强镇痛作用。与芬太尼合用，可以使患者产生一种特殊的麻醉状态，称为"神经安定镇痛术"，应用于小型外科手术及某些特殊检查等。

三、硫杂蒽类

硫杂蒽类基本结构与吩噻嗪类相似,与吩噻嗪比较,有抗焦虑及抗抑郁作用,适用于伴有焦虑、抑郁情绪的精神分裂症。

氯普噻吨

氯普噻吨(chlorothixene),又名泰尔登,作用与氯丙嗪相似,镇静作用比氯丙嗪强,但抗精神分裂、抗幻觉、抗妄想作用不及氯丙嗪,还有一定的抗抑郁、抗焦虑作用,抗肾上腺素及抗胆碱作用弱,因此不良反应相对轻,锥体外系反应较少。

氟哌噻吨

氟哌噻吨(flupentixol)抗精神病作用与氯丙嗪相似,具有振奋及激活作用,因此躁狂症患者禁用,用于急、慢性精神病,各种原因引起的抑郁或焦虑症状等。不良反应以锥体外系反应常见。

四、其他类

氯氮平

氯氮平(clozapine)为苯二氮䓬类药物,是一种广谱神经安定药,具有作用强、起效快的特点,阻断边缘系统 D_2 受体和 $5-HT_{2A}$ 受体,对精神分裂症的阳性和阴性症状有良好疗效,也可减轻与精神分裂症有关的(如抑郁、焦虑等)情感症状。此外,还可以用于长期给予氯丙嗪等抗精神分裂症药物引起的迟发性运动障碍。本药几乎没有锥体外系反应及内分泌紊乱现象,但可导致粒细胞缺乏症,用药期间必须定期检查血常规,一般不宜作为首选药使用。

五氟利多

五氟利多(penfluridol)属于长效口服抗精神分裂症药。每周口服 1 次即可维持疗效。其镇吐、镇静作用弱,可用于急、慢性精神分裂症,尤其适用于慢性患者的维持和巩固治疗,常见锥体外系反应。孕妇慎用,且本药不适用于年老体弱的患者。

舒必利

舒必利(sulpiride)又名止吐灵,对 D_2 受体有较强的选择性,有较强的抗精神分裂症和止吐作用,对急、慢性精神分裂症患者的幻觉、妄想、退缩等症状均有较好疗效,并有一定的抗抑郁作用。临床上主要用于治疗急、慢性精神分裂症和抑郁症的治疗,对其他药无效的难治病例有效,也用于多种原因引起的恶心、呕吐。不良反应较少,很少引起锥体外系反应。

利培酮

利培酮(risperidone)为苯并异噁唑衍生物,是第二代非典型抗精神分裂症药。可选择性阻断中枢 $5-HT_2$ 受体和 D_2 受体,临床用于治疗急性和慢性精神分裂症的阳性症状及阴性症状,疗效与氟哌啶醇相当,也可减轻与精神分裂症有关的认知障碍和情感症状(如抑郁、负罪感、焦虑等),但锥体外系反应、抗胆碱作用及镇静作用轻微,治疗依从性优于其他抗精神分裂症药物,现已成为治疗精神分裂症的一线药物。

笔记

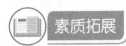 素质拓展

尊重生命,播撒爱心
——尊重精神病患者的内心世界

美国画家杰瑞米·鲍姆从1992年开始走访各个精神病院,用画笔为我们描绘了精神分裂症患者眼中的世界,让人们能够了解精神分裂症患者眼中的世界,光明或黑暗、平淡或热烈,无论是以哪种方式,都是纯粹可贵的。从这些画作中可以看出他们怀着满腔的热情,表达对这个的世界的情感,让我们清楚地知道了精神分裂症患者看待世界的态度。

因此,我们对精神分裂患者应有正确的认识,给予患者最大的爱心、耐心和同情心,不能歧视精神分裂症的患者,要尊重患者,尊重他人的思想。

任务二 抗抑郁症药

抑郁症是情感障碍类精神病的一种,是中枢神经递质 NA 和 5-HT 不足所引起的症状,以显著而持久的心境低落为主要临床特征,临床表现主要是对周围事物不感兴趣、言语减少、自卑、抑郁、悲观,甚至企图自杀等。

抗抑郁症药(antidepressantdrug)对上述抑郁症状具有明显的治疗作用,用药后70%左右抑郁症患者病情明显改善,维持治疗可减少复发。临床常用抗抑郁症药为三环类抗抑郁药、NA 再摄取抑制药、5-HT 再摄取抑制药等,其中三环类抗抑郁药最常用。

一、三环类抗抑郁症药

三环类抗抑郁症药(tricyclic antidepressant,TCA)是临床最常用的抗抑郁症药,有丙咪嗪、氯米帕明、曲米帕明、阿米替林、多塞平等,以丙咪嗪和阿米替林为代表。

丙咪嗪

丙咪嗪(imipramine),又名米帕明。

【药理作用】 丙咪嗪通过阻断 NA、5-HT 在神经末梢的再摄取,使突触间隙 NA、5-HT 的浓度增高,增加突触的传递功能而发挥抗抑郁作用。治疗量有明显的抗胆碱作用,能阻断 M 受体,引起阿托品样副作用;可降低血压,反射性地引起心率加快,易发生心律失常,这可能与抑制 NA 的再摄取有关,但对 DA 受体影响小。抑郁症患者连续用药后,情绪显著提高、精神振奋。但该药起效慢,连用2~3周后才出现显著疗效,故不宜用于急性期患者的治疗。

【临床应用】 主要用于各种原因引起的抑郁症,对内源性及更年期抑郁症疗效好,其次是反应性抑郁症,对伴有焦虑的抑郁症患者疗效显著,对精神分裂症的抑郁症疗效较差,也可用于治疗酒精依赖症、慢性疼痛、遗尿症等。

【不良反应】 丙咪嗪具有较弱的阿托品样不良反应,如口干、便秘、视物模糊、尿潴留及眼压升高等,前列腺增生及青光眼患者禁用。治疗量的丙咪嗪可降低血压,引起心律失常,故心血管患者慎用。不良反应还可表现为嗜睡、乏力及肌肉震颤等。有些患者用量过大可转为躁狂、兴奋状态,极少数患者可出现皮疹、粒细胞减少及黄疸等。癫痫患者及孕妇忌用。

二、NA 再摄取抑制药

本类药物可选择性抑制去甲肾上腺素再摄取,具有起效快的特点,但镇静、抗胆碱、降压作用弱,

适用于脑内去甲肾上腺素缺乏为主的抑郁症治疗。

地昔帕明

地昔帕明（desipramine）为强效去甲肾上腺素再摄取抑制剂,也可抑制多巴胺的摄取,对轻、中度抑郁症疗效比较好,有轻度镇静作用。因本药阻断 M 受体和 α 受体作用弱,故不良反应少,但过量可导致口干、便秘、血压降低、心律失常等,老年患者剂量应相应减少。

马普替林

马普替林（maprotiline）为四环类抗抑郁药,可选择性抑制对 NA 的再摄取,而对 5 - HT 再摄取几无影响。其抗胆碱和对心血管作用弱,为广谱抗抑郁药,对各种抑郁症均有效,尤其适用于老年抑郁症患者。常见阿托品样不良反应,如口干、便秘、视物模糊、眼压升高等。

三、选择性 5 - HT 再摄取抑制药

选择性 5 - HT 再摄取抑制药是 20 世纪 70 年代开始研制的新型抗抑郁药,兼有抗抑郁和抗焦虑双重作用,很少引起镇静作用,对自主神经系统、心血管系统的影响也很小,故不良反应较少。既可用于因脑内 5 - HT 不足而引起的抑郁症,也可用于其他抗抑郁药物疗效不佳或不能耐受的患者。常用药物有氟西汀、帕罗西汀、舍曲林等。

氟西汀

氟西汀（fluoxetine）,又名百忧解,为强效 5 - HT 再摄取抑制药,为抑制 NE 再摄取作用的 200 倍,对其他递质与受体影响甚微。其抗抑郁作用效果与三环类抗抑郁药相当,但有更好的耐受性及安全性,用于治疗抑郁症、强迫症、神经性贪食症。常见不良反应为恶心、呕吐、失眠、头痛、震颤、体重下降、性欲降低等。本药与单胺氧化酶抑制剂合用可致"5 - HT 综合征"。初期阶段主要表现为不安、激越、恶心、呕吐或腹泻,随后出现高热、肌肉强直、肌阵挛或震颤、自主神经功能紊乱、心动过速、高血压、意识障碍等,最后可引起痉挛和昏迷,严重者可致死,应引起临床重视。

帕罗西汀

帕罗西汀（paroxetine）属于强效、高选择性 5 - HT 再摄取抑制剂,常用剂量对其他神经递质功能影响小,可用于治疗各种类型抑郁症,包括伴有焦虑的抑郁症及反应性抑郁症。常见不良反应为口干、便秘、头痛、震颤等。

四、其他抗抑郁症药

曲唑酮

曲唑酮（trazodone）抗抑郁作用可能与抑制 5 - HT 再摄取有关,具有镇静作用,适于夜间给药,无抗胆碱作用,对心血管系统影响小,是一个较为安全的抗抑郁药,用于治疗抑郁症、焦虑症、睡眠障碍。安全性强,不良反应较少,偶见恶心、呕吐、心悸、直立性低血压等。

米安色林

米安色林（mianserin）为一种四环类抗抑郁药,对突触前 α₂肾上腺素受体有阻断作用,其治疗抑郁症的作用机制为抑制负反馈而使突触前 NA 释放增多,疗效与 TCA 相当。较少有抗胆碱能样副作用,常见头晕、嗜睡,曾有引起粒细胞缺乏症和再生障碍性贫血的报告,须进行血常规监测。

任务三　抗躁狂症药

躁狂症属情感障碍性精神疾患,可能的发病机制是由于脑内 5 – HT 缺乏,而 NA 水平过高所致,发作时表现为情感活动高涨、兴奋多言、多动作,直至发生狂躁行为。抗躁狂症药(antimanic drugs)主要是碳酸锂、中枢抑制药(如氯丙嗪、氟哌丁醇、苯二氮䓬类等),但典型的抗躁狂症药是锂制剂。

碳酸锂

碳酸锂(lithium carbonate)1949 年应用于临床,是治疗躁狂症的代表药。

【药理作用】　锂盐可抑制脑内 NA 及 DA 的释放,并促进其再摄取,使突触间隙 NA 浓度降低,而产生抗躁狂作用。锂盐能抑制肌醇磷酸酶,还可以减少脑组织中二磷酸磷脂肌醇的生成,从而发挥其抗躁狂作用的。本药对躁狂、抑郁有双相调节作用。治疗量的碳酸锂对正常活动无影响,但对躁狂症发作者有明显的治疗效果,可使言语行为恢复正常,对精神分裂症的躁狂症状也有较好的疗效。

【临床应用】　主要用于治疗躁狂症及伴有躁狂症状的精神分裂症。与抗精神分裂症药合用可产生协同作用,可减少抗精神分裂症药的剂量,同时抗精神分裂症药还能缓解锂盐所致的恶心、呕吐等副作用。

【不良反应】　锂盐不良反应较多,安全范围小,有效浓度为 0.8 ~ 1.5mmol/L,如超过 2.0mmol/L 可出现中毒症状,常见恶心、呕吐、腹泻、疲乏、肌无力、肢体震颤等;严重反应如精神紊乱、反射亢进、惊厥甚至昏迷或死亡,无特殊解救药。应每日测定体内锂浓度,一旦发生中毒,应立即停药,对症处理并静脉注射生理盐水加速锂盐排泄,避免引起甲状腺功能低下、甲状腺增大等。不良反应在停药后可恢复。老年人锂盐排泄慢,易产生蓄积中毒,应注意调整剂量。心、肾疾病患者及电解质紊乱者忌用。

制剂和用法

盐酸氯丙嗪　片剂:12.5mg,25mg,50mg。镇吐:1 次 12.5 ~ 50mg。治疗精神分裂症:1 次 25mg,一日 4 次,逐渐递增剂量至 1 次 200mg,一日 4 次。注射液:25mg/mL,50mg/2mL,肌内注射或生理盐水稀释后缓慢静脉注射。

奋乃静　片剂:2 ~ 4mg。镇吐:1 次 2 ~ 4mg,一日 3 次。治疗精神分裂症:2 ~ 15mg,一日 4 次。

盐酸氟奋乃静　片剂:2mg。一日 2.5 ~ 20mg,分 2 次服。

盐酸三氟拉嗪　片剂:5mg。1 次 5 ~ 10mg,一日 2 或 3 次服。

氯普噻吨　片剂:25mg,50mg。治疗精神分裂症:75 ~ 600mg,分 2 或 3 次服。

氟哌啶醇　片剂:2mg,4mg。一日 4 ~ 60mg,分 2 或 3 次服。注射液:5mg/mL。1 次 5 ~ 10mg,一日 2 或 3 次,肌内注射。

五氟利多　片剂:20mg。1 次 10 ~ 40mg,1 次/周。

舒必利　片剂:100mg。镇吐:0.1 ~ 0.2g。治疗精神分裂症:一日 0.1 ~ 0.8g,分 2 或 3 次。

氯氮平　片剂:25mg,50mg。一日 50 ~ 300mg,分 2 或 3 次服。

碳酸锂　片剂:0.25g。一日 0.5 ~ 2g,分 2 或 3 次服。

盐酸丙米嗪　片剂:12.5mg,25mg。一日 25 ~ 150mg,分 2 或 3 次服。

盐酸阿米替林　片剂:25mg,50mg。一日 50 ~ 300mg,分 3 次服。

盐酸多塞平　片剂:25mg。一日 50 ~ 200mg,分 2 或 3 次服。

盐酸氯米帕明　片剂:25mg。1 次 25mg,一日 3 次。

盐酸氟西汀　胶囊:20mg。1 次 20 ~ 40mg,一日 1 次。

阿莫沙平　片剂:50mg,100mg,150mg。初始 1 次 50mg,一日 3 次,以后逐渐增加剂量为 1 次 100mg,每日 3 次;严重患者每日剂量可达 600mg。每日剂量在 300mg 以下者,通常在晚上口服 1 次;每日剂量在 300mg 以上者,采用分次服用。

(马俊利)

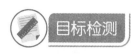

参考答案

一、单项选择题

1. 氯丙嗪抗精神分裂症的作用机制为(   )。
   A．阻断中脑－边缘系统和中脑－皮质通路的 DA 受体
   B．阻断结节－漏斗部的 DA 受体
   C．阻断黑质－纹状体通路的 DA 受体
   D．阻断 α 受体
   E．阻断 M 受体

2. 氯丙嗪不宜用于治疗(   )。
   A．精神分裂症　　　　　　　B．人工冬眠　　　　　　　C．顽固性呃逆
   D．晕动性呕吐　　　　　　　E．躁狂状态

3. 氯丙嗪引起的血压下降应选择(   )进行纠正。
   A．肾上腺素　　　　　　　　B．去甲肾上腺素　　　　　C．麻黄碱
   D．异丙肾上腺素　　　　　　E．去氧肾上腺素

4. 下列几乎无锥体外系反应的抗精神分裂症药是(   )。
   A．氯丙嗪　　　　　　　　　B．五氟利多　　　　　　　C．氯氮平
   D．氟哌啶醇　　　　　　　　E．氟哌噻吨

5. 氯丙嗪的降温机制是(   )。
   A．抑制 PG 合成　　　　　　B．抑制大脑边缘系统　　　C．阻断 M 受体
   D．阻断黑质－纹状体的 DA 受体　　E．抑制体温调节中枢的调节作用

6. 抗精神分裂症作用持久，每周使用 1 次的药物是(   )。
   A．五氟利多　　　　　　　　B．氟哌啶醇　　　　　　　C．奋乃静
   D．氟奋乃静　　　　　　　　E．舒必利

7. 患者，男，40 岁。患精神分裂症 4 年，长期用治疗量氯丙嗪，幻觉、妄想症状明显减轻，情绪安定。近来出现动作困难，两手明显颤抖、流涎等。应加用的治疗药物是(   )。
   A．地西泮　　　　　　　　　B．苯海索　　　　　　　　C．乙琥胺
   D．丙咪嗪　　　　　　　　　E．碳酸锂

8. 治疗抑郁症可选用的药物是(   )。
   A．氯氮平　　　　　　　　　B．氯丙嗪　　　　　　　　C．碳酸锂
   D．丙米嗪　　　　　　　　　E．利培酮

9. 下列属于选择性 5－HT 再摄取抑制药的是(   )。
   A．丙咪嗪　　　　　　　　　B．阿米替林　　　　　　　C．多塞平
   D．氯米帕明　　　　　　　　E．氟西汀

10. 碳酸锂主要用于治疗(   )。
    A．躁狂症　　　　　　　　　B．抑郁症　　　　　　　　C．焦虑症
    D．神经症　　　　　　　　　E．精神分裂症

二、简答题

1. 如何防治氯丙嗪引起的直立性低血压?

2. 组成冬眠合剂的药物有哪些? 有何临床意义?

项目五　镇痛药

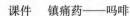

课件　镇痛药——吗啡

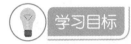 **学习目标**

素质目标:具备高尚的职业精神和高度社会责任感,树立正确的价值观。

知识目标:掌握吗啡、哌替啶的药理作用、临床应用、不良反应。熟悉镇痛药的分类及麻醉药品的管理办法。了解其他镇痛药的作用、临床应用和不良反应。

能力目标:能监测药物的不良反应并进行正确的处理,对药物应用进行正确指导。

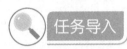 **任务导入**

张某,男,60岁。既往有慢性胃溃疡病史,近1个月减重10kg,遂入院就诊,经医生诊断为胃癌中晚期。无手术指征,行化学治疗和放射治疗。近2天胃部疼痛常难以忍受,时常睡眠中痛醒。

请分析思考:

1.为减轻患者痛苦,改善患者生存质量,应给予该患者何种镇痛药?

2.该类镇痛药如使用不合理或滥用,会造成什么危害?

3.除了药物治疗,还需要给予患者什么支持?

问题解析

疼痛是多种疾病的症状,尤其是剧痛,还可能引起患者生理功能紊乱,甚至休克。因此,合理地应用药物缓解疼痛,防止可能产生的生理功能紊乱十分必要的。镇痛药(analgesics)是一类作用于中枢神经系统,在不影响意识及其他感觉的情况下选择性地消除或缓解疼痛的药物,同时还可减轻因疼痛所致的恐惧、紧张、焦虑和不安的情绪反应。因本类镇痛药多属于麻醉药品管理范畴,需严格控制使用。目前,临床常用的镇痛药可分为阿片生物碱类镇痛药、人工合成镇痛药和其他镇痛药。

📖 **知识链接**

疼痛

疼痛(pain)是一种复杂的生理心理活动,是临床上最常见的症状之一。痛觉可作为机体受到伤害的一种警告,引起机体一系列防御性保护反应,而某些长期的剧烈疼痛,对机体已成为一种难以忍受的折磨。因此,适当使用镇痛药缓解剧痛并预防休克是十分必要的。由于疼痛对身体健康具有防御和保护意义,并非一切疼痛都是严重疾病的后果,因此并非所有疼痛均须止痛。疼痛的性质与部位又往往是诊断疾病的重要依据,故对诊断不明的疼痛在确诊前不应轻率地使用镇痛药。

任务一 阿片生物碱类药

阿片(opium)为罂粟科植物罂粟未成熟蒴果浆汁的干燥物,含有20余种生物碱,如具有镇痛作用的吗啡和可待因,具有平滑肌松弛作用的罂粟碱等。

吗啡

吗啡(morphine)是阿片生物碱中含量最高的,是典型的阿片受体激动剂。

【体内过程】 本药口服易吸收,但首关消除明显,生物利用度低,多采用注射给药。吸收后虽有少量经过血脑屏障,但是足够发挥药理作用,也可通过胎盘屏障进入胎儿体内。主要在肝脏与葡萄糖醛酸结合而代谢,多以原形或代谢产物的形式经肾脏排泄,少量经过乳汁排泄。

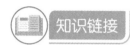

> **吗啡的诞生**
>
> 1806年,德国药剂师泽尔蒂纳(1783—1841)从鸦片中分离出一种白色粉末状生物碱,食用后的狗很快昏倒在地,而未食者活蹦乱跳。泽尔蒂纳为进一步验证此生物碱的效果以身试药,结果也昏了过去,醒来之后,感觉自己刚刚像进入了梦幻王国一般,这使他想到了古希腊神话中的睡梦之神吗啡斯(Morpheus),于是,他就将这种新化合物命名为——"吗啡"(Morphium,德语)。吗啡是人类发现的第一个生物碱,可作用于人体内的阿片受体,具有镇静、镇痛、止咳等作用。

【药理作用】 本药可作用于中枢神经系统、心血管系统、平滑肌及免疫系统。

1. 中枢神经系统

(1)镇痛:吗啡的镇痛作用迅速、强大、持久,皮下注射5~10mg即能发挥止痛作用,一次用药持续4~6 h。对绝大多数疼痛均有强大镇痛作用,持续性慢性钝痛的作用强于间断性锐痛,但对于意识和其他感觉没有影响。镇痛作用主要与激动脊髓胶质区、丘脑内侧、脑室及导水管周围灰质等部位的阿片受体有关。

人体存在有"抗痛系统",它由脑啡肽神经元、阿片肽及阿片受体共同组成。当机体受到疼痛刺激,感觉神经末梢兴奋并释放致痛物质P物质,其与神经元上阿片受体结合,将痛觉冲动传入脑内。当剧痛时,吗啡作为外源性脑啡肽激动阿片受体,阻断痛觉传导,抑制P物质释放,发挥强大的镇痛作用。

(2)镇静、致欣快:吗啡可改善由疼痛引起的焦虑、紧张、烦躁、恐惧等不良情绪反应,提高患者对疼痛的耐受力。在安静环境下,使患者易于入睡。本药久用则可产生耐受性,部分患者用药后可出现欣快感,表现为满足感和飘然欲仙等,这种情绪改变可能与其激活中脑边缘系统和蓝斑的阿片受体而影响多巴胺能神经功能有关。

(3)抑制呼吸:治疗剂量的吗啡可使呼吸频率减慢、潮气量降低、肺通气量减少,随着剂量的增加呼吸抑制的程度加重。中毒剂量时,呼吸频率可减慢至每分钟3或4次;严重者可因缺氧、呼吸骤停而死亡。与麻醉药、镇静催眠药等中枢抑制药及乙醇合用,其呼吸抑制作用会加重。呼吸麻痹是吗啡急性中毒致死的主要原因,该作用主要通过 μ 受体产生,与其抑制脑干的呼吸中枢,降低呼吸中枢对

CO_2 敏感性有关。

（4）镇咳：吗啡可直接抑制延髓孤束核的咳嗽中枢，使咳嗽反射减弱或消失，对各种剧咳都效果很好。但因其成瘾性强，故不作为镇咳药使用，临床常用可待因替代。

（5）其他中枢作用：吗啡可以兴奋支配瞳孔的副交感神经，使瞳孔缩小，中毒时可呈针尖样瞳孔，是吗啡中毒的重要特征；作用于下丘脑体温调节中枢，改变体温调定点，使体温略有降低，但长期大剂量可升高体温；兴奋脑干催吐化学感受区（CTZ），引起恶心和呕吐。

2. 心血管系统　吗啡可扩张血管，患者由仰卧位转为直立时可以引起直立性低血压。吗啡对脑循环影响比较小，但呼吸的抑制作用致 CO_2 积聚，使脑血管扩张，导致脑血流量增加，颅内压增高。

3. 平滑肌

（1）胃肠道平滑肌：治疗剂量的吗啡可兴奋胃肠道平滑肌，减慢胃排空速度；增加小肠和结肠的张力，减弱推进性蠕动，延缓肠内容物通过；提高回盲瓣及肛门括约肌张力；减少消化液分泌，延缓食物消化。而且吗啡具有中枢抑制作用，会减轻便意，从而引起便秘。

（2）胆道平滑肌：吗啡还能使胆道奥狄括约肌收缩，使胆道排空受阻，胆囊内压力升高，诱发或加重胆绞痛。

（3）其他平滑肌：治疗量吗啡能提高膀胱括约肌张力，导致排尿困难、尿潴留；大剂量可收缩支气管平滑肌，诱发或加重呼吸困难。还可对抗缩宫素兴奋子宫的作用，延长产妇分娩时程，因此不宜用于分娩止痛。

4. 免疫系统　吗啡对免疫系统的细胞免疫和体液免疫都有抑制作用，抑制 HIV 蛋白诱导的免疫反应，这可能是吗啡吸食者易感染艾滋病（HIV）病毒的主要原因。

【临床应用】　本药可用于止痛、治疗心源性哮喘及止泻。

1. 疼痛　吗啡对各种疼痛均有效，但仅用于其他镇痛药无效的急性锐痛，如严重创伤、烧伤及手术后等引起的剧痛及减轻晚期癌症患者的疼痛。对于心肌梗死引起的剧痛，若血压正常者也可用吗啡止痛，但对于胆绞痛和肾绞痛者需加用解痉药，如阿托品等。

2. 心源性哮喘　急性左心力衰竭患者突发性急性肺水肿而导致的心源性哮喘，临床常需进行强心、吸氧、利尿、扩张血管等综合性治疗。静脉小剂量注射吗啡可起到良好治疗效果，其机制为：①吗啡会降低呼吸中枢对 CO_2 的敏感性，缓解急促浅表的呼吸；②吗啡的镇静作用可迅速缓解患者的紧张、恐惧、焦虑不安；③能扩张外周血管，减少回心血量，减轻心脏负荷和消除肺水肿，但对伴有休克、昏迷、严重肺部疾患及痰多者禁用。

3. 腹泻　能缓解非细菌性急、慢性消耗性腹泻，常用阿片酊或复方樟脑酊，但对于细菌感染性腹泻要同时服用抗菌药。

【不良反应】　本药的不良反应主要表现为以下几方面。

1. 一般反应　治疗量的吗啡会引起眩晕、头痛、恶心、呕吐、便秘、嗜睡、呼吸抑制、排尿困难、胆绞痛，颅内压升高和直立性低血压等。

2. 耐受性和依赖性　长期反复应用阿片类药物易引起耐受性和药物依赖性，表现为使用剂量逐渐增大和用药间隔时间缩短，一旦停药可产生戒断症状，表现为兴奋、失眠、肌肉震颤、流泪、流涕、出汗、呕吐、腹泻，甚至虚脱、意识丧失等。本药属于麻醉药品管理范畴，应严格控制使用。

> **记忆口诀**
>
> 吗啡哌替啶，很强成瘾性；
> 呼吸抑制重，选择应慎重；
> 镇痛作用灵，心性哮喘停；
> 过量要中毒，拮抗纳洛酮。

3. 急性中毒　剂量过大可引起急性中毒,表现为昏迷、呼吸深度抑制、瞳孔极度缩小、血压降低、发绀、尿少,甚至休克。呼吸麻痹是中毒致死的主要原因。中毒时,需用吗啡拮抗药纳洛酮、人工呼吸、给氧、补液等抢救。

☞考点提示:阿片类药物的中毒解救。

【注意事项】　①疼痛原因未明前忌用本药,胆、肾绞痛需与阿托品合用。②支气管哮喘、肺心病患者禁用。③颅内压升高、严重肝功能不全者禁用。④吗啡能通过胎盘或乳汁进入胎儿和新生儿体内,除了可引起呼吸抑制外,反复使用吗啡类药物,也可使胎儿和新生儿成瘾。由于吗啡能对抗催产素对子宫的兴奋作用,延长产程,故禁用于分娩止痛和哺乳期妇女止痛。

可待因

可待因(codeine),又名甲基吗啡,镇痛作用仅为吗啡的 $1/12 \sim 1/10$,作用持续时间与吗啡相似;镇咳作用是吗啡的 $1/4$;镇静作用不明显,欣快感及依赖性弱于吗啡。临床用于中等程度以上疼痛的止痛,也作为中枢性镇咳药,用于无痰干咳及剧烈频繁的咳嗽。与解热镇痛药合用有协同作用。本药无明显的便秘、尿潴留及直立性低血压等不良反应,但仍然应该警惕该药的欣快感及依赖性。

任务二　人工合成镇痛药

一、阿片受体激动剂

哌替啶

哌替啶(pethidine),又名杜冷丁,为人工合成镇痛药,是临床常用的吗啡替代品。

【体内过程】　本药口服易吸收,皮下或肌内注射吸收更迅速,故临床常注射给药。 $t_{1/2}$ 约3小时,蛋白结合率为 60% ,主要经肝脏代谢,肾脏排泄,代谢产物去甲哌替啶有中枢兴奋作用。

【药理作用】　本药可作用于中枢神经系统、内脏平滑肌及心血管系统。

1. 中枢神经系统　镇痛作用是吗啡的 $1/10$,持续时间 $2 \sim 4$ 小时;镇静欣快作用较吗啡弱;呼吸抑制、催吐作用较吗啡相似,抑制呼吸中枢,降低其对 CO_2 的敏感性,但较吗啡弱;能兴奋延髓催吐化学感受区,容易产生眩晕、恶心和呕吐。本药几乎没有镇咳和缩瞳作用。成瘾性发生较慢,戒断症状持续时间较短。

2. 内脏平滑肌　本药能提高胃肠道平滑肌和括约肌张力,减少蠕动,但作用短暂,不引起便秘,亦无止泻作用;对胆道括约肌作用较吗啡弱,治疗量对支气管平滑肌几乎无影响,大剂量可引起收缩;对妊娠末期子宫收缩无影响,也不对抗缩宫素作用,故不影响产程。

3. 心血管系统　治疗量可引起血管扩张,导致直立性低血压。这是由于呼吸受到抑制, CO_2 蓄积,扩张脑血管从而升高颅内压,还可用于心源性哮喘,与吗啡作用机制相同。

【临床应用】　本药可用于镇痛、治疗心源性哮喘,还可用于麻醉前给药及人工冬眠。

1. 疼痛　可作为吗啡的代用品,用于创伤、烧伤、术后及晚期癌症等各种剧痛。用于胆、肾绞痛须与阿托品合用。新生儿对哌替啶引起的呼吸抑制非常敏感,临产前 $2 \sim 4$ 小时不宜使用。

2. 心源性哮喘　可用于治疗心源性哮喘效果良好,其机制同吗啡相似。

3. 麻醉前给药及人工冬眠　麻醉前给予哌替啶,可消除患者术前紧张、恐惧情绪,减少麻醉药用量及缩短诱导期。本药与氯丙嗪、异丙嗪合用组成冬眠合剂,用于人工冬眠疗法。但老人、婴幼儿及呼吸功能不全者冬眠合剂中不宜加用哌替啶,以免加重呼吸抑制。

☞**考点提示**:哌替啶的临床应用。

【不良反应】　治疗量引起的不良反应与吗啡相似,如眩晕、恶心、呕吐、口干、心悸、直立性低血压等,但很少引起便秘和尿潴留。长期反复应用也会产生耐受性和依赖性,剂量过大可明显抑制呼吸。过量时,可导致急性中毒,表现为昏迷、深度呼吸抑制、肌肉震颤、痉挛、反射亢进、惊厥(哌替啶的代谢产物去甲哌替啶有中枢兴奋作用)等,用纳洛酮和抗惊厥药进行解救。支气管哮喘和颅脑外伤患者禁用。

☞**考点提示**:哌替啶的不良反应及中毒解救。

美沙酮

美沙酮(methadone),又名美散痛,镇痛作用强度与吗啡相当,持续时间较长;镇静、抑制呼吸、缩瞳、引起便秘等作用较吗啡弱。耐受性与依赖性产生也较慢,程度较轻,其戒断症状相对吗啡等药物出现慢且较轻,临床用于创伤、手术、晚期癌症等引起的剧痛,也可用于吗啡和海洛因成瘾者脱毒治疗时的替代药物。因有抑制呼吸和延长产程作用,所以呼吸功能不全者、婴幼儿及临产妇禁用。

 知识链接

脱毒治疗方法

目前常见的脱毒治疗方法主要有:①药物替代递减法。采用作用持久、温和或戒断症状轻的美沙酮或丁丙诺啡代替作用迅速而强烈的海洛因。②采用 α_2 受体激动剂,如用可乐定、洛非西定,选择性激动抑制性神经元,导致交感神经末梢 NA 释放减少,从而改善恶心、呕吐、腹痛、出汗、心率加速及血压升高等症状。③自然戒断法,又称冻火鸡疗法或干戒法,靠戒毒者的毅力忍受戒断症状的痛苦。戒毒时,患者畏寒颤抖、汗毛竖起、浑身起鸡皮疙瘩,犹如火鸡皮。④亚冬眠疗法。采用盐酸氯丙嗪和异丙嗪联合应用的脱毒疗法,使患者处于亚冬眠状态,戒断症状在睡眠时出现,痛苦小,费用低,但治疗中可出现意识障碍、大小便失禁、呼吸抑制、兴奋躁动等,因此临床脱毒治疗宜慎重。

芬太尼

芬太尼(fentanyl)为强效麻醉性镇痛药,镇痛效力为吗啡的 100 倍。其显效快(15 分钟),但维持时间短(1~2 小时),临床主要用于各种急性剧痛。与全身麻醉药或局部麻醉药合用,可减少麻醉药用量。与氟哌利多配伍用于"神经安定镇痛术"、大面积烧伤换药及小手术。不良反应较吗啡小,常见眩晕、恶心、呕吐和胆道括约肌痉挛等;大剂量产生肌肉僵直,用纳洛酮对抗;静脉注射过快可出现呼吸抑制。反复使用可产生依赖性,但戒断症状较轻。禁用于支气管哮喘、重症肌无力、脑外伤或脑肿瘤患者及 2 岁以下小儿。

二氢埃托啡

二氢埃托啡(dihydroetorphine)是我国首先研制出的麻醉性强效镇痛药,为阿片受体激动剂。其镇痛作用非常强,可达吗啡的1000倍,用量小(20～40μg/L),镇痛作用短暂(1～3小时)。临床既可用于哌替啶、吗啡等无效的、诊断明确的慢性顽固性疼痛和晚期癌症疼痛,也可用于诱导麻醉、复合麻醉及内镜检查术前用药。不良反应同吗啡,治疗剂量下一般无明显不良反应,小剂量不易产生耐受性,大剂量持续用药则易出现耐受,也可产生依赖性。规定镇痛剂量下很少发生呼吸抑制,但超剂量下可明显抑制呼吸。

二、阿片受体部分激动剂

喷他佐辛

喷他佐辛(pentazocine),又名镇痛新,为阿片受体的部分激动剂,小剂量、单独应用时可激动阿片受体产生镇痛作用;剂量加大或与阿片受体激动剂合用时,又呈现阻断阿片受体作用。镇痛效力为吗啡的1/3,呼吸抑制作用为吗啡的1/2,依赖性极小,在药品管理上已被列入非麻醉药品管理范畴。对心血管作用与吗啡不同,大剂量可引起血压升高和心率加快,使心脏负荷加重。临床主要用于各种慢性剧痛及术后疼痛。不良反应常见有镇静、嗜睡、眩晕、出汗、头痛等,大剂量会导致血压升高、心动过速、呼吸抑制等,局部注射有刺激症状。

布托啡诺

布托啡诺(butorphanol)为阿片受体的部分激动剂,作用与喷他佐辛相似,主要激动κ受体,对μ受体有较弱的拮抗作用。可以在未引起显著致幻效应的剂量下,产生高效的镇痛效果,对平滑肌的兴奋作用较弱。临床主要用于中度至重度的疼痛,如术后、外伤、癌痛、肾或胆绞痛等,也可用于麻醉前用药。

 素质拓展

珍爱生命,远离毒品

——吗啡在药品和毒品之间一步之遥

根据《中华人民共和国刑法》第357条规定,毒品指鸦片、海洛因、甲基苯丙胺(冰毒)、吗啡、大麻、可卡因以及国家规定管制的其他能够使人形成瘾癖的麻醉药品和精神药品。《麻醉药品及精神药品品种目录》中列明了121种麻醉药品和130种精神药品。根据中国禁毒网权威发布,毒品分为传统毒品、合成毒品、新精神活性物质(新型毒品)。其中最常见的主要是麻醉药品类中的大麻类、鸦片类和可卡因类。吗啡属于麻醉药品,但是使用过量就成了一种毒品,危害个人、家庭以及社会。临床使用时,一定要遵循用药指征,禁止滥用。在此呼吁全社会远离毒品,珍惜生命,健康生活。

任务三 其他镇痛药

罗通定

罗通定(rotundine),又名延胡索乙素,为中药延胡索所含生物碱,现已人工合成。其镇痛作用不及哌替啶,但较解热镇痛抗炎药强,其作用机制与阿片受体无关,也没有明显的依赖性。可阻断脑内多巴胺受体,促进脑啡肽及内啡肽的释放,由此产生明显的镇静、催眠、安定和镇痛作用,主要用于治疗各种钝痛、痛经等,并可用于分娩止痛,对创伤、手术及晚期恶性肿瘤疼痛的疗效较差。安全性高,无明显依赖性。

高乌甲素

高乌甲素(lappaconitine),又称拉巴乌头碱,镇痛效果与哌替啶相当,本药为慢效止痛药,起效缓慢但维持时间长,无依赖性,有局部麻醉、降温、解热和消肿作用,大多用于恶性肿瘤止痛和其他顽固性疼痛,如三叉神经痛、系统性红斑狼疮、带状疱疹痛及牙痛等。

曲马多

曲马多(tramadol),与阿片受体有很弱的亲和力,并通过影响去甲肾上腺素和 5 – HT 等神经递质,抑制痛觉传递而产生镇痛作用。镇痛强度为吗啡的 1/10 ~ 1/8。对呼吸抑制弱,无明显扩张血管和降压作用,依赖性小。本药口服、注射吸收均好,镇痛功效相同,临床主要用于中、重度急慢性疼痛、心肌梗死、外科手术及癌症疼痛,不宜用于轻度疼痛。不良反应有多汗、头晕、恶心、呕吐等。剂量过大可抑制呼吸,长期应用可产生依赖性并有成瘾性报道。本药可能影响患者驾驶机械操作能力,尤其与乙醇同时服用,症状更加明显。突然停药会产生戒断反应,应缓慢减药。

布桂嗪

布桂嗪(bucinnazine),又名强痛定,为速效镇痛药,镇痛强度为吗啡的 1/3,作用可持续 3 ~ 6 小时。本药对皮肤黏膜和运动器官的疼痛有明显抑制作用,对内脏器官绞痛效果差,临床用于三叉神经痛、偏头痛、关节痛、外伤性疼痛、炎症性疼痛和癌症引起的疼痛等。不良反应有恶心、头晕、嗜睡等,停药后可自行消失。久用可产生耐受性和依赖性。

任务四　阿片受体拮抗剂

纳洛酮

纳洛酮(naloxone)与吗啡具有相似的化学结构,与阿片受体具有亲和力,而无内在活性,对阿片受体产生竞争性阻断作用。口服首关消除明显,常静脉注射给药,仅需注射小剂量,就可以迅速翻转吗啡的中毒作用,1 ~ 2 分钟使呼吸抑制现象消失,增加呼吸频率。临床主要用于阿片类药物中毒,使昏迷患者复苏,也可用于酒精类急性中毒和镇静催眠药中毒的解救,是研究疼痛与镇痛的重要工具药,也适用于一氧化碳中毒、脑卒中及各种原因引起的休克。

纳曲酮

纳曲酮(naltrexone)与纳洛酮相似,作用时间更长,口服生物利用度也比纳洛酮高,临床应用同纳洛酮。

笔记

制剂和用法

吗啡　片剂:5mg,10mg。1次5~15mg,一日3~4次。注射剂:5mg/0.5mL,10mg/mL。皮内注射,1次5~15mg,一日15~40mg;静脉注射,5~10mg。

哌替啶　片剂:25mg,50mg。1次50~100mg,一日200~400mg。注射剂:50mg/mL,100mg/2mL。皮下注射或肌内注射,1次25~100mg,一日100~400mg;静脉注射,成人每次不超过0.3mg。

美沙酮　片剂:2.5mg,7.5mg,10mg。成人1次2.5~5mg,一日2或3次。小儿每日每公斤体重0.7mg,分4~6次服。注射剂:5mg/mL,7.5mg/2mL。皮下注射或肌内注射,1次2.5~5mg,一日10~15mg。

芬太尼　注射剂:0.1mg/2mL。麻醉前给药,0.05~0.1mg,手术前30~60分钟肌内注射;诱导麻醉,静脉注射0.05~0.1mg,间隔2~3分钟重复注射,直至达到要求;一般镇痛及术后镇痛,肌内注射,1次0.05~0.1mg。

喷他佐辛　片剂:25mg,50mg。1次25~50mg,必要时每3~4小时重复1次。注射剂:15mg/mL,30mg/mL。静脉注射、皮下注射或肌内注射,1次30mg。

布托啡诺　注射剂:2mg/mL,1mg/mL。肌内注射,1次1~4mg,必要时4~6小时重复用药。麻醉前用药:于手术前60~90分钟肌内注射2mg。

二氢埃托啡　片剂:20μg,40μg。镇痛:舌下含化20~40μg。注射剂:20μg/mL。镇痛:10~20μg,肌内注射,根据需要可3~4小时后重复给药;麻醉前诱导:0.2~0.4μg/kg静脉内缓慢推注;复合麻醉:首次缓慢静脉推注0.3~0.6μg/kg,以后每30~40分钟追加首次剂量的半量,手术结束前40分钟停止用药。

罗通定　片剂:30mg,60mg。镇痛:1次60~120mg,一日1~4次。催眠:30~90mg,睡前服。注射剂:60mg/2mL。肌内注射,1次60~90mg。

曲马多　胶囊剂:50mg。成人每次量不超过100mg,每日不超过400mg,连续用药不超过48小时,累计用药不超过800mg。注射剂:50mg/2mL,100mg/2mL。静脉、皮下、肌内注射,1次50~100mg,一日不超过400mg。

布桂嗪　片剂:30mg,60mg。成人1次60mg,一日1~3次。小儿每次1mg/kg。注射剂:50mg/2mL,1000mg/2mL。皮下注射或肌内注射,1次50~100mg,一日1或2次。

纳洛酮　注射剂:0.4mg/mL。1次0.4~0.8mg,肌内或静脉注射。治疗阿片类、酒精类急性中毒和镇静催眠药中毒:首剂量为0.4~0.8mg,无效时可重复注射1次。

(李东芳)

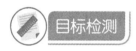 **目标检测**

参考答案

一、单项选择题

1. 吗啡不会产生(　　　)。

　　A. 呼吸抑制　　　　　　　　　B. 止咳作用　　　　　　　C. 直立性低血压

　　D. 腹泻稀便状　　　　　　　　E. 支气管收缩

2. 吗啡镇痛的主要作用部位是(　　　)。

　　A. 脊髓胶质区、丘脑内侧、脑室及导水管周围灰质

　　B. 脑网状结构

　　C. 边缘系统与蓝斑核

　　D. 中脑前核

　　E. 大脑皮质

3. 吗啡的药理作用有(　　　)。

　　A. 镇痛、镇静、镇咳　　　　　B. 镇痛、镇静、抗震颤　　　C. 镇痛、呼吸兴奋

　　D. 镇痛、欣快、止吐　　　　　E. 镇痛、安定、散瞳

4. 与吗啡作用机制有关的是(　　　)。

　　A. 阻断阿片受体　　　　　　　B. 激动中枢阿片受体　　　C. 抑制中枢PG合成

D. 抑制外周 PG 合成　　　　　　　E. 以上均不是

5. 慢性钝痛时,不宜用吗啡的主要理由是(　　)。

A. 对钝痛效果差　　　　　　B. 治疗量即抑制呼吸　　　　　C. 可致便秘

D. 易产生依赖性　　　　　　E. 易引起直立性低血压

6. 阿片受体拮抗药为(　　)。

A. 二氢埃托啡　　　　　　　B. 哌替啶　　　　　　　　　　C. 吗啡

D. 纳洛酮　　　　　　　　　E. 曲马多

7. 吗啡的镇痛作用主要用于(　　)。

A. 胃肠痉挛　　　　　　　　B. 慢性钝痛　　　　　　　　　C. 分娩止痛

D. 肾绞痛　　　　　　　　　E. 急性锐痛

8. 哌替啶的特点是(　　)。

A. 有镇痛作用　　　　　　　B. 依赖性比吗啡小　　　　　　C. 作用持续时间长

D. 等效镇痛剂量抑制呼吸作用弱　E. 大量也引不起支气管平滑肌收缩

9. 下列不属于吗啡禁忌证的是(　　)。

A. 分娩止痛　　　　　　　　B. 支气管哮喘　　　　　　　　C. 诊断未明的急腹症

D. 肝功能严重减退患者　　　E. 心源性哮喘

二、简答题

1. 吗啡为什么可用与治疗心源性哮喘而禁用与支气管哮喘?

2. 吗啡的主要药理作用及应用?

3. 吗啡最主要的不良反应是什么? 为何禁用于分娩止痛、支气管哮喘和颅内升高者?

项目六　解热镇痛抗炎药及抗痛风药

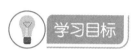

课件

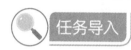

　　王某,女,45 岁。反复多关节肿痛 6 年,加重伴乏力 1 周。患者 6 年前无明显诱因出现多关节肿痛,伴双手晨僵,持续约 1 小时,未诊治。1 周来出现双手、双腕关节肿痛加重,无发热。查体:双手近端指间关节肿胀,双手指轻度尺偏畸形,双腕活动受限,双膝关节肿胀。双手关节 X 线片见双手近侧指间关节间隙变窄。诊断:类风湿关节炎。医嘱给予阿司匹林 1 次 1g,一日 3 次。

　　请分析思考:

　　1.阿司匹林有哪些药理作用及临床应用?

　　2.应用阿司匹林期间在用药护理方面有哪些注意事项?

问题解析

任务一　概　述

　　解热镇痛抗炎药(antipyretic – analgesic and anti – inflammatory drugs)是一类具有解热、镇痛,大多数还有抗炎、抗风湿作用的药物,又称为非甾体抗炎药(non – steroidal anti – inflammatory drug,NSAID)。该类药物主要共同的作用机制是抑制体内的环氧化酶(cyclooxygenase,COX)的活性,使局部组织前列腺素(prostaglandin,PG)的生物合成减少而发挥作用。

　　解热镇痛抗炎药具有以下药理作用。

(一)解热作用

　　人体体温调节中枢位于下丘脑,下丘脑通过对产热、散热两个过程进行精细调节,使体温维持在相对恒定的水平。感染、组织损伤、炎症或其他疾病状态可刺激中性粒细胞产生和释放内热原,如白细胞介素(IL – 1、IL – 6 等)、干扰素 γ 和肿瘤坏死因子(TNF – α)等,从而作用于下丘脑体温调节中枢,使 PG 合成与释放增多,引起产热增加,散热减少,体温升高。解热镇痛药则通过抑制中枢 PG 的合成,使发热者的体温降至正常,这类药物只能使发热者体温下降,对正常体温没有影响。

(二)镇痛作用

　　当组织损伤和发炎时,局部产生并释放致痛物质,如 PG、缓激肽和组胺等。PG 可提高痛觉感受器对致痛物质的敏感性,其本身也具有致痛作用,从而引起疼痛。

解热镇痛抗炎药的镇痛作用部位主要在外周,通过抑制疼痛及炎症局部 PG 的合成与释放而发挥镇痛作用。其主要产生中等程度镇痛作用,对临床常见的慢性钝痛,如头痛、牙痛、神经痛、痛经、肌肉或关节痛等有良好镇痛效果。由于这类药物不抑制呼吸,不产生欣快感与成瘾性,因此临床应用较广泛。

(三)抗炎作用

在炎症反应中,细胞膜磷脂在磷脂酶 A_2(phospholipase A_2,PLA_2)的作用下,生成花生四烯酸(arachidonic acid,AA)。花生四烯酸经细胞微粒体内的 COX 催化生成前列腺素,如前列腺素 I_2(prostaglandin I_2,PGI_2)、前列腺素 E_2(prostaglandin E_2,PGE_2)及血栓素 A_2(thromboxane,TXA_2)等(图 4 - 6 - 1)。PG 是参与炎症反应的活性物质,可致血管扩张,局部组织红、肿、热、痛,还能增强其他致痛、致炎物质的作用。

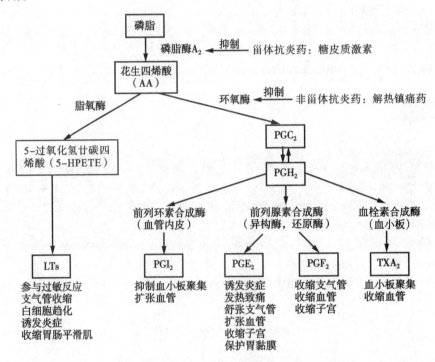

图 4 - 6 - 1 花生四烯酸主要代谢产物的生物活性及解热镇痛抗炎药的作用部位示意图

解热镇痛抗炎药主要通过抑制炎症反应时局部 PG 的合成和释放而产生抗炎作用。大多数解热镇痛药具有较强的抗炎、抗风湿作用,对控制风湿性及类风湿关节炎的症状有肯定疗效,但此类药物既不能根治,也不能防止炎症的发展及并发症的发生。

 知识链接

环氧化酶

环氧化酶(COX)又称前列腺素合成酶,目前认为具有生理和药理学意义的主要是环氧酶 -1(COX -1)和环氧酶 -2(COX -2)两种同工酶。COX -1 为固有型,广泛存在于胃肠道、血管、血小板等大多数组织器官中,催化产生 PG,具有维持胃血流量和胃黏液分泌、调节血小板聚集与黏附、调节血管舒缩等生理功能。COX -2 为诱生型,需要经刺激后诱导产生,细胞因子与炎症介质能诱导 COX -2 表达,增加 PG 合成,参与机体炎症反应等病理过程。解热镇痛抗炎药的解热、镇痛、抗炎作用与抑制 COX -2 有关,而胃出血和抗血栓作用与抑制 COX -1 有关。

任务二 常用解热镇痛抗炎药

根据解热镇痛抗炎药对 COX 的选择性不同,分为非选择性 COX 抑制药和选择性 COX - 2 抑制药。

一、非选择性 COX 抑制药

非选择性环氧酶抑制药既可以抑制 COX - 1,又能抑制 COX - 2。按照其化学结构不同,可分为水杨酸类(如阿司匹林)、苯胺类(如对乙酰氨基酚)、吡唑酮类(如保泰松)及其他有机酸类(如吲哚美辛、双氯芬酸、布洛芬、吡罗昔康、舒林酸等)药物。

阿司匹林

为什么水杨酸中毒时,可用碳酸氢钠碱化尿液?

阿司匹林(aspirin),又名乙酰水杨酸(acetylsalicylic acid)。

【体内过程】 阿司匹林口服容易吸收,1 ~ 2 小时达血药浓度峰值,在吸收过程中与吸收后迅速被水解成水杨酸盐。水杨酸可分布到关节腔、脑脊液及乳汁中,并可通过胎盘进入胎儿体内。水杨酸盐与血浆蛋白结合率高达 80% ~ 90%。阿司匹林主要经肝脏代谢,肾脏排泄。口服小剂量(<1g)阿司匹林时,按一级动力学消除;当阿司匹林剂量增加时(>1g),则按零级动力学消除。水杨酸盐的排泄速度受尿液 pH 影响,碱性尿液可排出85%,酸性尿液仅排除 5%,故当水杨酸中毒时,可用碳酸氢钠碱化尿液,以加速其排出。

【药理作用】 本药可解热、镇痛、抗炎抗风湿、抗血栓形成。

1. 解热、镇痛 具有较强的解热镇痛作用。常用剂量(0.5g)即有显著的解热镇痛作用,用于感冒发热及轻、中度慢性钝痛,对严重创伤性剧痛及内脏绞痛无效。

2. 抗炎抗风湿 有较强的抗炎抗风湿作用。较大剂量(3 ~ 5g/d)可使急性风湿热患者于 24 ~ 48 小时内退热,使关节红、肿及剧痛缓解,血沉下降,患者主观感觉好转,可用于鉴别诊断急性风湿热,也可迅速缓解类风湿关节炎疼痛症状,消退关节炎症,减轻关节损伤。

3. 抗血栓形成 小剂量阿司匹林能抑制血小板中的 COX - 1,减少 TXA_2 的生成,进而影响血小板的聚集过程,防止血栓的形成。大剂量阿司匹林能明显抑制血管内皮细胞的 COX - 1,减少 PGI_2 合成,PGI_2 是 TXA_2 的生理拮抗剂,其合成减少可能促进血栓形成。

【临床应用】 用于头痛、牙痛、神经痛、肌肉痛、关节痛、痛经、风湿性或类风湿关节炎的对症治疗。常用小剂量(50 ~ 100mg/d)防治血栓性疾病,如动脉硬化、心肌梗死、脑血栓、缺血性心脏病、血管形成术及手术后静脉血栓形成。大剂量能促进尿酸排泄,可用于治疗痛风。口服阿司匹林可用于治疗胆道蛔虫病;对于急性川崎病患者,可在发病后应用静脉免疫球蛋白和大剂量阿司匹林治疗。

【不良反应】 本药的不良反应表现为胃肠道反应、加重出血倾向、水杨酸反应、过敏反应和瑞氏综合征等。

1. 胃肠道反应 胃肠道反应最为常见,口服可直接刺激胃黏膜,引起恶心、呕吐、上腹部不适,较大剂量口服(抗风湿治疗)可诱发不同程度的胃黏膜损伤,如胃溃疡和出血,也可使原有胃溃疡加重。饭后用药或同服抗酸药、肠溶阿司匹林片可以减轻上述反应。其发生机制与直接刺激局部胃黏膜细胞及抑制胃壁组织 COX - 1 合成内源性 PG 有关,胃壁 PG 对胃黏膜有保护作用。

2. 加重出血倾向 小剂量阿司匹林长期应用,可抑制血小板聚集,延长出血时间。大剂量阿司匹林可使凝血酶原合成减少,延长凝血时间,增加出血性倾向,使用维生素 K 可以预防。产妇、孕妇、严重肝损伤、低凝血酶原血症、维生素 K 缺乏和血友病患者禁用。术前一周的患者应停用,以防出血过多。

3. 水杨酸反应 大剂量(>5g/d)阿司匹林引起的中毒反应,表现为头痛、眩晕、恶心、呕吐、耳鸣以及视力、听力减退等,严重者可致过度呼吸、酸碱平衡失调、高热、脱水,甚至精神错乱。严重中毒者须及时停药,也可静脉滴注碳酸氢钠碱化尿液,加速水杨酸盐随尿排出。

4. 过敏反应　偶见荨麻疹、血管神经性水肿和过敏性休克。有些哮喘患者服用阿司匹林或其他解热镇痛药后可诱发支气管哮喘,称为"阿司匹林哮喘",其发病机制可能与阿司匹林抑制 PG 的生物合成有关。因抑制 PG 合成,而由花生四烯酸生成的白三烯及其他脂氧酶代谢产物增多,导致支气管强烈痉挛,诱发哮喘。阿司匹林哮喘用肾上腺素治疗效果不佳,可用糖皮质激素和抗组胺药联合治疗。哮喘、鼻息肉及慢性荨麻疹患者禁用阿司匹林。

5. 瑞氏综合征(Reye's syndrome)　病毒性感染(如流感、麻疹、水痘、流行性腮腺炎等)伴有发热的儿童和青少年应用阿司匹林退热时,偶可出现以脑病合并内脏脂肪病为特点的综合征称为瑞氏综合征。患者有急性感染症状,继而出现惊厥、频繁呕吐、颅内压升高、昏迷等。此病虽少见,但可致死,故患病毒性感染的儿童不宜使用本药,可给予对乙酰氨基酚代替。

6. 对肾脏的影响　阿司匹林对正常肾功能影响不明显,但对于少数人,特别是老年人以及伴有心、肝、肾功能损害的患者,可能引发水肿、多尿等肾小管功能受损的症状。偶见肾病综合征、间质性肾炎,甚至肾衰竭。

☞考点提示:阿司匹林的不良反应和用药注意事项。

【药物相互作用】　阿司匹林通过与血浆蛋白竞争结合,提高血药浓度,引起药物相互作用。与口服抗凝药香豆素类药物合用时,易引起出血;与磺酰脲类口服降糖药合用时,可引起低血糖反应;与糖皮质激素合用时,易诱发溃疡或出血;与甲氨蝶呤、呋塞米、青霉素等药物竞争肾小管主动分泌的载体,增加各自的游离血药浓度。

经典传承,勇于创新
——百年老药阿司匹林

　　从被科学家们成功合成至今,阿司匹林已经应用 110 多年,它与青霉素、地西泮并称为"医药史上三大经典药物",从最初的镇痛抗炎功效,慢慢被发现更多的适应证。近 10 年来,还被研究可以用来防止中风、白内障、抑制肿瘤,降低癌症患者的死亡率,其中对心血管疾病的预防尤其引人重视。

　　作为一种常用药物,阿司匹林与血浆蛋白结合率高,不良反应较多。因此,当阿司匹林与其他药物联合应用时,医护工作者应该考虑药物相互作用给患者带来的影响。通过合理选用药物,提高药物治疗效果,减少药物不良反应,保障患者的健康和生命质量。

对乙酰氨基酚

　　对乙酰氨基酚(acetaminophen),又名扑热息痛,是非那西丁的活性代谢产物。

【体内过程】　本药口服易吸收,0.5～1 小时血药浓度达到峰值。在常用临床剂量下,体内 95% 的药物经肝脏代谢为无活性代谢物,5% 经羟化转化为毒性代谢物,均经肾脏排泄,$t_{1/2}$ 为 2～4 小时。长期用药或过量中毒时,药物经肝微粒体混合功能氧化酶代谢为对乙酰苯醌亚胺,对乙酰苯醌亚胺可以与肝、肾中重要的酶和蛋白分子发生不可逆结合,引起肝细胞、肾小管细胞损伤坏死。

【药理作用】　本药解热镇痛作用温和持久,与阿司匹林相似,但抗炎、抗风湿作用极弱,因此主要用于退热和镇痛。

【临床应用】　用于发热、头痛、神经痛、关节痛、肌肉痛、牙痛和痛经等,适用于不宜使用阿司匹林的头痛发热患者,是儿童发热头痛时常用的解热镇痛药。

【不良反应】 治疗量不良反应较少,偶见皮疹、荨麻疹、药物热及粒细胞减少等过敏反应;过量可(成人 10～15g)引起急性中毒导致肝坏死;大剂量或长期服用,可出现急性肾衰竭或慢性肾衰竭。

吲哚美辛

吲哚美辛(indomethacin),又名消炎痛,为 COX 抑制药之一。口服吸收快速而完全,吸收后约90% 与血浆蛋白结合。部分经肝脏代谢,大部分代谢物从尿、胆汁、粪便排泄,$t_{1/2}$ 为 2～3 小时。

吲哚美辛具有显著的消炎、解热作用,对炎症的疼痛具有明显的镇痛作用。临床用于急性风湿病及类风湿关节炎、强直性脊柱炎、骨关节炎和急性痛风性关节炎等,也可应用于癌症发热及其他顽固性发热。

30%～50% 患者使用治疗量吲哚美辛后出现不良反应,约有 20% 患者必须停药。该药不良反应多且严重,故不作为首选药,仅用于其他药物疗效不显著的病例。

布洛芬

布洛芬(ibuprofen)为第一个应用于临床的丙酸类 NSAID 药物。口服吸收完全,血浆蛋白结合率高。可缓慢进入滑膜腔,并在腔内保持高浓度,$t_{1/2}$ 约为 2 小时。

布洛芬具有明显的解热、镇痛以及抗炎、抗风湿作用。临床主要用于风湿性、类风湿关节炎和骨关节炎,也可用于发热及慢性钝痛的治疗。布洛芬可降低月经液中 PG 水平,抑制子宫平滑肌的收缩,因此可用于治疗痛经。

不良反应较阿司匹林轻,患者较易耐受。胃肠道不良反应是最常见的,主要有恶心、上腹部不适等,长期服用可引起胃肠溃疡和出血,偶见头痛、眩晕和视物模糊等。孕妇、哺乳期妇女及哮喘患者禁用。

吡罗昔康

吡罗昔康(piroxicam)为强效、长效抗炎镇痛药。口服吸收完全,血浆蛋白结合率高,大部分药物经肝脏代谢,经尿和粪便排泄,存在肝肠循环,$t_{1/2}$ 为 36～45 小时。

吡罗昔康作为一种长效抗风湿病药,具有解热、镇痛、抗炎和抗风湿作用。主要用于治疗风湿性及类风湿关节炎,也可用于急性痛风、肩周炎、原发性痛经等。不良反应偶见胃部不适、头晕、水肿、粒细胞减少等。长期服用,胃肠道溃疡发生率明显上升,应注意监测血象及肝、肾功能。

双氯芬酸

双氯芬酸(diclofenac)为强效解热镇痛抗炎药。口服吸收迅速,血浆蛋白结合率高达99% ,可在关节滑膜液中积聚,经肝脏代谢后,随尿液和胆汁排泄,作用可持续,$t_{1/2}$ 为 1.1～1.8 小时。

双氯芬酸解热、镇痛、抗炎作用强于吲哚美辛。除抑制 COX 外,还可减少白细胞内游离花生四烯酸的浓度。临床主要用于类风湿关节炎、强直性脊柱炎、痛风性关节炎、肩周炎、椎关节炎、非关节性软组织风湿痛、各种神经痛、手术以及创伤后的疼痛、原发性痛经、牙痛等,亦可用于各种炎症所致的发热。不良反应除与阿司匹林十分相似外,偶见肝功能异常、白细胞减少。

保泰松

保泰松(phenylbutazone)解热作用较弱,抗炎、抗风湿作用较强,对炎性疼痛效果较好。对尿酸排泄具有促进作用。临床用于风湿性关节炎、类风湿关节炎、强直性脊柱炎和痛风的治疗。不良反应较多且严重,因毒性较大,已少用。

二、选择性 COX-2 抑制药

传统的非选择性 COX 抑制药临床常见不良反应较多,对 COX-1 抑制作用会引起胃黏膜损害等不良反应,而解热镇痛抗炎药治疗作用的主要机制与 COX-2 抑制有关。近年来,选择性 COX-2 抑制药相继问世,常用药物有塞来昔布、尼美舒利、帕瑞昔布等。

塞来昔布

塞来昔布(celecoxib)为选择性 COX-2 抑制药,其对 COX-2 的抑制强度较 COX-1 高 375 倍。口服易吸收,血浆蛋白结合率高,主要在肝脏中代谢,随尿液和粪便排泄,$t_{1/2}$约为 11 小时。

塞来昔布具有解热、镇痛及抗炎作用,临床用于风湿性、类风湿关节炎和骨关节炎,也可用于手术后疼痛、牙痛、痛经等。胃肠道不良反应发生率较其他非选择性 COX 抑制药低。可抑制肾内 PG 合成,进而引起血压升高、水肿、多尿以及肾损害。本药可影响 PGI_2,有增加心血管不良事件的可能性,尽量避免在心肌梗死、脑梗死和血黏度高的高危人群中使用。对磺胺药过敏的患者禁用。

尼美舒利

尼美舒利(nimesulide)为一种新型的解热镇痛抗炎药,具有较强的抗炎、镇痛和解热作用。对 COX-2 具有较高选择性。口服吸收快完全,血浆蛋白结合率高达 99%,生物利用度高,$t_{1/2}$为 2~3 小时。

临床用于类风湿关节炎、骨关节炎、腰腿痛、痛经、牙痛、手术后疼痛或上呼吸道感染引起的发热等。胃肠不良反应少且轻微,但可对肝造成损伤。在儿童发热用药选择上要慎重,其口服制剂禁用于 12 岁以下儿童。

任务三　解热镇痛药的复方制剂

为增强疗效,减少不良反应,解热镇痛抗炎药常制成复方制剂。临床常用的复方制剂多为抗感冒药,将解热镇痛抗炎药与镇咳药、抗过敏药、咖啡因等药物配伍,缓解头痛、咳嗽等感冒症状。如咖啡因能收缩脑血管,有助于缓解头痛;氯苯那敏、苯海拉明可缓解过敏症状及促进睡眠;伪麻黄碱可收缩上呼吸道血管,消除鼻咽部黏膜充血、肿胀,减轻感冒引起的鼻塞;右美沙芬具有中枢性镇咳作用,用于治疗感冒引起的干咳、剧咳等。临床常用解热镇痛药的复方制剂见表 4-6-1。

表 4-6-1　临床常用解热镇痛抗炎药的复方制剂成分

制剂名称	制剂成分							
	对乙酰氨基酚	伪麻黄碱	右美沙芬	苯海拉明	氯苯那敏	咖啡因	金刚烷胺	人工牛黄
氨麻苯美片	+	+	+					
氨酚伪麻美芬片	+	+	+	+				
酚麻美敏片	+	+	+		+			
复方氨酚烷胺片	+				+	+	+	+
氨咖黄敏胶囊	+				+	+		+

任务四　抗痛风药

痛风是体内嘌呤代谢紊乱,尿酸产生过多或排泄减少所致的一种代谢性疾病,表现为高尿酸血症,尿酸盐在关节、结缔组织和肾脏沉积。急性痛风发作时可引起局部粒细胞浸润及炎症反应,局部出现红、肿、热和剧烈疼痛;慢性痛风则由痛风反复间歇发作而造成,表现为尿酸盐在手指、耳轮等软组织中沉积形成痛风石,反复发作的关节炎使关节畸形和功能障碍,尿酸盐在肾脏形成结石,可导致肾脏慢性损害。

抗痛风药通过抑制尿酸的生成或促进尿酸的排泄,降低血中的尿酸水平,减少反复间歇发作,防止关节和肾脏损害。急性痛风发作可用秋水仙碱、非甾体抗炎药、糖皮质激素等迅速缓解急性关节炎症状,慢性痛风的治疗目的在于降低血液中尿酸的浓度,可采用别嘌醇减少尿酸的生成,丙磺舒促进尿酸的排泄。

一、抑制尿酸生成药

别嘌醇

别嘌醇(allopurinol)为次黄嘌呤的异构体。口服易吸收,$t_{1/2}$为 2~3 小时,其代谢产物奥昔嘌醇$t_{1/2}$为 14~28 小时。别嘌醇及其代谢产物奥昔嘌醇通过抑制黄嘌呤氧化酶,使次黄嘌呤及黄嘌呤不能转化为尿酸,尿酸生成减少,血液中尿酸浓度下降,尿酸盐在骨、关节及肾脏的沉积减少。另外,还能使组织内的尿酸结晶重新溶解,缓解痛风症状,临床多用于慢性痛风。不良反应较少,偶有皮疹、腹泻、转氨酶升高、白细胞减少等。

二、促进尿酸排泄药

丙磺舒

丙磺舒(probenecid),又名羧苯磺胺。口服吸收完全,脂溶性大,大部分通过肾近曲小管主动转运而排泄。通过竞争性抑制尿酸盐在近曲小管的主动再吸收,增加尿酸盐的排泄而降低血液中尿酸盐的浓度,并可促进已形成的尿酸盐溶解。无抗炎、镇痛作用,不宜用于急性痛风。临床用于治疗慢性痛风和与痛风有关的高尿酸血症。在肾小管与青霉素、头孢菌素竞争同一分泌机制,可使后两者的排泄减少,提高其血药浓度,从而延长作用时间。治疗量时,不良反应少,少数患者可见胃肠道反应、皮疹、发热等。

苯溴马隆

苯溴马隆(benzbromarone)可抑制肾小管对尿酸的重吸收,促进尿酸排泄,降低血液中尿酸浓度。口服容易吸收,其代谢产物也具有活性,服药后 24 小时血液中尿酸浓度为服药前的 66.5%。临床主要用于治疗高尿酸血症和痛风等。本药不良反应较少,偶见胃肠道反应、头痛等,少数患者可出现粒细胞减少,极个别病例出现抗药性和持续性腹泻。

三、抑制痛风炎症药

秋水仙碱

秋水仙碱(colchicine)对急性痛风性关节炎有选择性抗炎作用。口服吸收迅速,主要在肝脏代谢,可从胆汁分泌形成肝肠循环。其作用机制可能是与微管蛋白结合,解聚微管蛋白聚合形成微管,中断粒细胞迁移,抑制急性发作局部的粒细胞浸润。此外,本药还可抑制细胞有丝分裂;抑制磷脂酶 A_2,减少单核细胞和中性白细胞释放前列腺素和白三烯,从而达到控制关节局部疼痛、肿胀及发红炎症反应。临床既可用于痛风性关节炎急性发作期的治疗,也可用于预防复发性痛风关节炎的急性发作,以及白血病、乳腺癌等的治疗。不良反应较多,主要是腹痛、腹泻、恶心、呕吐等消化道反应,中毒时出现水样腹泻及血便、脱水、休克。此外,本药可抑制骨髓造血功能,对肾也有损害作用。

制剂和用法

阿司匹林　片剂:0.3g,0.5g。解热镇痛:1 次 0.3～0.6g,一日 3 次,或需要时服。抗风湿:1 次 0.6～1g,一日 3 或 4 次,服时宜嚼碎,可与碳酸钙或氢氧化铝合用以减少对胃的刺激,症状控制后逐渐减量。抑制血小板聚集:1 次 75～150mg,一日 1 次。小儿一日 0.1g/kg,分 3 次服,前 3 日先服半量。

对乙酰氨基酚　片剂:0.3g,0.5g。1 次 0.3～0.6g,一日 3 次。一日量不宜超过 2g,一疗程不宜超过 10 日。12 岁以下小儿按体表面积每日 $1.5g/m^2$ 分次服。

吲哚美辛　片剂:25mg,50mg,75mg。1 次 25mg,一日 2 或 3 次,餐中或餐后立即服用。治疗类风湿关节炎等症时,如未见不良反应,可逐渐递增至每日 100～150mg,一日最大量不超过 150mg,分 3 或 4 次服用。小儿每日按 1.5～2.5mg/kg,分 3 或 4 次,有效后减到最低量。

布洛芬　片剂:0.1g,0.2g,0.3g。抗风湿:1 次 0.4～0.8g,一日 3 或 4 次。止痛:1 次 0.2～0.4g,每 4～6 小时 1 次。成人最大剂量为每日 2.4g。

吡罗昔康　片剂:10mg,20mg。抗风湿:一日 20mg,分 1 或 2 次服。抗痛风:1 次 40mg,一日 1 次,连续 4～6 日。

双氯芬酸　片剂:25mg。每日 100～150mg,分 2 或 3 次服用,此药最好在餐前用水整片送服。

保泰松　片剂:0.1g。治疗关节炎:一日 3 次,一日最大量不宜超过 0.8g。症状改善后改为 1 次 0.1～0.2g,一日 1 次。

塞来昔布　胶囊剂:100mg。治疗骨关节炎:一日 200mg,分 2 次服或顿服;治疗类风湿关节炎:一日 100mg 或 200mg,一日 2 次。

尼美舒利　片剂:50mg,100mg。1 次 100mg,一日 2 次,餐后服用。小儿常用剂量为每日每千克体重 5mg,分 2 或 3 次服。老年人不需要调整剂量。

别嘌醇　片剂:0.1g。第一周每日 0.05g,一日 2 或 3 次;第二、三周每日 0.2～0.4g,分 2 或 3 次服,一日最大量不超过 0.6g。维持量:1 次 0.1～0.2g,一日 2 或 3 次。

丙磺舒　片剂:0.25g,0.5g。治疗慢性痛风:开始 1 次 0.25g,一日 2～4 次,一周后增至 0.5～1g,每日 2 次。每日最大量不超过 2g。

苯溴马隆　1 次 25～100mg,每日 1 次,餐后服用,剂量渐增,连用 3～6 个月。

秋水仙碱　片剂:0.5mg,1mg。痛风急性期治疗:1 次 0.5～1mg,每 1～2 小时 1 次,至症状缓解或出现胃肠道不良反应时停用,一日最大量不宜超过 6mg。此后 1 次给 0.5mg,一日 2 或 3 次,共用 7 日。

（高　荧）

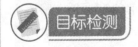目标检测

一、单项选择题

1. 瑞氏综合征是下列(　　)的不良反应。

　　A. 吲哚美辛　　　　　　　　B. 阿司匹林　　　　　　　　C. 对乙酰氨基酚

　　D. 保泰松　　　　　　　　　E. 吡罗昔康

2. 解热镇痛抗炎药物的解热作用特点(　　)。

参考答案

A. 能降低正常人体温

B. 仅能降低发热患者的体温

C. 即能降低正常人体温，又能降低发热患者的体温

D. 解热作用受环境温度影响明显

E. 以上均不正确

3. 阿司匹林通过抑制（　　）而发挥解热镇痛作用。

A. 单胺氧化酶　　　　　　　　B. 磷脂酶　　　　　　　　　C. 单胺氧化酶

D. 环氧化酶　　　　　　　　　E. 乙酰胆碱酯酶

4. 阿司匹林不能用于（　　）。

A. 治疗感冒引起的头痛　　　　B. 缓解牙痛　　　　　　　　C. 缓解月经痛

D. 预防脑血栓　　　　　　　　E. 治疗风湿性关节炎

5. 阿司匹林的不良反应不包括（　　）。

A. 胃肠道反应　　　　　　　　B. 水杨酸反应　　　　　　　C. 过敏反应

D. 粒细胞减少　　　　　　　　E. 肾脏损害

6. 小儿病毒感染伴有发热，不宜应用阿司匹林退热，其原因是可能引起（　　）。

A. 心力衰竭　　　　　　　　　B. 酸中毒　　　　　　　　　C. 过敏反应

D. 瑞氏综合征　　　　　　　　E. 肾脏损害

7. 阿司匹林的镇痛作用机制是（　　）。

A. 抑制痛觉中枢　　　　　　　B. 兴奋中枢阿片受体　　　　C. 阻断中枢阿片受体

D. 抑制外周 PG 的合成　　　　E. 促进中枢 PG 的合成

8. 使用阿司匹林出现水杨酸反应，应当静脉滴注（　　）以解救。

A. 氢氧化钠　　　　　　　　　B. 碳酸氢钠　　　　　　　　C. 冰醋酸

D. 稀盐酸　　　　　　　　　　E. 葡萄糖

9. 过量会引起肝坏死的解热镇痛抗炎药是（　　）。

A. 利多卡因　　　　　　　　　B. 地西泮　　　　　　　　　C. 对乙酰氨基酚

D. 吗啡　　　　　　　　　　　E. 布洛芬

10. 下列药物几乎无抗炎作用的是（　　）。

A. 阿司匹林　　　　　　　　　B. 吲哚美辛　　　　　　　　C. 对乙酰氨基酚

D. 保泰松　　　　　　　　　　E. 吡罗昔康

二、简答题

1. 解热镇痛抗炎药有哪些药理作用？

2. 阿司匹林的主要不良反应有哪些？

项目七　中枢兴奋药和促大脑功能恢复药

课件

素质目标: 建立整体治疗及护理观念,坚持以患者为中心,传承医学人文关怀精神。

知识目标: 熟悉咖啡因、尼可刹米、洛贝林的药理作用、临床应用、不良反应。了解其他中枢兴奋药和促大脑功能恢复药的作用特点和临床应用。

能力目标: 具备合理选择中枢兴奋药与促大脑功能恢复药的能力,获得抢救危重症的基本知识,能够对患者提供用药护理及用药咨询。

任务导入

　　患者,男,33岁。肺癌晚期,癌痛加重,给予吗啡缓释片30mg口服,用药2小时后出现胸闷、呼吸困难、呼吸深慢,口唇轻度发绀,针尖样瞳孔。立即予对症治疗,2小时后呼吸逐渐恢复正常,4小时后发绀好转,瞳孔恢复正常,生命体征稳定。

　　请分析思考:

　　1.该患者在使用吗啡后出现呼吸抑制症状,可选用什么药进行治疗?

　　2.兴奋呼吸中枢药物有哪些不良反应? 使用时应注意什么?

问题解析

任务一　中枢兴奋药

　　中枢兴奋药(central stimulants)是能选择性兴奋中枢神经系统,提高中枢神经系统功能活动的一类药物。根据其主要作用部位不同,可分为两类:①主要兴奋大脑皮质的药物,如咖啡因等;②主要兴奋延髓呼吸中枢的药物,又称呼吸兴奋药,如尼可刹米等。随着剂量的增加,药物作用强度和作用范围也随之增大,过量可引起中枢各部位广泛兴奋而导致惊厥,继而引发中枢抑制。因此,应用中枢兴奋药时须严格掌握适应证和用药剂量,保证用药安全、有效。

一、主要兴奋大脑皮质的药

咖啡因

　　咖啡因(caffeine)为可可、咖啡豆和茶叶的主要生物碱,为甲基黄嘌呤衍生物。

　　【体内过程】　口服给药、注射给药均易吸收,也可采用静脉滴注给药。体内分布广泛,可透过血脑屏障进入中枢神经系统发挥作用,亦可通过胎盘屏障,随乳汁分泌。在肝内代谢,其主要代谢产物副黄嘌呤与咖啡因具有相同的药理活性,经肾排出。

　　【药理作用】　本药可作用于中枢神经系统、心血管系统等。

1. 中枢神经系统　服用小剂量(50~200mg)可选择性兴奋大脑皮质,使睡意消失,疲劳减轻,精神振奋,思维敏捷,工作效率提高;较大剂量可直接兴奋延髓呼吸中枢和血管运动中枢,使呼吸加深加快,血压升高;在呼吸中枢处于抑制状态时,作用更加显著;过量中毒(每次>800mg或>3g/d)则兴奋脊髓,引起惊厥甚至死亡。

2. 心血管系统　小剂量可减慢心率,较大剂量可直接兴奋心脏。咖啡因还能扩张冠状动脉和肾动脉,对脑血管具有收缩作用。

3. 其他　可舒张支气管平滑肌,刺激胃酸及胃蛋白酶分泌,产生利尿作用等。

【临床应用】　主要用于解救中枢抑制,如严重传染病导致的中枢抑制状态、镇静催眠药过量引起的昏睡和呼吸抑制以及麻醉药、镇痛药中毒引起的呼吸、循环衰竭等。因可收缩脑血管,常与麦角胺配伍治疗偏头痛;与解热镇痛抗炎药配伍治疗一般性头痛。

【不良反应】　一般少见,但剂量较大时可致激动、不安、失眠、心悸、头痛,中毒剂量可引起惊厥。婴幼儿对本药敏感,故高热时易发生惊厥,应选用无咖啡因的复方解热药。消化性溃疡患者不宜久用。动物实验发现,咖啡因能引起幼鼠骨骼发育迟缓,故孕妇慎用。久用可产生耐受性和依赖性。

哌甲酯

哌甲酯(methylphenidate)为苯丙胺类药物,通过促进脑内儿茶酚胺类递质释放,并抑制其再摄取,产生温和的中枢兴奋作用,治疗量能兴奋大脑皮质和皮质下中枢,解除中枢轻度抑制,改善精神活动,使思维敏捷、疲劳消除、精神振奋。较大剂量能兴奋呼吸中枢,过量可引起惊厥。临床用于巴比妥类及其他中枢抑制药中毒引起的昏睡和呼吸抑制,也可用于治疗小儿遗尿、儿童多动症和轻度抑郁、痴呆。在治疗量时不良反应较少,偶有失眠、心悸、焦虑。大剂量时可使血压升高,出现眩晕、头痛等。癫痫、高血压患者及6岁以下小儿禁用。久用可产生耐受性和依赖性。

二、主要兴奋延髓呼吸中枢的药

尼可刹米

【体内过程】　尼可刹米(nikethamide)常静脉注射给药,作用短暂,每次给药仅可维持5~10分钟。因作用维持时间短,故临床需多次给药。

【药理作用】　可选择性兴奋延髓呼吸中枢,提高呼吸中枢对CO_2的敏感性,使呼吸加深加快;也可刺激颈动脉体和主动脉窦化学感受器,反射性兴奋呼吸中枢。对血管运动中枢、大脑皮质、脊髓有微弱的兴奋作用,剂量过大可引起惊厥。

【临床应用】　用于解救各种原因所致中枢性呼吸抑制,对肺心病引起的呼吸衰竭及吗啡中毒引起的呼吸抑制疗效好,对巴比妥类中毒引起的呼吸抑制效果差。

【不良反应】　治疗量不良反应较少,常见出汗、皮肤瘙痒等。过量可致血压上升、心动过速、肌肉震颤等,严重时可引起惊厥。

洛贝林

洛贝林(lobeline)通过刺激颈动脉体和主动脉窦化学感受器,反射性兴奋延髓呼吸中枢。作用弱于尼可刹米,起效快,维持时间短,仅维持数分钟,安全范围较大,不易引起惊厥。临床用于新生儿窒息、小儿感染性疾病、一氧化碳中毒、吸入麻醉药所致呼吸抑制。常见不良反应为恶心、呕吐、头痛等。剂量太大可致迷走中枢兴奋,导致心动过缓、传导阻滞。中毒量可使交感神经节及肾上腺髓质兴奋,引起心动过速;严重时也可引起惊厥、中枢抑制。

二甲弗林

二甲弗林(dimefline)可直接兴奋呼吸中枢,作用比尼可刹米强近100倍。可显著改善呼吸,使呼吸加快、加深。临床用于各种原因引起的中枢性呼吸衰竭或呼吸抑制及外伤、手术等引起的虚脱和休克。对肺性脑病有较好的促苏醒作用,复醒率可达90%～95%。常见不良反应为恶心、呕吐和皮肤灼热感等。安全范围小,过量可致肌肉震颤、惊厥,小儿更易发生。静脉给药需稀释后缓慢注射,并备好巴比妥类急救药物。

贝美格

贝美格(bemegride)对呼吸中枢有直接兴奋作用,作用迅速、维持时间短,多采用静脉给药。多用于巴比妥类及其他镇静催眠药中毒解救的辅助用药。安全范围窄,注射量大、速度过快易引起中毒,表现为恶心、呕吐、肌肉震颤、惊厥等。可采用短效巴比妥类药物解救。

任务二 大脑功能恢复药

促大脑功能恢复药主要用于治疗脑创伤、脑血管意外引起的功能损伤等。常用药物包括:①脑代谢激活药,如吡拉西坦;②增强脑内氧、葡萄糖或能量代谢药,如阿米三嗪－萝巴新;③供神经细胞生长补充药,如胞磷胆碱等。

吡拉西坦

吡拉西坦(piracetam)为中枢神经递质 γ-氨基丁酸的环化衍生物,能提高脑组织对氨基酸、葡萄糖和磷脂的利用率,促进蛋白质及 ATP 的合成,产生激活、保护和修复大脑神经细胞的作用。临床用于脑外伤后遗症、阿尔茨海默病、脑动脉硬化、一氧化碳中毒等引起的记忆障碍,亦可用于治疗小儿发育迟缓。常见不良反应有恶心、腹部不适、腹胀、腹痛等胃肠道反应,还可出现头痛、头晕、失眠、兴奋、易激动等中枢神经系统反应,偶见肝功能损害、转氨酶升高。

阿米三嗪－萝巴新

阿米三嗪－萝巴新(almitrine/raubasine)为一种复方制剂。阿米三嗪能增强肺泡和毛细血管的气体交换,增加大脑动脉血氧分压和血氧饱和度。萝巴新可增强大脑细胞线粒体对氧的利用,提高阿米三嗪的作用强度和维持时间。两药合用可促进大脑氧的供应和利用,改善脑代谢和微循环。临床用于治疗亚急性或慢性脑功能不全,如记忆力下降,缺血性听觉、前庭、视觉障碍,脑血管意外后的脑功能恢复等。少数患者可有恶心、呕吐、头晕等不良反应,过量可引起心悸、低血压、呼吸急促等。

胞磷胆碱

胞磷胆碱(citicoline)具有促进卵磷脂合成、改善脑组织代谢、促进大脑功能恢复与苏醒的作用。此外,还能改变脑血管阻力,增加脑血流量,改善脑循环;增强上行性脑干网状结构激活系统的功能,增强锥体系统功能,改善运动麻痹。临床用于急性颅脑外伤、脑手术后、脑梗死急性期的意识障碍等。偶有失眠、兴奋及给药后发热等,停药后即可消失。如有过敏症状,应立即停止给药。

制剂和用法

咖啡因　片剂:30mg。1次0.1～0.3g,一日0.3～1.0g。极量:1次0.4g,一日1.5g。注射液:安钠咖(苯甲酸钠咖咖因)注射液,每支含无水咖啡因0.12g与苯甲酸钠0.13g(1mL)。皮下或肌内注射,1次1~2mL,一日2~4mL。极量:每次3mL,一日12mL。

哌甲酯 片剂:5mg,10mg,20mg。缓释片:20mg。控释片:18mg、36mg。每次10mg,一日20~30mg。餐前30~45分钟服用。老年人从小剂量给起,酌情增减药物剂量。注射液:20mg/mL。

尼可刹米 注射液:0.375g/1.5mL,0.5g/2mL,0.25g/mL。皮下、肌内或静脉注射,每次0.25~0.5g。必要时,每1~2小时重复用药1次,或与其他中枢兴奋药交替使用,直到可以"唤醒"患者而无肌肉震颤或抽搐。极量:皮下、肌内或静脉注射,1次1.25g。1岁婴儿,1次125mg,6个月以下婴儿,1次75mg。

洛贝林 注射液:3mg/mL,10mg/mL。皮下或肌内注射,1次3~10mg。极量:每次20mg,一日50mg。静脉注射:每次3mg,极量:每次6mg,一日20mg。必要时,每30分钟可重复1次,静脉注射须缓慢。新生儿窒息:可注入脐静脉,用量为3mg。

二甲弗林 片剂:8mg。每次8~16mg,一日2或3次。注射液:8mg/2mL。肌内注射或静脉注射,每次8mg。静脉滴注,每次8~16mg,重症患者剂量可加倍。临用前以注射用氯化钠或葡萄糖溶液稀释。

贝美格 注射液:50mg/10mL。用5%葡萄糖液稀释后静脉滴注,作用维持10~20分钟。也可静脉注射,每3~5分钟静脉注射50mg,直至病情改善或出现毒性症状为止。

吡拉西坦 片剂:0.4g。每次0.8~1.6g,一日3次,4~8周为一疗程,儿童、老年人剂量酌情减量。注射液:1g/5mL,2g/10mL,4g/20mL。肌内注射,每次1g,一日2或3次。静脉注射,每次4~6g,一日2次。静脉滴注,每次4~6g,一日1次。

阿米三嗪-萝巴新 片剂:每片含二甲磺酸阿米三嗪30mg,萝巴新10mg。每次1片,一日2次(早、晚各服1次)。维持量一日1次,每次1片,餐后服用。

胞磷胆碱 片剂:0.2g。每次0.2g,一日3次。维持可每次0.1g,一日3次。注射液:0.2g/2mL,0.25g/2mL。静脉滴注:一日0.25~0.5g,用5%或10%葡萄糖注射液稀释后缓慢滴注,每5~10日为一疗程。静脉注射:每次0.1~0.2g。肌内注射:一日0.1~0.3g,分1或2次注射。

(高 荧 黄晓巍)

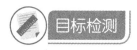 目标检测

一、单项选择题

1. 新生儿窒息首选的药物是( )。
  A. 咖啡因   B. 尼可刹米   C. 二甲弗林
  D. 洛贝林   E. 贝美格

2. 以下不属于咖啡因药理作用的是( )。
  A. 收缩脑血管   B. 兴奋大脑皮质   C. 兴奋心脏,收缩外周血管
  D. 刺激胃酸分泌   E. 利尿

3. 咖啡因与( )配伍,能够治疗偏头痛。
  A. 洛贝林   B. 麦角胺   C. 苯巴比妥
  D. 氟西泮   E. 阿托品

4. 中枢兴奋药的主要用途是治疗( )。
  A. 高血压   B. 癌症   C. 老年痴呆
  D. 中枢性呼吸抑制   E. 心绞痛

5. 尼可刹米对呼吸抑制疗效较好是由于它能对抗( )。
  A. 吗啡中毒   B. 苯巴比妥中毒   C. 苯中毒
  D. 吸入麻醉药中毒   E. 有机磷酸酯类农药中毒

6. 下列关于咖啡因对中枢神经系统药理作用的叙述,不正确的是( )。
  A. 小剂量可兴奋大脑皮质

参考答案

125

B. 小剂量可兴奋延髓呼吸中枢

C. 较大剂量可兴奋心血管运动中枢

D. 中毒剂量会引起中枢神经系统广泛兴奋

E. 中毒剂量可能引起惊厥

7. 下列不属于中枢兴奋药的是(　　　)。

 A. 贝美格　　　　　　　　　B. 洛贝林　　　　　　　　　C. 胞磷胆碱

 D. 尼可刹米　　　　　　　　E. 咖啡因

8. 下列属于促进脑功能恢复药的是(　　　)。

 A. 洛贝林　　　　　　　　　B. 尼可刹米　　　　　　　　C. 阿米三嗪 – 萝巴新

 D. 咖啡因　　　　　　　　　E. 贝美格

9. 下列对二甲弗林的叙述,错误的是(　　　)。

 A. 作用较尼可刹米弱　　　　B. 直接兴奋呼吸中枢　　　　C. 对肺性脑病有较好的苏醒作用

 D. 安全范围小　　　　　　　E. 过量易致惊厥

10. 下列关于吡拉西坦的叙述,错误的是(　　　)。

 A. 属于 γ – GABA 衍生物

 B. 可治疗阿尔茨海默病

 C. 能提高脑组织对氨基酸、葡萄糖和磷脂的利用率

 D. 可治疗儿童智力低下

 E. 属于中枢兴奋药

二、简答题

1. 咖啡因的药理作用有哪些?

2. 中枢兴奋药在用药护理时应当注意哪些问题?

项目一　利尿药和脱水药

课件

学习目标

素质目标:具备细心、严谨的工作态度,高度的责任心及合理用药意识。

知识目标:掌握各类利尿药和脱水药的药理作用、临床应用、不良反应。熟悉其他利尿药、脱水药的作用特点和临床应用。了解利尿药作用的生理学基础。

能力目标:初步具备运用所学知识进行用药护理的能力。

任务导入

患者,女,57 岁。诊断为胆囊结石,拟在全麻下行腹腔镜胆囊切除术。既往有冠心病史,曾行冠脉造影,近半年无明显症状,运动耐量良好。术前心、肺听诊未见异常,胸片显示双肺陈旧病变,心电图大致正常。术毕 5 分钟后,自主呼吸恢复,呼之能应,血氧饱和度为 95%,拔除气管插管。拔管 1 分钟后心率升至 170 次/分,血氧饱和度降低至 83%,立即予面罩加压给氧,感觉气道阻力加大,血氧饱和度无明显改善,患者躁动不安,听诊双肺湿啰音。立即重新行气管插管,从气道吸出粉红色泡沫状痰约 80mL,考虑肺水肿。予以机械正压通气,吸入纯氧,20 分钟后血氧饱和度上升到 99%。给予呋塞米 10mg、吗啡 5mg,心率逐渐由 170 次/分降至 120 次/分。同时予以甲泼尼龙 40mg,患者气道阻力减小,各项生命体征平稳。

请分析思考:

1.在本案例中,给予呋塞米的目的是什么?

2.使用呋塞米时,应注意哪些问题?

问题解析

任务一　利尿药

利尿药(diuretics)是选择性作用于肾脏,通过增加水和电解质的排泄,使尿量增多的药物。利尿药按其效能和作用部位,一般分为三类。①高效利尿药,又名袢利尿药,主要作用于髓袢升支粗段髓质部,利尿作用强大,代表药如呋塞米、布美尼酸、依他尼酸等。②中效利尿药,主要作用于髓袢升支粗段皮质部和远曲小管近端,利尿作用中等,代表药如氢氯噻嗪、氯噻酮等。③低效利尿药,主要作用于远曲小管远端和集合管,利尿作用较弱,代表药如螺内酯、氨苯蝶啶、阿米洛利等。

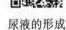
尿液的形成

一、利尿药作用的生理基础

尿液的生成是通过肾小球滤过、肾小管和集合管的重吸收及分泌三个环节而实现的,利尿药通过选择性作用于泌尿生理的某些环节而产生利尿作用(图 5-1-1)。

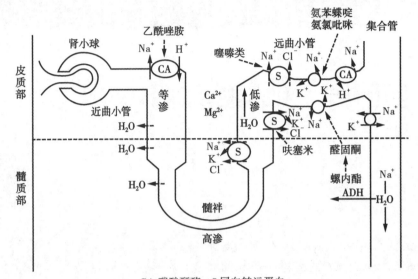

CA:碳酸酐酶;S:同向转运蛋白

图 5-1-1　肾小管各段主要功能和利尿药的作用部位

(一)肾小球滤过

正常人每日形成原尿量约 180L,但每日排出的终尿仅 1~2L,说明约 99% 的原尿在肾小管被重吸收。有些药物通过增加肾血流量及肾小球滤过率,使原尿生成增加,由于球-管平衡调节机制,肾小管的重吸收增加,因此其利尿作用较弱。

(二)肾小管和集合管重吸收及分泌

1. 近曲小管　原尿中 65%~70% 的 Na^+ 和水在此段被重吸收。原尿中约 85% $NaHCO_3$、40% NaCl 在此段被重吸收。Na^+ 在此段通过 Na^+-H^+ 进行交换而重吸收,H^+ 由小管细胞分泌进入小管液中,将小管液中 Na^+ 换回细胞内。分泌进入小管液中的 H^+ 与小管液中的 HCO_3^- 结合生成 H_2CO_3,然后在管腔侧碳酸酐酶(carbonic anhydrase,CA)催化下,解离成 H_2O 和 CO_2,CO_2 扩散进入小管细胞,在小管细胞 CA 催化下生成 H_2CO_3,H_2CO_3 解离生成 H^+,参加 H^+-Na^+ 交换。

碳酸酐酶抑制药乙酰唑胺(acetazolamide)通过抑制碳酸酐酶活性,减少 H^+ 的生成,抑制 H^+-Na^+ 交换,从而减少 Na^+ 的重吸收而产生利尿作用,但由于近曲小管对 Na^+ 的重吸收减少,导致以下各段肾小管对 Na^+ 的重吸收代偿性增多,故乙酰唑胺利尿作用较弱。

2. 髓袢升支粗段髓质部和皮质部　原尿中约 35% 的 Na^+ 在此段被重吸收,但不伴有水的重吸收。髓袢升支粗段管腔膜上存在的 $K^+-Na^+-2Cl^-$ 共同转运系统,可将 1 个 K^+,1 个 Na^+ 和 2 个 Cl^- 同向转运到细胞内。其中,进入细胞内的 K^+ 则沿着管腔膜侧的 K^+ 通道返回管腔内,形成 K^+ 的再循环,此时管腔内正电位,驱动 Ca^{2+}、Mg^{2+} 的重吸收;进入细胞内的 Na^+ 由基侧膜的 Na^+-K^+-ATP 酶泵出细胞,进入组织间液;进入细胞内的 Cl^-,通过基侧膜 Cl^- 通道进入组织间液。

此段几乎不伴有水的重吸收,当原尿流经此段时,随着 Na^+、Cl^- 的重吸收,管腔内渗透压逐步降低,这就是肾脏对尿液的稀释功能。同时 Na^+、Cl^- 被重吸收到髓质间液后,髓质间液呈高渗状态,由于髓袢的逆流倍增作用以及在尿素的共同参与下,形成髓质高渗区。当原尿流经集合管时,在抗利尿激素(antidiuretic hormone，ADH)的影响下,由于管腔内液体与管腔外高渗髓质间存在渗透压差,小管液中大量的水被重吸收,这就是肾脏对尿液的浓缩功能。高效利尿药可选择性阻断 $K^+ - Na^+ - 2Cl^-$ 共同转运系统,抑制 NaCl 的重吸收,既降低肾脏的稀释功能,又因无法维持髓质的高渗区而降低肾脏的浓缩功能,排出大量近于等渗的尿液,产生强大的利尿作用。

3. 远曲小管近端 原尿中约10%的 Na^+ 在此段被重吸收,主要通过 $Na^+ - Cl^-$ 共转运子将 Na^+、Cl^- 转运进入细胞内。远曲小管相对不通透水,NaCl 的重吸收进一步稀释了管腔内液体。中效利尿药通过阻断 $Na^+ - Cl^-$ 共转运子而发挥利尿作用,该药仅抑制远曲小管起始部位对 Na^+ 和 Cl^- 的重吸收,使肾脏的稀释功能降低,但不影响肾脏的浓缩功能,所以利尿作用呈现中等强度。

4. 远曲小管远端及集合管 原尿中2%~5%的 Na^+ 在此段被重吸收,在 ADH 的作用下,水被重吸收,使尿液被浓缩。Na^+ 主要通过 $Na^+ - K^+$ 和 $Na^+ - H^+$ 交换方式被重吸收,前者是在醛固酮调节下进行的,后者受碳酸酐酶活性影响。醛固酮拮抗药螺内酯、直接抑制 $Na^+ - K^+$ 交换药物氨苯蝶啶等均作用于此部位,可增加 Na^+ 排出,减少 K^+ 分泌,发挥保钾排钠利尿作用。

二、常用利尿药

呋塞米

呋塞米(furosemide),又名速尿,是目前临床应用最广泛的高效、速效利尿药。

【体内过程】 口服吸收迅速,约30分钟起效,作用维持6~8小时,作用强大、迅速且短暂。静脉注射5~10分钟显效,作用维持2~3小时,血浆蛋白结合率95%以上。

【药理作用】 本药具有利尿及扩张血管的作用。

1. 利尿作用 作用于髓袢升支粗段皮质部和髓质部,抑制 $Na^+ - K^+ - 2Cl^-$ 共同转运系统,降低肾脏的稀释与浓缩功能,排出大量近等渗的尿液。由于尿中 K^+ 排出增多,同时也增加 Ca^{2+} 和 Mg^{2+} 的排泄。故可使尿中 Na^+、K^+、Cl^-、Ca^{2+}、Mg^{2+} 的排出均增多。

2. 扩张血管 能扩张肾动脉,增加肾血流量,改善肾缺血缺氧状态;能扩张容量血管,降低左心室充盈压,减少回心血量,减轻肺淤血。

【临床应用】 本药可用于治疗急性肺水肿、脑水肿、严重水肿和急、慢性肾衰竭等。

1. 急性肺水肿及脑水肿 静脉注射可迅速扩张血管,使回心血量减少,降低左心室充盈压,从而迅速缓解急性肺水肿。因其利尿作用强大,可使血液浓缩,血浆渗透压升高,有助于消除脑水肿,对脑水肿合并心力衰竭患者尤为适用。

2. 严重水肿 可用于治疗心、肝、肾性水肿,主要用于其他利尿药无效的严重水肿。

3. 急、慢性肾衰竭 急性肾衰竭时,呋塞米静脉注射可扩张肾血管,增加肾血流量,改善急性肾衰竭早期的少尿和缺血;高效利尿作用可冲洗肾小管,防止肾小管萎缩坏死。大剂量时,可用于其他药物治疗无效的慢性肾衰竭。

4. 中毒 配合大量输液,可使尿量增加,加速某些药物、毒物的排泄。临床可用于经肾脏排泄的药物、毒物中毒的抢救,如巴比妥类、氟化物等。

5. 高钙血症和高钾血症 静脉滴注呋塞米和生理盐水可抑制 Ca^{2+} 重吸收,增加 Ca^{2+} 浓度,控制高钙血症。同时,可增加 K^+ 排出,辅助治疗高钾血症。

☞ **考点提示:** 呋塞米的临床应用。

【不良反应】 本药的不良反应主要表现为以下几方面。

1. 水、电解质紊乱 表现为低血容量、低血钾、低血钠、低氯性碱血症等,长期应用还可引起低血镁,其中低血钾最常见。可增强强心苷对心脏的毒性,诱发肝性脑病的发生,故应注意及时补充钾盐,或与保钾利尿药合用。当低血钾和低血镁同时存在时,应注意纠正低血镁。

2. 耳毒性　呈现剂量依赖性,表现为眩晕、耳鸣、听力减退或暂时性耳聋。肾功能不全者或与其他有耳毒性的药物合用时尤易发生,因此应避免与具有耳毒性的药物合用,如氨基糖苷类抗生素。

3. 高尿酸血症　长期用药后血容量减少,细胞外液浓缩,且和尿酸竞争有机酸分泌途径,可致尿酸排泄减少,出现高尿酸血症,诱发痛风。

4. 其他　可引起恶心、呕吐、上腹部不适等胃肠道反应,重者可出现胃肠出血。偶见皮疹等过敏反应,磺胺类药过敏者对呋塞米可发生交叉过敏。此外,本病还可引起血糖升高、低密度脂蛋白和甘油三酯水平升高,高密度脂蛋白水平降低。

 知识链接

低钾血症

水　肿

水肿指血管外的组织间隙中有过多的体液积聚,是一种临床常见症状,表现为手指按压皮下组织少的部位时,有明显的凹陷。水肿液一般是组织间液,根据水肿液含有蛋白质量的不同,可将水肿液分为渗出液和漏出液两类。根据水肿波及的范围,可分为全身性水肿和局部性水肿。根据水肿发生原因分为心源性水肿、肝性水肿、肾源性水肿、炎性水肿、淋巴性水肿、特发性水肿等。

氢氯噻嗪

氢氯噻嗪(hydrochlorothiazide),又名双氢克尿噻,是噻嗪类中效利尿药中的代表药物。

【药理作用】　本药具有利尿、抗利尿和降压作用。

1. 利尿　本药作用强度温和、持久。作用于髓袢升支粗段皮质部和远曲小管近端,抑制 $Na^+ - Cl^-$ 共转运子,减少 Na^+、Cl^- 在该处的重吸收,产生排钠利尿作用。由于管腔液中 Na^+ 浓度增加,促进 $Na^+ - K^+$ 交换,增加了尿中 K^+ 的排出。对碳酸酐酶有轻度抑制作用,可增加 HCO_3^- 的排泄。另外,能促进远曲小管由甲状旁腺激素(PTH)调节的 Ca^{2+} 重吸收,减少尿钙排泄及钙在管腔内的沉积。

2. 抗利尿　能明显减少尿崩症患者的尿量和烦渴症状,其作用机制尚未完全明确。可能通过抑制磷酸二酯酶(PDE),增加远曲小管和集合管细胞内环腺苷酸(cAMP)浓度,增加水的重吸收,减少尿量。也可能通过增加NaCl的排出,降低血浆渗透压,减轻患者口渴感,减少尿量。

3. 降压　用药早期通过利尿、减少血容量而降压,长期用药通过降低血管平滑肌对儿茶酚胺类物质的敏感性、扩张外周血管等作用而产生降压作用。

【临床应用】　本药可用于水肿、尿崩症、高血压等的治疗。

1. 水肿　可消除各种原因引起的水肿,对轻、中度心源性水肿,肾损害较轻的肾性水肿疗效较好;对肝病引起的水肿,可与螺内酯合用可增强疗效,避免低血钾诱发肝性脑病。

2. 尿崩症　用于治疗肾性尿崩症及加压素无效的垂体性尿崩症。

3. 高血压　为常用的基础降压药之一,多与其他降压药合用。

4. 高尿钙伴肾结石　增加远曲小管近端对钙的重吸收,预防肾结石的形成。

考点提示:氢氯噻嗪的药理作用和临床应用。

【不良反应】　本药的不良反应主要表现为以下几方面。

1. 水、电解质紊乱　长期大量应用可引起低血钾、低血钠、低血镁、低氯性碱血症等,其中以低血钾最为常见,通过合用保钾利尿药可减少低血钾的发生。

2. 代谢异常　可导致血糖升高,停药后能自行回复;可升高胆固醇和低密度脂蛋白,降低高密度脂蛋白水平,因此糖尿病、高脂血症患者慎用。

3. 高尿酸血症　用药后近曲小管对尿酸的重吸收增加,且与尿酸竞争有机酸分泌途径,出现高尿酸血症,诱发痛风,因此痛风患者慎用。

4. 其他　与磺胺类有交叉过敏反应,如发热、皮疹、过敏性皮炎等,偶见溶血性贫血、血小板减少等。可降低肾小球滤过率,导致肾功能不全,因此肾功能不全者慎用。

螺内酯

螺内酯(spironolactone),又名安体舒通(antisterone),化学结构与醛固酮相似,为醛固酮受体竞争性拮抗药。

【药理作用】　通过拮抗醛固酮受体,作用于远曲小管远端和集合管,间接抑制 $Na^+ - K^+$ 交换,使 Na^+ 排出增多,K^+ 的排出减少。

☞考点提示:螺内酯的药理作用。

【临床应用】　利尿作用弱,起效慢,作用持久。主要用于治疗伴有醛固酮增多有关的顽固性水肿,如肝硬化、晚期肾性高血压、肾病综合征等引起的水肿,常与高效或中效利尿药合用,能明显改善充血性心力衰竭患者的症状,降低病死率。亦可用于治疗不能手术的原发性醛固酮增多症。

【不良反应】　不良反应较轻,偶有头痛、疲乏困倦或精神紊乱等。长期应用可致血钾升高,老年人、肾功能不良者更易发生,因此用药期间应注意监测血钾水平和心电图,从小剂量给药,个体化用药。长期应用可致性激素样副作用,引起男子乳房发育和性功能障碍、妇女乳房胀痛、多毛症等,停药后可消失。

氨苯蝶啶、阿米洛利

【药理作用】　氨苯蝶啶(triamterene)、阿米洛利(amiloride)直接作用于远曲小管末端和集合管,阻滞腔膜上 Na^+ 通道而抑制 $Na^+ - K^+$ 交换,使 Na^+ 排出增多,K^+ 的排出减少。作用起效快,服药后 $1 \sim 2$ 小时即出现利尿作用。

【临床应用】　常与高效或中效利尿剂合用,治疗各种水肿,如心力衰竭、肝硬化、慢性肾炎等引起的水肿或腹水。

【不良反应】　不良反应较少,偶有低钠血症、恶心、呕吐、头晕、头痛、光敏反应等。长期服用可引起高钾血症。氨苯蝶啶可抑制二氢叶酸还原酶,引起叶酸缺乏,肝硬化患者服用本药可引起巨幼细胞贫血。

 素质拓展

诚信为本,药德并重
——利尿药与兴奋剂

《中华人民共和国体育法》于 2023 年 1 月 1 日起正式施行,其中明确指出,国家提倡健康文明、公平竞争的体育运动,禁止在体育运动中使用兴奋剂。世界反兴奋剂机构于 2024 年 1 月 1 日发布《2024 年禁用清单国际标准》,其中呋塞米、氢氯噻嗪、螺内酯、氨苯蝶啶等利尿药均被列入该清单,按规定赛内、赛外所有场合禁用此类药物。利尿药虽然不是兴奋剂,但因其可增加尿量,在体育运动中常被用于迅速减轻体重和逃避兴奋剂检查。

体育精神强调的是拼搏、坚持、公平,而使用兴奋剂则是一种欺骗行为。它掩盖了运动员的真实水平,欺骗了观众和裁判,也损害了体育运动的声誉和形象。为了维护体育竞技的公平性、保护运动员的身心健康、维护体育道德和伦理,以及遵守法律法规,体育运动中必须严格禁止使用兴奋剂。

任务二 脱水药

脱水药(dehydrate agents),又称渗透性利尿药(osmotic diuretics),静脉注射后可提 常用脱水药
高血浆渗透压,产生组织脱水作用。此类药物静脉给药后,不易从毛细血管进入组织细胞中。在体内
不被代谢,容易被肾小球滤过,不易被肾小管重吸收,可升高肾小管腔液渗透压,增加水和部分离子的
排泄,产生渗透性利尿作用。对机体无过敏反应和毒性作用。常用药物有甘露醇、山梨醇和高渗葡萄
糖等。

甘露醇

甘露醇(mannitol)为白色结晶粉末,临床常用20%的高渗水溶液静脉给药。

【药理作用】 本药具有组织脱水、利尿、导泻等作用。

1. 组织脱水作用 静脉注射20%甘露醇溶液后能迅速提高血浆渗透压,使组织间液向血浆转
移,产生组织脱水作用。

2. 利尿作用 静脉注射本药后由于血浆渗透压升高,血容量增加,可使肾小球滤过率增加。尿液
从肾小球滤过后,几乎不被肾小管重吸收,从而提高肾小管的渗透压,使水的重吸收减少,产生渗透性
利尿作用。

3. 导泻作用 口服不易吸收,可产生渗透性腹泻作用。

【临床应用】 本药可用于治疗脑水肿、青光眼,预防急性肾衰竭,还可用于术前肠道准备等。

1. 脑水肿 为治疗脑水肿、降低颅内压的首选药,对肿瘤、脑外伤、脑组织炎症及缺氧引起的脑水
肿均有效。

2. 青光眼 能降低青光眼患者的眼内压,用于青光眼急性发作或术前应用。

3. 预防急性肾衰竭 在少尿期及时应用甘露醇,通过脱水作用减轻肾间质水肿。本药的渗透性
利尿作用可增加尿量,稀释肾小管内有害物质,防止肾小管萎缩坏死。

4. 术前肠道准备 术前4~8小时,在30分钟内口服10%溶液1000mL。

【不良反应】 可出现水、电解质紊乱,引起稀释性低钠血症、高钾血症。大剂量快速静脉滴注,可
致肾功能损害,导致渗透性肾病。注射过快可引起一过性头痛、眩晕和视力模糊等。因可增加循环血
量而导致心力衰竭,故心、肾功能严重受损时尤应注意。

山梨醇

山梨醇(sorbitol)是甘露醇的同分异构体,作用与临床应用同甘露醇。进入体内后大部分转化为
果糖,失去高渗作用,故其作用比甘露醇弱,一般配成25%高渗水溶液使用。临床用于治疗脑水肿和
青光眼,也可用于治疗心肾功能正常的水肿、少尿。

高渗葡萄糖

50%的葡萄糖溶液(hypertonicsolusion)有脱水及渗透性利尿作用,但葡萄糖易在体内代谢,作用
弱,持续时间短暂,停药后可出现"反跳"现象。临床常与甘露醇或山梨醇配合治疗脑水肿。

制剂和用法

呋塞米 片剂:20mg。1次20~40mg,一日3次。注射剂:20mg/2mL。1次20mg,隔日1次,肌内注射或稀释后缓
慢静脉推注。

布美他尼　片剂:1mg。1 次 0.5~1mg,一日 1~3 次。注射剂:0.5mg/2mL。1 次 0.5~1mg,肌内注射或静脉推注。

依他尼酸　片剂:25mg。1 次 25mg,一日 1~3 次。注射剂:25mg。1 次 25mg,以 5% 葡萄糖注射液溶解后缓慢静脉推注,一日 1 次。

氢氯噻嗪　片剂:10mg,25mg。1 次 25~50mg,一日 1 或 2 次。

环戊噻嗪　片剂:0.25mg。1 次 0.25~0.5mg,一日 1 或 2 次。

螺内酯　片剂:20mg。治疗水肿:一日 40~120 mg,分 2~4 次服用,至少连服 5 日。以后酌情调整剂量。治疗高血压:开始一日 40~80 mg,分次服用,至少 2 周,以后酌情调整剂量,不宜与血管紧张素转换酶抑制剂合用,以免增加发生高钾血症的机会。用于原发性醛固酮增多症:手术前患者 1 日用量 100~400mg,分 2~4 次服用。

氨苯蝶啶　片剂:50mg。开始 1 次 25~50mg,一日 2 次,最大剂量每日不超过 300mg。维持阶段可改为隔日疗法。

甘露醇　注射剂:25g/100mL,50g/250mL。用于利尿:1 次 1~2g/kg,静脉滴注,必要时 4~6 小时重复使用一次。用于脑水肿、颅内高压和青光眼:按 1.5~2g/kg 给予,于 30~60 分钟内滴完。防治急性肾衰竭:先给予 12.5~25g,10 分钟内静脉滴注完;无特殊情况,再给 50g,在 1 小时内滴注完;若尿量维持在每小时 50mL 以上,则可继续应用 5% 溶液静脉滴注。加强毒物排泄:20% 浓度的溶液静脉滴注,调整剂量使尿量维持在每小时 100~500mL。

山梨醇　注射剂:25g/100mL,50g/250mL。静脉滴注,成人 1 次 25% 注射液 250~500mL。消除脑水肿:每隔 6~12 小时重复滴注 1 次。

葡萄糖　注射剂:25g/100mL,50g/250mL。25%~50% 注射液,1 次静脉注射 50~100mL。小儿 1 次 2~4mL/kg,可 4~6 小时重复 1 次,也可与其他脱水药配合交替使用。

（高　荧　陈　静）

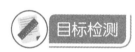目标检测

一、单项选择题

1. 不宜与氨基糖苷类抗生素合用的利尿剂是(　　)。
　　A. 呋塞米　　　　　　　　　B. 螺内酯　　　　　　　　　C. 乙酰唑胺
　　D. 氢氯噻嗪　　　　　　　　E. 碘化钾

2. 给患者输入甘露醇的目的是(　　)。
　　A. 利尿脱水　　　　　　　　B. 降压　　　　　　　　　　C. 降血糖
　　D. 兴奋心脏　　　　　　　　E. 收缩血管

3. 对抗醛固酮而发挥留钾利尿作用的是(　　)。
　　A. 阿米洛利　　　　　　　　B. 呋塞米　　　　　　　　　C. 螺内酯
　　D. 氢氯噻嗪　　　　　　　　E. 氨苯蝶啶

4. 治疗脑水肿,(　　)可作为首选药。
　　A. 甘露醇　　　　　　　　　B. 吗啡　　　　　　　　　　C. 布美他尼
　　D. 氢氯噻嗪　　　　　　　　E. 阿米洛利

5. 利尿药(　　)可抑制二氢叶酸还原酶,长期应用可引起巨幼细胞贫血。
　　A. 肾上腺素　　　　　　　　B. 氢氯噻嗪　　　　　　　　C. 螺内酯
　　D. 呋塞米　　　　　　　　　E. 氨苯蝶啶

6. 中度水肿,给予利尿药治疗,可选用(　　)。
　　A. 阿司匹林　　　　　　　　B. 吗啡　　　　　　　　　　C. 氢氯噻嗪
　　D. 布美他尼　　　　　　　　E. 阿米洛利

7. 下列不属于氢氯噻嗪临床应用的是(　　)。
　　A 水肿　　　　　　　　　　B. 高尿钙伴肾结石　　　　　C. 尿崩症
　　D. 心绞痛　　　　　　　　　E. 高血压

8. 下列不属于呋塞米不良反应的是(　　)。

参考答案

A. 水、电解质紊乱　　　　　　B. 耳毒性　　　　　　　　C. 高尿酸血症

D. 血糖升高　　　　　　　　　E. 精神失常

9. 下列属于加速毒物排泄常用药的是（　　　）。

A. 甘露醇　　　　　　　　　　B. 呋塞米　　　　　　　　C. 氨苯蝶啶

D. 氢氯噻嗪　　　　　　　　　E. 阿米洛利

10. 下列属于排钾利尿药的是（　　　）。

A. 甘露醇　　　　　　　　　　B. 葡萄糖　　　　　　　　C. 山梨醇

D. 氢氯噻嗪　　　　　　　　　E. 阿米洛利

二、简答题

1. 高效、中效利尿药与低效利尿药是否能联用？为什么？

2. 治疗脑水肿的首选药物是什么？此类药物在用药护理时应当注意哪些问题？

项目二　抗高血压药

课件

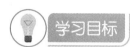**学习目标**

素质目标：具有安全用药意识及严谨的工作作风，树立敬佑生命的医者精神。

知识目标：掌握常用五类一线抗高血压药（利尿药、β受体拮抗剂、ACEI、ARB和钙通道阻滞药）的降压机制、临床应用、不良反应及禁忌证。熟悉抗高血压药的合理应用原则。了解其他抗高血压药物的作用特点。

能力目标：能正确合理使用抗高血压药物，做好基层临床高血压的防治、用药指导。

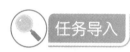**任务导入**

李某，50岁，男，某企业经理。5年前因"头痛及耳鸣"就医，诊断为高血压，后一直服用"硝苯地平、卡托普利"治疗，但经常忘记服药。近日因工作繁忙，经常陪客户吃饭，饮酒过量，每天吸烟20余支，睡眠不足。昨晚与客户谈判过程中，因情绪激动突感剧烈头痛、烦躁、眩晕、恶心、呕吐、胸闷、气急及视力模糊而入院。查体：体温36.2℃，脉搏110次/分，呼吸30次/分，血压180/130mmHg。诊断：原发性高血压、高血压危象。

请分析思考：

1. 最好选用什么药物治疗该患者的高血压？

2. 该患者的用药应注意是什么？

问题解析

高血压是一种以体循环动脉血压增高为主要表现的临床综合征。临床诊断指成年人在未服用抗高血压药的情况下，收缩压/舒张压≥140/90mmHg即为高血压。近年来，美国提出高血压诊断标准为收缩压/舒张压≥130/80mmHg，可作为参考。绝大多数高血压病因不明，称为原发性高血压（占90%～95%），少数是继发于某些疾病，如嗜铬细胞瘤、慢性肾病等，称为继发性高血压（占10%）。

任务一　抗高血压药的分类

抗高血压药又称降压药，是一类能降低血压，减轻靶器官损害的药物。临床合理应用抗高血压药物，不仅能控制血压，还能防止或减少心、脑、肾等并发症的发生，降低死亡率，延长寿命。根据抗高血压药的作用部位或机制，可将其分为以下几类（表5-2-1）。

表5-2-1　抗高血压药物分类

药物分类	常用药物
一、利尿药	氢氯噻嗪、吲达帕胺
二、钙通道阻滞药	硝苯地平、尼群地平、非洛地平
三、肾素-血管紧张素系统抑制药	

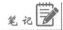

续表

药物分类	常用药物
1. 血管紧张素转换酶抑制药	卡托普利、依那普利、雷米普利
2. 血管紧张素Ⅱ受体阻滞药	氯沙坦、缬沙坦、厄贝沙坦
3. 直接肾素抑制药	阿利吉仑
四、交感神经抑制药	
1. 中枢性降压药	可乐定、莫索尼定
2. 神经节阻滞药	美加明
3. 去甲肾上腺素能神经末梢阻滞药	利血平
4. 肾上腺素能受体拮抗剂	
（1）α₁受体拮抗剂	哌唑嗪、多沙唑嗪、特拉唑嗪
（2）β受体拮抗剂	普萘洛尔、美托洛尔
（3）α和β受体拮抗剂	拉贝洛尔、卡维地洛
五、血管扩张药	
1. 直接扩张血管平滑肌药	肼屈嗪、硝普钠
2. 钾通道开放药	米诺地尔、二氮嗪

目前，临床常用的降压药物包括利尿药、β受体拮抗剂、血管紧张素转换酶抑制药、血管紧张素Ⅱ受体阻滞药和钙通道阻滞药，称为一线抗高血压药。其他抗高血压药因不良反应较大等原因较少单独使用，多组成复方制剂。

知识链接

袖带血压

全国高血压日

据调查报道，我国高血压病目前呈现"三高三低三误区"状态，"三高"指患病率高、致残率高、死亡率高；"三低"指知晓率低、服药率低、控制率低；"三误区"指不愿意服药、不难受不吃药、不按医嘱服药。1998年，国家卫生部为提高广大群众对高血压危害的认识，动员全社会参与高血压病的预防和控制工作，普及高血压防治知识，决定将每年的10月8日定为"高血压日"。

任务二 常用抗高血压药

一、利尿药

氢氯噻嗪

氢氯噻嗪（hydrochlorothiazide）是目前临床最常用的利尿降压药。

【药理作用】 该药用药早期通过排钠利尿、减少血容量而降压；长期用药通过降低血管平滑肌对缩血管物质的敏感性、扩张外周血管而降压。该药具有降压作用确切、温和，降压过程平稳，能使收缩压和舒张压成比例下降的特点。单独使用即有降压作用，与其他降压药合用具有增强其他降压药的效果，减少不良反应的作用。

【临床应用】 临床单用可治疗轻度高血压,与其他降压药合用可治疗中、重度及各型高血压。本药物可消除其他降压药引起的水钠潴留,尤其对老年人高血压或并发心力衰竭者降压效果好。

【不良反应】 长期应用可引起低血钾,血脂、血糖、尿酸升高等不良反应,因此高脂血症、糖尿病、痛风患者慎用。

二、β 受体拮抗剂

普萘洛尔

普萘洛尔(propranolol),又名心得安,为 β 受体拮抗剂的代表药物。

【药理作用】 本药通过阻断心脏 β_1 受体,使心肌收缩力减弱、心率减慢、心输出量减少而使血压下降;还可阻断肾小球旁器细胞的 β_1 受体,减少肾素的分泌而降压;可抑制中枢和外周交感神经系统活性,抑制突触前膜的负反馈作用而产生降压作用。

【临床应用】 适用于各种高血压,对伴有心输出量及血浆肾素增高的高血压患者更为适宜。可单独使用,也可与其他抗高血压药合用,对有心绞痛、心动过速、脑血管病变者也有较好的疗效。

【不良反应】 可致心动过缓、房室传导阻滞等不良反应。严重者可诱发支气管哮喘、心功能不全等。长期用药可致血糖下降、血脂升高等。因个体差异较大,一般宜从小剂量开始(40~80mg)逐渐递增。长期用药不可突然停药,需逐渐减量,否则易引起"反跳现象"。

此外,选择性 β_1 受体拮抗剂美托洛尔(metoprolol,倍他乐克)、阿替洛尔(atenolol,氨酰心安)的降压作用优于普萘洛尔,对支气管的影响小,作用持续时间长,临床广泛用于各种程度的高血压。

三、血管紧张素转换酶抑制药

在心血管活动的体液调节中,肾素-血管紧张素-醛固酮系统(renin-angiotensin aldosterone system,RAAS)发挥着重要作用。RAAS 是由肾素、血管紧张素原、血管紧张素、血管紧张素 II 和醛固酮等构成(图5-2-1)。肾素可将血管紧张素原水解成血管紧张素 I(Ang I),Ang I 在血管紧张素 I 转换酶(ACE)的作用下,被水解为血管紧张素(Ang II),Ang II 作用于血管紧张素 II 受体1亚型受体和2亚型受体即 AT_1 受体和 AT_2 受体。激动 AT_1 受体,直接产生收缩血管、促进儿茶酚胺类物质和醛固酮的释放等作用,导致血压升高。AT_2 受体功能没有完全阐明,可能与抑制生长和抗增殖作用有关。

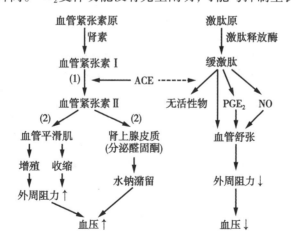

图5-2-1 RAAS系统组成和作用

卡托普利

卡托普利(captopril),又名巯甲丙脯酸。

【药理作用】 本药分子结构中含巯基(—SH),能与血管紧张素转换酶分子中的 Zn^{2+} 结合,降低 ACE 的活性,减少 Ang Ⅱ 的形成,从而产生血管扩张、减少醛固酮分泌和儿茶酚胺类物质的释放;并可抑制激肽酶 Ⅱ,减少缓激肽(BK)的水解,产生扩张血管作用而降低血压。

【临床应用】 临床适用于各型高血压,尤其适用于合并糖尿病、左心室肥厚、心力衰竭、冠心病急性心肌梗死的高血压患者。

 素质拓展

坚持与智慧
——卡托普利的诞生

卡托普利的诞生,得益于科学家们的坚持与智慧,也标志着抗高血压药物研发领域的一大突破。

在早期的研究中,科学家们发现了血管紧张素转换酶(ACE)在高血压形成中的关键作用,因此将其确定为降压药物的作用靶标。然而,最初的尝试并不顺利。尽管他们从费雷拉的蛇毒提取物中分离出了具有显著降压效果的九肽化合物——替普罗肽,但由于其无法制成口服制剂,大大限制了临床应用。面对这一挑战,科学家们并未放弃。他们决心突破这一障碍,为高血压患者提供更便捷、更有效的治疗方案。于是,库什曼和奥特悌等科学家通过分子修饰技术,成功研制出了具有较好口服生物利用度的药物——卡托普利。这一创新性的药物不仅保留了替普罗肽的降压效果,还解决了其无法口服的问题,从而为其走向临床铺平了道路。

卡托普利的研发成功,不仅为高血压患者带来了新的治疗选择,也开创了基于结构的药物设计这一新的药物开发技术。这种技术至今仍在药物研发领域发挥着重要作用。

总的来说,卡托普利的研发故事是一段充满挑战、创新与成功的历程。它展现了科学家们面对困难时坚韧不拔和勇于探索的精神,也为抗高血压药物的发展奠定了坚实的基础。

【不良反应】 主要有刺激性干咳、血管神经性水肿等,与缓激肽等物质积聚有关,停药后多可消失。久用还可引起皮疹、味觉障碍、脱发等,并可致中性粒细胞减少、高血钾等,长期用药者应定期检查血常规。高血钾、双侧肾动脉狭窄者禁用。因本药可致畸胎,孕妇禁用,哺乳期妇女慎用。

同类药物还有依那普利(enalapril)、苯那普利(benazepril)、福辛普利(fosinopril)等,作用机制同卡托普利,但具有强效、长效的特点,主要用于各型高血压。不良反应、禁忌证同卡托普利。

四、血管紧张素 Ⅱ 受体阻滞药

常用血管紧张素 Ⅱ 受体阻滞药(angiotensin receptor blockers,ARBs)有氯沙坦(losartan)、缬沙坦(valsartan)、依贝沙坦(irbesartan)、坎替沙坦(candesartan)和替米沙坦(telmisartan)等。

氯沙坦

【药理作用】 本药对 AT_1 受体有选择性拮抗作用,AT_1 受体被阻断后,可抑制 Ang Ⅱ 介导的收缩血管和释放醛固酮的作用,引起血压降低。氯沙坦能阻止 Ang Ⅱ 介导的心血管重构,长期应用可抑制左心室肥厚和血管壁增厚;能拮抗 Ang Ⅱ 对肾脏入球小动脉和出球小动脉的收缩作用,在降压的同时能保持肾小球的滤过率,增加肾脏的血流量和排钠。同时,通过减轻心脏的后负荷可改善充血性心力衰竭的症状。

【临床应用】 主要用于原发性和高肾素型高血压,尤其适用于高血压合并糖尿病、肾功能不全、左心室肥厚、心力衰竭者。

【不良反应】 可引起低血压、高钾血症。孕妇、哺乳期妇女和肾动脉狭窄者禁用。

五、钙通道阻滞药

钙通道阻滞药指通过阻滞细胞膜上的钙通道,减少 Ca^{2+} 内流,从而降低细胞内 Ca^{2+} 浓度而产生作用的一类药。按照化学结构可分为二氢吡啶类和非二氢吡啶类,前者对血管平滑肌选择性较高,是抗高血压的常用药,如硝苯地平、尼群地平、左氨氯地平等;后者对心脏和血管均有作用,如维拉帕米等。

硝苯地平

硝苯地平(nifedipine),又名心痛定。

【药理作用】　通过阻滞细胞膜上的 Ca^{2+} 通道,抑制 Ca^{2+} 进入细胞内,降低细胞内 Ca^{2+} 浓度,从而扩张小动脉,降低血压。该药对高血压患者降压作用显著,但对血压正常者作用不明显。其扩张血管作用可反射性引起心率加快、心输出量增加和血浆中肾素活性增高等,但直接扩张血管作用弱,与 β 受体拮抗剂合用可避免以上反射性作用并能增强降压效果。

【临床应用】　用于轻、中、重度高血压的治疗,尤其适用于高血压合并心绞痛、糖尿病、支气管哮喘、高脂血症等患者。

【不良反应】　不良反应较少,常见头痛、眩晕、心悸、颜面潮红、踝部水肿等不良反应。踝部水肿为毛细血管扩张所致。孕妇、过敏及肝、肾功能不全者禁用。

同类药物还有尼群地平(nitrendipine)、氨氯地平(amLodipine)等,降压作用比硝苯地平温和、持久。具有扩张冠状血管、降低心肌耗氧量、防止或逆转左心室肥厚等作用,适用于各型高血压患者。

吲达帕胺

吲达帕胺(indapamide)具有钙拮抗和利尿作用,是一种新型强效、长效降压药。对血管平滑肌有较高的选择性,阻滞 Ca^{2+} 内流,扩张血管,产生降压。具有利尿作用,与氢氯噻嗪相似,但作用比其强10倍。对轻、中度原发性高血压有良好的降压效果,不必加用其他利尿药。偶见头痛、眩晕、乏力、失眠等不良反应。

任务三　其他抗高血压药

一、中枢性交感神经抑制药

中枢性交感神经抑制药主要包括可乐定、甲基多巴等。

可乐定

可乐定(clonidine),又名氯压定。

【药理作用】　本药脂溶性高,易通过血脑屏障进入脑组织,通过激动延髓腹外侧的咪唑啉受体(I_1受体),降低外周交感神经活性,抑制 NA 的释放,引起血压下降。并可激动外周交感神经突触前膜的 α_2 受体,反馈性减少去甲肾上腺素的释放而降压。降压作用强度中等。

【临床应用】　常用于其他降压药无效的中度高血压。因其能抑制胃肠道的分泌和蠕动,尤适用于伴有消化性溃疡的高血压患者。

【不良反应】　不良反应有口干、嗜睡、眩晕、抑郁等,连续服用后可消失。从事高空作业或驾驶工作的高血压患者不宜使用。少数患者突然停药后可出现短暂的交感神经功能亢进症状,表现为心悸、血压升高等,故停药时要逐渐减量。

利美尼定和莫索尼定

利美尼定(rilmenidine)和莫索尼定(moxonidine)为第二代中枢性交感神经抑制药,通过激动延髓腹外侧区的咪唑啉受体,降低交感神经的活性,增强迷走神经的活性,从而产生降压作用。口服易吸收,降压作用维持时间较长,可每日给药1次。临床适用于治疗轻、中度高血压。不良反应少见,主要是口干、嗜睡、头晕等。无直立性低血压和停药反跳现象。

二、血管扩张药

血管扩张药通过直接扩张血管平滑肌而产生降压作用。

硝普钠

硝普钠(sodium nitroprusside)属硝基类扩血管药。口服不吸收,静脉滴注起效快、作用强、维持时间短。

【药理作用】 通过释放内源性血管舒张物质一氧化氮,激活血管平滑肌细胞及血小板的cGMP,导致血管平滑肌扩张。静脉滴注给药后,30秒内起效,2分钟达最大降压效应,但停药后5分钟血压可回升至原水平,需调整静脉滴注速度使血压维持在所需水平。

【临床应用】 用于高血压危象、高血压脑病、恶性高血压的治疗,特别适用于伴有急性心肌梗死或左心室功能衰竭的严重高血压患者,也可用于治疗难治性心力衰竭。

【不良反应】 可表现为恶心、呕吐、心悸、头痛、发热、皮疹等,停药后症状迅速消退。在体内可代谢为氰化物,再由肝脏转化为硫氰酸盐,大剂量或连续使用可产生蓄积中毒,表现为谵妄、精神失常等。可用硫代硫酸钠防治,用药期间应监测血浆氰化物浓度。

三、α受体拮抗剂

用于治疗高血压的α受体拮抗剂主要是α_1受体拮抗剂,如哌唑嗪、特拉唑嗪等。

哌唑嗪

哌唑嗪(prazosin),又名脉宁平,为选择性α_1受体拮抗剂。

【药理作用】 通过选择性阻断血管壁上的α_1受体,扩张小动脉和小静脉,引起血压下降。降压时较少引起反射性交感神经兴奋引起的心率增快、心输出量增加等。

【临床应用】 适用于轻、中度高血压,与β受体拮抗剂或利尿药合用可增强降压作用。也用于治疗充血性心力衰竭。

【不良反应】 主要不良反应是"首剂现象",约有50%的患者首次用药后或突然增加剂量,可出现直立性低血压、心悸、晕厥等现象。用药护理应注意:①在服药的前一天禁用利尿药;②首剂限于0.5mg;③第1次服用应在睡前服用。

其他α_1受体拮抗剂作用特点和不良反应见表5-2-2。

表5-2-2 其他α_1受体拮抗剂作用特点比较

药品名称	作用特点	不良反应
特拉唑嗪(Terazosin)	通过阻断α_1受体而降压,持续时间长,$t_{1/2}$约为12小时。同时,可降低血浆总胆固醇、低密度脂蛋白(LDL)、极低密度脂蛋白(VLDL)水平,提高高密度脂蛋白(HLDL)水平,并可改善前列腺肥大患者的尿流动力学	"首剂现象"较少,常见不良反应有头痛、头晕、乏力和鼻塞等

续表

药品名称	作用特点	不良反应
多沙唑嗪（Doxazosin）	与特拉唑嗪相似,有降压和调节血脂的作用,$t_{1/2}$ 约为 12 小时	同特拉唑嗪
布那唑嗪（bunazosin）	与哌唑嗪相似,阻断 α_1 受体而降压,$t_{1/2}$ 约为 2 小时	同哌唑嗪
阿夫唑嗪（alfuzosin）	既阻断 α_1 受体,又直接松弛血管平滑肌,有良好的降压效果,$t_{1/2}$ 约为 5 小时	不良反应较少

四、去甲肾上腺素能神经末梢阻滞药

去甲肾上腺素能神经末梢递质阻滞药主要通过影响去甲肾上腺素能神经末梢递质去甲肾上腺素的贮存、释放和再摄取过程等而产生降压作用,代表药物有利血平、胍乙啶等。

利血平

利血平（reserpine）是从萝芙木根中提取出的一种生物碱。

【药理作用】 通过抑制交感神经末梢囊泡膜胺泵对 NA 的再摄取和阻止 DA 进入囊泡内,减少 NA 的合成与贮存,使其逐渐耗竭,产生降压作用。降压作用缓慢、温和、持久。口服 1 周以上才起效,2～3 周达到作用高峰,停药后降压作用仍可维持 3～4 周。

【临床应用】 用于轻、中度高血压的治疗,与利尿药等合用可提高降压效果。

【不良反应】 表现为镇静、嗜睡和副交感神经亢进症状,如鼻塞、胃酸分泌增多、腹泻等,长期应用可致精神抑郁。消化性溃疡、精神抑郁者禁用。

任务四　抗高血压药的应用原则

药物治疗高血压的目标,不仅是将血压控制在正常范围,更重要的是改善靶器官功能,降低并发症的发病率和病死率,从而提高患者的生存质量,延长寿命。用药同时配合控制体重、低盐饮食、戒烟戒酒、加强体育锻炼等,可获得更加理想的治疗效果。

1. 有效治疗与终身治疗　所谓有效治疗,就是将血压控制在 140/90mmHg 以下。必须纠正"尽量不用药"的错误倾向,所有的非药物治疗,只能作为药物治疗的辅助。高血压病因不明,无法根治,一般需要长期甚至终身服药治疗。

2. 个体化治疗　高血压病因很多,病理生理过程复杂,并可伴有不同的并发症,因此患者间差异很大,治疗方案应个体化。主要根据患者的年龄、性别、种族、病情程度、并发症等情况制订治疗方案,确定使用药物,实现选药个体化;同时,还要做到用药剂量个体化,因为不同患者或同一患者在不同病程阶段,用药量也不一样,做到"最好疗效,最少不良反应"。

3. 平稳降压和保护靶器官　高血压的靶器官损伤包括心肌肥厚、肾小球硬化和小动脉重构。一般而言,降低血压即能减少靶器官损伤,但并非所有药物均如此。对靶器官保护作用比较好的药物是:ACEI、长效钙通道阻滞药、AT_1 受体拮抗剂。国内外研究证明,血压不稳定可导致靶器官损伤。而使用短效的降压药常使血压波动增大。因此,长效制剂优于短效制剂,在治疗过程中应提高患者依从性、更平稳的控制血压、保护靶器官、减少心血管事件的危险性。

4. 根据药物特点联合用药　对轻、中度高血压,首选一线降压药单药治疗。若一种药效果不理

想,可加用作用机制不同的另一种药。如利尿药可大大提高 ACEI、β 受体拮抗剂或钙通道阻滞药的降压作用。在目前常用的五类药物(利尿药、β 受体拮抗剂、ACEI、ARB 和钙通道阻滞药)中,任何两类药物的联用都是可行的,其中又以 β 受体拮抗剂加钙通道阻滞药和 ACEI 加钙通道阻滞药的联合效果较好。若两种仍不能控制血压,可加用三种药物。不同作用机制的药物联合应用能起协同作用,且药物用量减少,副作用相对轻。

制剂和用法

氢氯噻嗪　片剂:25mg。1 次 12.5~25mg,一日 1 或 2 次。

硝苯地平　片剂或胶囊剂:5mg,10mg。控释片:20mg。1 次 5~10mg,一日 3 次,急用时可舌下含服。

尼群地平　片剂:10mg,20mg。1 次 10~20mg,一日 1 或 2 次。

氨氯地平　片剂:2.5mg,5mg,10mg。开始时 1 次 5mg,一日 1 次,以后可根据情况增加剂量,最大剂量为每日 10mg。

吲达帕胺　片剂:2.5mg。1 次 2.5mg,一日 1 次。维持量可每 2 日 1 次,服用 2.5mg。

普萘洛尔　片剂:10mg。1 次 10~20mg,一日 3 或 4 次,可逐渐增加剂量至每周 10~20mg,直至达到满意疗效,一般用量不超过 300mg/d。

阿替洛尔　片剂:25mg,50mg,100mg。1 次 50~100mg,一日 1 次。

美托洛尔　片剂:50mg,100mg。一日 50~100mg,分 2 或 3 次服用。缓释剂型,1 次 50~100mg,一日 1 次。

卡托普利　片剂:12.5mg,25mg,50mg,100mg。成人开始时 1 次 12.5~25mg,渐增至 1 次 50mg,一日 3 次。每日最大剂量为 450mg。小儿开始一日 1mg/kg,最大剂量为 6mg/kg,分 3 次服用。

依那普利　片剂:5mg,10mg,20mg。开始每日 2.5~5mg,但渐增至每日 40mg,一日 1 或 2 次。

氯沙坦　片剂:50mg。1 次 10~100mg,一日 1 次。一般维持量为每日 50mg,但剂量增加,抗高血压效果不再增加。

硝普钠　粉针剂:50mg。1 次用 50mg,现用现配。先用 5% 葡萄糖注射液 2~3mL 溶解,再用同一溶液 500mL 稀释后缓慢静脉滴注(容器避光),每分钟不超过 3μg/kg。

哌唑嗪　胶囊剂:1mg,2mg,5mg;片剂:0.5mg,1mg,2mg。首次用药时 1 次 0.5mg,然后 1 次 1mg,一日 3 次。根据病情可逐渐增至每日 6~15mg,分次服用。

(丁　旭)

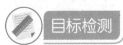 目标检测

参考答案

一、单项选择题

1. 由于扩张周围血管而反射性加快心率的药物是(　　)。
   A. 美托洛尔　　　　　　　　B. 拉贝洛尔　　　　　　　　C. 硝苯地平
   D. 卡托普利　　　　　　　　E. 氯沙坦

2. 伴有血脂异常的高血压病患者不宜选用(　　)。
   A. 硝苯地平　　　　　　　　B. 螺内酯　　　　　　　　　C. 氢氯噻嗪
   D. 依那普利　　　　　　　　E. 哌唑嗪

3. 高血压合并冠心病宜选用(　　)。
   A. 硝苯地平　　　　　　　　B. 螺内酯　　　　　　　　　C. 特拉唑嗪
   D. 氢氯噻嗪　　　　　　　　E. 拉贝洛尔

4. 高血压合并支气管哮喘的患者不宜选用的降压药是(　　)。
   A. 卡托普利　　　　　　　　B. 硝苯地平　　　　　　　　C. 依那普利
   D. 吲达帕胺　　　　　　　　E. 普萘洛尔

5. 普萘洛尔的不良反应不包括( )。

    A. 心动过速   B. 心动过缓   C. 血脂升高

    D. 末梢循环不良   E. 性功能降低

6. 最易导致电解质平衡紊乱的降压药是( )。

    A. 利尿药   B. 血管扩张药   C. β 受体拮抗剂

    D. 钙通道阻滞药   E. 以上都不是

7. 干咳是( )降压药的突出不良反应。

    A. 利尿药   B. β 受体拮抗剂   C. 钙通道阻滞剂

    D. 血管紧张素转换酶抑制药   E. α_1 受体拮抗剂

8. 首次应用需防止出现严重直立性低血压的药物是( )。

    A. 硝苯地平   B. 氢氯噻嗪   C. 哌唑嗪

    D. 阿替洛尔   E. 卡托普利

9. 合并糖尿病及胰岛素抵抗的高血压患者宜选用( )。

    A 阿替洛尔   B. 普萘洛尔   C. 卡托普利

    D. 氢氯噻嗪   E. 拉贝洛尔

10. 降压的同时不会引起反射性心率加快的药物是( )。

    A. 卡托普利   B. 米诺地尔   C. 硝普钠

    D. 硝苯地平   E. 尼群地平

二、简答题

1. 简述普萘洛尔抗高血压的药理作用、临床应用及不良反应。

2. 简述抗高血压药的分类及一线抗高血压药各自代表药。

项目三　抗心绞痛药

课件

学习目标

素质目标:具有认真、细致的工作态度,树立关心患者、尊重患者的医者精神。

知识目标:掌握抗心绞痛药的分类,硝酸甘油、普萘洛尔、硝苯地平等抗心绞痛药物的作用特点、临床应用和不良反应。熟悉硝酸酯类药与β受体拮抗剂配合使用的合理性。了解心绞痛的发病机制。

能力目标:能够正确指导心绞痛患者合理选用抗心绞痛药物。

任务导入

张某,男,66岁。2年前开始上4层楼时出现心前区疼痛,呈闷痛,伴左上肢酸痛,每次持续几十秒至1分钟,休息约1分钟可缓解。近日开始在用力、情绪激动时出现心前区闷痛,持续达10分钟,伴冷汗、头昏、乏力,同时有整个左上肢酸痛或不适,经休息或含服"硝酸甘油"或"速效救心丸"3~5分钟方可缓解,每个月发作2或3次。

请分析思考:

1. 心绞痛发病诱发因素有哪些?

2. 硝酸甘油的给药途径都有哪些? 最主要的给药途径是什么? 能口服给药吗?

3. 什么叫首关消除? 如何避免首关消除?

问题解析

心绞痛(angina pectoris)是冠状动脉供血不足,心肌急剧的、暂时缺血与缺氧所引起的以发作性胸痛或胸部不适为主要表现的临床综合征。特点为前胸阵发性、压榨性疼痛,也可伴有其他症状。疼痛主要位于胸骨后部,可放射至心前区与左上肢,劳动或情绪激动时常发生,每次发作持续3~5分钟,可数日1次,也可一日数次,休息或用硝酸酯制剂后症状消失。本病多见于男性,多数40岁以上,劳累、情绪激动、饱食、受寒、阴雨天气、急性循环衰竭等为常见诱因。根据临床表现,心绞痛分为:①稳定型心绞痛。患者有冠状动脉粥样硬化,常在情绪激动、劳累、寒冷等心肌需氧量增加的情况下发生,经休息和舌下含服硝酸甘油后缓解。②不稳定型心绞痛。患者症状有发展而病情不稳定,包括初发型心绞痛、恶化劳力型心绞痛、静息心绞痛伴心电图缺血改变。当冠状动脉内不稳定的粥样纤维斑块破裂出血,表面有血小板聚集或刺激冠状动脉痉挛,则引起冠状动脉阻塞,导致不稳定型心绞痛的发病。③变异型心绞痛:休息时胸痛,常在下半夜或清晨或其他固定时间复发。疼痛的持续时间较长,可达15~20分钟。疼痛的发作与劳力及情绪变化无关,由冠状动脉痉挛所致。

知识链接

心绞痛发病机制

心绞痛(angina pectoris)的直接发病原因是心肌供血不足,不能满足心肌需氧量,使心肌暂时性的缺氧,产生的代谢产物乳酸等在心肌局部堆积,刺激心肌自主神经传入纤维末梢引起疼痛。影响心肌耗氧的主要因素有心室壁张力、心率和心肌收缩力,其中心室壁张力影响最大(图5-3-1)。抗心绞痛药物主要是通过增加心肌供氧和降低心肌耗氧而发挥治疗作用。

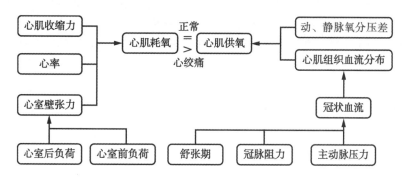

图5-3-1 影响心肌耗氧量和供氧量的因素

临床上常用的抗心绞痛药分为硝酸酯类、β受体拮抗剂和钙通道阻滞药三类。

任务一 硝酸酯类药

常用的硝酸酯类药物有硝酸甘油(nitroglycerin)、硝酸异山梨酯(isosorbide dinitrate)、单硝酸异山梨酯(isosorbide mononitrate)等。它们具有共同的硝酸多元酯结构,分子中—O—NO_2是其主要的活性基团,化学性质较活泼,保存时要避光、低温。各药药效学特点相似,药动学特点略有不同。

硝酸甘油

硝酸甘油(nitroglycerin)是硝酸酯类的代表药物。口服首关消除明显,急性发作时最常用的给药途径是舌下含服,可在1~3分钟内起效,现在也有软膏、贴膜、气雾等外用制剂,也可静脉给药。

勇于创新,造福人类
——硝酸甘油的由来

硝酸甘油的历史由来可以追溯到1847年。当时意大利科学家索布雷洛发现,当用硝酸和硫酸处理甘油时,会得到一种在剧烈震动时可以爆炸的液体,这就是硝酸甘油。然而,硝酸甘油的应用并非一帆风顺。直到1862年,瑞典科学家诺贝尔经过多年的反复试验,才发明了用少量普通炸药引爆硝酸甘油的方法。1864年,诺贝尔获得了引爆硝酸甘油专用装置的专利,从此硝酸甘油开始作为炸药在市场上销售。

硝酸甘油对人类的贡献并没有止步于此。1878年,穆乐尔(Murrell)开始尝试用稀释后的硝酸甘油治疗心绞痛和降血压。1879年,他在《柳叶刀》杂志上发表了第一篇论文,阐述了应用硝酸甘油治疗心绞痛的方法。自此,硝酸甘油开始被广泛用于缓解心绞痛。

这就是硝酸甘油的历史由来,经过科学家们坚持不懈,不怕失败,深入研究,使得硝酸甘油造福人类。

【**药理作用**】 主要药理作用是松弛血管平滑肌。硝酸甘油释放一氧化氮(NO),NO与内皮舒张因子相同,激活鸟苷酸环化酶,使平滑肌和其他组织内的环鸟苷酸(cGMP)增多,导致肌球蛋白轻链去磷酸化,通过调节平滑肌收缩状态,引起血管扩张。对动、静脉都能扩张,以扩张静脉占优势。

1. **降低心肌耗氧量** ①较小剂量的硝酸甘油可明显扩张静脉血管,从而减少回心血量,降低心脏前负荷,使心室容积缩小,心室内压力减小,心室壁张力降低,射血时间缩短,降低心肌耗氧量。②较大剂量的硝酸甘油能显著舒张动脉血管,降低心脏的射血阻力及心脏后负荷,减小左心室内压力和心室壁张力,最终降低心肌耗氧量。

2. 增加心肌供氧量 ①硝酸甘油能选择性扩张较大的心外膜血管、输送血管和侧支血管,尤其在冠状动脉痉挛时更为明显。当冠状动脉因粥样硬化或痉挛而发生狭窄时,缺血区的阻力血管因缺氧、代谢产物堆积而处于舒张状态,使非缺血区阻力比缺血区阻力大。硝酸甘油扩张侧支血管后,血液顺压力差从输送血管经侧支血管流向缺血区,从而增加缺血区的血液供应,增加心肌的供氧量(图5-3-2)。②当心绞痛发作时,因心肌组织缺血、缺氧,使得左心室舒张末期压力增高,心外膜的血液难以向缺血的心内膜流动。硝酸甘油通过扩张静脉血管,减少回心血量,降低心室内压力,使得血液易从心外膜区流向缺血的心内膜区,增加供氧量。

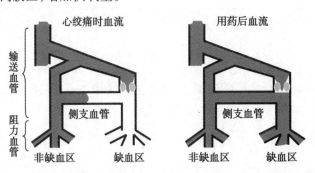

图5-3-2 应用硝酸甘油前后心绞痛血流变化示意图

3. 促进内源性保护因子释放,减轻心肌细胞缺血性损伤 硝酸甘油通过释放NO产生扩血管作用;同时NO又可促进PGI_2和降钙素基因相关肽等内源性扩血管物质的合成和释放,这些物质具有保护心肌细胞的作用。此外,硝酸甘油还有抑制血小板聚集、抗血栓形成的作用。

☞考点提示:硝酸甘油的药理作用机制。

【临床应用】 本药可用于各型心绞痛、急性心肌梗死、心功能不全等。

1. 各型心绞痛 硝酸甘油是临床治疗各型心绞痛的首选药,可缓解急性心绞痛发作症状和预防心绞痛的发生。特别对稳定型心绞痛作用最明显。

2. 急性心肌梗死 能减少心肌耗氧量,增加缺血区的供血与供氧,并具有抗血小板聚集和黏附功能,早期小剂量静脉滴注能缩小梗死范围。

3. 心功能不全 通过扩张动、静脉,降低心脏的前、后负荷,治疗中度和难治性心功能不全。

☞考点提示:硝酸甘油的临床应用。

【不良反应】 本药的不良反应主要表现为以下几方面。

1. 血管扩张反应 较常见,用药后出现搏动性头痛、眼内压升高、皮肤潮红、心悸,大剂量可出现直立性低血压甚至晕厥。使用时要注意控制剂量。

2. 耐受性 一般连续或大剂量给药2~3周可出现耐受性,停药1~2周可恢复敏感性。小剂量或间歇给药可避免耐受性的产生。补充叶酸和含巯基的药物(如血管紧张素转换酶抑制药)可防止耐受性的发生并提高药物的疗效。

3. 高铁血红蛋白血症 发生率极少,主要是大剂量使用时才会引起。

硝酸异山梨酯

硝酸异山梨酯(isosorbide dinitrate),又名消心痛。作用机制与硝酸甘油相似,但作用较硝酸甘油弱,起效较慢,作用时间长。主要用于心绞痛的预防或心肌梗死后心力衰竭的长期治疗。不良反应与硝酸甘油相似。

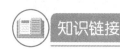

抗心绞痛药的用药常识

(1)舌下含服硝酸甘油片时,口腔会有烧灼麻刺感,此时说明硝酸甘油有效。否则说明药物已经失效。因此,一定要注意检查药物的有效期,及时更换药品。

(2)患者应该随身携带硝酸甘油片,以应急需。但硝酸甘油易挥发,在光、热条件下不稳定,应该密闭、避光保存。

(3)长期应用抗心绞痛药物后,不能突然停药,以防心绞痛突然发作或心肌梗死。

任务二 β受体拮抗剂

临床常用的β受体拮抗剂有普萘洛尔、吲哚洛尔、美托洛尔等。

普萘洛尔

普萘洛尔(propranolol),又名心得安,是β受体拮抗剂的代表药。

【药理作用】 本药可降低心肌耗氧量、增加缺血心肌供氧量。

1. 降低心肌耗氧量 普萘洛尔通过阻断心肌 β_1 受体,使心肌收缩力减弱、心率减慢,心肌耗氧量明显减少。虽然本药抑制了心肌收缩力,增加心室内容积,延长心室射血时间,使心肌的耗氧量增加,但用药后的总效应是降低了心肌耗氧量。

2. 增加缺血心肌供氧量 减慢心率可使心脏的舒张期相对延长,使得冠状动脉灌流时间延长,有利于血液从心外膜区流向缺血的心内膜区,改善缺血区的心肌供血,增加供氧量。

【临床应用】 主要用于治疗稳定型心绞痛,可明显减少心绞痛发作的次数和程度。对伴有高血压或心率加快的患者尤佳,对不稳定型心绞痛疗效较好。禁用于变异型心绞痛。

临床主张普萘洛尔与硝酸酯类联合应用治疗心绞痛(表5-3-1),其具有以下优点:①两药能协同降低心肌耗氧量,增强疗效;②普萘洛尔能对抗硝酸酯类药物引起的反射性心率加快和心肌收缩力增强的不利之处;③硝酸酯类药物可对抗普萘洛尔所致的心室容积增大和心室射血时间延长的不利之处。药物选择以药动学特点相近为宜,如硝酸异山梨酯与普萘洛尔联用。

表5-3-1 硝酸酯类与β受体拮抗剂合用治疗心绞痛的效应

作用	硝酸酯类	β受体拮抗剂	硝酸酯+β受体拮抗剂
动脉压	↓	↓	↓↓
心率	↑(反射性)	↓	↓
心肌收缩力	↑(反射性)	↓	抑制/不变
射血时间	缩短	延长	不变
舒张期灌流时间	缩短	延长	延长
左心室舒张末压	↓	↑	不变/降低
心脏容积	↓	↑	不变/缩小

☞ **考点提示**:普萘洛尔的药理作用及临床应用。

【不良反应】 常见的不良反应是乏力、嗜睡、头晕、低血压、心动过缓。长期使用不可突然停药,否则易发生"反跳现象"。支气管哮喘、窦性心动过缓和房室传阻滞患者禁用。

任务三 钙通道阻滞药

钙通道阻滞药可单独或与硝酸酯类、β 受体阻滞药合用治疗心绞痛。临床常用的钙通道阻滞药有硝苯地平(nifedipine)、维拉帕米(verapamil)和地尔硫草(diltiazem)等,其作用比较见表 5 - 3 - 2。

表5 - 3 - 2 常用钙通道阻滞药抗心绞痛作用比较

药名	作用	临床应用	不良反应
硝苯地平	扩张血管、降压作用强,对心脏抑制作用弱	各型的心绞痛、心肌梗死、变异型心绞痛首选	反射性心率加快
维拉帕米	扩张血管较弱,降压作用很弱,抗心律失常作用较强	对变异型心绞痛多不单独应用,对稳定型心绞痛有效。其抗心律失常作用明显,特别适用于伴有心律失常的心绞痛患者	心动过缓、心律失常
地尔硫草	扩张血管作用中等,对血压几乎无影响;负性传导,减慢心率作用强	对变异型、稳定型和不稳定型心绞痛均可应用	心动过缓,心脏传导阻滞

【药理作用】 本药可降低心肌耗氧量、增加心肌供氧量、保护缺血心肌细胞。

1. 降低心肌耗氧量 ①阻滞心肌细胞膜上的 Ca^{2+} 通道,使心肌细胞内 Ca^{2+} 减少,从而减弱心肌收缩力,减慢心率,降低心肌耗氧量;②阻滞血管平滑肌上的 Ca^{2+} 通道,扩张动脉和静脉血管,减轻心脏的前、后负荷,降低心室壁张力,降低心肌耗氧量;③阻滞 Ca^{2+} 进入神经末梢,抑制去甲肾上腺素能神经末梢释放递质,从而对抗交感神经活性增高所引的心肌耗氧量增加。

2. 增加心肌供氧量 通过阻滞血管平滑肌 Ca^{2+} 通道使冠状血管扩张,降低冠状动脉阻力,从而增加心肌细胞的血液供应及供氧量。同时,扩张冠状动脉中较大的输送血管,促进侧支循环,增加缺血区的血液供应,增加心肌供氧量。

3. 保护缺血心肌细胞 心肌缺血或再灌注时,细胞膜对 Ca^{2+} 通透性增加,使 Ca^{2+} 内流,细胞内 Ca^{2+} 积聚,造成"钙超载",使得心肌细胞尤其是线粒体功能严重受损。钙通道阻滞药通过抑制 Ca^{2+} 内流,减轻缺血心肌细胞的钙超载而保护心肌细胞。

【临床应用】 可用于治疗心绞痛等。

1. 心绞痛 由于钙通道阻滞药有明显的松弛痉挛冠状动脉血管的特点,又有降低心脏前后负荷的作用,对各种心绞痛均有较好疗效。①变异型心绞痛:以硝苯地平疗效较好;②稳定型及不稳定型绞痛:三类钙通道阻滞药均可应用,尤其适用于伴有支气管哮喘、外周血管痉挛的心绞痛患者。

2. 其他 对于心律失常、高血压、肺动脉高压症等的治疗见相关模块。

☞ **考点提示**:钙通道阻滞药的临床应用。

制剂和用法

硝酸甘油 片剂:0.3mg,0.5mg,0.6mg。舌下含服,一日 0.3 ~ 0.6mg。注射剂:1mg/mL,2mg/mL,5mg/mL,10mg/mL。气雾剂:200 次/支,1 次 0.4mg,发作时喷于口腔黏膜 1 或 2 次。膜剂:每格含硝酸甘油 0.5mg,一日 1 次,作用时间可达

24 小时,将膜敷贴于皮肤上,药物以恒速进入皮肤而被吸收。

硝酸异山梨酯 片剂:2.5mg,5mg,10mg。急性心绞痛发作时缓解心绞痛,舌下含服,1 次 5mg。预防心绞痛发作:一日 2 或 3 次,1 次 5~10mg。控释片:20mg。缓释胶囊:20mg,40mg。每日 2 次,1 次 1 片。喷雾剂:250mg/200 次。喷雾吸入,1 次 1.25~3.75 mg。注射剂:10mg/10mL。静脉滴注,每小时 2mg,剂量需根据患者情况进行调节,且密切监测患者脉搏、心率和血压。

普萘洛尔 胶囊剂:10mg。一日 2 次,1 次 10~20mg。注射剂:5mg/5mL。1 次 5mg,以 5% 葡萄糖注射液稀释后静脉滴注。

硝苯地平 片剂:10mg。一日 3 次,1 次 10~20mg。控释片:1 次 20mg,一日 1 或 2 次。喷雾剂:100mg。胶囊剂:5mg,10mg。1 次 5~10mg,一日 3 次。

维拉帕米 片剂:20mg,40mg。首次服用 1 次 40~80mg,一日 3 次,1~2 周后改为维持量每日 40mg,一日 3 次。注射剂:5mg/2mL。静脉滴注,1 次 5~10mg。缓释片:240mg,一日 1 次。

地尔硫草 片剂:30mg,60mg,90mg。成人 1 次 30~60mg,一日 3 或 4 次。注射剂:10mg,50mg。静脉滴注,每 6~8 小时用药 30~60mg。

(张彩艳)

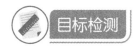 **目标检测**

参考答案

一、单项选择题

1. 硝酸甘油、β 受体拮抗剂、钙通道阻滞剂治疗心绞痛的共同药理学基础是( )。
   　A. 扩张血管　　　　　　　　B. 防止反射性心率加快　　　　C. 减慢心率
   　D. 抑制心肌收缩力　　　　　E. 降低心肌耗氧量

2. 下列不属于硝酸甘油不良反应的是( )。
   　A. 心率加快　　　　　　　　B. 搏动性头痛　　　　　　　　C. 直立性低血压
   　D. 颅内压升高　　　　　　　E. 支气管哮喘

3. 硝酸甘油适用于( )。
   　A. 稳定型心绞痛　　　　　　B. 不稳定型心绞痛　　　　　　C. 变异型心绞痛
   　D. 各型心绞痛急性发作　　　E. 以上都不是

4. 普萘洛尔适用于( )。
   　A. 稳定型心绞痛　　　　　　B. 变异型心绞痛　　　　　　　C. 稳定型、变异型心绞痛
   　D. 劳累型和变异型心绞痛　　E. 以上皆不是

5. 硝苯地平抗心绞痛的机制不包括( )。
   　A. 扩张冠脉,增加缺血心肌的供血量
   　B. 收缩冠脉,增加缺血心肌血流量
   　C. 扩张血管,降低心脏前、后负荷
   　D. 抑制血小板聚集,改善心肌供血
   　E. 抑制 Ca^{2+} 内流,减少细胞内 Ca^{2+} 含量,保护缺血心肌

6. 伴有哮喘的心绞痛患者禁用的药物是( )。
   　A. 硝酸甘油　　　　　　　　B. 硝苯地平　　　　　　　　　C. 普萘洛尔
   　D. 维拉帕米　　　　　　　　E. 硝酸异山梨酯

7. 硝酸甘油用于防治心绞痛时,效果较差的给药途径是( )。
   　A. 口服　　　　　　　　　　B. 舌下含化　　　　　　　　　C. 雾化吸入
   　D. 软膏涂于前臂、胸及背部皮肤　E. 直肠给药

8. 应用硝酸甘油常见的不良反应是( )。
   　A. 消化道反应　　　　　　　B. 头痛、皮肤潮红　　　　　　C. 心绞痛
   　D. 心肌梗死　　　　　　　　E. 呼吸抑制

9. 硝酸甘油与普萘洛尔联合应用治疗心绞痛,其共同的药理学基础是(   )。

   A. 心率   B. 心室容积   C. 心室压力

   D. 射血时间   E. 降低心肌耗氧量

10. 治疗变异型心绞痛的首选药是(   )。

   A. 硝酸甘油   B. 硝酸异山梨酯   C. 普萘洛尔

   D. 硝苯地平   E. 卡维地洛

二、简答题

1. 硝酸甘油的不良反应有哪些?

2. 为什么临床上常采用硝酸酯类和 β 受体拮抗剂联合使用治疗心绞痛?

项目四　抗心律失常药

课件

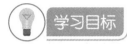

素质目标: 具有良好的医德医风和道德品质,树立"全心全意为患者服务"的意识和"患者生命高于一切"的信念。

知识目标: 掌握不同类型心律失常的首选药。熟悉抗心律失常药物的分类、作用、应用和不良反应。了解抗心律失常药物的作用机制及抗心律失常药的用药原则。

能力目标: 正确使用利多卡因、普萘洛尔、胺碘酮和维拉帕米等药物,观察抗心律失常药的疗效及不良反应,综合分析、判断及采用相应的护理措施。

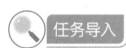

　　王某,男,30岁。10年前有反复阵发性心动过速史,每次心动过速突然发作,持续时间数分钟至十几分钟。此次心动过速发作20分钟,患者感到头晕、乏力而来医院就诊。查体:血压100/70mmHg,心脏无扩大,心率200次/分,节律规则。诊断:阵发性室上性心动过速。

　　请分析思考:

　　1.该患者可使用哪些药物治疗?

　　2.应如何指导患者正确用药?

　　3.大剂量长期使用胺碘酮会出现哪些不良反应?

问题解析

任务一　心律失常的心肌电生理学基础

　　心律失常(arrhythmia)指心脏激动的起源、频率、节律、激动的传导途径和速度五方面中任何一方面的异常。心律正常情况下起源于窦房结,以60~100次/分的频率沿正常的传导系统在一定的时间内顺序传到心房和心室,使得心脏规律地收缩和舒张完成泵血功能。当心脏律动异常时,心脏泵血功能发生障碍,影响全身器官的供血。心律失常可分为缓慢型和快速型心律失常两类。前者如窦性心动过缓、房室传导阻滞等,常用异丙肾上腺素和阿托品等药物治疗。后者如房性心动过速、阵发性室上性心动过速和室性心动过速等。它可单独发病亦可与心血管病伴发;可突然发作而致猝死,亦可持续累及心脏而衰竭。严重心律失常如心室纤颤等,可危及生命,必须立即进行治疗。

一、正常心肌细胞电生理特性

　　心肌细胞的电生理特性是心脏行使功能的基础,掌握正常心肌细胞电生理特性是学习心律失常的发生机制和正确应用抗心律失常药物的前提。

（一）心肌细胞的分类与特征

根据心肌细胞能否发生自动节律性的兴奋,可将心肌细胞划分为两大类:非自律细胞和自律细胞。非自律细胞又称工作细胞,主要起机械收缩作用,具有兴奋性、传导性的特点但是没有自律性,主要包括心房肌和心室肌。自律细胞是一类特殊分化的心肌细胞,具有自动产生节律的能力,具有兴奋性、传导性而无收缩性,包含窦房结、房室结以及希 - 普细胞。正常情况下,窦房结是心脏活动的起搏点,房室结和希 - 普细胞负责发挥传导兴奋的作用。

（二）心肌细胞膜电位

心肌细胞的静息膜电位膜内负于膜外,约 -90mV,呈极化状态。当心肌细胞兴奋时,发生去极化和复极化,形成动作电位(action potential,AP)。心肌细胞 AP 分为 5 个时相(图 5 - 4 - 1):0 相为快速去极期,1 相为快速复极初期,2 相为缓慢复极早期,3 相为快速复极末期,4 相为静息期。0 相到 3 相的时程称为动作电位时程(action potential duration,APD)。

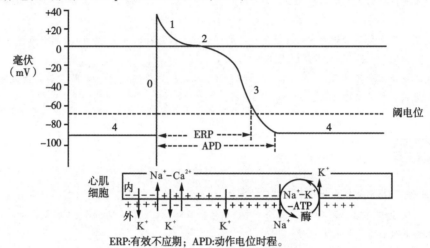

ERP:有效不应期;APD:动作电位时程。

图 5 - 4 - 1　心肌细胞动作电位与离子转运示意图

0 相:快速去极期,心肌细胞受刺激时,钠通道激活,使 Na^+ 迅速内流所致。

1 相:快速复极初期,钠通道失活,Na^+ 内流停止,由 K^+ 短暂外流所致。

2 相:缓慢复极早期,由 Ca^{2+} 和少量 Na^+ 内流,同时 K^+ 外流共同所致,复极过程缓慢,形成平台,又称平台期。

3 相:快速复极末期,由 K^+ 快速外流,迅速回复到静息电位水平。

4 相:静息期,通过离子泵($Na^+ - K^+ - ATP$ 酶)主动转运,使细胞内外离子浓度恢复静息水平。

心肌自律细胞 4 相复极达最大舒张电位后,便开始自动缓慢除极,达到阈电位重新激发下 1 次动作电位(图 5 - 4 - 2)。其中,快反应细胞(心房肌、心室肌、浦肯野纤维)4 期自动除极主要是由特殊的 Na^+ 内流和衰减的 K^+ 外流所致。而慢反应细胞(窦房结、房室结)自动除极主要由 Ca^{2+} 缓慢内流所致。

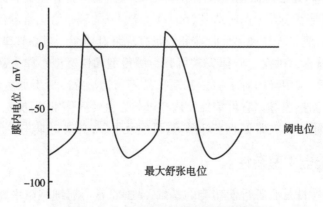

图 5 - 4 - 2　浦肯耶纤维的动作电位图

(三)膜反应性和传导速度

膜反应性指膜电位水平与其所激发的 0 相上升最大速率之间的关系。膜反应性的高低取决于 0 相除极离子通道的激活与失活速率。一般条件下,膜反应性与其静息电位密切相关。膜静息电位大,则 0 相上升速率快,AP 振幅大,传导速度也快。因此,膜反应性是决定传导速度的重要因素。药物可使膜反应性改变,进而影响传导速度。

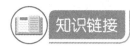

快慢反应细胞的分类与特征

按照动作电位特征可将心肌细胞分为快反应细胞和慢反应细胞:快反应细胞包括心房肌、心室肌和希 - 普细胞。其动作电位 0 相除极由 Na^+ 内流介导,除极速度快、振幅大;慢反应细胞包括窦房结和房室结细胞。其动作电位是由 Ca^{2+} 内流介导,除极速度慢,振幅小。

(四)有效不应期

从除极开始到膜电位恢复至 $-60mV$ 时,细胞对任何强度的电刺激都不产生可扩布的动作电位,为有效不应期(effective refractory period,ERP)。ERP 长,意味着心肌对刺激不起反应的时间长,不易发生快速型心律失常。

二、心律失常的发生机制

心律失常的发生机制与心肌细胞的异常电生理活动有着密切关系,原因主要有冲动形成障碍、冲动传导障碍或二者兼有。

(一)冲动形成障碍

1. 自律性升高

(1)自律细胞 4 相自动除极的速度加快,除极速度快到达阈电位的时间缩短,单位时间内爆发兴奋的次数增加,自律性就增高。

(2)阈电位下移或最大复极电位水平上移,使膜电位与阈电位间的差距减小,膜自动除极到达阈电位的时间缩短,自律性增高。

以上两种情况均会导致窦房结自律性增高。另外,当其他自律细胞 4 相自动除极速率加快,则会引起异位冲动发放。此外,非自律心肌细胞如心室肌细胞,在缺血、缺氧等情况下可出现异常自律性,这种异常兴奋向周围组织扩布可引起心律失常。

2. 后除极(after - depolarization) 指某些情况下,心肌细胞在一个动作电位后产生的一个提前去极化行为,是在一个正常动作电位中继 0 相除极后所发生的异常除极化,分为早后除极与迟后除极两种。如果后除极发生在动作电位期间则被称为早后除极(early after - depolarization,EAD),发生在 2 相或 3 相中的早后除极,主要由 Ca^{2+} 内流增多所引起,诱发早后除极的因素有药物、胞外低钾等;在复极化完成后紧接着出现的除极称为迟后除极(delayed after - depolarization,DAD),发生在 4 相中的迟后除极,是由细胞内 Ca^{2+} 过多,诱发 Na^+ 短暂内流所引起,强心苷中毒、心肌缺血、细胞外高钙等均可诱发迟后除极。

(二)冲动传导障碍

1. 传导阻滞 因某部分心肌组织存在损伤、缺血或瘢痕等使冲动不能正常传播,引起心动过缓如传导减慢、传导阻滞和单向传导阻滞等。

2. 折返 一个冲动沿一条途径下传后,又从另一条环形途径返回原处再次刺激同一部分心肌使之出现电冲动的现象,称为折返(reentry),是引起快速型心律失常的重要机制之一,是由单向传导阻滞和逆行可缓慢传导形成(图5-4-3)。单次折返形成1次期前收缩,多次连续折返则引起阵发性心动过速、心室纤颤等严重心律失常。

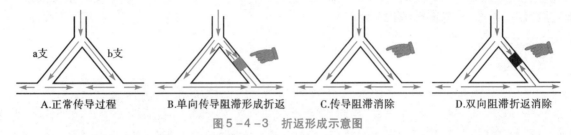

| A.正常传导过程 | B.单向传导阻滞形成折返 | C.传导阻滞消除 | D.双向阻滞折返消除 |

图5-4-3 折返形成示意图

三、抗心律失常药的作用机制与分类

(一)作用机制

目前,治疗心律失常的主要策略是影响心肌细胞膜的离子通道来降低心肌组织的异常自律性、减少后除极、调节传导性或有效不应期以消除折返。抗心律失常药影响心脏的多种离子通道,在改变上述状态的同时又可能产生新的致心律失常作用,因此抗心律失常药物是把双刃剑。

1. 降低自律性 通过增高最大舒张电位、减慢4相自动除极化速率、上移阈电位及延长APD等方式,降低自律性。

2. 防止后除极与触发活动 早后除极的发生与Ca^{2+}内流增多有关。迟后除极所致的触发活动与细胞内Ca^{2+}过多和短暂Na^+内流有关,因此钙拮抗药和钠通道阻滞药能有效地发挥这一作用。

3. 改变膜反应性,消除折返 增强膜反应性而改善传导,或减弱膜反应性而减慢传导都能取消折返激动。前者因改善传导而取消单向阻滞,因此停止折返激动,某些促K^+外流、加大最大舒张电位的药物(如苯妥英钠)有此作用;后者因减慢传导而使单向传导阻滞发展成双向阻滞,从而停止折返激动,某些抑制Na^+内流的药物(如奎尼丁)有此作用。

4. 改变ERP及APD

(1)延长ERP、APD:以延长ERP更为明显,如奎尼丁类药物能抑制Na^+通道,也使Na^+通道恢复重新开放的时间延长,以延长ERP为主,也延长APD,这称为绝对延长ERP。一般认为,ERP与APD的比值(ERP/APD)在抗心律失常作用中有一定意义。若比值比正常的大,则说明在一个APD中ERP占时增多,使折返冲动有更多机会落入ERP中,折返易被终止。

(2)缩短ERP、APD:APD缩短较EPR更显著,利多卡因类药物有此作用。因缩短APD更明显,所以ERP与APD的比值仍比正常的大,这称为相对延长ERP,同样能终止折返。

(3)使邻近细胞的ERP均一:促使邻近细胞的ERP趋向均一,也能防止或取消折返的发生。

(二)分类

根据抗心律失常药物对离子转运及电生理作用的特点,按Vaughan Willams分类法将其分为钠通道阻滞药、β受体拮抗剂、延长动作电位时程药和钙通道阻滞药等四类。

1. Ⅰ类:钠通道阻滞药

(1)Ⅰa类适度阻滞钠通道(30%):代表药有奎尼丁、普鲁卡因胺等。

(2)Ⅰb类轻度阻滞钠通道(10%以下):代表药有利多卡因、苯妥英钠等。

(3)Ⅰc类明显阻滞钠通道(50%以上):代表药有氟卡尼、普罗帕酮等。

2. Ⅱ类:β受体拮抗剂 代表药有普萘洛尔等。

3. Ⅲ类:延长动作电位时程药(阻滞钾通道) 代表药有胺碘酮等。

4. Ⅳ类:钙通道阻滞药 代表药有维拉帕米等。

 知识链接

心电图的发明

心电图在心律失常诊断中扮演着非常重要的角色,它是诊断心律失常较为可靠且安全的方法之一。心电图通过捕获心脏的电信号并将其转化为图形,使医生能够详细分析心脏的电活动,包括心房、心室的活动等。这种分析方法使得心电图成为诊断心律失常的重要工具。心律失常可能表现为心悸、胸闷等,仅凭临床表现难以诊断,甚至部分患者可能没有任何症状,而心电图能够准确、及时地辨别出各种类型的心律失常。

心脏电活动的研究最早可追溯到 1842 年,法国科学家马滕奇(Mattencci)对心电图的首次发现标志着心脏电生理研究的开始。随后,科学家们开始长期探索心脏的电活动。在 1869 年,英国伦敦圣巴特医院的亚历山大·缪尔黑德博士在一个实验中,意外地记录到了从一位发热患者手腕产生的电信号波形。这可以被认为是人类历史上第一张心电图。到了 1872 年,穆尔黑德(Muirhead)记录到了心脏波动的电信号,这进一步推动了心脏电活动的研究。1885 年,荷兰生理学家威廉·埃因托芬首次从体表成功记录到了心电波形。他使用了毛细静电计来捕捉心脏的电信号,并将这些信号转化为波形图。这标志着体表心电图记录历史的开始。在 1887 年,英国生理学家奥古斯塔斯·瓦莱(Augusta Waller)也做出了重要贡献。他使用立普曼静电计来测量心脏电流,并通过创新的方法将水银高度的变化转化为心电图。这种方法已经具备了现代心电检测的基本框架。埃因托芬不仅发明了心电图测试装置,还在临床研究中发现了心率、呼吸对心电图的影响,提出了心电图可用于临床诊断的观点。因此,他被誉为"心电图之父",并在 1924 年获得了诺贝尔生理学或医学奖。

心电图的发明是一个累积的过程,涉及多位科学家的贡献和不断的技术创新。这些科学家的努力使得心电图成为现代医学中不可或缺的诊断工具,对心律失常等心脏疾病的诊断起到了重要作用。

任务二 常用抗心律失常药物

一、Ⅰ类:钠通道阻滞药

钠通道阻滞药为Ⅰ类抗心律失常药,主要通过 Na^+ 通道的开放,降低 0 相上升速率对抗心律失常,根据阻滞钠通道特性和程度的不同可分为 3 个亚类。

(一)Ⅰa 类药物

奎尼丁

奎尼丁(quinidine)是由金鸡纳树皮中提取的一种生物碱,是奎宁的右旋体。

【体内过程】 奎尼丁口服吸收好,1~2 小时后血药浓度达到顶峰,生物利用度约为 75%,心肌浓度高,主要经肝代谢,20% 以原形随尿液排出。对心脏的作用较奎宁强 5~10 倍,具有较弱的抗疟作用。

【药理作用】 基本作用是阻滞心肌细胞膜上钠通道,适度抑制 Na^+ 内流,从而降低浦肯野纤维的自律性并减慢传导,还具有一定的抑制 K^+ 外流和 Ca^{2+} 内流的作用,使 ERP 和 APD 同时延长,其中 ERP 延长更明显。此外,奎尼丁还有较明显的抗胆碱作用及 α 受体阻断作用。

【临床应用】 为广谱抗心律失常药,用于心房颤动、心房扑动,室上性或室性心动过速的治疗。是最重要的心律失常转复药物之一,可用于转律后防止复发。

【不良反应】 奎尼丁安全范围小,用药过程中约 1/3 患者出现不良反应,尤其是老年人,心、肝、肾功能不全者。

1. **胃肠道反应** 以腹泻最常见,应用该药的患者中,30%~50% 的患者会发生。

2. **金鸡纳反应** 表现为恶心、呕吐、腹泻、头痛、头晕、耳鸣和视力模糊等症状。

3. **心血管反应** 较为严重,奎尼丁阻断 α 受体,使血管扩张,血压下降可发生低血压。治疗浓度时能减慢心室内传导,高浓度可导致各种心律失常及传导障碍,包括窦房传导阻滞、房室传导阻滞、室内传导阻滞、室性心动过速等。

4. **奎尼丁晕厥** 表现为意识丧失、四肢抽搐、呼吸停止。一旦发生应立即进行人工呼吸、胸外心脏按压、电复律等措施,同时应用异丙肾上腺素及乳酸钠等药物抢救。

5. **其他** 严重房室传导阻滞、心动过缓、低血压及肝、肾功能不全者禁用。

👁 **考点提示:** 奎尼丁为广谱抗心律失常药,最严重的不良反应为奎尼丁晕厥。

普鲁卡因胺

普鲁卡因胺(procainamide)为局部麻醉药普鲁卡因的衍生物,作用与奎尼丁相似但较弱。

【药理作用】 属广谱抗心律失常药,对心肌的直接作用与奎尼丁相似而较弱,能降低自律性,减慢传导,延长 APD 和 EPR。对室性心动过速效果好,对房性心动过速效果差。比奎尼丁安全性更高。

【临床应用】 用于治疗室性期前收缩、室性心动过速,对室上性心动过速也有效。静脉给药可用于室上性心律失常的急性治疗。

【不良反应】 本药的不良反应主要表现为以下几方面。

1. **胃肠道反应** 口服后有厌食、恶心、呕吐、腹泻等。

2. **心血管系统反应** 静脉给药可抑制心肌,引起低血压、窦性心动过缓和房室传导阻滞等。故静脉注射给药时应密切监测血压和心电图的变化。完全性房室传导阻滞或束支传导阻滞者禁用。

3. **变态反应** 较常见,如皮疹、药物热、粒细胞减少等,长期用药会出现红斑狼疮综合征。

(二)Ⅰb 类药物

利多卡因

利多卡因(lidocaine)是常用的局部麻醉药,后发现有很好的抗心律失常作用,是室性心律失常安全、高效、速效的首选药。

【体内过程】 首关消除明显,生物利用度低且对胃刺激性强,故不口服,常作静脉给药。静脉注射后,1~2 分钟起效,但作用仅维持 10~20 分钟,主要在肝内代谢。

【药理作用】 本药可降低心肌细胞自律性、影响传导速度、相对延长 ERP。

1. **降低自律性** 治疗浓度可选择性地抑制浦肯野纤维和心室肌的 4 相 Na^+ 内流,促进 K^+ 外流,降低浦肯野纤维的自律性,提高心室肌的致颤阈。

2. **影响传导速度** 对传导速度的影响比较复杂,治疗浓度对传导速度没有影响。缺血心肌细胞外的 K^+ 浓度升高,利多卡因对传导有明显的抑制作用,从而使单向阻滞变为双向阻滞而消除折返。如血 K^+ 较低,则可促 K^+ 外流而加速传导。大剂量时则明显抑制传导。

3. **相对延长 ERP** 通过促进 3 相 K^+ 外流和抑制 2 相 Na^+ 内流,缩短浦肯野纤维及心室肌的 APD 和 ERP,但缩短 APD 更为显著,使 ERP/APD 比值增大,有利于消除折返。

【临床应用】 主用于室性心律失常,属窄谱抗心律失常药,是目前治疗室性心律失常的首选药。尤其适用于急性心肌梗死伴有的室性期前收缩、室性心动过速、心室颤动。对强心苷中毒引起的室性心律失常疗效较好,但对室上性心律失常效果较差。低血钾患者应先补充钾,否则因膜对 K^+ 通透性降低而影响疗效。

> **考点提示：**利多卡因是治疗室性心律失常的首选药。

【不良反应】 主要表现为中枢神经系统症状，有嗜睡、眩晕等。静脉注射过快或过量还可出现低血压、传导阻滞、语言障碍等，严重者可出现惊厥、意识模糊和呼吸抑制等。眼球震颤是利多卡因毒性的早期信号。心功能不全或肝功能障碍患者易产生药物蓄积，需减少剂量和减慢静脉滴注速度。注意测定血钾浓度，防止用药期间出现低血钾。严重传导阻滞伴窦性心动过缓的脑缺血综合征及对本药有过敏史者禁用。

苯妥英钠

苯妥英钠（phenytoin sodium）为抗癫痫药，1958 年开始作为抗心律失常药物在临床应用。

【药理作用】 本药对心肌的作用与利多卡因相似，作用于希氏束－浦肯野纤维系统，抑制 Na^+ 内流，促进 K^+ 外流。缩短 APD，相对延长 ERP，使 ERP/APD 比值增大，有利于消除折返。抑制浦肯野纤维自律性，并能与强心苷竞争 $Na^+ - K^+ - ATP$ 酶，抑制强心苷中毒时迟后除极所引起的触发活动，大剂量也可抑制窦房结自律性。正常血钾时，小剂量苯妥英钠对传导速度无明显影响，大剂量则减慢传导。强心苷中毒时大多伴有低血钾，苯妥英钠能加快传导速度，效果更为明显。

【临床应用】 适用于强心苷中毒引起的室性心律失常，对其他原因引起的心律失常疗效不如利多卡因。

【不良反应】 静脉注射过快可引起低血压、呼吸抑制和心律失常。原有窦性心动过缓或严重房室传导阻滞的患者禁用，且本药有致畸作用，孕妇禁用。

美西律

美西律（mexiletine），又名慢心律，对心肌电生理的作用与利多卡因相似。口服吸收快，作用维持时间较长，可达 6~8 小时以上，生物利用度高达 90%。用于各种原因引起的室性心律失常，如室性早搏、室性心动过速，特别对心肌梗死后急性室性心律失常有效。利多卡因无效者，本药可能有效。不良反应有胃肠道反应，长期用药后可出现神经症状，如头晕、震颤、复视、共济失调等。大剂量或静脉给药可导致低血压、心动过缓、传导阻滞等。静脉滴注时速度要缓慢，并注意观察患者反应。

（三）Ic 类药物

普罗帕酮

普罗帕酮（propafenone），又名心律平，属ⅠC 类药物，是最强的 Na^+ 通道抑制剂。

【体内过程】 普罗帕酮化学结构与普萘洛尔相似，口服吸收良好，但首关消除明显，生物利用度只有 24%。主要经肝脏代谢，经肾脏排泄。

【药理作用】 具有较弱的 β 受体阻断作用和钙通道阻滞作用。有明显的抑制 Na^+ 内流，显著降低心室肌细胞 0 相上升速率，减慢传导速度，降低自律性，延长 APD 和 ERP。

【临床应用】 主要用于治疗室上性和室性心律失常。

【不良反应】 消化道不良反应常见恶心、呕吐、味觉改变等，心血管不良反应常见窦性心动过缓、窦性停搏，较严重的低血压等。窦房结功能障碍，严重房室传导阻滞、心力衰竭及心源性休克患者禁用。本药一般不宜与其他抗心律失常药合用，以避免心脏抑制。

氟卡尼

氟卡尼（flecainide），又名氟卡胺。

笔记

【药理作用】 具有高效、强效和广谱的特点。降低心肌 0 相上升速率,抑制心脏传导系统;对希氏束 – 浦肯野纤维系统作用最明显;减慢心房和心室的自律性。

【临床应用】 用于室上性心动过速、房室结或房室折返心动过速、心房颤动等,或用于其他抗心律失常药无效的病例。

【不良反应】 常见感觉异常、嗜睡、头昏、恶心等,严重时可出现心力衰竭。

二、Ⅱ类:β 受体拮抗剂

β 受体拮抗剂主要通过阻断心肌细胞的 β 受体而发挥作用,同时还有阻滞钠通道,促进钾通道开放的作用,从而产生减慢心率、抑制细胞内钙超载、减少后除极的效果。常用的药物包括普萘洛尔(propranolol)、阿替洛尔(atenolol)和美托洛尔(metoprolol)等。

普萘洛尔

普萘洛尔(propranolol),又名心得安,为 β 肾上腺素受体拮抗剂。

【体内过程】 普萘洛尔口服吸收较好,首关效应明显,生物利用度约 30%。主要在肝脏代谢,90% 以上经肾脏排泄。

【药理作用】 通过阻断心肌细胞上的 $β_1$ 受体,减慢窦房结和房室结舒张期自动除极速率及窦性频率,降低自律性,对运动、情绪激动、精神紧张或窦房结功能异常引起的心率加快作用更加明显。

【临床应用】 主要用于治疗室上性心律失常,如窦性心动过速、心房颤动、心房扑动、阵发性室上性心动过速,对甲亢、情绪激动或嗜铬细胞瘤等引起的室性心律失常也有效,特别适合于伴有心绞痛或高血压的心律失常患者。

☞考点提示: 普萘洛尔是治疗窦性心动过速的首选药。

【不良反应】 可导致窦性心动过缓、房室传导阻滞、低血压等,并可诱发心力衰竭和支气管哮喘。长期应用可使脂质代谢和糖代谢异常,故血脂异常及糖尿病患者慎用。突然停药可致反跳现象。

美托洛尔

美托洛尔(metoprolol)为选择性 $β_1$ 受体拮抗剂,其抗心律失常作用与普萘洛尔相似,但对血管及支气管平滑肌的 $β_2$ 受体影响较小,不良反应少。可抑制窦房结和房室结的自律性和传导性,主要用于室上性心律失常。对于心肌梗死患者,可明显减少室性心动过速或心室颤动的发生,降低死亡率。

三、Ⅲ类:延长动作电位时程药

Ⅲ类抗心律失常药又称为钾通道阻滞药,通过减少 K^+ 外流,选择性延长动作电位时程治疗心律失常,代表药物有胺碘酮、索他洛尔、伊布利特等。

胺碘酮

胺碘酮(anmiodarone),又名乙胺碘呋酮,为广谱、长效抗心律失常药。

【体内过程】 胺碘酮脂溶性好,口服、静脉注射均可。连续服用 1 周左右才出现作用,3 周达高峰,停药后作用可维持 1 个月左右。静脉注射后 10 分钟左右起效,维持 1~2 小时。几乎全部在肝中代谢,主要随胆汁排泄,经肾脏排泄者只有 1%,少量自泪腺排泄。

【药理作用】 本药是Ⅲ类抗心律失常药,也具有Ⅰ类、Ⅱ类和Ⅳ类作用,能阻滞 K^+、Na^+ 及 Ca^{2+} 通道,降低窦房结自律性,减慢房室结传导,明显延长心房肌、心室肌的 APD 和 ERP。对 α 和 β 受体也有一定的阻断作用,扩张冠脉和外周血管,增加心肌供氧并降低心肌耗氧,缩小心肌梗死范围,改善心肌梗死患者的预后。

【临床应用】 临床用于各种室上性和室性心律失常的防治,是心肌梗死患者预防室性心律失常最为有效的药物。静脉注射用于阵发性室上性心动过速及利多卡因治疗无效的室性心动过速。因本药能降低心肌耗氧,故也适用于冠心病并发的心律失常。

【不良反应】 一般表现为食欲减退、恶心、呕吐、便秘等,常见的心血管反应为窦性心动过缓、房室传导阻滞。因分子中含碘,长期使用后约9%的患者可引起甲状腺功能亢进或低下,亦可见角膜棕色颗粒沉着,不影响视力,停药后可逐渐消失。服用大剂量胺碘酮(400mg/d)可出现严重的肺纤维化,而肺炎导致肺纤维化是胺碘酮使用并发症中最致命的一种,故本药不宜长期连续使用。此外,10%~20%患者可出现肝功能异常。服药期间应严密监测,以防肺、甲状腺及肝功能异常。甲状腺病患者、碘过敏者、二度以上房室传导阻滞者和窦性心动过缓者禁用。用药时,静脉滴注过快可致心律失常或加重心功能不全。

其他延长动作电位时程药物见表5-4-1。

表5-4-1 其他延长动作电位时程药物

药名	作用	临床应用	不良反应
伊布利特(ibutilide)	阻滞钾外流,并激活缓慢内向钠电流作用,从而延长心肌的有效不应期,对心房肌作用更为明显	用于中止心房扑动、心房颤动的发作	恶心、头痛、低血压、心力衰竭、肾衰竭等。低血钾、心动过缓、多型性室性心动过速者禁用
多非利特(dofetilide)	同伊布利特,对心房的作用强于心室	用于心房扑动、心房颤动、室上性心动过速的治疗	同伊布利特
阿奇利特(azimilide)	同伊布利特	同伊布利特	同伊布利特

四、Ⅳ类:钙通道阻滞药

Ⅳ类抗心律失常药称为钙通道阻滞药,通过阻滞L-型钙通道使钙电流减小,改变心肌细胞的膜电位情况以降低窦房结、房室结细胞的自律性,减慢房室结传导速度,延长钙通道复活时间,延长其不应期。

维拉帕米

维拉帕米(verapamil),又名异搏定。

【体内过程】 口服吸收迅速完全,首关效应明显,生物利用度仅10%~30%,大部分经肝代谢,肝功能异常患者慎用。

【药理作用】 维拉帕米能选择性阻滞心肌细胞膜上的Ca^{2+}通道,主要作用于窦房结、房室结等慢反应细胞,降低自律性,减少或取消后除极,减慢传导,延长ERP,消除折返。维拉帕米还可减弱心肌收缩力,扩张血管,温和降压。

【临床应用】 为治疗阵发性室上性心动过速的首选药,可降低心房颤动和心房扑动的心室率,对伴有冠心病及高血压的心律失常患者尤为适用。静脉注射后能使80%以上患者在数分钟内恢复窦性节律。

☞**考点提示**:维拉帕米为治疗阵发性室上性心动过速的首选药。

【不良反应】 一般不良反应表现为恶心、呕吐、头痛、眩晕、颜面潮红、踝部水肿等。静脉给药时可引起低血压、心动过缓、房室传导阻滞,甚至是心搏骤停,尤其发生在先用 β 受体拮抗剂者。禁用于房室传导阻滞、心力衰竭、心源性休克和低血压患者。

五、其他类

腺苷

腺苷(adenosine)为内源性嘌呤核苷酸,可被体内大多数组织细胞摄取,并被腺苷脱氨酶灭活,$t_{1/2}$ 仅为数秒,临床需静脉快速注射给药。由于外源性腺苷既不在肾脏代谢,也不在肝脏降解,故腺苷的作用不受肝或肾功能不全的影响。静脉注射后,能迅速降低窦性频率,减慢房室结传导,延长房室结有效不应期。作用于 G 蛋白偶联的腺苷受体,激活心房、窦房结、房室结的乙酰胆碱敏感性钾通道,缩短动作电位时程和降低自律性。主要用于迅速终止折返性室上性心律失常。但若静脉注射速度过快可致短暂心脏停搏。治疗剂量时,多数患者会出现面部潮红、呼吸困难、支气管痉挛、胸部紧压感、恶心和头晕等不良反应。

知识链接

抗心律失常的用药原则

抗心律失常药的治疗目的是:①恢复或维持窦性节律;②减少或取消异位节律;③控制心室率。一般用药原则是:先单独用药,后联合用药;以最小剂量取得满意疗效;先考虑降低危险性,再考虑缓解症状;注意药物的副作用及致心律失常作用。

制剂和用法

奎尼丁 片剂:0.2g。用于复律时,先服 0.1g,如无不良反应,第一日 1 次 0.2g,每 2 小时 1 次,连用 5 或 6 次。如无效而又无明显毒性反应,第 2 天改为 1 次 0.3g,2 小时 1 次,连用 5 或 6 次。如仍然无效,应停药改换其他药物。心律纠正后,改为 1 次 0.2g,一日 3 次。

普鲁卡因 片剂:0.25g。1 次 0.25 ~ 0.5g,一日 1 或 2 次,心律纠正后减量。注射剂:0.2g/2mL,0.5g/5mL,1g/10mL。1 次 0.25 ~ 0.5g,肌内注射;或 1 次 0.5 ~ 1g 用 5% 葡萄糖注射液 200mL 稀释后静脉滴注。

利多卡因 注射剂:0.1g/5mL,0.4g/20mL。先以 1 ~ 2mg/kg,静脉注射,继以 0.1% 溶液静脉滴注,每小时不超过 100mg。

苯妥英钠 片剂:50mg,100mg。1 次 50 ~ 100mg,一日 2 或 3 次。极量:1 次 300mg,一日 500mg。注射剂:0.25g/5mL。1 次 0.125 ~ 0.25g,以注射用水 20 ~ 40mL 稀释后缓慢静脉推注,一日总量不超过 0.5g。

美西律 片剂:50mg,100mg。1 次 50 ~ 200mg,一日 3 次。注射剂:100mg/2mL。首剂量 100 ~ 200mg,10 ~ 15 分钟缓慢静脉推注,然后以每分钟 1 ~ 1.5mg 的滴速静脉滴注 3 小时,继以每分钟 0.5 ~ 1mg 静脉滴注维持。

普罗帕酮 片剂:50mg,100mg,150mg。1 次 100 ~ 200mg,一日 3 或 4 次,饭后用,不得咬碎。维持量为 1 次 150mg,一日 3 次。注射剂:17.5mg/5mL,35mg/10mL。静脉给药,1 次 70mg,8 小时 1 次,缓慢静脉注射或静脉滴注。一日总量不超过 350mg。

氟卡尼 片剂:100mg。成人起始剂量为每次 100mg,一日 2 次,然后隔 4 日,每次增加 50mg,最大剂量为每次 200mg,每日 2 次。小儿每次 50 ~ 100mg,一日 2 次。注射剂:50mg/5mL,100mg/10mL。静脉滴注,成人 2mg/kg 于 15 分钟内滴完,小儿 2mg/kg 于 10 分钟内滴完。

普萘洛尔 片剂:10mg。1 次 10 ~ 30mg,一日 3 或 4 次。注射剂:5mg/5mL。每次 3 ~ 5mg,以 5% 葡萄糖注射液 100mL 稀释后静脉滴注。

胺碘酮 片剂:0.2g。1 次 0.1 ~ 0.2g,一日 1 ~ 4 次。注射剂:0.15g/3mL。一日 0.3 ~ 0.45g,静脉注射;或 0.3g 加

入250mL 0.9%氯化钠注射液中静脉滴注,于30分钟内滴完。

伊布利特　注射剂:1mg/10mL。以1mg于10分钟内快速静脉注射,必要时重复使用1mg。注射时和注射后6~8小时需连续心电监护。

维拉帕米　片剂:40mg。1次40~120mg,一日3或4次。注射剂:5mg/2mL。静脉给药,1次0.075~0.15mg/kg,稀释后静脉注射或静脉滴注,症状控制后改片剂口服。

腺苷　治疗阵发性室上性心动过速(包括WPW综合征):静脉注射后,可使患者恢复窦性节律。静脉注射开始3mg,迅速注射,如在1~2分钟内无效,可给予6mg,必要时在1~2分钟之后给予12mg。

（刘　昊）

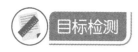 目标检测

参考答案

一、单项选择题

1. 频发早搏的心律失常患者,不可饮用浓茶主要是为了避免(　　)。
   A. 影响铁的摄入　　　　　　　B. 过多液体的摄入　　　　　　C. 过多咖啡因的摄入
   D. 过多K^+的摄入　　　　　　E. 过多Ca^{2+}的摄入

2. 利多卡因治疗心律失常的主要机制是(　　)。
   A. 阻滞钾通道　　　　　　　　B. 阻滞β受体　　　　　　　　C. 阻滞钙通道
   D. 阻滞α受体　　　　　　　　E. 阻滞钠通道

3. 阵发性室上性心律失常的首选药是(　　)。
   A. 地尔硫草　　　　　　　　　B. 尼群地平　　　　　　　　　C. 尼莫地平
   D. 硝苯地平　　　　　　　　　E. 维拉帕米

4. 长期使用致使角膜出现褐色颗粒沉着的抗心律失常药是(　　)。
   A. 地尔硫草　　　　　　　　　B. 胺碘酮　　　　　　　　　　C. 尼莫地平
   D. 维拉帕米　　　　　　　　　E. 利多卡因

5. 治疗强心苷中毒引起的室性心律失常宜选用的药物是(　　)。
   A. 胺碘酮　　　　　　　　　　B. 尼群地平　　　　　　　　　C. 利多卡因
   D. 硝苯地平　　　　　　　　　E. 苯妥英钠

6. 长期用药会出现红斑狼疮综合征的抗心律失常药是(　　)。
   A. 苯妥英钠　　　　　　　　　B. 氟卡尼　　　　　　　　　　C. 美托洛尔
   D. 硝苯地平　　　　　　　　　E. 普鲁卡因胺

7. 引起金鸡纳反应的抗心律失常药是(　　)。
   A. 奎尼丁　　　　　　　　　　B. 普鲁卡因胺　　　　　　　　C. 普萘洛尔
   D. 硝苯地平　　　　　　　　　E. 腺苷

8. 维拉帕米治疗心律失常的主要机制是(　　)。
   A. 阻滞钾通道　　　　　　　　B. 阻滞β受体　　　　　　　　C. 阻滞钙通道
   D. 阻滞α受体　　　　　　　　E. 阻滞钠通道

9. 利多卡因对下列心律失常情况治疗效果较差的是(　　)。
   A. 室上性心律失常　　　　　　B. 心室颤动　　　　　　　　　C. 强心苷中毒引起的室性心律失常
   D. 室性心动过速　　　　　　　E. 心肌梗死伴有室性期前收缩

10. 不属于Ⅰ类抗心律失常药物的是(　　)。
    A. 奎尼丁　　　　　　　　　　B. 普鲁卡因胺　　　　　　　　C. 利多卡因
    D. 普罗帕酮　　　　　　　　　E. 维拉帕米

二、简答题

1. 简述抗心律失常药的分类,并列举代表药。
2. 简述利多卡因的抗心律失常的机制及临床应用。

项目五　抗心力衰竭药

 学习目标

素质目标：具有细心、严谨的工作态度以及高度的责任心,树立敬佑生命、救死扶伤的医者精神。

知识目标：掌握强心苷的作用、临床应用及不良反应。熟悉β受体拮抗剂、肾素－血管紧张素－醛固酮系统抑制药和利尿药的作用特点及临床应用。了解其他抗慢性心力衰竭药的作用特点和临床应用。

能力目标：具有观察和发现强心苷类药物中毒的能力,指导患者合理使用强心苷类药物。

 任务导入

　　患者,男,76岁。因患有充血性心力衰竭,服用地高辛片0.25mg,每天3次,连续服用3周,氢氯噻嗪片25mg,每天3次,连续服用1周,出现恶心、呕吐、乏力而入院。心电图显示室性期前收缩,二联律。诊断:地高辛中毒。

　　请分析思考:

　　1.地高辛中毒的表现及诱发原因是什么?

　　2.地高辛中毒的用药护理措施有哪些?

　　心力衰竭(heart failure,HF)是由各种心脏疾病导致心功能不全的一种临床综合征。心力衰竭时通常伴有体循环和(或)肺循环的被动性充血,故又称充血性心力衰竭(congestive heart failure,CHF)。心力衰竭按发生的时间和速度可分为急性和慢性两种。

　　CHF时可出现交感神经活性增高,使心肌收缩力增强,心率加快,在心力衰竭早期起到一定的代偿作用,但增加了心肌耗氧量,使心脏后负荷增加,心脏做功增加,长期存在反使病情恶化。慢性心力衰竭是由多种原因导致心脏功能障碍,心输出量不能满足机体代谢需要,继而出现一系列病理生理改变,RAAS被激活,表现为血管收缩、水钠潴留、血容量增加,长期存在会增加心脏负荷,引起心血管重构而加重CHF。

　　治疗CHF主要药物包括:①正性肌力作用药。通过增强心肌收缩力,迅速改善心力衰竭症状,如强心苷等。②减轻心脏负荷药。通过利尿、扩血管等措施减轻心脏负荷,改善心力衰竭症状,如硝苯地平、氢氯噻嗪等。③拮抗心力衰竭时神经－体液代偿机制的药物。通过拮抗神经－体液调节机制,延缓心力衰竭进程,改善患者生活质量,降低死亡率,如ACEI、β受体拮抗剂。

任务一　正性肌力作用药

　　正性肌力作用药指具有增加心肌收缩力,使心肌收缩的强度和频率增加的药物,主要包括强心苷和非强心苷类药物。

一、强心苷类

强心苷(cardiac glycosides)是一类作用于心脏,增强心肌收缩力的苷类化合物。由于其主要来源于植物洋地黄,又称洋地黄类药物。常用药物有地高辛(digoxin)、洋地黄毒苷(digitoxin)、去乙酰毛花苷(deslanoside)和毒毛苷 K(strophanthin K)等,其体内过程特点如下(表5-5-1)。

表5-5-1 各类强心苷类药物的体内特点

分类	药物	给药途径	显效时间	高峰时间（小时）	主要消除方式	半衰期	全效量（mg）	维持量（mg）
长效	洋地黄毒苷	口服	2小时	8~12	肝	5~7天	0.8~1.2	0.05~0.3
中效	地高辛	口服	1~2小时	4~8	肾	36小时	0.75~1.25	0.125~0.5
速效	去乙酰毛花苷	静脉注射	10~30分钟	1~2	肾	33小时	1~1.2	—
速效	毒毛苷 K	静脉注射	5~10分钟	0.5~2	肾	19小时	0.25~0.5	—

【药理作用】 本药具有正性肌力、负性频率、负性传导作用等。

1. 正性肌力 强心苷对心脏有高度选择性,尤其对衰竭心脏作用明显,表现为加强心肌收缩力,增加心输出量,从而改善心力衰竭症状。其特点如下:①缩短心脏收缩期。强心苷加快心肌的收缩速度,使心肌的收缩更加敏捷,缩短收缩期而相对延长舒张期,有利于静脉回流和心室充盈,有利于冠状动脉血液灌流,从而改善心脏功能。②降低衰竭心脏耗氧量。心肌耗氧量取决于心室壁张力、心率和心肌收缩力,其中室壁张力最为重要。应用强心苷后,由于心肌收缩力增强,心室排血充分,心室壁张力随之下降;加之心率减慢和外周阻力下降,耗氧明显减少。③增加衰竭心脏的排血量。强心苷通过正性肌力作用反射性兴奋迷走神经,使交感神经活性降低,外周血管扩张,心脏射血阻力降低;同时舒张期延长,静脉血液回流增加,此时心脏泵血功能已得到改善,心输出量明显增加。

目前认为强心苷正性肌力作用的机制是强心苷与心肌细胞膜上的强心苷受体即 $Na^+ - K^+ - ATP$ 酶结合,抑制酶的活性,使 $Na^+ - K^+$ 交换减少,细胞内 Na^+ 增多后,促进 $Na^+ - Ca^{2+}$ 双向交换机制,使 Na^+ 外流和 Ca^{2+} 内流增加,从而增加细胞内 Ca^{2+} 浓度,加强心肌收缩力。

2. 负性频率 强心苷减慢心率的作用一方面是强心苷通过加强心肌收缩力,增加心输出量,反射性降低交感神经活性而减慢心率;另一方面是由于直接兴奋迷走神经所引起。减慢 CHF 患者窦性频率后,可改善心肌供血、增加静脉回心血量、使心脏充分休息,从而改善心力衰竭症状。

3. 负性传导 治疗量的强心苷因改善心功能反射性兴奋迷走神经,从而减慢房室传导速度。

4. 其他 ①强心苷通过正性肌力作用使肾血流量和肾小球滤过率增加而利尿;直接抑制肾小管 $Na^+ - K^+ - ATP$ 酶活性,减少肾小管对 Na^+ 重吸收,使尿量增多。②强心苷能降低血浆肾素活性,减少血管紧张素 II 和醛固酮的含量,拮抗 RAAS 系统,对心脏产生保护作用。③中毒量的强心苷可兴奋延髓催吐化学感受区引起呕吐;兴奋交感神经中枢,引起快速型心律失常。

【临床应用】 本药可用于 CHF 及心律失常等。

1. CHF 对不同原因引起的心力衰竭疗效有差异。临床对伴有心房颤动或心室率过快的心力衰竭患者疗效较为显著;对心瓣膜病、冠心病、高血压所致的心功能不全疗效较好;对肺源性心脏病、活动性心肌炎等引起的心功能不全,因伴有心肌缺氧、心肌损害严重,疗效较差且易发生中毒;对肥厚型梗阻性心肌病、舒张功能障碍为主的心力衰竭不宜选用。

2. 某些心律失常

(1)心房颤动:简称房颤,其主要危害在于心房过多的冲动(400~600次/分)传到心室,引起心室率过快,导致心输出量减少等严重的循环障碍。强心苷通过抑制房室传导,减慢心室率,改善心室的泵血功能,增加心输出量,从而缓解房颤时的血流动力学障碍。

(2)心房扑动:简称房扑,其冲动频率较房颤少(250~300次/分),但更易传入心室,引起心室率过快而导致循环障碍。强心苷可缩短心房的有效不应期,使房扑转为房颤,颤动的冲动快而弱,易被强心苷的抑制房室传导作用所阻滞,故可以减慢心室率。强心苷是治疗房扑最常用的药物。

(3)阵发性室上性心动过速:强心苷通过兴奋迷走神经,降低心房的兴奋性,减慢房室传导而终止发作。

【不良反应】 强心苷类药物安全范围小,个体差异较大,易发生中毒,特别是有低血钾、高龄、肾功能不全、心肌缺氧等因素存在时更易发生。

1. 强心苷的毒性反应

(1)消化道反应:为最常见的早期中毒反应,表现为厌食、恶心、呕吐、腹泻、腹痛等,应注意与强心苷用量不足,心力衰竭未被控制的胃肠道淤血症状相区别。

(2)神经系统反应:可有眩晕、头痛、疲倦、失眠、谵妄等,还可表现出视觉障碍,如黄视、绿视和视物模糊等,多为强心苷中毒的先兆表现,可作为停药指征之一。

(3)心脏反应:是最严重的不良反应,可表现出各种类型的心律失常。①快速型心律失常:最常见的是室性早搏,也可发生二联律、三联律、室性心动过速,甚至室颤;②房室传导阻滞:可致不同程度的房室传导阻滞;③窦性心动过缓:若心率低于60次/分,为停药的指征之一。

2. 强心苷中毒的防治 首先,应避免诱发中毒的各种因素,如低血钾、高血钙、低血镁、心肌缺氧等。其次,应明确中毒先兆和停药指征,一旦出现及时停药。用药期间最好进行血药浓度监测,有利于避免中毒的发生。

一旦确诊强心苷中毒应立即停用强心苷和排钾利尿药等。及时补钾,氯化钾是治疗强心苷所致的快速型心律失常的有效药物。轻者口服氯化钾溶液,重者可在心电图及血钾监测下缓慢静脉滴注。合理选用抗心律失常药物,对严重快速型心律失常可选用苯妥英钠、利多卡因对抗;缓慢型心律失常,如房室传导阻滞、窦性心动过缓可用M受体拮抗剂阿托品对抗。对于严重地高辛中毒者,可选用地高辛抗体Fab片段,效果显著。

考点提示: 洋地黄类药物的治疗剂量和中毒剂量接近,易发生中毒,较严重的毒性反应有各种心律失常。在使用洋地黄类药物时,应注意监测心率。

二、非强心苷类

非强心苷类正性肌力药主要包括β受体激动剂和磷酸二酯酶抑制药等。

多巴酚丁胺

多巴酚丁胺(dobutamine)是多巴胺的衍生物。通过激动心脏 β_1 受体,加强心肌收缩力,增加心输出量,改善心力衰竭症状。临床用于急性心力衰竭、强心苷治疗效果不佳的严重左心功能衰竭患者;也用于心肌梗死或心脏手术后并发的心力衰竭患者。对伴有心率减慢或传导阻滞的心力衰竭患者更为适用。剂量过大或滴速过快可引起血压升高、心率加快,并因心肌耗氧增加而诱发心律失常、心绞痛等,故应注意控制药物的剂量和滴速。

氨力农和米力农

氨力农(amrinone)和米力农(milrinone)通过抑制磷酸二酯酶Ⅲ,增加心肌细胞内cAMP含量,从而加强心肌收缩力,增加心输出量;扩张阻力血管,减轻心脏负荷,降低心肌耗氧量,改善心功能,缓解CHF的各种症状。临床主要用于对强心苷、利尿药及血管扩张药反应不佳的CHF患者。常见不良反应有头痛、低血钾等。过量可致室上性及室性心律失常、低血压等。

任务二 减轻心脏负荷药

常用减轻心脏负荷药物有利尿药、肾素－血管紧张素系统抑制药和血管扩张药等。

一、利尿药

利尿药通过促进钠、水的排出,减少血容量,减轻心脏前、后负荷,消除或缓解静脉淤血所引发的肺水肿和外周水肿症状,是治疗各种 CHF 的常规用药。

对轻度 CHF 患者,可单用氢氯噻嗪;对中度 CHF 患者,可用呋塞米或氢氯噻嗪与螺内酯合用;对严重 CHF、慢性 CHF 急性发作、急性肺水肿患者,宜静脉注射呋塞米。

二、肾素－血管紧张素系统抑制药

(一)血管紧张素 I 转换酶抑制药

常用药物有卡托普利(captopril)、依那普利(enalapril)、雷米普利(ramipril)、赖诺普利(lysinopril)和培哚普利(perindopril)等。

ACEI 通过抑制血管紧张素转换酶,减少 Ang Ⅱ 的生成和缓激肽的降解,产生扩张血管,降低外周阻力,减轻心脏前、后负荷的作用,并能抑制和逆转左心室肥厚和血管重构。临床上常与利尿药等合用治疗各种心力衰竭。

(二)血管紧张素 Ⅱ 受体拮抗剂

常用 ARBs 药物有氯沙坦(losartan)、缬沙坦(valsartan)及厄贝沙坦(irbesartan)。ARBs 可直接阻断 Ang Ⅱ 受体,拮抗 Ang Ⅱ 的缩血管作用,产生舒张血管、降低外周阻力的作用,并可预防和逆转心血管的重构。临床上常与其他药物配伍使用治疗各种心力衰竭。

三、血管扩张药

血管扩张药通过扩张血管,降低心脏的前、后负荷,改善心脏功能,从而缓解心力衰竭的临床症状。

硝酸酯类药物硝酸甘油(nitroglycerin)、硝酸异山梨酯(isosorbide dinitrate)等通过扩张静脉,降低心脏前负荷,能明显减轻肺淤血症状,并能扩张冠状血管,增加冠状动脉血流量,改善心肌供血。

硝普钠(sodium nitroprusside)具有扩张小静脉和小动脉的作用,迅速降低心脏前、后负荷,起效快,对于急性心肌梗死及高血压所导致的危重 CHF 效果较好。

任务三 β受体拮抗剂

传统治疗理念认为 β 受体拮抗剂具有负性肌力作用而禁用于 CHF,但现代理论认为,在心力衰竭过程中,机体交感神经系统长期处于代偿性兴奋状态,血液中儿茶酚胺水平持续升高,对机体心血管系统造成有害效应。应用 β 受体拮抗剂,可全面拮抗过度兴奋的交感神经系统活性,显著改善 CHF 患者血流动力学变化,降低其住院率、死亡率。因此,合理应用 β 受体拮抗剂是近年来 CHF 治疗的重要进展之一。临床常用药物见表 5 - 5 - 2,主要用于常规药物治疗无效的 CHF、扩张型心肌病伴心力衰竭、冠心病心绞痛伴心力衰竭、长期高血压导致的心力衰竭、风湿性心脏病心力衰竭伴交感神经亢进者。

笔记

表 5 - 5 - 2　临床常用的治疗 CHF 的 β 受体拮抗剂物特点

类别	代表药物	药物特点
第一代	普萘洛尔(propranolol)	对 β 受体的阻断无选择性
第二代	美托洛尔(metoprolol)	对 β_1 和 β_2 受体的亲和力之比为 75:1
	比索洛尔(bisprolol)	对 β_1 和 β_2 受体的亲和力之比为 120:1
第三代	卡维地洛(carvedilol)	β 受体兼 α 受体阻断作用
	布新洛尔(bucindolol)	

制剂和用法

地高辛　片剂:0.25mg。成人全效量 1~1.5mg,于 24 小时内分次服用。维持量,每日 0.125~0.5mg,分 1 或 2 次服用。轻度心力衰竭者,可逐日按 5.5μg/kg 给药,连用 5~7 天可达稳态浓度,也能获得满意的疗效,并能减少不良反应的发生。

毛花苷丙　注射剂:0.2mg/2mL,0.4mg/2mL。静脉注射,1 次 0.4~0.8mg,用葡萄糖注射稀释后缓慢注射。全效量 1~1.6mg,于 24 小时内分次注射。急性心力衰竭或慢性心力衰竭加重时,1 次 0.2~0.4mg,稀释后静脉注射,24 小时总量为 0.8~1.2mg。小儿一日 20μg~40μg/kg,分 1 或 2 次给药,然后改用口服制剂维持治疗。

洋地黄毒苷　片剂:0.1mg。1 次 0.05~0.2mg。极量:每次 0.4mg,一日 1mg。

毒毛花苷 K　注射剂:0.25mg/mL,0.5mg/2mL。静脉注射,1 次 0.25mg,一日 0.5~1mg。极量:1 次 0.5mg,一日 1mg。

多巴酚丁胺　注射剂:250mg/5mL。静脉注射,250mg 加入 5% 葡萄糖注射液 500mL 中静脉滴注,每分钟 2.5μg/kg。

氨力农　注射剂:50mg/2mL,100mg/2mL。静脉注射,负荷量为 0.75mg/kg,2~3 分钟缓慢静脉注射完,然后以 5~10μg/(min·kg)维持静脉滴注,单次剂量最大不超过 2.5mg/kg,一日最大量小于 10mg/kg,疗程不超过 2 周。

米力农　片剂:2.5mg,10mg。1 次 5~10mg,一日 4 次。注射剂:10mg/10mL。静脉滴注,每分钟 12.5~75μg/kg。一般前 10 分钟以 50μg/kg,然后以每分钟 0.375~0.5μg/kg 维持,一日最大剂量不超过 1.13mg/kg。

(马俊利)

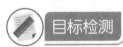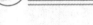目标检测

参考答案

一、单项选择题

1. 临床治疗心力衰竭时,应用洋地黄的主要目的是(　　)。
   A. 增强心肌收缩力　　　　B. 减慢心室率　　　　C. 调节心肌耗氧量
   D. 抑制心脏传导系统　　　E. 提高异位起搏点的自律性

2. 强心苷加强心肌收缩力是通过(　　)。
   A. 兴奋 α 受体　　　　B. 直接作用于心肌　　　　C. 兴奋 β 受体
   D. 使交感神经递质释放　　E. 抑制心迷走神经递质释放

3. 强心苷主要用于治疗(　　)。
   A. 充血性心力衰竭　　　　B. 完全性心脏传导阻滞　　　　C. 心室颤动
   D. 心包炎　　　　E. 二尖瓣中度狭窄

4. 强心苷最大的缺点是(　　)。
   A. 肝损害　　　　B. 肾损害　　　　C. 给药不便
   D. 安全范围小　　　　E. 有胃肠道反应

5. 强心苷所致快速型心律失常可以给予( )。

    A. 葡萄糖酸钙   B. 氯化钾   C. 呋塞米

    D. 硫酸镁   E. 阿托品

6. 患者,男,55 岁。因心力衰竭收住入院,采用地高辛治疗。护士查房时,患者主诉食欲明显减退、视物模糊。护士测心率 50 次/分,心律不齐。导致上述症状最可能的原因是( )。

    A. 心力衰竭加重   B. 颅内压增高   C. 心源性休克

    D. 低钾血症   E. 洋地黄中毒

7. 患者,男,55 岁。因心力衰竭使用洋地黄进行治疗。治疗期间的下列医嘱中,护士应对( )提出质疑和核对。

    A. 氯化钾溶液静脉滴注   B. 生理盐水静脉滴注   C.5% 葡萄糖溶液静脉滴注

    D. 葡萄糖酸钙溶液静脉滴注   E. 乳酸钠溶液静脉滴注

8. 能阻止强心苷与 $Na^+ - K^+ - ATP$ 酶结合的是( )。

    A. 苯妥英钠   B. 阿托品   C. 利多卡因

    D. 氯化钾   E. 胺碘酮

9. 长期服用呋塞米的心力衰竭患者,护士应当最关注的不良反应是( )。

    A,低血压   B. 低血钾   C. 低血钠

    D. 脱水   E. 发热

10. 下列不属于治疗心力衰竭的药物是( )。

    A. 利尿药   B.β 受体拮抗剂   C.α 受体激动剂

    D. 硝酸酯类   E. 血管紧张素转换酶抑制药

11. 下列不属于利尿药治疗心力衰竭作用的是( )。

    A. 促进水钠排泄   B. 降低心脏前、后负荷   C. 消除或缓解静脉充血

    D. 缓解肺水肿   E. 逆转心室肥厚

12. 用于治疗强心苷中毒所致心律失常的药物不包括( )。

    A. 氟卡尼   B. 利多卡因   C. 钾盐

    D. 苯妥英钠   E. 阿托品

13. 用于治疗慢性心力衰竭和高血压病的药物是( )。

    A. 卡托普利   B. 米力农   C. 地高辛

    D. 洋地黄毒苷   E. 依诺昔酮

14. 硝酸甘油治疗心力衰竭的主要机制是( )。

    A. 直接扩张心内膜下血管   B. 降低心肌耗氧量   C. 扩张动脉,降低心脏后负荷

    D. 扩张静脉,降低心脏前负荷   E. 扩张冠状动脉,改善心肌供血

15. β 受体拮抗剂治疗心力衰竭的机制不包括( )。

    A. 阻断心脏 β 受体,拮抗交感神经对心脏的作用

    B. 防止高浓度血管紧张素 Ⅱ 对心脏的损害

    C. 抗心肌缺血和心律失常

    D. 上调心肌 β 受体数量,恢复其信号转导能力

    E. 早期改善血流动力学

二、简答题

1. 简述治疗慢性心力衰竭的药物分类。

2. 强心苷类药物的不良反应有哪些?

项目六 抗动脉粥样硬化药

课件

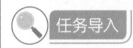

素质目标:具有敬佑生命、救死扶伤的医者精神,具有细心、严谨的工作态度,能自觉遵守国家的相关药品管理法律法规。

知识目标:掌握他汀类和苯氧酸类的药理作用、临床应用及不良反应。熟悉类抗动脉粥样硬化药的特点、分类和代表药物。

能力目标:能正确指导患者安全、合理使用调血脂药物。

🔍 **任务导入**

李某,男,60岁。患有冠心病、心绞痛及Ⅱ型高脂血症。医生给予下列药物治疗:硝酸异山梨酯一日3次,1次10mg;阿司匹林肠溶片一日1次,1次75mg;阿托伐他汀一日1次,1次20mg。

请分析思考:

1. 医生为何给该患者使用阿托伐他汀?

2. 阿托伐他汀是通过何种机制发挥治疗作用的?

问题解析

动脉粥样硬化是缺血性心脑血管疾病的病理基础,是心肌梗死和脑梗死的主要病因。动脉粥样硬化病因、病理复杂,许多因素都能加速动脉粥样硬化病变的发生和发展,如脂质代谢紊乱、高血压、糖尿病、氧自由基损害、血小板功能亢进、炎性细胞因子表达等,凡能对抗这些因素的药物都可能具有抗动脉粥样硬化作用。本部分主要介绍调血脂药、抗氧化药、多烯脂肪酸类和保护动脉内皮药。

血脂是血浆或血清中所含的脂类,包括胆固醇(Ch)、三酰甘油(TG)、磷脂(PL)和游离脂肪酸(FFA)等。与临床密切相关的血脂主要是胆固醇(Ch)和三酰甘油(TG)。高脂血症指血浆总胆固醇(TC)和(或)三酰甘油(TG)超过正常水平。它们是导致动脉粥样硬化的重要致病因素,尤其是高胆固醇血症和高三酰甘油血症。调脂药通过调节血浆脂质或脂蛋白的紊乱,治疗高脂血症及产生抗动脉粥样硬化作用。

血浆中的胆固醇和三酰甘油均不溶于水,必须在血浆中与不同的载脂蛋白结合后以脂蛋白的形式转运。根据脂蛋白密度范围和电泳特性的不同,血浆脂蛋白可分为五类:①乳糜微粒(CM);②极低密度脂蛋白(VLDL);③低密度脂蛋白(LDL);④中密度脂蛋白(IDL);⑤高密度脂蛋白(HDL)。当血浆中VLDL、LDL、IDL的水平高出正常,胆固醇则易沉积在动脉血管壁,从而导致动脉粥样硬化。近年研究发现,HDL具有清除动脉壁的胆固醇和抗氧化作用。因此,HDL水平低于正常,也是导致动脉粥样硬化的重要因素。

高脂血症按病因分为原发性和继发性两类。原发性为遗传性脂代谢紊乱,世界卫生组织(WHO)按脂蛋白升高的类型不同将其分为6型,其中Ⅱa、Ⅱb、Ⅲ和Ⅳ型易发生冠心病。继发性高脂血症常由于糖尿病、酒精中毒、肾病综合征、慢性肾衰竭、甲状腺功能减退、肝脏疾病和药物等因素所致。原发性高脂蛋白血症的分型见表 5 – 6 – 1。

表 5 – 6 – 1 原发性高脂血症的分型

类型	升高的脂蛋白	脂质变化	
		TC	TG
Ⅰ	CM	+	+ + +
Ⅱa	LDL	+ +	—
Ⅱb	LDL、VLDL	+ +	+ +
Ⅲ	IDL	+ +	+ +
Ⅳ	VLDL	+	+ +
Ⅴ	CM、VLDL	+	+ +

注:TC 为总胆固醇;TG 为甘油三酯;+ 为浓度升高;—为无变化。

任务一 调血脂药

常用的调血脂药有:3 – 羟基 – 3 – 甲基戊二酰辅酶 A 抑制药(HMG – CoA 还原酶抑制药)、胆汁酸螯合剂、烟酸类、苯氧酸类药、多烯脂肪酸类、抗氧化剂、黏多糖和多糖类。

一、HMG – CoA 还原酶抑制剂

3 – 羟基 –3 – 甲基戊二酰辅酶 A,又称他汀类调血脂药,临床常用的药物有洛伐他汀(lovastatin)、普伐他汀(pravastatin)、氟伐他汀(fluvastatin)、辛伐他汀(simvastatin)、美伐他汀(mevastatin)等。本类药物为最新的调节血脂药,目前主要用于治疗高胆固醇血症。

【体内过程】 洛伐他汀、辛伐他汀为前体药,经肝脏生物转化后具有活性。洛伐他汀、普伐他汀口服吸收不完全,易受食物影响。氟伐他汀口服吸收迅速而完全,且不受食物影响。本类药大部分在肝内代谢,首关消除很高,因而生物利用度低。经胆汁排泄,少部分经肾脏排泄。

【药理作用】 本药可调节血脂、抑制血小板聚焦等。

1. 调节血脂 HMG – CoA 还原酶抑制药能通过多种途径发挥作用:①竞争性抑制 HMG – CoA 还原酶的活性,使肝脏胆固醇合成受阻;②使细胞内胆固醇库耗竭;③肝脏 LDL 受体代偿性合成增加,促血浆 LDL、IDL 被摄入肝脏,降低血浆 LDL、IDL 水平;④胆固醇减少,VLDL 合成减少,VLDL 减少又可间接引起 HDL 的升高。洛伐他汀降低胆固醇作用最强,普伐他汀最弱。本类药降三酰甘油作用较弱。

2. 非调节血脂作用 他汀类尚具有多种非调节血脂作用:①抑制血小板聚集和提高纤维蛋白溶血酶活性;②改善血管内皮功能、提高血管内皮对扩血管物质的反应性;③抑制血管平滑肌细胞增殖、迁移和凋亡;④降低血浆 C 反应蛋白、减轻动脉粥样硬化过程的炎性反应;⑤减少动脉壁巨噬细胞及泡沫细胞的形成等,使动脉粥样硬化斑块稳定和缩小。

【临床应用】 用于原发性高胆固醇血症、杂合子家族性和非家族性Ⅱa、Ⅱb 和Ⅲ型高脂血症、多基因性高胆固醇血症,对于 2 型糖尿病及肾病综合征引起的高脂血症均可作为首选药,对病情严重者可与胆汁酸结合树脂合用。亦可用于肾病综合征、血管成形术后再狭窄、预防心脑血管急性事件、治疗骨质疏松症及缓解器官移植后的排异反应。

【不良反应】 本类药物不良反应轻。大剂量应用约有 10% 的患者可出现胃肠道反应、头痛或皮疹。少数患者可有无症状性转氨酶升高。极个别(<0.1%)患者有肌酸激酶(CPK)增高,停药可恢复

正常,偶有横纹肌溶解症,出现全身肌肉疼痛、乏力、发热、肌红蛋白尿等,严重者甚至可导致急性肾衰竭。用药期间应定期检查肝功能,有肌痛者应检测 CPK,必要时停用。孕妇及有活动性肝病(或转氨酶持续升高)者禁用,有肝病史者慎用。

洛伐他汀

洛伐他汀对肝脏具有高度选择性,调血脂作用稳定可靠,一般用药 2 周呈现明显效应,4~6 周可达最佳治疗效果,呈剂量依赖性。临床用于治疗各种原发性或继发性高胆固醇血症,但不宜用于高三酰甘油型。少数患者有消化不良、腹痛、腹泻或便秘、头痛等不良反应,长期大量应用转氨酶可升高,停药后恢复正常。极少数严重者可引起横纹肌溶解、急性肾衰竭。长期大量应用必须定期检查肝、肾功能及肌酸激酶等。对本药过敏者、活动性肝病患者、孕妇及哺乳期妇女禁用。

普伐他汀

普伐他汀除降脂作用外,尚能抑制单核巨噬细胞与内皮细胞的黏附、聚集,具有抗炎作用,进而减少心血管疾病发生率。急性冠状动脉综合征早期用药,能减少冠状动脉再狭窄和心血管事件的发生。可用于多种类型高胆固醇血症及冠心病的二级预防,包括冠心病合并高胆固醇血症。

氟伐他汀

氟伐他汀除了有调节血脂的作用外,还能抑制血小板聚集、改善胰岛素抵抗。不良反应发生率低,95% 经胆汁排泄,是伴有肾功能不全的高胆固醇血症患者的有效治疗药物。也常用于饮食控制无效的高胆固醇血症患者和冠心病的二级预防。

 知识链接

西立伐他汀退市事件及辛伐他汀肌损害风险

1997 年,西立伐他汀(商品名拜斯亭)上市。因其"微克级剂量就能显著降低胆固醇"而被视为一种强效他汀,数百万患者开始应用此降脂新药。但好景不长,至 2001 年,在美国服用该药的患者中,共发现 400 多例横纹肌溶解症,其中 31 例患者不治身亡,其他国家共有 21 例患者死亡。2001 年 8 月 8 日,西立伐他汀从国际药品市场撤出。

西立伐他汀的退市在国际上引起轩然大波,患者对应用他汀类药物的安全性产生了担忧。但整体上说,他汀不但安全而且有效,他汀可通过降低血清胆固醇有效防止心脏病。控制胆固醇升高的益处,远远超过服用这类药物产生不良反应的危害。如果患者在服用他汀期间出现肌痛或深色尿,应立即停药并就诊,不良反应发现及时可很快得到控制。

近年来,美国食品药品监督管理局(FDA)发布通告称,辛伐他汀不能与伊曲康唑、酮康唑、红霉素、克拉霉素、泰利霉素、HIV 蛋白酶抑制剂、奈法唑酮联合使用,否则会增加横纹肌溶解症的风险。

二、胆汁酸螯合剂

本类药物为碱性阴离子交换树脂,在肠道内不被吸收,不溶于水,不易被消化酶破坏,统称为胆汁酸合成树脂。常用药物有考来烯胺(colestyramine)和考来替泊(colestipol)等。

【药理作用与临床应用】 本类药物能明显降低血浆 TC、LDL 水平,且呈剂量依赖性,对 TG 和 VLDL 的影响较小,对 HDL 几乎无影响。在肠道与胆汁酸络合,阻断胆汁酸的肝肠循环及肠道重吸收。本类药物可使 HMC－CoA 还原酶活性增加,肝脏胆固醇合成增多,与 HMC－CoA 还原酶抑制药合用,可增强其降脂作用。该类药是治疗Ⅱa 型高脂蛋白血症的首选药,对Ⅱb 型高脂蛋白血症需配合降低三酰甘油的药物,如氯贝丁酯、烟酸等。对纯合子家族性高脂血症无效,因该类患者肝细胞表面缺乏 LDL 受体功能。

【不良反应】　服药后可有恶心、腹胀、便秘等胃肠道刺激症状,在服用前将药物完全悬浮在水中若干小时,可大大减轻此症状。应鼓励患者多食含纤维素的食物以促进排便,若便秘过久应停药。长期应用可导致高氯性酸血症和脂溶性维生素缺乏。

【注意事项】　本类药物可引起三酰甘油显著增高,严重高三酰甘油血症患者禁用。

三、烟酸类

烟酸

烟酸(nicotinic acid)即吡啶－3－羧酸,属水溶性的 B 族维生素,多用于治疗血脂异常。

【药理作用】　本药具有调节血脂,抑制脂肪组织中的脂肪分解、抑制肝脏 TG 酯化等作用。其降低三酰甘油作用较强,降低 LDL 作用慢而弱,与胆汁酸结合树脂合用作用增强。烟酸是升高血浆 HDL 最好的药物。

【临床应用】　本药属广谱调血脂药,对Ⅱ、Ⅲ、Ⅳ、Ⅴ型高脂血症及低 HDL 血症均有效,也可用于心肌梗死。

【不良反应】　可引起头部、胸部皮肤潮红及瘙痒,与阿司匹林配合使用可使反应减轻。大剂量可致呕吐、腹胀、腹泻、消化道溃疡等。亦可见血糖升高、尿酸增加,用药期间应定期检查肝功能、血尿酸、血糖。溃疡、糖尿病、肝功能异常者禁用,痛风患者慎用。

阿昔莫司

阿昔莫司(acipimox)化学结构类似烟酸,属广谱调血脂药,口服吸收迅速且完全。降脂作用类似烟酸,但比烟酸强,可使血浆 TG、LDL、VLDL 均降低,而 HDL 升高,对Ⅱ、Ⅲ、Ⅳ、Ⅴ型高脂血症均有效,也适用于高脂蛋白血症、2 型糖尿病伴高脂血症及高胆固醇血症(Ⅱa 型)。不良反应较少且轻。

四、苯氧酸类

苯氧酸(fibrieacid)类又称为贝特(fibrates)类,氯贝丁酯(clofibrate,安妥明)最早应用于临床,不良反应多且严重,现已少用。新型苯氧酸类药有吉非贝齐(gemfibrozil)、苯扎贝特(bezafibrate)、非诺贝特(fenofibrate)和环丙贝特(ciprofibrate),降脂作用较强,毒性较低。适用于三酰甘油脂蛋白升高的高脂血症、家族性或原发性高三酰甘油血症等。

【药理作用】　此类药物调节血脂作用为明显降低 TG、VLDL、TC、VLDL－C 等,增加 HDL 合成,使 HDL 增高。对单纯高三酰甘油血症患者的 LDL 无影响,但可使单纯高胆固醇血症和 TG 水平正常者的 LDL 降低。非调血脂作用有抗凝血、抗血小板聚集、抗炎、增加纤维蛋白溶血酶活性等。

【临床应用】　用于治疗以 TG 或 VLDL 升高为主的高脂血症,如原发性高 TG 血症,对Ⅲ型高脂血症和混合型高脂血症有较好的疗效,亦可用于伴 2 型糖尿病的高脂血症。

【不良反应】　新型苯氧酸类药物不良反应较轻,耐受性较好,有轻度恶心、腹痛等消化道症状,偶有皮疹、脱发、视物模糊、阳痿、肝功能及血象异常。可见轻度一过性转氨酶升高,用药早期应监测肝功能。禁用于肝胆疾病、孕妇、儿童及肾功能不全者。

任务二 抗氧化药

氧自由基(oxygen free radical)可直接损伤血管内皮,在动脉粥样硬化的发生和发展中起重要作用。氧自由基可对 LDL 进行氧化修饰,形成氧化修饰的 LDL(oxydized LDL,ox - LDL)。研究表明,除 LDL 外,Lp(a)、VLDL 也可被氧化,增强致动脉粥样硬化作用。因此,防治氧自由基脂蛋白的氧化修饰,是阻止动脉粥样硬化发生和发展的重要措施。

普罗布考

普罗布考(probucol),又称丙丁酚,具有调节血脂和抗脂质过氧化作用。

【体内过程】 口服吸收差(<10%),且不规则,餐后服用吸收效果较好。1 次用药后 24 小时达血药浓度高峰,长期服用 3~4 个月可达稳态浓度。主要分布于脂肪组织,血浆中主要分布在脂蛋白的疏水核。90% 经粪便排出,极少部分随尿排泄。

【药理作用】 普罗布考同时具有调脂作用和抗氧化作用,但其抗氧化作用更强。

1. 调脂作用 本药抑制 HMG - CoA 还原酶,使血浆 TC 下降 25%、LDL - C 下降 15%,同时 HDL - C 及 ApoA 明显下降,对 VLDL 和 TG 影响小。

2. 抗氧化作用 本药脂溶性高,能与脂蛋白结合,从而抑制 ox - LDL 的生成,以及由 ox - LDL 引起的一系列病理过程,延缓动脉粥样斑块的形成。

3. 抗动脉粥样硬化作用 普罗布考兼有调脂和抗氧化作用,较长期应用可使冠心病发病率降低,缓解心绞痛,改善心肌缺血状态,能消退已形成的动脉粥样硬化斑块,使黄色瘤明显缩小或消除。

【临床应用】 临床适用于治疗各型高胆固醇血症,与胆汁酸螯合剂、他汀类药物合用,可增强其调脂效果。对糖尿病、肾病所致的 II 型高脂蛋白血症也有效。

【不良反应】 不良反应少而轻,最常见为腹泻、腹胀、腹痛、恶心等胃肠道反应,偶有肝功能异常、嗜酸性细胞增多、高血糖、感觉异常、皮疹、皮肤瘙痒等。极少数严重者可有心电图 Q - T 间期延长、室性心动过速、血小板减少等。用药期间注意心电图变化。心肌损害、严重心律失常者、孕妇及小儿禁用。

维生素 E

维生素 E(vitamin E)是一种脂溶性维生素,具有强抗氧化作用。可清除氧自由基和过氧化物,也可抑制磷脂酶 A_2 和脂氧酶,减少氧自由基的生成,中断过氧化物和丙二醛的生成。维生素 E 本身生成的生育醌又可被维生素 C 或氧化还原系统复原而继续发挥作用。本药还能防止脂蛋白氧化修饰及其所引起的一系列病变过程,从而抑制动脉粥样硬化发展。临床作为动脉粥样硬化的辅助用药。

任务三 多烯脂肪酸类

多烯脂肪酸也称不饱和脂肪酸类,根据其不饱和键的位置不同分为 n - 6 和 n - 3 两类,前者包括亚油酸、亚麻油酸,主要存在于玉米、葵花籽等植物油中,常用药物有月见草油;后者包括二十碳五烯酸(eicosapentaenoic acid,EPA)和二十二碳六烯酸(docosahexaenoic acid,DHA)等长链 PUFAs,主要存在于海洋生物藻、鱼及贝类中,常见药物为多烯康胶囊。

在调脂作用中,n - 3 类强于 n - 6 类,均可使血浆 TC 和 LDL - C 下降,TG、VLDL 明显下降,HDL - C 升高,但目前认为 n - 6 类降脂作用较弱,临床疗效不明确,现已少用。

n - 3 类作用机制可能与抑制肝脏 TG 和 Apo - B 合成,提高 LPL 活性,促进 VLDL 分解和促进 HDL - C 的合成有关。此外,n - 3 能竞争性地抑制花生四烯酸利用环氧酶,减少 TXA_2 的生成,也有抑制血小板聚集、使全血黏度下降、红细胞可变性增加、抑制血管平滑肌向内膜增殖和舒张血管等作用。临床适用于高 TG 性高脂血症患者的辅助治疗。长期应用有利于预防动脉粥样硬化斑块的形成,并使斑块消退,对防治心脑血管疾病有益,也可用于血管再造术后的再狭窄。

任务四 保护动脉内皮药

黏多糖和多糖类

黏多糖类的代表药是肝素,但因抗凝血作用过强且口服无效,不便用于防治动脉粥样硬化。此类药物含有大量负电荷,能结合在血管内皮表面,防止白细胞、血小板及有害因子的黏附,产生保护血管内皮,抑制血管平滑肌细胞增生、调节血脂、抗血栓形成等作用,从多方面发挥防治动脉粥样硬化的作用。临床主要用于缺血性心脑血管疾病的治疗,对血管再造术后再狭窄也有预防作用。

低分子肝素

低分子肝素(low molecular weight heparin,LMWH)是由普通肝素解聚制备而成的一类分子量较低的肝素的总称,是 20 世纪 70 年代发展起来的一种新型抗凝药物。与肝素相比,LMWH 具有生物利用度高、抗栓作用强、出血不良反应少等优点,因此,在临床上的应用越来越广。目前用于防治动脉粥样硬化的黏多糖类药物主要有低分子量肝素,包括依诺肝素、替地肝素和洛吉肝素等。

制剂和用法

辛伐他汀 片剂:10mg,20mg。1 次 10mg,一日 1 次。

洛伐他汀 片剂:10mg,20mg,40mg。开始根据病情 1 次 10mg 或 20mg,一日 1 次,晚餐时顿服。4 周后根据血脂变化调整剂量,最大剂量为 1 次 40mg,一日 1 次。

普伐他汀 片剂:10mg。1 次 10～20mg,一日 1 次。

氟伐他汀 胶囊剂:20mg,40mg。1 次 20～40mg,一日 1 次,晚间服用。

阿托伐他汀 片剂:10mg,20mg,40mg。开始 1 次 10mg,一日 1 次。根据病情需要 4 周后可增加剂量,最大可达 1 次 80mg。

阿西莫司 胶囊剂:250mg。1 次 250mg,一日 2 或 3 次,饭后口服。

考来烯胺 粉剂:4g。1 次 4～5g,一日 2 或 3 次,进餐时服。

考来替泊 粉剂:5g。1 次 4～5g,一日 2 或 3 次,进餐时服。

吉非贝齐 片剂(胶囊剂):300mg。1 次 600mg,一日 2 次。

非诺贝特 片剂(胶囊剂):100mg,200mg,300mg。1 次 100mg,一日 2 或 3 次。

普罗考布 片剂:500mg。1 次 500mg,一日 2 次。

烟酸 片剂:50mg,100mg。由小剂量开始,每次 0.1g,一日 3 次,逐渐增至 1 次 1～2g,一日 3 次,饭后服。

维生素 E 胶囊剂:5mg,10mg,50mg,100mg,200mg。1 次 10～100mg,一日 1 或 2 次。

多烯康 胶囊剂:0.45g。含乙酰酯 EPA 及 DHA 70%以上和 1%的维生素 E。1 次 3～5 粒,一日 3 次。

(丁 旭)

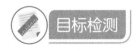 目标检测

一、单项选择题

1. 以下药物主要用于治疗高胆固醇血症的是( )。

　　A.胰岛素　　　　　　　　B.利尿剂　　　　　　　　C.他汀类药物

参考答案

笔记

　　D. β 受体阻滞剂　　　　　　　E. ACE 抑制剂

2. 苯氧酸类用于治疗以(　　　)升高为主的高脂血症。
　　A. 胆固醇　　　　　　　　B. 甘油三酯　　　　　　　C. HDL
　　D. LDL　　　　　　　　　E. VLDL

3. 以下关于他汀类药物的叙述,正确的是(　　　)。
　　A. 他汀类药物主要用于治疗高血压
　　B. 他汀类药物的主要副作用是肝毒性
　　C. 他汀类药物可以降低 HDL 水平
　　D. 他汀类药物不适用于孕妇和哺乳期妇女
　　E. 他汀类药物可以快速降低血脂水平

4. 下列关于降脂药物与饮食关系的叙述,错误的是(　　　)。
　　A. 药物治疗期间应继续遵循低脂饮食
　　B. 高脂肪饮食可以增加降脂药物的疗效
　　C. 饮食中的某些成分可能影响降脂药物的吸收
　　D. 饮食中的纤维可以促进降脂药物的吸收
　　E. 饮食治疗是控制高血脂的基础

5. 以下药物在治疗高血脂时应避免与西柚汁同服的是(　　　)。
　　A. 利福平　　　　　　　　B. 辛伐他汀　　　　　　　C. 氨茶碱
　　D. 氯化钾　　　　　　　　E. 青霉素

6. 以下关于高脂血症患者药物治疗的建议,不正确的是(　　　)。
　　A. 应根据患者的具体情况选择合适的降脂药物
　　B. 药物治疗期间应定期监测血脂水平和肝功能
　　C. 一旦开始药物治疗,就可以停止饮食和生活方式干预
　　D. 药物治疗应与其他非药物治疗措施(如饮食和运动)相结合
　　E. 药物治疗过程中应注意药物的副作用和相互作用

7. 以下不是高脂血症患者使用降脂药物时常见副作用的是(　　　)。
　　A. 胃肠道不适　　　　　　B. 肌肉疼痛　　　　　　　C. 失眠
　　D. 肝功能异常　　　　　　E. 头痛

8. 以下关于高脂血症患者药物治疗的叙述,正确的是(　　　)。
　　A. 所有高脂血症患者都需要接受药物治疗
　　B. 药物治疗可以完全治愈高脂血症
　　C. 药物治疗期间可以随意更改药物剂量
　　D. 药物治疗应根据血脂水平和患者的耐受性进行调整
　　E. 药物治疗是唯一的治疗方法

9. 以下关于降血脂药与他汀类药物相互作用的描述,正确的是(　　　)。
　　A. 尼莫地平可以增强他汀类药物的降脂作用
　　B. 红霉素可以降低他汀类药物的血药浓度
　　C. 华法林与他汀类药物无相互作用
　　D. 苯巴比妥可以增加他汀类药物的肝毒性
　　E. 贝特类药物与他汀类药物联合使用可以加强降脂效果

10. 以下药物在降血脂的同时还具有抗动脉粥样硬化作用的是(　　　)。
　　A. 利尿剂　　　　　　　　B. β 受体阻滞剂　　　　　C. ACE 抑制剂
　　D. 他汀类药物　　　　　　E. 胰岛素

二、简答题

1. HMG – CoA 还原酶抑制药调血脂作用的特点有哪些?

2. 临床上不同类型高脂血症的适宜药物有哪些?

模块六
作用于内脏器官疾病用药

项目一 作用于呼吸系统的药物

课件

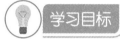

素质目标:具有安全的用药意识及严谨的工作作风。

知识目标:掌握肾上腺素受体激动剂、氨茶碱的作用、临床应用、不良反应。熟悉可待因、氯化铵、色甘酸钠、糖皮质激素的作用特点和临床应用。了解镇咳、祛痰、平喘药的分类及其他镇咳、祛痰和平喘药的作用特点和临床应用。

能力目标:能正确合理使用呼吸系统的药物,学会观察药物疗效及不良反应,正确指导患者合理用药。

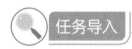

李某,男,68岁。6年前开始反复发作性咳嗽、咳痰,痰液呈黏液泡沫状,伴有气喘。近一年来,常感活动后胸闷、气喘、咳、喘息症状逐月加重。1周前因受凉上述症状加重,咳黄色浓痰,痰液黏稠,不易咳出,稍微活动后气喘明显加重。既往有吸烟史30余年,每天吸烟约20支。诊断:慢性支气管炎(喘息型)急性发作期,阻塞性肺气肿。

请分析思考:

1.该患者可选用的平喘药物有哪几类?每类的代表药物有哪些?该类药物的正确使用方法有哪些?

2.每类代表性药物的常见不良反应有哪些?

问题解析

呼吸系统疾病如急慢性支气管炎、支气管哮喘、肺炎、肺脓肿、肺源性心脏病等,虽发病原因各不相同,但咳嗽、咳痰、喘息是它们共同的常见症状。在病因治疗基础上,应用镇咳药、祛痰药、平喘药进行对症治疗,不仅能减轻症状,改善通气功能,减轻呼吸困难,还能有效预防并发症的发生。

任务一 镇咳药

咳嗽是呼吸道受刺激时所引发的一种保护性反射活动。轻度咳嗽有利于排出呼吸道的异物和痰液,使呼吸道畅通,一般不需使用镇咳药。但剧烈而又频繁的无痰干咳,会影响患者睡眠与休息,甚至使病情加重或带来其他并发症,如气胸、尿失禁等,须在进行对因治疗的同时,使用镇咳药。对痰多而频繁的咳嗽,应以祛痰药为主,辅以弱的镇咳药;对咳嗽伴有大量黏稠痰液,咳痰困难,则应慎用镇咳药,否则,黏稠痰液易阻塞呼吸道,造成继发性感染,甚至引发窒息。

一般来说,能抑制咳嗽反射任何一环节的药物均可产生镇咳作用。目前常用的镇咳药按作用部位不同可分为两类(图6-1-1)。①中枢性镇咳药:直接抑制延脑咳嗽中枢而发挥镇咳作用。其中吗啡类生物碱(如可待因),因具有成瘾性被称为依赖性镇咳药,还具有较强的呼吸抑制作用;右美沙芬、喷托维林、苯丙哌林等,则属于非依赖性镇咳药,治疗量下一般无呼吸抑制作用。②外周性镇咳药:通过抑制咳嗽反射弧中感受器、传入神经、传出神经、效应器的任一环节而发挥镇咳作用。

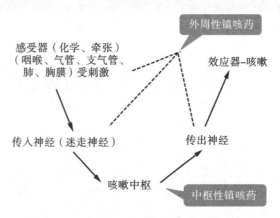

图6-1-1 咳嗽反射及镇咳药作用环节

一、中枢性镇咳药

可待因

可待因(codeine),又名甲基吗啡,为阿片生物碱类。口服给药吸收快而完全,1次口服,约1小时血药浓度达峰值。易透过血脑屏障及胎盘屏障,主要在肝脏与葡萄糖醛酸结合,约15%经脱甲基作用转变为吗啡,其代谢产物主要经尿排泄。

【药理作用】 通过直接抑制延脑咳嗽中枢,发挥迅速而强大的镇咳作用。其镇咳强度约为吗啡的1/4,镇痛强度为吗啡的1/12~1/7。本药对延脑咳嗽中枢有高度选择性,其镇静、抑制呼吸、耐受性及依赖性均弱于吗啡。

【临床应用】 用于各种原因所致的无痰剧烈干咳及刺激性咳嗽,对伴有胸痛的患者更为适宜,还可作为中等强度疼痛的止痛药,以及局部麻醉或全身麻醉时的辅助用药。

【不良反应】 少数患者出现恶心、呕吐、便秘、眩晕等症状。大剂量(1次口服超过60mg)可明显抑制呼吸,并出现兴奋、烦躁、瞳孔缩小、低血压等症状。小儿过量易致惊厥,可用纳洛酮对抗。长期应用可致耐受性与依赖性,应控制滥用。镇咳作用强,多痰患者禁用。

右美沙芬

右美沙芬(dextromethorphan)是非依赖性中枢镇咳药。

【药理作用】 通过抑制延脑咳嗽中枢而发挥镇咳作用,作用强度与可待因相等或略强。口服吸收良好,15~30分钟起效,作用维持3~6小时。无镇痛作用,长期应用无耐受性及成瘾性,治疗剂量下无呼吸抑制作用。

【临床应用】 用于各种原因所致的干咳,如感冒、急慢性支气管炎、支气管哮喘及肺结核等所致的咳嗽。

【不良反应】 偶有头晕、头痛、嗜睡、食欲不振、便秘等不良反应,过量用药可引起呼吸抑制。孕妇、肝功能不良、痰多患者慎用。

喷托维林

喷托维林（pentoxyverine），又称咳必清，为人工合成的非依赖性中枢镇咳药。对延脑咳嗽中枢有选择性抑制作用，尚有轻度阿托品样作用及局部麻醉作用，大剂量能解除支气管平滑肌痉挛，因此具有中枢及外周性双重镇咳作用。镇咳强度约为可待因的1/3，无成瘾性。临床用于急性上呼吸道感染引起的干咳、百日咳等，对小儿疗效较成人好。不良反应较轻，偶有口干、头晕、恶心、便秘等，主要由于阿托品样作用所致。

苯丙哌林

苯丙哌林（benproperine）为非依赖性中枢性镇咳药。通过抑制咳嗽中枢、肺－胸膜牵张感受器引起的肺－迷走神经反射，产生镇咳作用，因此兼有中枢和外周双重作用，此外，还可解除平滑肌痉挛。临床用于急性支气管炎及各种原因引起的干咳。偶有口干、头晕、乏力、食欲不振、皮疹等不良反应。服用时应整片吞服，勿嚼碎，以免引起口腔麻木。

二、外周性镇咳药

苯佐那酯

苯佐那酯（benzonatate）化学结构与丁卡因相似，有较强的局部麻醉作用。可明显抑制肺脏的牵张感受器和感觉神经末梢，阻断咳嗽反射的传入冲动，从而产生镇咳作用。镇咳作用强度略低于可待因，但无呼吸抑制作用。临床主要用于各种刺激性干咳、阵咳，也可用于支气管镜、支气管造影等检查前预防咳嗽。不良反应较少，有时可引起轻度嗜睡、头痛、恶心、眩晕、胸部麻木感等，痰多者禁用。服用时切勿嚼碎，以免引起口腔麻木。

左羟丙哌嗪

左羟丙哌嗪（levodropropizine）为一种新型、高效、安全的外周性镇咳药。通过对气管、支气管选择性抑制作用而发挥镇咳作用，此外还可抗过敏及抑制支气管收缩。本药镇咳作用强，维持时间长。临床用于急性上呼吸道感染、急性支气管炎引起的干咳和持续性咳嗽。

任务二　祛痰药

痰液是呼吸道炎症的产物，可刺激呼吸道黏膜，引起咳嗽，并可加重感染。祛痰药可通过抑制呼吸道腺体分泌使痰液稀释，或裂解痰液中黏性成分而降低痰液黏稠度，使痰液易于咳出。

按作用方式不同可将祛痰药分为三类：①刺激性祛痰药。可刺激黏膜增加腺体分泌，使痰液变稀，如氯化铵、愈创木酚磺酸钾等。②黏痰溶解剂。可分解痰液黏性成分，如乙酰半胱氨酸、溴己新、氨溴索等。③黏液稀释剂。促进细胞分泌黏滞性低的分泌物，如羧甲司坦等。

一、刺激性祛痰药

氯化铵

氯化铵（ammonium chloride），又称恶心性祛痰药。

【药理作用】　本药具有祛痰、酸化体液和尿液的作用。

1.祛痰作用　口服后刺激胃黏膜神经末梢，引起呼吸道腺体反射性分泌增加，使痰液变稀，易于咳出。部分吸收入血的氯化铵,经呼吸道排出,由于渗透压作用而带出水分,使痰液变稀。临床用于急性呼吸道炎症痰液黏稠不易咳出者。因祛痰作用较弱,很少单独使用,常与其他止咳祛痰药配伍成复方制剂。

2.酸化体液和尿液　氯离子吸收入血后可酸化体液和尿液,纠正代谢性碱中毒。

【不良反应】　剂量过大可致恶心、呕吐等胃肠道反应,宜餐后服用。肝、肾功能不全者可能诱发肝昏迷,应禁用。

愈创木酚磺酸钾

愈创木酚磺酸钾(sulfoguaiacol)为刺激性祛痰药,口服后可刺激呼吸道黏膜,促进分泌,使痰液稀释易于咳出,此外尚有微弱的抗炎作用。临床用于急慢性支气管炎、支气管扩张等多痰咳嗽。常与其他镇咳平喘药配伍成复方制剂使用。偶见胃肠道反应及嗜睡。

二、黏痰溶解药

乙酰半胱氨酸

乙酰半胱氨酸(acetylcysteine),又名痰易净。

【药理作用】　本药具有较强的黏痰溶解作用。其分子中所含的巯基(—SH)能使白色黏痰中连接黏蛋白肽链的二硫键(—S—S—)断裂,还能通过分解核糖核酸酶,使脓性痰中的DNA纤维断裂,故对白色黏痰及脓性痰液均有溶解作用,可降低痰液黏滞性,并使之液化,易于咳出。此外,本药进入细胞后可脱去乙酰基,形成L-半胱氨酸,参与谷胱甘肽(GSH)合成,有助于保护细胞免受氧自由基等毒性物质的损害。

【临床应用】　用于黏稠分泌物过多所致的咳痰困难,如急慢性支气管炎、支气管扩张、肺炎、肺气肿等;也可用于环磷酰胺引起的出血性膀胱炎的治疗及对乙酰氨基酚中毒的解毒。

【不良反应】　本药气管内滴入可产生大量稀痰,需及时吸引排痰,防止气道阻塞。局部刺激作用可致支气管痉挛,故支气管哮喘患者禁用。不宜与氧气、金属、橡皮、氧化剂接触,故喷雾器须用塑料或玻璃制作。

溴己新

溴己新(brombexine),又名必嗽平。

【药理作用】　可抑制痰液中酸性黏多糖蛋白的合成,并使黏蛋白纤维断裂,使痰液变稀,易于咳出。同时,可促进呼吸道的纤毛运动,加速排痰。此外,尚具有恶心性祛痰作用,使呼吸道腺体分泌增加。

【临床应用】　用于慢性支气管炎、哮喘及支气管扩张等有白色痰液黏稠而不易咳出者。对脓性痰患者需加用足量抗生素控制感染。

【不良反应】　偶可见恶心、胃部不适,减量或停药后可消失,较严重不良反应为皮疹、遗尿。对本药过敏者禁用。

氨溴索

氨溴索(ambroxol)为溴己新在体内的活性代谢产物。

【药理作用】　本药能促进肺表面活性物质及气道液体的分泌,促进黏痰溶解,降低痰液黏度,并能增强呼吸道纤毛的运动,降低纤毛的黏着力,使痰液易于咳出。其祛痰作用强于溴己新,且毒性小,耐受性好。口服或雾化吸入,1小时起效,作用维持3~6小时。

【临床应用】 用于急慢性支气管炎、支气管扩张、支气管哮喘、肺气肿等的痰液黏稠、咳痰困难者。注射给药还可用于预防术后肺部并发症及治疗早产儿、新生儿呼吸窘迫综合征。本药大剂量（1 次 250~500mg，一日 2 次）可降低血尿酸、促进尿酸排泄，用于治疗痛风。

【不良反应】 不良反应较少见，可有轻微的胃肠道反应，如上腹部不适、腹痛、腹泻等，偶见皮疹等过敏反应。对本药过敏者禁用。

三、黏液稀释药

羧甲司坦

羧甲司坦(carbocisteine)，又名美咳片，主要作用于气管、支气管的黏液产生细胞，使其分泌黏滞性低的黏蛋白，因而痰液黏滞性降低，易于咳出。临床用于慢性支气管炎、支气管哮喘等引起的痰液黏稠咳出困难，也可用于手术后咳痰困难及肺炎合并症的预防。

任务三　平喘药

喘息是呼吸系统疾病的常见症状之一，多见于支气管哮喘及喘息性支气管炎，主要与支气管平滑肌痉挛、支气管黏膜炎症引起分泌物增加及黏膜水肿导致小气道阻塞有关。其发病机制复杂，与炎症、变态反应、神经调节失衡、遗传、环境等诸多因素有关。平喘药指能作用于哮喘发病的不同环节，以预防或缓解哮喘发作的药物，常用药物主要包括以下几类：①β 受体激动剂；②茶碱类药；③M 受体拮抗剂；④过敏介质阻释药；⑤糖皮质激素类药。哮喘发生过程及各类平喘药作用示意图（图 6 - 1 - 2）。

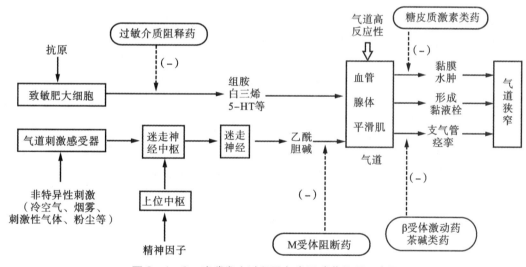

图 6 - 1 - 2　哮喘发生过程及各类平喘药作用示意图

一、β 受体激动剂

β 受体激动剂在临床治疗哮喘已有近百年历史，20 世纪初先后发现了包括肾上腺素、麻黄碱、异丙肾上腺素等非选择性 β 受体激动剂，因这类药物对 β_2 受体选择性差，且有较强心血管副作用，目前已很少用于支气管哮喘的治疗。自 20 世纪 60 年代以来，疗效好、副作用少的选择性 β_2 受体激动剂逐渐进入临床，并随着研究的不断深入，选择性更强、疗效更好的新剂型不断问世，使选择性 β_2 受体激动剂成为治疗急性哮喘的一线药物，其可分为短效、中效、长效三大类。

> **☞考点提示**：各类平喘药主要作用机制：①β受体激动剂。激动呼吸道 β_2 受体，激活腺苷酸环化酶，使细胞内 cAMP 含量增加。②茶碱类。抑制磷酸二酯酶减少 cAMP 降解，阻断腺苷受体。③M 受体拮抗剂。抑制鸟苷酸环化酶，使 cGMP 减少。④过敏介质阻释药。稳定肥大细胞膜，阻止过敏介质释放。⑤糖皮质激素类。抗炎、抗过敏、增强支气管和血管平滑肌对儿茶酚胺的敏感性。

沙丁胺醇

沙丁胺醇（salbutamol），又名舒喘灵，为短效 β_2 受体激动剂。

【药理作用】 本药激动呼吸道 β_2 受体，激活腺苷酸环化酶，使细胞内环磷腺苷（cAMP）含量增加，产生松弛支气管平滑肌作用；能抑制炎性细胞释放过敏介质，降低血管通透性，减轻水肿，发挥平喘作用。本药对支气管的扩张作用约为异丙肾上腺素的 10 倍，对心脏 β_1 受体的激动作用较弱。

【临床应用】 常用于防治支气管哮喘、喘息性支气管炎、肺气肿等患者的支气管痉挛。口服可预防发作，急性发作常需气雾吸入给药。

【不良反应】 偶见恶心、呕吐、头痛、头晕、心悸、手指震颤等。剂量过大，可见心动过速、血压波动，一般减量可恢复，严重时应停药。罕见肌肉痉挛、过敏反应。

克仑特罗

克仑特罗（clenbuterol），又名克喘素，为短效 β_2 受体激动剂。平喘作用强，对支气管平滑肌松弛作用是沙丁胺醇的 100 倍，并能增强纤毛的运动，促进排痰，有利于提高平喘疗效。临床常用于防治支气管哮喘、喘息性支气管炎、肺气肿等患者的支气管痉挛。本药心血管系统不良反应较少，少数患者可有头晕、轻度心悸、手指震颤等，一般于用药过程中自行消失。心律失常、心动过速、高血压及甲状腺功能亢进患者慎用。

特布他林

特布他林（terbutaline）为中效 β_2 受体激动剂，支气管扩张作用与沙丁胺醇相近。对心脏兴奋作用仅为异丙肾上腺素的 1/100，但大量或注射给药仍有明显的心血管系统不良反应。中效制剂因起效较慢，维持时间较长效短，应用率已相对下降。临床用于防治支气管哮喘、喘息性支气管炎等。连续静脉滴注，可激动子宫平滑肌 β_2 受体，抑制自发性子宫收缩及催产素引起的子宫收缩，可预防早产。少数患者用药后可出现口干、心悸、头晕、轻度胸闷、嗜睡及手指震颤等。心功能严重受损者禁用。

沙美特罗

沙美特罗（salmeterol）为新型选择性长效 β_2 受体激动剂。松弛支气管平滑肌作用强，持续时间久。此外，本药尚有强大的抑制过敏介质释放作用，降低气道高反应性。临床用于慢性哮喘，特别是夜间哮喘、运动性哮喘及喘息性支气管炎等的治疗。本药不良反应较少，偶见恶心、呕吐、心悸、震颤、口咽部刺激症状等。

二、茶碱类药

茶碱（theophylline）能松弛支气管平滑肌，对痉挛状态支气管平滑肌的松弛作用更为显著。茶碱难溶于水，为提高其水溶性，常与乙二胺、胆碱制成复盐，如氨茶碱、胆茶碱等，或用其衍生物、缓释制剂供临床应用。

氨茶碱

氨茶碱(aminophylline)是茶碱和乙二胺的复合物,乙二胺增加了茶碱的水溶性,并增强了其效用。

【药理作用】 本药具有平喘、强心利尿等作用。

1. 平喘 对支气管平滑肌有较强松弛作用,可抑制过敏介质释放,在解痉同时还能减轻支气管黏膜充血和水肿,但作用弱于 β_2 受体激动剂。

2. 强心利尿 可使心肌收缩力增强,心排出量增加;能增加肾血流量,提高肾小球滤过率,抑制肾小管对水、钠的重吸收,产生利尿作用。

3. 其他 能松弛胆道平滑肌,解除胆道平滑肌痉挛,用于胆绞痛,此外,还具有舒张冠状动脉、外周血管及中枢兴奋作用。

【临床应用】 用于支气管哮喘、喘息性支气管炎、阻塞性肺气肿等,与 β_2 受体激动剂合用可提高疗效。口服用于慢性哮喘的维持治疗或预防急性发作。注射给药可用于严重哮喘或哮喘持续状态,常与肾上腺皮质激素配伍应用,此外,本药还用于心源性哮喘、急性心功能不全等的辅助治疗。

【不良反应】

1. 局部刺激 本药碱性强,局部刺激性大,肌内注射可引起局部红肿、疼痛,现已少用。口服可引起恶心、呕吐、上腹部不适、食欲减退等,宜饭后服药或服用肠溶片。

2. 中枢兴奋 少数患者在治疗量时可出现烦躁、不安、失眠等。剂量过大可致谵妄,甚至发生惊厥,可用镇静药对抗。

3. 急性中毒 氨茶碱安全范围小,当血药浓度超过 $25\mu g/mL$ 时即可引起中毒,表现为头晕、心悸、心律失常、血压骤降、消化道出血、烦躁不安、惊厥,甚至心搏、呼吸骤停而致死。对口服中毒者应尽早洗胃、导泻,采用口服活性炭、静脉输液等清除体内毒物。有烦躁或惊厥症状者,可用地西泮、苯巴比妥等镇静剂。严重中毒者可进行血液透析和其他对症治疗等。

三、M 受体拮抗剂

异丙托溴铵

异丙托溴铵(ipratropium bromide),又名异丙托品,为强效的抗胆碱平喘药。对支气管平滑肌具有较高选择性,还可促进支气管黏膜的纤毛运动,有利于痰液的排出,对心血管系统作用较弱。本药为季铵盐,口服无效,常采用气雾给药。临床用于防治哮喘、喘息性支气管炎等,与 β_2 受体激动剂合用有协同作用。常见不良反应有口干、头痛、鼻黏膜干燥等,偶见心悸、支气管痉挛、眼干、尿潴留。

四、过敏介质阻释药

色甘酸钠

色甘酸钠(disodium cromoglycate),又名咽泰。

【药理作用】 本药通过稳定肺肥大细胞膜,阻止肥大细胞释放组胺、白三烯、缓激肽等过敏介质,达到预防哮喘发作的作用;也能直接抑制由于兴奋刺激感受器而致的神经反射,抑制反射性支气管痉挛;此外,还能抑制非特异性支气管高反应性(BHR)。本药起效缓慢,用药数日或数周后才显效。

【临床应用】 临床用干粉或气雾吸入,可用于以下病症的治疗:①预防各型支气管哮喘发作。对外源性哮喘疗效显著,对内源性哮喘和慢性哮喘也有一定疗效,运动性哮喘患者预先给药几乎可防止全部病例发作,但应在运动前 15 分钟给药。与肾上腺素受体激动剂合用可提高疗效。②对过敏性鼻炎、结膜炎、季节性花粉症、过敏性湿疹等均有效。溃疡性结肠炎、直肠炎患者,用本药灌肠后可明显改善症状,减轻炎症和损伤。

【不良反应】 少数人用干粉吸入后出现口干、呛咳、胸部紧迫感,甚至气管痉挛,可预先吸入肾上腺素受体激动剂预防。停药时应减量渐停,以防哮喘复发。

酮替芬

酮替芬(ketotifen)为强效抗组胺及过敏介质阻释药。本药不仅能抑制肥大细胞释放炎症介质,还可抑制嗜碱性粒细胞、中性粒细胞释放组胺和白三烯,并兼有较强的阻断 H_1 受体、抑制气道高反应性的作用,故疗效优于色甘酸钠。口服后 3 ~ 4 小时血药浓度达峰值。临床用于预防各型哮喘发作,尤其对儿童哮喘疗效优于成人。本药口服或滴鼻后可见嗜睡、镇静、乏力、口干等不良反应,少数患者可有过敏反应,表现为皮疹、皮肤瘙痒、局部水肿等。

五、糖皮质激素类药

糖皮质激素类药是目前最为有效的抗变态反应炎症药物,已作为一线平喘药物用于临床。根据哮喘患者病情,糖皮质激素类药可有以下两种给药方式:①全身用糖皮质激素类药。严重哮喘或哮喘持续状态患者经其他药物治疗效果不佳时,可口服或注射糖皮质激素以控制症状,待症状缓解后改为维持量,直至停药。②吸入用糖皮质激素类药。为避免全身用药引起的严重不良反应,目前常应用局部作用强的糖皮质激素,如倍氯米松、布地奈德等气雾吸入给药。上述两种给药方式应用后,均需一定潜伏期,对哮喘急性发作患者不能立即奏效,故应作为预防性平喘用药或与其他速效平喘药联合应用。

(一)全身用糖皮质激素类药

糖皮质激素类药静脉给药可用于严重哮喘或哮喘持续状态,发挥强大的抗炎、平喘作用。常用药物有氢化可的松(hydrocortisone)、泼尼松(prednisone)、泼尼松龙(prednisolone)、地塞米松(dexamethasone)等。因全身用药不良反应多而严重,且易产生依赖性,不作常规用药。

(二)吸入用糖皮质激素类药

常用药物有倍氯米松(beclomethasone)、布地奈德(budesonide)、曲安奈德(triamcinolone acetonide)、氟替卡松(fluticasone)等。

倍氯米松

倍氯米松,又名二丙酸倍氯松。

【药理作用】 本药是局部应用的强效糖皮质激素类药,因亲脂性强,气雾吸入后能迅速透过呼吸道和肺组织,发挥平喘作用。其具有较强的局部抗炎及抗过敏作用,是泼尼松的 75 倍,氢化可的松的300 倍。每日给予 200 ~ 400μg,即能有效控制哮喘发作,平喘作用可维持 4 ~ 6 小时。

【临床应用】 倍氯米松吸入给药,可用于慢性哮喘;鼻喷可用于过敏性鼻炎;外用可治疗过敏所致炎症性皮肤病,如湿疹、接触性皮炎、瘙痒等。对哮喘持续状态患者,因不能吸入足够量的药物,故疗效不佳,不宜使用。

【不良反应】 有口咽不适、口咽炎、声音嘶哑及口腔咽喉部白念珠菌感染等。一次吸入给药后应及时用清水漱口,不使药液残留于咽喉部,可明显降低发生率。

布地奈德

布地奈德为局部应用的不含卤素的糖皮质激素类药。其局部抗炎作用更强,约为倍氯米松的2 倍,氢化可的松的 600 倍。临床可用于肾上腺皮质激素依赖性或非依赖性支气管哮喘及喘息性支气管炎,能有效减少口服肾上腺皮质激素的用量,减轻全身用药的不良反应;也可用于慢性阻塞性肺疾病。本药吸入给药后,少数患者可发生声音嘶哑、咳嗽、口腔咽喉部白念珠菌感染,每次用药后应及时漱口,偶见皮疹、荨麻疹、血管神经性水肿等过敏反应。极少数患者喷鼻给药后,可出现鼻黏膜溃疡和鼻中隔穿孔。

制剂和用法

可待因　片剂:15mg,30mg。注射液:15mg/mL,30mg/mL。糖浆剂:0.5%,10mL,100mL。成人1次15~30mg,一日3次。缓释片剂:45mg,1次45mg,一日2次。极量:1次100mg,一日250mg。小儿镇痛:1次0.5~1.0mg/kg,一日3次。镇咳,为镇痛剂量的1/3~1/2。

右美沙芬　片剂:10mg,15mg。成人1次10~30mg,一日3次。一日最大剂量为120mg。

喷托维林　片剂:25mg。滴丸:25mg。成人1次25mg,一日3或4次。复方咳必清糖浆:每100mL内含喷托维林0.2g,氯化铵3.0g。1次10mL,一日3或4次。

苯丙哌林　片(胶囊)剂:20mg,成人1次20~40mg,一日3次。缓释片剂:40mg。1次40mg,一日2次。小儿用量酌减。泡腾片:20mg。冲剂:每袋20mg。口服液:10mg/10mL,20mg/10mL。

苯佐那酯　糖衣丸或胶囊剂:25mg,50mg,100mg。成人1次50~100mg,一日3次。

复方愈创木酚磺酸钾口服溶液　口服液:100mL。1次5~10mL,一日3或4次。

乙酰半胱氨酸　片剂:200mg,500mg。颗粒剂:100mg。泡腾片:600mg。成人1次200mg,一日2或3次。喷雾剂:0.5g,1g;吸入,临用前用氯化钠溶液溶解成10%溶液喷雾吸入,1次1~3mL,一日2或3次。急救时以5%溶液经气管插管或直接滴入气管内,1次1~2mL,一日2~4次。

溴己新　片剂:4mg,8mg。1次4~8mg,一日3次。气雾剂:0.2%溶液。气雾吸入,1次2mL,一日2或3次。

氨溴索　片剂:15mg,30mg。成人及12岁以上儿童,1次30mg,一日3次。注射液:15mg/2mL。静脉注射、肌内注射、皮下注射,1次15mg,一日2次。

羧甲司坦　片剂:0.25g;口服液:0.2g/10mL,0.5g/10mL。成人1次0.25~0.5g,一日3次。小儿一日30mg/kg。

沙丁胺醇　片剂:0.5mg,2mg。1次2~4mg,一日3次。缓释片(胶囊剂):4mg,8mg。1次4~8mg,早、晚各1次。气雾剂(0.2%):28mg,1次1~2揿,必要时每4小时重复1次。

克仑特罗　片剂:20μg,40μg。1次40~80μg,一日2次。气雾剂:每瓶含本药2mg。气雾吸入,1次1~2揿。

特布他林　片剂:1.25mg,2.5mg,5mg。1次2.5~5mg,一日2或3次。气雾剂50mg,100mg。气雾吸入,1次0.25~0.5mg,一日3或4次。注射剂:0.25mg/mL。

沙美特罗　粉雾剂胶囊:50μg。气雾剂:25μg(60喷,120喷,200喷)。粉雾吸入及气雾吸入,成人1次50μg,一日2次;小儿1次25μg,一日2次。

氨茶碱　片剂:0.05g,0.1g,0.2g。1次0.1~0.2g,一日3次,极量:1次0.5g。注射剂:0.25g/10mL。静脉注射,1次0.25~0.5g,一日0.5~1g。极量:1次0.5g。

异丙托溴铵　气雾剂:10mL(200喷),每喷20μg,40μg。气雾吸入,1次40~80μg。一日3或4次。雾化吸入,1次100~500μg,用生理盐水稀释到3~4mL,置于雾化器中吸入。

色甘酸钠　粉雾剂胶囊:20mg。粉雾吸入,1次20mg,一日4次。气雾剂:700mg(200揿),每揿3.5mg。气雾吸入,1次3.5~7mg,一日3或4次。

酮替芬　片剂(胶囊剂):0.5mg,1mg。滴鼻液:15mg/10mL。滴鼻,1次1或2滴,一日1~3次。滴眼液:2.5mg/5mL;滴眼,1次1滴,一日2次。口服液:1mg/5mL。1次1mg,一日2次,早晚服用。

倍氯米松　气雾剂:80喷(每喷250μg),200喷(每喷50μg、每喷80μg、每喷100μg、每喷200μg、每喷250μg)。成人气雾吸入,1次50~200μg,一日2或3次。小儿用量酌减。

布地奈德　气雾剂:10mg(100喷、200喷),每喷100μg,50μg;20mg(100喷),每喷200μg;60mg(300喷),每喷200μg。气雾吸入,1次200~800μg,一日2次。维持量因人而异,常为1次200~400μg,一日2次。

(丁　旭)

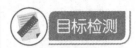

参考答案

一、单项选择题

1. 哮喘急性发作首选药物及用药方式是(　　)。
   A. 色甘酸钠吸入　　　　　B. 沙丁胺醇吸入　　　　　C. 氨茶碱口服
   D. 麻黄碱口服　　　　　　E. 氨茶碱注射

2. 色甘酸钠的作用机制为(　　)。
   A. 促进儿茶酚胺的释放
   B. 直接松弛支气管平滑肌
   C. 抑制肥大细胞脱颗粒反应
   D. 对抗组胺等过敏介质的作用
   E. 激动支气管平滑肌

3. 青光眼患者应禁用的镇咳药是(　　)。
   A. 可待因　　　　　　　　B. 喷托维林　　　　　　　C. 苯丙哌林
   D. 苯佐那酯　　　　　　　E. 二氧丙嗪

4. 下列有关沙丁胺醇的叙述,错误的是(　　)。
   A. 既可口服给药,亦可吸入给药
   B. 起效快,持续时间长
   C. 缓释剂适用于夜间发作的患者
   D. 选择性激动 β_1 受体,心血管系统不良反应多
   E. 不良反应有震颤、恶心、心动过速

5. 下列关于氨茶碱的叙述,错误的是(　　)。
   A. 对于痉挛的支气管平滑肌松弛作用显著
   B. 能够抑制儿茶酚胺类物质的释放
   C. 对急、慢性哮喘均有效
   D. 静脉注射过快可致心律失常,甚至惊厥
   E. 可用于心源性哮喘的辅助治疗

6. 下列关于氨茶碱的叙述,错误的是(　　)。
   A. 支气管扩张剂
   B. 常用给药途径为肌内注射
   C. 静脉注射时应稀释后缓慢推注
   D. 静脉注射过快或浓度过高可引起心律失常,血压下降,心搏骤停
   E. 轻症患者可口服给药

7. 下列关于镇咳药的叙述,错误的是(　　)。
   A. 可待因适用于伴有胸痛的胸膜炎患者
   B. 右美沙芬常作为复方感冒制剂的镇咳成分
   C. 喷托维林镇咳作用为可待因的 3 倍
   D. 苯佐那酯可用于支气管炎引起的干咳
   E. 苯丙哌林用于各种原因引起的干咳

8. 下列关于祛痰药的叙述,错误的是(　　)。
   A. 氯化铵易引起恶心、呕吐等不良反应,宜餐后服用
   B. 愈创甘油醚用作祛痰合剂的成分
   C. 乙酰半胱氨酸有特殊气味及局部刺激,易引起呛咳
   D. 羧甲司坦能分泌黏滞性高的黏蛋白,使痰液易于咳出。
   E. 氨溴索促进肺表面活性物质的分泌,促进黏痰溶解,降低痰液黏度

9. 下列不属于 β_2 受体激动剂的是(　　)。

    A. 沙丁胺醇　　　　　　B. 克仑特罗　　　　　　C. 特布他林

    D. 异丙肾上腺素　　　　E. 氨茶碱

10. 下列关于 β 受体激动剂的叙述,错误的是(　　)。

    A. 异丙肾上腺素为非选择性 β 受体激动剂

    B. 沙丁胺醇为短效 β_2 受体激动剂

    C. 特布他林为长效 β_2 受体激动剂

    D. 克仑特罗为长效 β_2 受体激动剂

    E. 使用班布特罗会出现肌肉震颤、头痛、心动过速等不良反应

二、简答题

1. 使用镇咳药和祛痰药时应注意哪些问题?

2. 简述平喘药的分类、各代表药及使用注意事项。

项目二　作用于消化系统的药物

课件

素质目标:具有细心、严谨的工作态度,科学、规范的用药原则,树立尊重患者、关怀患者的医者精神。

知识目标:掌握抗消化性溃疡药、泻药的分类、作用、临床应用、不良反应。熟悉胃肠运动功能调节药、止吐药、止泻药、治疗胆囊炎和胰腺炎药的作用特点和临床应用。了解助消化药、催吐药的作用特点和临床应用。

能力目标:能学会本项目药物的疗效及不良反应,并能正确指导患者进行合理用药。

任务导入

　　王某,女,50 岁。近 1 年来反复发作上腹部烧灼感,伴反酸、嗳气,无呕血、黑便,无恶心、呕吐。无青霉素过敏史。胃镜检查发现胃体小弯侧有一大小 0.3cm×0.3cm 黏膜缺损,覆白苔,周围黏膜有水肿症状;胃液分析胃酸分泌增高,幽门螺杆菌阳性,诊断为胃溃疡。医生给予奥美拉唑肠溶片、甲硝唑及阿莫西林联合治疗。患者服药后,上腹部烧灼感等症状减轻,60 天后复查结果显示胃溃疡愈合。

　　请分析思考:

　　医生为何要选用奥美拉唑、甲硝唑及阿莫西林联合治疗该患者疾病?

任务导入

　　消化系统是由食管、胃、肠道、肝、胆囊、胰腺等器官组成,其主要功能是对食物进行消化和吸收,为机体提供能量来源。作用于消化系统的药物,主要指用于治疗消化系统疾病的药物,包括抗消化性溃疡药、助消化药、胃肠运动功能调节药、催吐药与止吐药、泻药与止泻药、胆囊炎和胰腺炎治疗药等。

任务一　抗消化性溃疡药

　　消化性溃疡(peptic ulcer)是一种常见的主要发生在胃及十二指肠球部的慢性溃疡,主要包括胃溃疡(gastric ulcer,GU)及十二指肠溃疡(duodenal ulcer,DU),发病率为 10% ~ 12%,具有自然缓解和反复发作的特点,患者可出现反酸、嗳气、周期性上腹部疼痛等临床症状。其病因和发病机制与黏膜局部破坏因素和保护因素之间失去平衡有关(图 6 - 2 - 1),如胃酸及胃蛋白酶分泌增加、幽门螺杆菌感染等黏膜损伤因子增强,或黏液 HCO_3^- 屏障、黏膜修复、前列腺素等黏膜防御因子减弱,均可引起消化性溃疡。

　　抗消化性溃疡药主要针对溃疡形成机制中的关键因素起作用,是一类能减轻溃疡症状、促进溃疡愈合、防止和减少溃疡复发或并发症发生的药物。按照药物作用机制不同可分为以下几类。

　　1. 中和胃酸药　如氢氧化铝、三硅酸镁等。

　　2. 胃酸分泌抑制药　①H_2受体拮抗药,如西咪替丁、雷尼替丁、法莫替丁等。②质子泵抑制药($H^+ - K^+ - ATP$ 酶抑制药),如奥美拉唑、兰索拉唑、泮托拉唑等。③胃泌素受体拮抗药,如丙谷胺。④M_1受体拮抗药,如哌仑西平。

3.胃黏膜保护药　①胶体铋剂,如胶体果胶铋。②前列腺素及其衍生物,如米索前列醇。③其他:如硫糖铝、替普瑞酮等。

4.抗幽门螺杆菌药　如阿莫西林、庆大霉素、呋喃唑酮、甲硝唑和克拉霉素等。

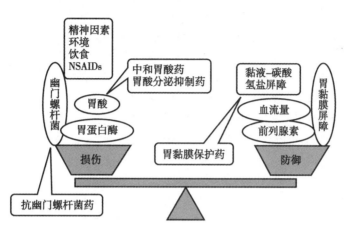

图6-2-1　胃黏膜的损伤、防御因素及抗消化性溃疡药作用环节

一、中和胃酸药

中和胃酸药又称抗酸药,是一类口服后能直接降低胃内酸度,迅速缓解胃灼热、疼痛等症状的弱碱性无机化合物。该类药物虽不能直接抑制胃酸分泌,但近年来的研究发现,其对胃黏膜屏障有细胞保护作用,在消化性溃疡的治疗上占有相应地位。中和胃酸药一般可分为两类:①吸收性抗酸药,如碳酸氢钠,口服后除在胃内中和胃酸外,还易被肠道吸收而引起碱血症。②非吸收性抗酸药,如三硅酸镁、氢氧化铝等,口服后能直接中和胃酸,且不被胃肠道吸收。常用中和胃酸药的作用特点、不良反应见表6-2-1。

表6-2-1　常用中和胃酸药的作用特点、不良反应

药物	作用特点	不良反应
碳酸氢钠 (sodium bicarbonate)	抗酸起效快,作用强而短	中和胃酸产生 CO_2,引起腹胀、嗳气,严重胃溃疡者可引发胃穿孔;长期大量服用可致代谢性碱中毒
氢氧化铝 (aluminum hydroxide)	抗酸起效慢,作用强而久,难被吸收;中和胃酸产生的氯化铝,有保护溃疡面及收敛、止血作用	可致便秘,与镁盐合用可避免此不良反应;长期服用可影响磷的吸收
三硅酸镁 (magnesium trisilicate)	抗酸起效慢,作用较弱而久,不易被吸收。中和胃酸生成的二氧化硅覆盖在溃疡表面,可起保护作用	口服大剂量三硅酸镁可引起轻微腹泻,与氢氧化铝或碳酸钙合用可避免此不良反应
氢氧化镁 (magnesium hydroxide)	抗酸作用较强,起效较快	同三硅酸镁;肾功能不良者可致血镁过高
碳酸钙 (calcium carbonate)	抗酸作用缓和而持久	可致便秘;中和胃酸产生 CO_2 会引起腹胀和嗳气;也可能引起反跳性胃酸分泌增多;长期应用可致血钙上升

理想的中和胃酸药应具有如下特点:①中和胃酸作用强;②作用迅速而持久;③不吸收、不产气、不引起腹泻或便秘;④对黏膜及溃疡面有保护、收敛作用。目前临床使用的单一药物很难达到上述要求,故优良的中和胃酸药多为复方制剂,以相互纠正缺点,加强药物疗效,如目前临床使用的氢氧化铝凝胶及镁乳。

二、胃酸分泌抑制药

胃酸分泌抑制药又称抑酸药,是一类能通过各种机制抑制胃酸分泌的药物。胃酸是由胃壁细胞分泌的,胃壁细胞表面存在三种促胃酸分泌的受体:H_2 受体、M_1 受体、胃泌素受体。当这些受体激动时,可激活胃壁细胞的 $H^+ - K^+ - ATP$ 酶(又称 H^+ 泵或质子泵),将细胞外 K^+ 泵入细胞内,将细胞内的 H^+ 泵出到胃腔。胃酸分泌抑制药可拮抗上述受体和质子泵,从而减少胃酸的分泌,促进溃疡愈合(图 6 - 2 - 2)。根据抑制胃酸分泌的机制不同,可分为 H_2 受体拮抗药、M_1 受体拮抗药、胃泌素受体拮抗药和质子泵抑制药。

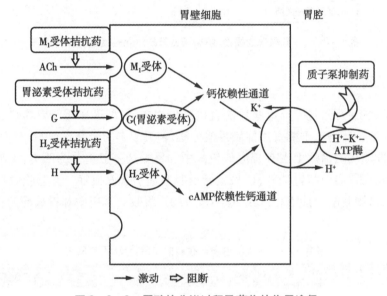

图 6 - 2 - 2　胃酸的分泌过程及药物的作用途径

(一)H_2 受体拮抗药

H_2 受体拮抗药是一类能选择性地抑制壁细胞上的 H_2 受体而减少胃酸分泌的药物,如西咪替丁、雷尼替丁、法莫替丁和尼扎替丁等。

西咪替丁

西咪替丁(cimetidine),又名甲氰咪胍,口服吸收迅速完全,生物利用度约为 70% ,一次服用后,有效血药浓度可维持 3 ~ 4 小时。分布广泛,可通过胎盘屏障和血脑屏障,并可分泌入乳汁。44% ~ 70% 以原型从尿中排出。

【药理作用】　本药作用于胃壁细胞的 H_2 受体,竞争性地拮抗组胺,从而抑制胃酸分泌,对食物、胃泌素、M_1 受体激动剂及其他因素等刺激所诱发的胃酸分泌也有抑制作用,使基础胃酸和夜间胃酸分泌量明显下降;能抑制胃蛋白酶分泌及活性,保护胃黏膜,显著缓解消化性溃疡患者的疼痛症状。

考点提示:常用胃酸分泌抑制药作用机制。西咪替丁抑制胃壁细胞表面 H_2 受体,哌仑西平抑制胃壁细胞表面 M_1 受体,丙谷胺抑制胃壁细胞表面胃泌素受体,奥美拉唑抑制胃黏膜壁细胞 $H^+ - K^+ - ATP$ 酶。

【临床应用】 主要用于十二指肠溃疡、胃溃疡、上消化道出血等的治疗,对胃溃疡疗效不及十二指肠溃疡。用药4~6周后溃疡明显愈合,停药后复发率很高,目前认为延长用药或采用反复足量短期疗法可降低复发率。

【不良反应】 本药在体内分布广泛,不良反应较多,发生率为1%~5%。

1.**消化系统反应** 常见的有便秘、腹泻、腹胀、血清转氨酶轻度升高等,偶可见严重肝炎、肝脂肪性变等。

2.**泌尿系统反应** 本药可引起急性间质性肾炎、肾衰竭,但此种反应为可逆的,停药后肾功能一般可恢复正常。

3.**造血系统反应** 本药对骨髓尚有一定程度的抑制作用,可致白细胞或粒细胞减少、血小板减少、自身免疫性溶血性贫血等,甚至可引起再生障碍性贫血,用药期间应注意检查血象。

4.**中枢神经系统反应** 本药可透过血脑屏障,有一定的神经毒性,表现为头痛、头晕、疲乏、嗜睡等,少数患者可致感觉迟钝、言语不清、局部抽搐或癫痫样发作、幻觉、妄想等。

5.**其他** 有抗雄性激素样作用,可引起男性乳房发育、阳痿、精子计数减少、女性患者溢乳,还可抑制皮脂分泌,诱发脱发、口腔溃疡、剥脱性皮炎等。由于本药为肝药酶抑制剂,合用时需注意,以免降低疗效。

常用 H_2 受体拮抗药分类及作用特点比较见表6-2-2。

表6-2-2 常用 H_2 受体拮抗药分类及作用特点比较

药名	分类	作用特点
西咪替丁	第一代	有很好的抑制胃酸分泌作用,但由于本药体内分布广泛,药理作用复杂,故不良反应多
雷尼替丁(ranitidine)	第二代	对 H_2 受体选择性较高,有效浓度可维持8~12小时,有速效及长效的特点,其抑酸强度是西咪替丁的5~8倍,不良反应少,无抗雄激素样作用
法莫替丁(famotidine)	第三代	抑酸作用强度大,是西咪替丁的30~100倍,不良反应少,无抗雄激素样作用,对心血管系统和肾功能也无不良影响
尼扎替丁(nizatidine)	第三代	抑酸作用强度大,是西咪替丁的8.9倍,生物利用度高于90%,远远超出雷尼替丁(约50%)和法莫替丁(约45%),不良反应少,无抗雄性激素样作用
乙溴替丁(ebrotidine)	新一代	第一个具有胃保护作用的新一代 H_2 受体拮抗药,可对抗乙醇、阿司匹林、应激等所致的胃黏膜损害,还具有抗幽门螺杆菌活性,不良反应少
拉呋替丁(lafutidine)	新一代	具有起效快、作用强、疗效久、用药剂量小、安全可靠等优点,是一种新型、独特的 H_2 受体拮抗药

(二)M_1 受体拮抗药

哌仑西平

哌仑西平(pirenzepine)对胃壁细胞上的毒蕈碱受体(M_1 受体)有较高的亲和力,而对唾液腺、平滑肌和心肌等的毒蕈碱受体(M_2、M_3受体)亲和力低。本药小剂量即可抑制胃酸分泌,而对唾液腺、平滑肌、心脏等副作用少。本药不能通过血脑屏障,因此无中枢作用。临床用于治疗胃十二指肠溃疡,能明显缓解疼痛,减少抗酸药用量。与西咪替丁合用,可增强抑制胃酸分泌的效果。不良反应轻,表现为口干、视物模糊、头痛、眩晕等。

(三)胃泌素受体拮抗药

丙谷胺

丙谷胺(proglumide)能与胃泌素竞争胃壁细胞上的胃泌素受体,从而抑制胃酸及胃蛋白酶的分泌。同时也可增加胃黏膜的己糖胺含量,促进蛋白质合成,增强胃黏膜的 HCO_3^- 屏障作用,有保护黏膜及促进溃疡愈合的作用。临床用于治疗胃和十二指肠溃疡、上消化道出血及胃炎等,疗效比 H_2 受体拮抗药差,现少用于胃溃疡的治疗。偶见腹胀、食欲减退等不良反应。

(四)质子泵抑制药

质子泵抑制药(proton pump - inhibitor,PPI),又称 $H^+ - K^+ - ATP$ 酶抑制药,能特异性地作用于胃黏膜壁细胞,降低细胞中 $H^+ - K^+ - ATP$ 酶活性,从而抑制胃酸分泌的一类药物。临床常用的有奥美拉唑、兰索拉唑、泮托拉唑、雷贝拉唑等。

奥美拉唑

奥美拉唑(omeprazole)于1982年被试用于临床治疗消化性溃疡,收到良好效果,为第一代质子泵抑制药。其口服吸收迅速,但食物可延缓本药的吸收,故应餐前空腹给药。

【药理作用】 本药可抑制胃酸分泌、促进溃疡愈合及抗幽门螺杆菌等。

1. 抑制胃酸分泌 本药与胃黏膜壁细胞 $H^+ - K^+ - ATP$ 酶不可逆结合,使该酶失去活性,阻断胃酸分泌的最后步骤,大大降低胃液中酸含量。对基础胃酸及各种刺激引起的胃酸分泌均有很强抑制作用,起效迅速,作用强而持久。

2. 促进溃疡愈合 服用本药后,胃内 pH 值升高,可反馈性促使胃黏膜中的 G 细胞分泌胃泌素,从而使血中胃泌素水平升高,增加贲门、胃体、胃窦黏膜处血流量,促进黏膜修复而有利于溃疡愈合。

3. 抗幽门螺杆菌 奥美拉唑有抗幽门螺杆菌作用,其单用作用弱,与抗菌药联合应用,能增强抗菌药对幽门螺杆菌的根除率,减少溃疡复发。

☞考点提示:奥美拉唑的药理作用

【临床应用】 临床主要用于十二指肠溃疡、胃溃疡、卓-艾综合征、反流性食管炎。静脉注射可治疗消化性溃疡急性出血。

【不良反应】 本药耐受性良好,不良反应发生率较低(<3%),症状短暂而轻微。主要不良反应有恶心、呕吐、胀气、腹痛、腹泻、便秘等,少见神经系统症状,如头痛、头晕、失眠、感觉异常、外周神经炎等,其他可见男性乳腺发育、皮疹、溶血性贫血等。本药会抑制肝药酶,可延缓华法林、地西泮、苯妥英钠等药物在体内的消除,合用时应注意。严重肝功能不全者应慎用,必要时应减量。

奥美拉唑是第一个用于临床的质子泵抑制药,它确定了该类药物的基本结构,随后在此结构基础上通过引入不同的基团,形成不同的新品种,无论在疗效、药物相互作用等方面均有所不同。其他常用的质子泵抑制药作用特点见表 6-2-3。

表6-2-3 其他常用的质子泵抑制药作用特点

药名	作用特点
兰索拉唑（lansoprazole）	亲脂性较强，生物利用度较奥美拉唑提高30%，抑制胃酸分泌及幽门螺杆菌的作用均有所提高，药物相互作用强度比奥美拉唑有所减弱
泮托拉唑（pantoprazole）	生物利用度较奥美拉唑提高7倍，不受食物影响，与质子泵结合具有更高选择性；在分子水平上较奥美拉唑、兰索拉唑更为准确；具有选择性高、疗效好、低毒性的特点
雷贝拉唑（rabeprazole）	被认为是迄今抑制胃酸能力最强的质子泵抑制剂，在5～10分钟时对质子泵的抑制作用即可接近100%；其抗Hp作用与上述药物相比抗菌活性最强；本药疗效的个体差异及药物相互作用也比上述药物小
埃索美拉唑（esomeprazole）	为奥美拉唑的S-异构体，生物利用度较奥美拉唑高，不受食物影响，具有起效快、抑酶效果更好、个体差异及药物相互作用小的优点

三、胃黏膜保护药

胃黏膜保护药指能增强胃黏膜的细胞屏障、黏液-HCO_3^-屏障或两者均增强，从而保护胃黏膜，促进组织修复和溃疡愈合的一类药物。胃黏膜保护药种类很多，有的还兼有抗酸及杀灭幽门螺杆菌作用，大体可分为以下三种：①胶体铋剂，如枸橼酸铋钾、胶体果胶铋等。②前列腺素及其衍生物，如米索前列醇。③其他，如硫糖铝、吉法酯等。

枸橼酸铋钾

枸橼酸铋钾（bismuth potassium citrate），又称胶体次枸橼酸铋或三钾二枸橼酸铋。

【药理作用】 ①在胃液的pH条件下，可形成氧化铋胶体沉淀，附着于溃疡表面，形成保护性薄膜，隔绝胃酸、酶及食物对溃疡黏膜的侵蚀作用。②与胃蛋白酶螯合而使其失去活性。③能杀灭幽门螺杆菌，与其他抗生素合用提高幽门螺杆菌的清除率，降低耐药性。④促进黏膜合成前列腺素，改善黏膜血流量，刺激黏膜细胞再生。

【临床应用】 用于胃十二指肠溃疡、慢性胃炎、胃黏膜糜烂等，本药与抗生素合用，可根除幽门螺杆菌。

【不良反应】 服药期间口中可能带有氨味，并可使舌、粪染黑，停药后即可自行消失。因牛奶、抗酸药可干扰本药作用，故不能同时服用。服用本药期间不得服用其他铋制剂，且不宜大剂量长期服用，以免发生铋中毒。严重肝、肾功能损害者及妊娠期、哺乳期妇女禁用。

米索前列醇

前列腺素及其衍生物是近20年来发现并日益受到人们重视的一类抗消化性溃疡药，米索前列醇（misoprostol）为最早进入临床的前列腺素E_1的衍生物。

【药理作用】 用药后对基础胃酸及各种刺激所诱发的胃酸分泌均有显著抑制作用，并可降低胃蛋白酶的排出量。本药尚有强大的细胞保护作用，可增加胃黏膜保护作用及胃黏膜血流量，促进受损部位的修复。此外，本药还具有E类前列腺素的药理活性，可增强子宫张力和宫内压、软化宫颈。

【临床应用】 用于胃十二指肠溃疡，尤其对非甾体抗炎药引发的溃疡有效。本药尚可用于抗早孕。

【不良反应】 主要为腹痛、腹泻，多数不影响治疗，还可出现短暂、轻微的恶心、头痛、腹部不适等。本药因对子宫有收缩作用，故孕妇禁用。

笔记

硫糖铝

【药理作用】 硫糖铝(sucralfate)在胃酸中聚合成不溶性胶体黏附于溃疡表面,形成保护膜,保护胃黏膜;与胃蛋白酶络合,使其活性降低,减少对胃黏膜的损伤;能诱导溃疡区域表皮生长因子的积聚,促进溃疡面的愈合;还可刺激胃黏膜合成前列腺素,加速组织修复。

【临床应用】 用于治疗胃十二指肠溃疡、反流性食管炎、胃炎以及对抗各种因子对胃黏膜的损害。

【不良反应】 不良反应较轻,长期用药可致便秘,偶有口干、恶心、皮疹、头晕等症状。本药不宜与 H_2 受体拮抗药合用。对习惯性便秘患者禁用。

四、抗幽门螺杆菌药

幽门螺杆菌(helicobacter pylori,Hp)是革兰氏阴性菌,在胃和十二指肠的黏液层与黏膜细胞之间生长,可产生多种酶和细胞毒素破坏黏膜屏障,使黏膜损伤,从而诱发溃疡,并且与溃疡的复发有着密切的关系。其检出率在十二指肠溃疡患者中高达 93% ~ 97% ,胃溃疡患者中达 70% ~ 80% 。因此,只有根除幽门螺杆菌感染才能真正达到临床治愈消化性溃疡的目的。临床抗幽门螺杆菌药主要包括:①抗生素,如阿莫西林、克拉霉素等。②抗菌药,如甲硝唑、呋喃唑酮等。③铋制剂,如枸橼酸铋钾、果胶铋等。④质子泵抑制药,如奥美拉唑、兰索拉唑等。幽门螺杆菌抵抗力强,单一用药疗效差,且易产生耐药性,临床主要采取三联或者四联用药方法。

☞**考点提示**:在消化性溃疡形成的病因中,Hp 感染占主要地位,根治消化性溃疡采用铋剂四联(PPI + 铋剂 + 2 种抗生素),可以有效地杀灭 Hp,促进溃疡愈合。

 素质拓展

坚持真理,献身科学
——幽门螺杆菌的发现

1983 年,澳大利亚科学家马歇尔(Marshall)和华伦(Warrenu)发现一种呈"S"形或弧形弯曲的革兰氏阴性杆菌——幽门螺杆菌。他们以人体的胃液来培植,并得出结论,认为胃炎、胃溃疡等疾病的发生与该细菌在胃部的繁殖有关。1984 年,美国权威医学杂志《柳叶刀》刊载了这项报告,但仍有许多医学家不相信这个发现。为了证明该病菌的致病机制,马歇尔曾以自身做实验,喝下了含有病菌的溶液,结果造成严重胃溃疡,后来又迅速治疗成功。马歇尔和华伦也因此获得了 2005 年诺贝尔生理学或医学奖。

任务二 助消化药

助消化药指能促进胃肠道消化过程的药物,其中多数药物本身为消化液的主要成分,有些药物能促进消化液分泌,少数药物则是抑制肠道过度发酵,也用作消化不良的辅助用药。

胃蛋白酶

胃蛋白酶(pepsin)为一种消化酶,在酸性环境中可将蛋白质分解为肽,常与稀盐酸合用。主要用于因食入蛋白性食物过多引起的消化不良、食欲减退及慢性萎缩性胃炎、恶性贫血等所致的胃蛋白酶缺乏。本药在碱性环境中活性较低,遇热不稳定。

胰酶

胰酶(pancereatin)是由动物胰腺中提取的多种酶的混合物,主要含胰蛋白酶、胰淀粉酶、胰脂肪酶,可促进食物中蛋白质、淀粉、脂肪的消化,起到促进消化增加食欲的作用。主要用于各种原因所致胰液分泌不足引起的消化不良、食欲不振。本药在弱碱性环境中活性高,宜与等量碳酸氢钠同服。在酸性条件下易被破坏,故常制成肠溶片,不可嚼碎,只能吞服,且不宜与酸性药物同服。

乳酶生

乳酶生(lactasin)为人工培养的活乳酸杆菌的干燥制剂,能分解糖类产生乳酸,提高肠内酸度,抑制腐败菌繁殖,减少发酵和产气。用于消化不良、肠胀气、腹泻及小儿消化不良性腹泻。不宜与抗菌药、吸附剂和碱性药合用,以免降低疗效。

任务三　胃肠运动功能调节药

胃肠运动受交感神经、副交感神经和肠神经系统的共同调控,当胃肠平滑肌调控失常,就会出现胃肠运动功能低下或亢进的异常情况,可应用相应的药物进行对症治疗。

一、促胃肠动力药

促胃肠动力药指能增加胃肠推进性蠕动的一类药物。常用药物有甲氧氯普胺、多潘立酮、西沙必利等。

甲氧氯普胺

甲氧氯普胺(metoclopramide)为多巴胺受体拮抗剂。

【药理作用】　本药对中枢及外周多巴胺受体均有阻断作用。①能阻断肠道内的多巴胺受体,加强胃及上部肠段运动,松弛幽门括约肌,促进胃和小肠的蠕动、排空;提高食管下段括约肌张力、减少胃食管反流。②能阻断延脑催吐化学感受区(CTZ)的多巴胺受体,产生强大镇吐作用。③能阻断下丘脑多巴胺受体,可促进催乳素分泌而产生催乳作用。

【临床应用】　用于胃胀气消化不良引起的腹胀、恶心、呕吐;化疗、放疗、晕动症以及药物引起的呕吐;也用于胃轻瘫、反流性食管炎及胃、十二指肠放射检查辅助用药等。

【不良反应】　本药的不良反应主要表现为以下几方面。

(1)主要不良反应为镇静作用引起的疲倦、嗜睡等,偶可见腹泻、便秘、高催乳素血症、男子乳房发育、溢乳等。

(2)大剂量或长期应用,可因阻断多巴胺受体,使胆碱能受体相对亢进,导致锥体外系反应。主要表现为帕金森综合征,出现肌肉震颤、发音困难、斜颈、共济失调等,可用中枢抗胆碱药苯海索进行治疗。

(3)本药禁用于机械性肠梗阻、胃肠出血的患者,因对胎儿的影响尚不明确,所以孕妇禁用。

多潘立酮

多潘立酮(dompridone)可口服、肌内注射、静脉注射或直肠给药。在体内分布广泛,以胃肠局部浓度较高。主要在肝脏代谢，以无活性的代谢产物随胆汁排出，部分可由乳汁排泄。

【药理作用】　本药为较强的多巴胺受体拮抗剂，不易通过血脑屏障，对中枢多巴胺受体几乎无作用，主要作用于外周胃肠道的多巴胺受体，具有促进胃的排空与协调胃肠运动，可有效防止胆汁反流，发挥胃肠推动和止吐的作用。

【临床应用】　用于治疗胃轻瘫、功能性消化不良、恶心、呕吐、胃潴留，对偏头痛、颅脑外伤、放射治疗、非甾体抗炎药等引起的恶心、呕吐亦有效，但对于麻醉或化疗引起的呕吐无效。

【不良反应】　不良反应轻，偶见头痛、头晕、嗜睡、倦怠等，极少出现泌乳、流涎、肌肉震颤、平衡失调等锥体外系反应。

西沙必利

西沙必利(cisapride)能激动胃肠道平滑肌5-羟色胺受体(5-HT$_4$受体)，加强食管、胃、肠蠕动与收缩，防止食物滞留与反流，加强排空。本药因无多巴胺受体拮抗作用，故不影响血浆催乳素水平。主要用于治疗胃肠运动障碍性疾病(如胃食管反流)、胃轻瘫、消化不良等。

本药可引起心电图QT间期延长、昏厥、严重心律失常及低血压，为避免严重心血管反应的出现，建议将本药作为治疗胃食管反流性疾病的二线用药。

二、胃肠解痉药

胃肠解痉药又称抑制胃肠动力药，主要是一类M受体拮抗剂，包括颠茄生物碱类及其衍生物和大量人工合成代用品。该类药物可松弛胃肠平滑肌，减弱胃肠道的蠕动，解除平滑肌痉挛引起的疼痛。临床常用的胃肠解痉药主要有阿托品、溴丙胺太林、山莨菪碱、东莨菪碱等，详见工作模块二项目七的胆碱受体拮抗剂。

任务四　止吐药

止吐药指通过不同环节抑制呕吐反应，治疗各种原因所致的剧烈呕吐的药物，是一种非特异性的治疗措施。常用的止吐药包括以下几类：①噻嗪类药，如氯丙嗪、奋乃静、三氟拉嗪等，主要通过抑制催吐化学感受区而止吐，对晕动病以外的各种呕吐均有效。②抗组胺类药，如苯海拉明、异丙嗪等，具中枢抗胆碱作用，常用于晕动病呕吐。③多巴胺或5-HT$_3$受体拮抗剂，如昂丹司琼、格拉司琼等。④其他药，如东莨菪碱、维生素B$_6$等。

本项目主要介绍5-HT$_3$受体拮抗剂，其他药物参见有关内容。

昂丹司琼

昂丹司琼(ondansetron)可阻断中枢及迷走神经传入纤维的5-HT$_3$受体，其具有高度选择性、止吐作用强的优点，对放疗、化疗引起的恶心呕吐作用明显，也可用于预防和治疗手术后的恶心呕吐。常见不良反应有头痛、疲劳、腹泻、便秘、皮疹、急性肌张力障碍性反应等，部分患者可出现短暂性氨基转移酶升高，罕见支气管痉挛、胸痛、低钾血症、癫痫大发作等不良反应。

格拉司琼

格拉司琼(granisetron)为强效高选择性中枢和外周神经5-HT$_3$受体拮抗剂，作用及临床应用与昂丹司琼相同，对顺铂引起的呕吐较昂丹司琼更为有效。

任务五 泻药与止泻药

一、泻药

泻药(laxatives)指能促进排便反射或使排便顺利的药物。临床主要用于治疗便秘、肠道清洁、加速毒物排泄等。根据其作用机制不同可分为容积性泻药、接触性泻药及润滑性泻药三类。

（一）容积性泻药

该类泻药口服不吸收，在肠道内形成高渗透压，阻止水分重吸收，使肠内容积增大，促进肠蠕动而排便。常用药物有硫酸镁、硫酸钠、乳果糖等。

硫酸镁

硫酸镁(magnesium sulfate)口服约20%被吸收，并随尿排出。约1小时发挥疗效，作用维持1~4小时。

【药理作用和临床应用】 本药随给药途径不同，可呈现不同药理作用。

1. 导泻 口服难吸收，在肠内形成一定渗透压，可阻止肠内水分吸收，使肠内水分增多，容积增大，刺激肠道蠕动增强而导泻。临床用于外科术前或结肠镜检查前清洁肠道；与药用炭合用，可治疗各种食物或药物中毒；也可与驱虫剂并用进行导泻驱虫。

2. 利胆 口服高浓度(33%)的硫酸镁溶液，或用导管直接灌入十二指肠，可反射性引起胆囊收缩，促进胆汁排空，产生利胆的作用。临床用于阻塞性黄疸及慢性胆囊炎的治疗。

3. 抗惊厥 通过注射给药，使运动神经末梢乙酰胆碱释放减少，阻断神经肌肉接头，产生骨骼肌松弛作用。因硫酸镁能提高细胞外液镁离子浓度，抑制中枢神经系统，从而产生抗惊厥作用，临床用于子痫、破伤风等引起的惊厥。

4. 降压 通过注射给药，过量镁离子可直接松弛周围血管平滑肌，使血管扩张，血压下降，临床可用于高血压危象、高血压脑病的治疗。

5. 消炎去肿 本药50%溶液外用热敷患处，可消炎去肿。

考点提示： 硫酸镁给药途径不同，呈现的药理作用不同。

【不良反应】 本药的不良反应主要表现为以下几方面。

(1)大量口服用于导泻时可致脱水，应及时补充水分。因本药可反射性引起盆腔充血，故妊娠期、月经期妇女禁用本药导泻。而对于中枢抑制药中毒（如苯巴比妥）导泻不宜使用，以免加重中枢抑制。

(2)静脉注射须缓慢，血镁过高或中毒可致肌腱反射减弱或消失、呼吸困难、血压骤降、心脏停搏而致死。因此，用药期间要经常检查膝反射，并注意患者的呼吸与血压。如有中毒现象，可用10%葡萄糖酸钙或氯化钙注射液10mL静脉注射解救。

硫酸钠

硫酸钠(sodium sulfate)导泻机制与硫酸镁相同，但作用较弱，无中枢抑制作用，安全性较硫酸镁高。多用于中枢抑制药中毒、肾功能不全患者的导泻。此外，用5%硫酸钠溶液洗胃，或者硫酸钠静脉注射给药可治疗钡化合物中毒。本药对心功能不全者禁用。

（二）接触性泻药

接触性泻药又称刺激性泻药，该类药物本身或其体内代谢产物可刺激肠黏膜，使肠蠕动增加，从而产生导泻作用。

酚酞

酚酞(phenolphthalein)口服后在肠道遇胆汁或碱性液可形成可溶性钠盐,刺激结肠黏膜,使蠕动增加,并可抑制肠液被肠壁吸收。本药小剂量吸收后(约15%)进入肝肠循环,服药后约8小时排便,作用温和,可持续3～4天。临床用于习惯性顽固便秘,常于临睡前服用。本药不良反应较少,偶可引起发疹、过敏反应,长期应用可使血钾降低、血糖升高。药物过量或长期滥用,可造成电解质紊乱、诱发心律失常。此外,本药可干扰酚磺酞排泄试验,使尿液、唾液、汗液、泪液等变成品红或橘红色,使用前应告知患者不用担心,停药后自行消失。

比沙可啶

比沙可啶(bisacodine)能刺激肠黏膜神经末梢,引起结肠反射性蠕动增强,促进排便。口服10～12小时后可排出软便,直肠给药15～60分钟即可引起排便。可用于急、慢性便秘,也可用于手术前及内窥镜检查前的清洁肠道。本药对肠道刺激性大,少数患者服用后可引起肠痉挛、腹痛,但排便后症状消失。服药时不宜咀嚼,服药前后2小时不得服用牛奶或抗酸剂,进餐1小时内不宜服用本药。

蒽醌类

中药大黄、番泻叶、芦荟等植物中含有蒽醌苷类物质,口服后被肠内细菌分解为蒽醌(anthroquinones),能促进结肠蠕动,产生导泻作用,服药后6～8小时开始排便。常用于急、慢性便秘及胃肠造影前肠道清洁。

(三)润滑性泻药

润滑性泻药,又称大便软化剂。该类药物多为油类,能润滑肠壁,软化粪便使之易于排出。

甘油

甘油(glycerin),又称丙三醇。本药能润滑并刺激肠壁,使粪便软化易于排出。临床常用其栓剂或50%溶液灌肠,15～30分钟即可起效,尤其适用于便秘的儿童和老人。

液状石蜡

液状石蜡(liquid paraffin)为矿物油,口服后不被吸收,能产生润滑肠壁、软化粪便作用,使粪便易于排出。本药作用温和,适用于便秘的儿童、老人及体弱者。常于睡前服用,但长期服用可干扰脂溶性维生素的吸收。

多库酯钠

多库酯钠(docusate),又称辛丁酯磺酸钠,为表面活性剂。口服后可降低粪便表面张力,使水分和脂肪类物质浸入粪便,促进其膨胀软化而排便。临床主要用于肛门、直肠病、术后等排便无力的患者。本药不宜与矿物油合用,因能促进矿物油的吸收而产生不良反应。

二、止泻药

腹泻是疾病的常见症状,剧烈或长期慢性腹泻可引起脱水、电解质紊乱、营养障碍,甚至可致循环衰竭。因此,在对因治疗的同时,应适当给予止泻药以控制症状。止泻药主要通过抑制结肠蠕动、减轻结肠黏膜刺激而发挥作用。临床常用的止泻药主要包括:①吗啡类和人工合成的吗啡替代物苯基哌啶类,主要通过抑制结肠蠕动治疗腹泻。②收敛剂和吸附剂,主要通过减轻结肠黏膜刺激治疗腹泻。常用止泻药作用、临床应用、不良反应见表6-2-4。

表6-2-4 常用止泻药作用、临床应用、不良反应

药名	作用	临床应用	不良反应
地芬诺酯 (diphenoxylate)	抑制肠道蠕动	急、慢性功能性腹泻、慢性肠炎	偶见口干、恶心、呕吐、嗜睡等,减量或停药后消失,长期服用有成瘾性
鞣酸蛋白 (tannalbin)	减轻肠黏膜刺激,收敛止泻	急性胃肠炎、非细菌性腹泻	可影响胰酶、胃蛋白酶、乳酶生等的药效,故不宜同服
蒙脱石 (dioctahedral smectite)	吸附病原体、细菌毒素,覆盖肠黏膜,具保护作用	急性、亚急性腹泻,尤适用于儿童	偶见便秘,大便干结。过敏者禁用
洛哌丁胺 (loperamide)	抑制肠道蠕动,减少乙酰胆碱释放,作用强大而迅速	急、慢性腹泻,尤其对其他止泻药效果不佳的慢性功能性腹泻效果好	不良反应轻,可有口干、皮疹、瘙痒、食欲不振等。禁用于2岁以下小儿

任务六 胆囊炎和胰腺炎治疗药

胆囊炎和胰腺炎是内科的常见病,可针对发病原因和临床症状应用解痉、镇痛、抗菌药进行针对性治疗。除此之外,利胆药物可用于治疗慢性胆囊炎,某些蛋白酶抑制剂可用于治疗急性胰腺炎。

去氢胆酸

去氢胆酸(dehydrocholic acid)为胆酸的合成衍生物,能促进胆汁分泌,增加胆汁中的水分含量,使胆汁稀释,流动性增加,起到冲洗胆道的作用。临床用于慢性胆囊炎、胆囊及胆道功能失调、胆石症、胆囊切除后综合征及某些肝病疾患。不良反应可有嗳气、呃逆、腹泻、恶心、肌痉挛、直肠区周围皮肤刺激等,如持续存在,应对症处理;长期滥用或一时用量过多,可导致电解质失衡,甚至可出现呼吸困难、心搏骤停、心律紊乱、极度疲乏无力。

羟甲香豆素

羟甲香豆素(hymecromone)能解除胆道口括约肌痉挛,增加胆汁分泌,加强胆囊收缩,有利于结石排出外,还具有较强的镇痛作用。临床用于胆囊炎、胆石症、胆道感染、胆囊术后综合征等的治疗。不良反应主要有头晕、腹胀、胸闷、皮疹、腹泻等,停药后可自行消失,一般不需处理。

奥曲肽

奥曲肽(octreotide)是人工合成的八肽环状化合物,具有与天然内源性生长抑素类似的作用。本药可降低胃蠕动和胆囊排空,抑制缩胆囊素、胰酶泌素的分泌,减少胰腺分泌,对胰腺实质细胞膜有直接保护作用。同时对生长激素、促甲状腺素、胰酶、胰高血糖素、胰岛素、胃酸、胃蛋白酶和胃泌素的分泌也具有抑制作用。可用于治疗重度胰腺炎、预防胰腺手术后并发症和应激性溃疡及消化道出血等。不良反应主要有注射部位疼痛或针刺感,一般可在15分钟后缓解。消化道不良反应有厌食、恶心、呕

吐、腹泻、腹痛等,偶见高血糖、胆石症、糖耐量异常和肝功能异常等。

知识链接

急性胰腺炎的治疗

急性胰腺炎(acute pancreatitis)是由于多种病因引起的胰酶在胰腺内激活导致以胰腺局部炎症反应为特征,伴有或不伴有其他器官功能改变的疾病。临床分为轻型急性胰腺炎和重型急性胰腺炎。后者在急性胰腺炎的同时伴有脏器功能障碍,或出现坏死、脓肿、假性囊肿等局部并发症。主要的治疗措施包括禁食、胃肠减压、镇痛、抑制胰液分泌、抗菌药物和营养支持等。

抑肽酶

抑肽酶(aprotinin)具有广谱蛋白酶抑制作用。其作用有:①抑制胰蛋白酶、糜蛋白酶,阻止胰腺中纤维蛋白酶原及胰蛋白酶的自身激活。②抑制纤维蛋白溶酶及纤维蛋白溶酶原的激活因子,阻止纤维蛋白溶解。③抑制激肽释放酶,增加毛细血管通透性,降低血压。本药的蛋白酶抑制作用是可逆的,但对胰蛋白酶的结合最牢固。临床用于急性胰腺炎、纤维蛋白溶解所致的出血、弥散性血管内凝血的预防和治疗,也可用于抗休克。抑肽酶直接注入腹腔,可用于预防腹腔术后的肠粘连。本药注射过快可有恶心、呕吐、发热、瘙痒、荨麻疹等;多次注射可引起静脉炎、青紫症、多汗、呼吸困难等。对少数过敏体质患者,用药后可引起过敏反应,故使用前需进行过敏反应试验。

加贝酯

加贝酯(gabexate)为非肽类的蛋白酶抑制剂。可抑制胰蛋白酶,激肽释放酶、凝血酶、纤维蛋白溶酶等蛋白酶的活性,从而阻止这些酶所致的病理生理变化。临床用于急性轻型胰腺炎,也可作为急性出血坏死型胰腺炎的辅助治疗用药。少数患者静脉滴注本药后可出现注射血管局部疼痛、皮肤发红、轻度浅表静脉炎等,偶可有皮疹、颜面潮红及过敏症状,极个别患者还可能发生血压下降、胸闷、呼吸困难等过敏性休克现象。一旦发现应立即停药,并及时抢救。

制剂和用法

雷尼替丁　片剂(胶囊剂):150mg。注射液:50mg/2mL,50mg/5mL。用于消化性溃疡急性期:1 次 150mg,一日 2 次,早晚餐时服,或300mg睡前顿服,疗程4~8 周。用于上消化道出血:用50mg肌内注射或缓慢静脉注射,或以每小时25mg 的速率缓慢静脉滴注,一日 2 次或每 6~8 小时 1 次。

法莫替丁　片剂(胶囊剂):20mg。用于消化性溃疡急性期:1 次 20mg,一日 2 次,早晚餐后服用,或睡前 1 次服用40mg,疗程4~6 周。维持治疗或预防复发:一日 20mg,睡前顿服。

尼扎替丁　胶囊剂:150mg,300mg。用于活动性十二指肠溃疡:1 次 300mg,一日 1 次,睡前服用,或 1 次 150mg,一日 2 次。用于良性胃溃疡:1 次 300mg,一日 1 次,睡前服用。预防十二指肠溃疡:1 次 150mg,一日 1 次,睡前服用。

乙溴替丁　片剂:400mg。用于胃溃疡和反流性食管炎:1 次 800mg,一日 1 次。用于十二指肠溃疡:1 次 400~800mg,一日1 次。

奥美拉唑　片剂(胶囊剂):20mg。注射用剂:40mg。用于十二指肠溃疡:1 次 20mg,一日 1 次,清晨顿服。用于消化性溃疡出血:静脉注射,1 次 40mg,每 12 小时 1 次,连用 3 天。

兰索拉唑　片剂(胶囊剂):15mg,30mg。1 次 15~30mg,一日 1 次,于清晨口服。

泮托拉唑　片(肠溶)剂:40mg。1 次 40mg,一日 1 次,早餐前或早餐间少量水送服,不可嚼碎。

雷贝拉唑　片(肠溶)剂:10mg,20mg。用于活动性十二指肠溃疡:1 次 10~20mg,一日 1 次,连服 2~4 周。用于活动性良性胃溃疡:1 次 20mg,一日 1 次,连服 4~6 周。早晨服用,片剂需整片吞服。

枸橼酸铋钾　颗粒剂:0.3g。1 次 0.3g,一日 4 次,餐前半小时和睡前服用。

米索前列醇　片剂:200μg。1 次 200μg,一日 4 次,于餐前和睡前服用。

硫糖铝　片剂:0.25g,0.5g。1 次 1g,一日 3 或 4 次,餐前 1 小时嚼碎服用。

胃蛋白酶　片剂:0.1g。1 次 0.2～0.4g,一日 3 次,餐前服用,同时服稀盐酸 1 次 0.5～2mL。合剂:1 次 10～20mL,一日 3 次。

胰酶　片剂:0.3g,0.5g。1 次 0.3～1g,一日 3 次,餐前或进餐服。

乳酶生　片剂:0.15g。12 岁以上儿童及成人 1 次 0.3～0.9g,一日 3 次,餐前服用。

多潘立酮　片剂:10mg。混悬液:1mg/mL。1 次 10～20mg,一日 3 次,餐前服。注射液:10mg/2mL。肌内注射,1 次 10mg,必要时可重复给药。栓剂:60mg。直肠给药,1 次 60mg,一日 2 或 3 次,最好在直肠空时插入。

西沙必利　片剂:5mg,10mg。胶囊剂:5mg。干混悬剂:100mg。一日总量 15～40mg,分 2～4 次给药。食管炎的维持治疗:1 次 10mg,一日 2 次,早餐前和睡前服用;或 1 次 20mg,一日 1 次,睡前服用。病情严重者剂量可加倍。

格拉司琼　注射剂:3mg/3mL。成人 1 次 40μg/kg,于化疗或放疗前用生理盐水 20～50mL 稀释后,一日 1 次,静脉注射。

硫酸镁　粉剂:口服导泻,1 次 5～20g,用水 100～400mL 溶解后顿服。用于利胆:服用 33% 的溶液剂,1 次 10mL,一日 3 次。注射液:1g/10mL,2.5g/10mL。静脉注射,1 次 1～2.5g,以 5% 葡萄注射液稀释成 1% 溶液缓慢滴注。

硫酸钠　散剂:500g。1 次 5～20g,溶于 250mL 水中,清晨空腹服用。肠溶胶囊:1g。1 次 5g,一日 1～3 次。排便后即可停药。

比沙可啶　片剂:5mg,10mg。1 次 5～10mg,一日 1 次。栓剂:5mg,10mg。直肠给药,1 次 10mg,一日 1 次。造影检查和手术前服用,手术前一日晚上口服或直肠用栓 10～20mg,早上再服 10mg。

甘油　栓剂:1.8g。小儿用甘油栓,1.33g。1 次 1 粒,塞入肛门内。溶液剂:10mL,20mL。成人 1 次 20mL,小儿 1 次 10mL,用时将容器顶端剪破,将药液挤入直肠内。

地芬诺酯　片剂:2.5mg。1 次 2.5～5mg,一日 2 或 3 次。

鞣酸蛋白　片剂:0.3g。1 次 1～2g,一日 3 次,空腹用。

蒙脱石　散剂:3g。成人 1 次 3g,一日 3 次,加温水摇匀吞服。1 岁以下幼儿一日 3g,分 2 次服用。1～2 岁幼儿,1 次 3g;2 岁以上幼儿 1 次 3g,一日 1 或 2 次。急性腹泻者首次剂量加倍。

奥曲肽　注射剂:0.1mg/mL。皮下注射 0.1mg,一日 3 或 4 次。

抑肽酶　注射用抑肽酶:1 万 U,5 万 U,10 万 U,50 万 U。第 1～2 日,每日 8 万～12 万 U,缓慢静脉注射(每分钟不超过 2mL)。维持剂量宜静脉滴注,每日 2 万～4 万 U。由纤维蛋白溶解所致的出血,应立即静脉注射 8 万～12 万 U,以后每 2 小时 1 万 U,直至出血停止。

加贝酯　注射剂:0.1g。仅供静脉滴注,1 次 100mg,治疗开始前 3 天,每日用量 300mg,症状减轻后改为每日用量 100mg,疗程 6～10 天。

(张彩艳)

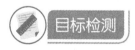 目标检测

参考答案

一、单项选择题

1. 慢性胃炎的发病可能感染的细菌是(　　)。

　　A. 嗜盐杆菌　　　　　　　B. 空肠弯曲菌　　　　　　C. 幽门螺杆菌

　　D. 沙门菌　　　　　　　　E. 大肠埃希菌

2. 慢性胃炎患者应避免口服(　　)。

　　A. 多潘立酮　　　　　　　B. 甲氧氯普胺　　　　　　C. 链霉素

　　D. 庆大霉素　　　　　　　E. 泼尼松

3. 下列慢性胃炎保健指导中,不正确的是(　　)。

A. 饱腹胀,反酸时口服多潘立酮

B. 养成细嚼慢咽的进食习惯

C. 避免使用泼尼松及利血平

D. 腹痛时口服阿司匹林

E. 戒烟、戒酒

4. 慢性胃炎可用抗生素治疗主要由于( )。

    A. 有幽门螺杆菌感染   B. 有军团菌感染   C. 有痢疾杆菌感染

    D. 有肺炎杆菌感染   E. 有蛔虫

5. 质子泵阻滞剂的作用机制是( )。

    A. 抑制 $H^+ - K^+ - ATP$ 酶

    B. 与溃疡面结合形成防酸屏障

    C. 可降低基础及刺激后胃酸分泌

    D. 阻止组胺与其 H_2 受体相结合

    E. 与盐酸作用形成盐和水

6. 硫酸镁急性中毒时应选用( )对抗。

    A. 钾盐   B. 钠盐   C. 钙盐

    D. 镁盐   E. 氢氧化铝

7. 奥美拉唑属于( )。

    A. 组胺 H_1 受体拮抗剂   B. 组胺 H_2 受体拮抗剂   C. 抗胆碱能药物

    D. 促胃液素受体拮抗剂   E. 质子泵抑制剂

8. 对胃黏膜有保护作用的物质是( )。

    A. 胃酸   B. 促胃液   C. 内因子

    D. 前列腺素   E. 胃蛋白酶

9. 下列不是胃肠黏膜损害因素的是( )。

    A. 非甾体类药物   B. 吸烟   C. 过度精神紧张

    D. 刺激性饮食   E. 前列腺素

10. 对蛋白质、脂肪和淀粉均有促进消化作用的药物是( )。

    A. 胃蛋白酶   B. 胰酶   C. 乳酶生

    D. 干酵母   E. 以上均不是

二、简答题

1. 简述抗消化性溃疡药的分类及代表药物。

2. 硫酸镁不同的给药途径可产生哪些药理作用?

项目三　作用于血液与造血系统的药物

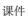
课件

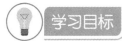学习目标

素质目标:具有科学、严谨的工作态度以及高度的责任心。

知识目标:掌握肝素、华法林、枸橼酸钠、维生素K、氨甲苯酸、铁剂、右旋糖酐的作用、临床应用、不良反应。熟悉链激酶、尿激酶、垂体后叶素、叶酸、维生素B_{12}的作用特点和临床应用。了解抗凝血药作用机制、促白细胞增生药及其他药物的特点和临床应用。

能力目标:能正确合理使用作用于血液与造血系统的药物,预防严重不良反应发生;能指导患者合理用药。

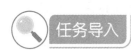任务导入

陈某,男,55岁。最近1个月经常感觉头晕、头痛,一侧肢体阵发性乏力、麻木,休息十几分钟能自行缓解。今晨起床突然出现右侧下肢无力,活动受限,需要在别人的帮助下才能行走,同时伴右侧上肢乏力、麻木。家人将他送往医院,经查MRI显示左脑基底节区低密度病灶,考虑脑梗死(急性期)。给予抗凝、溶栓、营养脑神经、改善微循环等支持治疗。

请分析思考:

1. 可选用哪些抗凝药及溶栓药进行?
2. 针对该患者的用药注意事项有哪些? 应如何指导患者合理用药?

问题解析

任务一　抗凝血药

生理情况下,人体的血液在血管内呈周而复始的流动,既不凝固,也不出血,主要是由于体内血液凝固与抗凝血和纤维蛋白溶解过程保持着动态平衡(图6-3-1),一旦这种平衡被打破,则可导致出血性或血栓栓塞性疾病。抗凝血药是一类通过影响凝血过程不同环节而阻止血液凝固,用于治疗血栓栓塞性疾病的药物。目前临床常用抗凝血药有以下三类:抗凝血因子药、抗血小板药、纤维蛋白溶解药。

一、抗凝血因子药

肝素

肝素(heparin)因其来自肝脏而得名,广泛存在于哺乳动物的组织中,主要是从猪、牛、羊肠黏膜或猪、牛肺中提取而得的一种黏多糖硫酸酯,带大量负电荷,呈强酸性。本药口服不吸收,常采用静脉注射,60%浓集于血管内皮。大部分经网状内皮系统破坏,极少数以原形从尿液排出。

【药理作用】　本药具有抗凝和降脂作用。

笔记

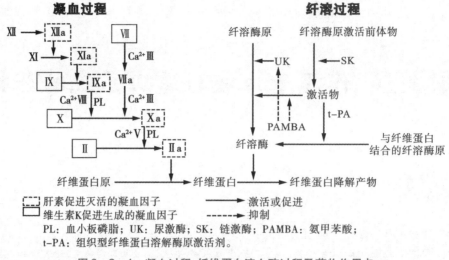

PL：血小板磷脂；UK：尿激酶；SK：链激酶；PAMBA：氨甲苯酸；
t-PA：组织型纤维蛋白溶解酶原激活剂。

图6-3-1 凝血过程、纤维蛋白溶血酶过程及药物作用点

1.抗凝　肝素在体内、外均有强大、迅速的抗凝作用,主要通过激活抗凝血酶Ⅲ(ATⅢ)而实现抗凝作用。此外,肝素还可抑制血小板的聚集,达到抗凝作用。

2.降脂　肝素能促使血管内皮活化和释放脂蛋白脂酶,水解乳糜微粒和极低密度脂蛋白而发挥降脂作用。

【临床应用】　本药可用于防治血栓栓塞性疾病、弥散性血管内凝血疾病等。

1.血栓栓塞性疾病　心肌梗死、肺栓塞、脑血管栓塞、外周静脉血栓及心血管手术时栓塞等静脉滴注肝素,可防止血栓的形成和进一步扩大,但对已形成的血栓并无溶栓作用。

2.弥散性血管内凝血(DIC)　及早应用小剂量肝素,可改善微循环,阻止纤维蛋白原及其他凝血因子的消耗,防止继发性出血。

3.其他应用　可用于体外循环、血液透析、心导管检查、心脏手术体外循环等的抗凝。

【不良反应】　本药的不良反应主要表现为以下几方面。

1.自发性出血　应用过量易引起自发性出血,最常见的不良反应为各种黏膜出血、关节腔积血、伤口出血等。一旦发生,应立即停用,严重出血可静脉注射带有阳电荷的硫酸鱼精蛋白对抗。

2.过敏反应　可引起荨麻疹、药物热、哮喘等过敏反应,发生后立即停药,并给予抗过敏治疗。

3.其他反应　连续应用3~6个月可引起骨质疏松和产生自发性骨折,也可发生短暂性血小板减少症。用药期间应定期检测凝血时间、凝血酶原时间、血小板计数等,对有出血倾向、活动性溃疡、严重高血压、孕妇、先兆流产和肝、肾功能不全者禁用。

低分子量肝素

低分子量肝素(low molecular weight heparin,LMWH)是20世纪70年代发展起来的一种新型抗凝药物,是通过各种解聚分组方法制成的短链肝素制剂,其长度约为普通肝素的1/3。与普通肝素相比,其药动学及药效学具有以下特点:①使用方便,可以皮下注射,生物利用度高,作用持续时间长。②对凝血因子Ⅹa选择性强,具有明显而持久的抗血栓作用,其抗血栓形成活性强于抗凝血活性。③血小板减少症发生率、出血风险等均低于肝素,使用更为安全。临床主要用于防治急性冠状动脉综合征、深部静脉血栓形成及急性肺栓塞等,常用药物有:依诺肝素(enoxaparin)、达肝素钠(dalteparin)、那曲肝素(nadroparin)等。

香豆素类

香豆素类(coumarin)是一类含有4-羟基香豆素结构的物质,经口服参与体内代谢才发挥抗凝作

用,故又称为口服抗凝药。常用药物包括华法林(warfarin)、双香豆素(dicoumarol)、醋硝香豆素(acenocoumarol)等,他们有着相同的药理作用。

【药理作用】 香豆素类化学结构与维生素K相似,是维生素K拮抗剂。通过在肝脏抑制维生素K由环氧化物向氢醌型转化,阻碍维生素K的循环利用,影响含有谷氨酸残基的凝血因子Ⅱ、Ⅶ、Ⅸ、Ⅹ的羧化作用,使这些凝血因子停留于无凝血活性的前体阶段,从而影响凝血过程(图6-3-2)。因对已经形成的上述凝血因子无抑制作用,故抗凝作用显效慢。一般需用药8~12小时

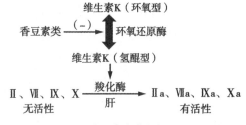

图6-3-2 香豆素类药物抗凝作用机制

后发挥作用,1~3天达到高峰,停药后其抗凝作用尚可维持数天。各香豆素类药物作用时间比较见表6-3-1。本类药物仅可用于体内抗凝,在体外无抗凝作用。

表6-3-1 香豆素类药物作用时间比较

药物	首日剂量(mg)	$t_{1/2}$(小时)	达峰时间(天)	持续时间(天)
华法林	5~20	40~50	1~1.5	2~5
双香豆素	100~200	10~30	1.5~3	4~7
醋硝香豆素	8~12	8	1.5~2	2~4

【临床应用】 临床主要用于防治血栓栓塞性疾病,如肺栓塞、脑血管栓塞、静脉血栓栓塞、心肌梗死等。与肝素的抗凝相比,香豆素类药物口服有效,作用维持时间较长,但显效慢,作用过于持久,剂量不易控制。对需快速抗凝患者则应先用肝素发挥治疗作用后,再用香豆素类药物维持疗效。

【不良反应】 香豆素类应用过量易引起自发性出血,症状与肝素相似,严重者可致脑出血。一旦出血,应立即停药,严重出血可静脉注射维生素K对抗,必要时可输入新鲜血浆或全血。口服抗凝药可通过胎盘屏障,影响胎儿骨骼正常发育甚至可致胎儿畸形。少数患者还可出现胃肠道反应、过敏等。用药期间应定期检测凝血时间、凝血酶原时间等。禁忌证同肝素。

枸橼酸钠

枸橼酸钠(sodium citrate),又名柠檬酸钠。

【药理作用】 钙作为凝血过程中的必需物质,可促进凝血活素(凝血因子Ⅲ)、凝血酶及纤维蛋白的形成,并可激活血小板的释放反应等。本药的枸橼酸根离子能与血中Ca^{2+}螯合,生成难解离的可溶性络合物枸橼酸钙,使血中Ca^{2+}浓度降低,凝血过程受到抑制,从而阻止血液凝固。

【临床应用】 本药仅用于体外抗凝,以预防输血时凝血。每100mL全血中加入2.5%输血用枸橼酸钠注射液10mL,即可。

【不良反应】 输血时防止血液凝固,在正常输血速度下,一般不会出现不良反应,但当输血速度过快或大量输血(>1000mL)时,因枸橼酸盐不能及时被氧化,可致低钙血症,引起抽搐及心肌收缩抑制,婴幼儿尤易发生。因此,使用时应注意以下几点:①大量输入含有本药的血液时,应静脉注射适量的钙剂,以防低钙血症发生。且钙剂应单独注射,不能加入血液中,以免发生凝血。②大量快速输入时,肝、肾功能不全者可因蓄积而发生中毒,故应慎用。③肝、肾功能不全或新生儿酶系统发育不全者,因不能充分代谢枸橼酸钠,即使缓慢输入也可能出现血钙过低现象,应特别注意。

二、抗血小板药

抗血小板药是通过抑制血小板的黏附、聚集及释放,防止血栓形成的药物。临床用于防治心脏或

脑缺血性疾病、外周血栓栓塞性疾病等。根据作用机制不同,抗血小板药主要包括:①抑制血小板代谢的药物,如阿司匹林、双嘧达莫、奥扎格雷等。②阻碍二磷酸腺苷(ADP)介导血小板活化的药物,如噻氯匹定、氯吡格雷等。③血小板膜 GP Ⅱb/Ⅲa 受体拮抗剂,如阿西单抗、替罗非班等。

(一)抑制血小板代谢的药物

阿司匹林

阿司匹林(aspirin)小剂量(50~100mg)能不可逆地抑制血小板环氧化酶(图 6-3-3),使血栓素 A_2(TXA_2)的生成减少,从而抑制血小板聚集,达到抗凝作用。临床用于预防心肌梗死、脑梗死、动脉粥样硬化等。

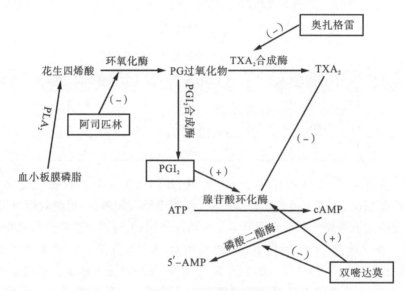

图 6-3-3　抑制血小板代谢的药物抗凝作用机制

双嘧达莫

双嘧达莫(dipyridamole)具有抗血小板聚集及扩张冠状动脉作用。能激活腺苷酸环化酶,阻止 cAMP 降解,也能抑制磷酸二酯酶,减少 cAMP 分解,使血小板内 cAMP 含量升高,从而产生抗血小板聚集作用(图 6-3-3)。单用作用较弱,常与阿司匹林或华法林合用,用于血栓栓塞性疾病及缺血性心脏病。常见不良反应有头痛、头晕、呕吐、腹泻、皮疹、瘙痒等,罕见肝功能不全。

奥扎格雷

奥扎格雷(ozagrel)可抑制 TXA_2 合成酶(图 6-3-3),减少 TXA_2 的生成,具有抑制血小板聚集、解除血管痉挛作用。临床可用于治疗急性血栓性脑梗死及伴发的运动障碍,对蛛网膜下腔出血术后血管痉挛及其并发的脑缺血症状有改善作用。本药应用后可致出血倾向,偶见过敏及肝功能障碍、血压下降、头痛、胃肠道反应等。

(二)阻碍 ADP 介导血小板活化的药物

噻氯匹定

噻氯匹定(ticlopidine)能选择性及特异性地干扰 ADP 介导的血小板活化,不可逆地抑制血小板聚集、黏附和释放,防止血栓的形成和发展。临床主要用于预防脑卒中、急性心肌梗死,对预防冠状动脉栓塞性疾病及周围动脉血栓性疾病的复发,疗效优于阿司匹林。常见不良反应有恶心、呕吐、腹泻等消化道症状及皮疹,餐后服用可减轻。偶有中性粒细胞、血小板减少等报道。如有严重的粒细胞减少,应立即停药,并及时处理,一般1~3周可恢复正常。

（三）血小板膜 GP Ⅱb/Ⅲa 受体拮抗剂

阿昔单抗

阿昔单抗(abciximab)是第一个用于临床的 GP Ⅱb/Ⅲa 受体拮抗剂,为一新型的抗血小板药。GP Ⅱb/Ⅲa 受体是诱发血小板聚集的黏附蛋白的特异性的识别、结合位点,因此拮抗 GP Ⅱb/Ⅲa 受体即可有效抑制各种诱导剂激发血小板聚集。阿昔单抗临床常与阿司匹林或肝素合用,作为施行血管成形术等手术患者的辅助用药。

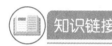

抗凝血药研究进展

抗凝血药(Anticoagulant drug)通过影响凝血过程的不同环节而阻止血液凝固,用于血栓栓塞性疾病的治疗。近年来,全球抗凝血药物的研究和开发已取得了重大进展,克服了传统抗凝剂肝素、低分子肝素、香豆素类等药物的缺陷,出现了不少具有良好应用前景的新药,如直接凝血酶抑制剂阿加曲班、达比加群酯,生物提取或合成的抗凝剂水蛭素;直接 Xa 因子抑制剂利伐沙班;间接 Xa 因子抑制剂磺达肝癸钠等。

三、纤维蛋白溶解药

纤维蛋白溶解药即溶栓药,可通过激活纤溶酶,使血栓中的纤维蛋白溶解,用于治疗急性血栓性疾病。

链激酶

链激酶(streptokinase,SK),又名溶栓酶,是从 β - 溶血性链球菌培养液中提得的一种不具有酶活性的蛋白质,现已可用基因重组法制备,称为重组链激酶。

【药理作用】 本药能使纤维蛋白溶血酶原激活物前体物转化为纤维蛋白溶血酶原激活因子,后者能使纤维蛋白溶血酶原转化为具有活性的纤维蛋白溶血酶,使血栓溶解(图6-3-1)。对新近形成的血栓溶解作用较好,对已老化的血栓则无溶解作用。

【临床应用】 主要用于治疗血栓栓塞性疾病,如急性肺栓塞、深部静脉栓塞、导管给药诱发的血栓以及心肌梗死的早期治疗,一般在血栓形成6小时内用药为佳。

【不良反应】 本药的不良反应主要表现为以下几方面。

1. 出血 表现为穿刺部位出血、皮肤瘀斑、血尿、咯血等,一旦发生,应立即停药。对严重出血者可给予氨甲苯酸、氨甲环酸等药物对抗溶栓酶的作用,更严重者可补充纤维蛋白原或输入新鲜全血。

2. 过敏反应 因具有抗原性,可致发热、头痛、寒战、恶心呕吐、过敏性皮疹等过敏反应,过敏性休克罕见。轻度过敏反应不必中断治疗,重度过敏反应需立即停药,并可用抗组胺药或糖皮质激素对抗。

3. 其他 对有凝血障碍及出血性疾病、消化性溃疡、严重高血压、糖尿病、分娩后4周内、术前3日内等患者禁用。

尿激酶

尿激酶(urokinase,UK)是从健康人体尿液中或肾细胞培养液中提取的一种活性蛋白酶,无抗原性,现可用基因重组法制备。尿激酶能直接使纤维蛋白溶血酶原转变为纤维蛋白溶血酶,达到溶解血栓的效果。本药对新鲜血栓效果较好。用途同链激酶,因无抗原性,很少发生过敏反应,且不良反应较少,可用于链激酶过敏或耐受者。禁忌证同链激酶。

阿替普酶

阿替普酶(alteplase)为重组人组织型纤维蛋白溶血酶原激活剂(recombinant tissues type plasminogen activator,rt-PA),可用DNA重组技术生产。

【药理作用】 本药为糖蛋白,含有527个氨基酸。rt-PA自身几乎无纤维蛋白溶血酶原激活作用,但对纤维蛋白亲和力强。其赖氨酸残基能选择性地与纤维蛋白结合,激活与纤维蛋白结合的纤维蛋白溶血酶原转变为纤维蛋白溶血酶,产生高效、选择性的溶栓作用(图6-3-1),这一作用较其激活循环中的纤维蛋白溶血酶原强数百倍。

【临床应用】 主要用于肺栓塞、急性心肌梗死的溶栓治疗。rt-PA价格昂贵,但阻塞血管再通率比链激酶高,出血、过敏等不良反应少,是一个较好的第二代溶栓药。

【不良反应】 本药不良反应较少,可见注射部位出血,如有出血迹象应停药。偶可见心律失常、体温升高,罕见血压下降、颅内出血、腹膜后出血、便血和血尿等。

任务二 促凝血药

促凝血药是通过促进凝血或抑制纤维蛋白溶血酶加速血液凝固,或降低毛细血管通透性,促使出血停止的药物,临床主要用于出血性疾病的预防和治疗。目前,临床常用促凝血药有以下三类:促进凝血因子生成药、抗纤维蛋白溶解药、作用于血管的促凝血药等。

一、促进凝血因子生成药

维生素K

维生素K(vitamin K)包括维生素K_1、维生素K_2、维生素K_3和维生素K_4。维生素K_1(存在于菠菜等绿叶植物中)和维生素K_2(由肠道细菌合成或从腐败鱼粉中获得)是天然品,为脂溶性,需要胆汁协助才能吸收;维生素K_3、维生素K_4是人工合成品,为水溶性,不需要胆汁协助即能吸收。

【药理作用】 本药具有促凝血和镇痛作用。

1. 促凝血 维生素K是羧化酶的辅酶,为凝血因子Ⅱ、Ⅶ、Ⅸ、Ⅹ的合成必需品。在肝脏内羧化酶作用下可催化凝血因子Ⅱ、Ⅶ、Ⅸ、Ⅹ的谷氨酸残基发生γ-羧化作用,使这些因子具有结合Ca^{2+}能力,产生凝血活性(图6-3-2)。当维生素K缺乏时,肝脏只能合成无凝血活性的凝血因子Ⅱ、Ⅶ、Ⅸ、Ⅹ,导致凝血障碍、凝血酶原时间延长而引起出血。

2. 镇痛 维生素K_1、维生素K_3尚有缓解平滑肌痉挛所致疼痛的作用。

【临床应用】 本药用于止血及镇痛。

1. 止血 主要用于防治维生素K缺乏引起的出血。如梗阻性黄疸、胆瘘、慢性腹泻、肠炎等疾病,因肠道缺乏胆汁,使患者维生素K吸收障碍而致出血;长期使用广谱抗生素、早产儿、新生儿,因肠道缺乏产生维生素K的大肠埃希菌,致维生素K来源不足而出血。本药亦可用于凝血酶原过低所致出血,如水杨酸类、香豆素类过量或杀鼠药"敌鼠钠"中毒所致的出血。

2. 镇痛　维生素 K_1、维生素 K_3 肌内注射可用于缓解胆石症和胆道蛔虫引起的胆绞痛和胃肠绞痛。

【不良反应】　本药口服有消化道反应,静脉注射过快可致面部潮红、出汗、胸闷、血压急剧下降、呼吸困难,甚至危及生命,故一般以肌内注射为宜。如需静脉注射给药,应使用单独的静脉通道缓慢注射,速度不宜超过 1mg/min。大剂量维生素 K_3、维生素 K_4 可致新生儿、早产儿高胆红素血症、黄疸和溶血性贫血。葡萄糖 – 6 – 磷酸脱氢酶缺乏者可诱发急性溶血性贫血。

酚磺乙胺

酚磺乙胺(etamylate),又名止血敏,能增加血小板数量、增强其聚集性和黏附性,促使血小板释放凝血活性物质,缩短凝血时间,还可增强毛细血管抵抗力并降低其通透性,减少血液渗出。止血作用迅速,静脉注射后 1 小时作用达峰,可维持 4~6 小时。主要用于外科手术出血过多、血小板减少性紫癜及其他原因所致出血,如鼻黏膜、消化道、泌尿系统出血等。本药毒性较低,可有恶心、头痛、皮疹、暂时性低血压等,偶有静脉注射后发生过敏性休克的报道。

二、抗纤维蛋白溶解药

氨甲苯酸

氨甲苯酸(aminomethylbenzoic acid, PAMBA),又名止血芳酸。口服吸收良好,生物利用度为70%,也可注射给药。经肾脏排泄,$t_{1/2}$ 约 1 小时。

【药理作用】　本药能竞争性抑制纤维蛋白溶血酶原激活因子,使纤维蛋白溶血酶原不能被激活转变为纤维蛋白溶血酶,从而抑制纤维蛋白的溶解,产生止血作用。大剂量时还可直接抑制纤维蛋白溶血酶的作用。

【临床应用】　本药有止血及对抗纤维蛋白溶血酶原激活物的作用。

1. 止血　主要用于纤维蛋白溶血酶过程亢进所致的出血,如肺、肝、脾、胰、前列腺、甲状腺、肾上腺等手术时的异常出血;也可用于妇产科和产后出血及肺结核咯血或痰中带血、血尿、前列腺肥大出血、上消化道出血等的治疗。对一般慢性渗血效果显著,但对癌症出血及创伤出血无止血作用。

2. 对抗纤维蛋白溶血酶原激活物　可用于链激酶、尿激酶过量引起的出血。

【不良反应】　本药偶有头晕、头痛、腹部不适等不良反应。用量过大可促进血栓形成,诱发心肌梗死。用药后要注意观察患者反应,对有血栓形成倾向者或有血管栓塞病史者慎用或禁用。老年人多伴有血液黏制性增加、血脂偏高、血管硬化等,故应慎用本药。

氨甲环酸

氨甲环酸(tranexamic acid, AMCHA),又名止血环酸。药理学作用与氨甲苯酸相似,排泄较慢,止血作用较氨甲苯酸强。不良反应较多,可出现头痛、头晕、恶心、呕吐、食欲不振、胸闷、嗜睡等。

三、作用于血管的促凝血药

垂体后叶素

垂体后叶素(pituitrin)是从动物垂体中提取的成分,内含加压素(抗利尿激素)和缩宫素,能收缩血管和子宫平滑肌。

【药理作用和临床应用】 本药的药理作用和临床应用如下。

1. *收缩血管* 对内脏血管作用较为明显，能使肺及肠系膜小动脉、毛细血管收缩。临床用于咯血以及肝硬化门静脉高压引起的上消化道出血。

2. *抗利尿* 可增加远曲小管和集合管对水的重吸收，发挥抗利尿作用，故可用于治疗尿崩症。

【不良反应】 本药的不良反应有心悸、出汗、胸闷、面色苍白、腹痛、血压升高、恶心及过敏等。冠心病、动脉硬化、高血压等患者禁用。

卡巴克洛

卡巴克洛（carbazochrome）为肾上腺素氧化产物肾上腺色素的缩氨脲，临床常用其水杨酸钠盐卡络柳钠。本药能增强毛细血管对损伤的抵抗力，降低毛细血管通透性，促进受损毛细血管端回缩而发挥止血作用。临床主要用于毛细血管通透性增加所致出血，如特发性紫癜、慢性肺出血、鼻出血、咯血、胃肠出血、血尿、痔疮出血、子宫出血、脑出血、视网膜出血等。卡络柳钠因含有水杨酸，长期应用可发生水杨酸反应。

任务三　抗贫血药

循环血液中红细胞数量和（或）血红蛋白含量持续低于正常称为贫血，常见有三种类型：①缺铁性贫血，因铁摄入不足或铁丢失过多，导致体内供造血用的铁不足所致。患者红细胞呈小细胞、低色素性表现，故又称小细胞低色素性贫血。铁剂是防治缺铁性贫血的有效药物。②巨幼红细胞性贫血，由于叶酸或维生素 B_{12} 缺乏，使幼稚红细胞成熟过程受阻所致。而由内因子缺乏所致维生素 B_{12} 吸收障碍而引起的巨幼红细胞性贫血称为恶性贫血，患者红细胞呈大细胞、高色素性表现。③再生障碍性贫血（简称再障），因感染、药物、放疗等原因引起骨髓造血功能障碍，血液中红细胞、粒细胞及血小板等均减少。此外，也可见肾性贫血，系因肾功能不全引起促红细胞生成素（Epo）合成不足而影响红细胞的生成。

铁剂

临床常用的口服用铁剂有硫酸亚铁（ferrous sulate）、富马酸亚铁（ferrous fumarate）、枸橼酸铁铵（ammonium ferric citrate）。注射用铁剂有右旋糖酐铁（iron dextran）、山梨醇铁（iron sorbitex）等。

【体内过程】 铁盐以 Fe^{2+} 形式在十二指肠及空肠上段被吸收，进入血循环后被氧化成 Fe^{3+}，再与转铁蛋白结合成血浆铁，转运至肝、脾、骨髓等贮铁组织中，与这些组织中的去铁蛋白结合成铁蛋白而贮存。胃酸、维生素C、果糖、半胱氨酸等还原性物质有助于将 Fe^{3+} 转变成 Fe^{2+}，从而促进铁的吸收。鞣酸、胃酸缺乏、抗酸药、胃酸分泌抑制药、食物中的磷酸盐、草酸盐及四环素等均可妨碍铁吸收。铁主要是通过肠道、皮肤等含铁细胞的脱落而排出，少量可经尿、胆汁、汗、乳汁排泄。

【药理作用】 铁是红细胞成熟阶段合成血红素必不可少的物质。吸收到骨髓的铁，进入骨髓幼红细胞并聚集到线粒体中，与原卟啉结合形成血红素，后者再与珠蛋白结合形成血红蛋白。贫血患者口服铁剂1周后，血液中网织红细胞即可上升，症状开始改善，血红蛋白每日可增加 $0.1\% \sim 0.3\%$，$2 \sim 4$ 周血红蛋白明显升高，需 $4 \sim 8$ 周恢复至正常。由于体内正常贮存铁量恢复需较长时间，因此对重度贫血患者需连续用药数月，并注意去除贫血原因。

【临床应用】 临床主要用于治疗下列原因所致的缺铁性贫血。

1. *长期慢性失血* 月经过多、慢性消化道出血、钩虫病失血、子宫肌瘤出血等所致的慢性失血。

2.铁需要量增加 妊娠期、哺乳期、儿童发育期、营养不良等铁的需要量增加,而体内铁不足导致的贫血。

3.铁吸收障碍 萎缩性胃炎、慢性肠炎及腹泻等铁的吸收障碍而导致的贫血。

4.红细胞大量破坏 疟疾、溶血等使红细胞大量被破坏而造成的贫血。

> ☞**考点提示**:在服用糖浆剂型铁制剂时,可用橙汁溶解,用吸管服药,既可增加药物的吸收,又能防止牙齿染黑,服药后应立即漱口、刷牙。服用缓释片时,勿嚼碎或瓣开服用,以免影响疗效。

【**不良反应**】 本药的不良反应主要表现为以下几方面。

1.胃肠道反应 口服铁剂对胃肠道黏膜有刺激性,可致恶心、呕吐、上腹部疼痛及腹泻等,餐后服用可减轻胃肠道反应。铁与肠内的硫化氢结合生成硫化铁,使硫化氢减少,减轻了对肠蠕动的刺激作用,可致便秘,并排出黑便。事先应告知患者,以免顾虑。

2.中毒 长期应用铁剂,使过多的铁沉积在组织中,可引起皮肤色素沉着、肝硬化、心力衰竭等慢性中毒症状。小儿误服硫酸亚铁 1g 以上可致急性中毒,表现为胃肠道出血、坏死,严重者可引起休克,甚至死亡,应立即救治。救治时可用碳酸盐洗胃,并以特殊解毒剂去铁胺注入胃内以结合残余铁,同时采取抗休克等措施抢救。

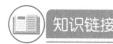 知识链接

需要补充铁剂的疾病

铁制剂(iron supplement)的主要吸收部位在十二指肠和空肠上段,其吸收形式为 Fe^{2+},而 Fe^{3+} 很难被吸收。胃酸可提供酸性环境,有利于 Fe^{3+} 被还原成 Fe^{2+},从而促进铁的吸收。临床上,胃大部分切除后约有50%的患者在术后1~6年发生缺铁性贫血(irondeficiency anemia)。因此,胃大部分切除后的患者应给予补充铁剂。而慢性肾病,如慢性肾炎患者因自身分泌的促红细胞生成素减少,使得幼稚红细胞不能正常发育成熟,进而出现小细胞低色素性贫血症状,因此慢性肾病的患者需要服用铁剂。

其他需要补铁剂的情况有:怀孕、月经过多、失血过多、定期献血和某些消化道疾病患者等。

叶酸

叶酸(folic acid)广泛存在于动植物性食物中,其中以肝、肾、酵母及绿叶蔬菜等含量较高,现已能人工合成。

【**药理作用**】 本药是由蝶啶、对氨基苯甲酸及谷氨酸组成的一种 B 族维生素,为细胞生长和分裂所必须。在体内经叶酸还原酶及二氢叶酸还原酶作用还原或四氢叶酸,四氢叶酸能传递一碳基团($—CH_3$、$—CHO$、$=CH_2$),参与体内氨基酸和核酸的合成,并与维生素 B_{12} 共同促进红细胞的增殖和成熟。当叶酸缺乏时,DNA 合成受阻,影响了红细胞的成熟与分裂,引起巨幼红细胞性贫血。

> ☞**考点提示**:计划怀孕或妊娠初期女性(一般是前三个月),应每日补充 0.4mg 叶酸,以降低胎儿患神经管畸形的风险。

【**临床应用**】 主要用于治疗各种原因所致的巨幼红细胞性贫血。可用于营养不良、婴儿期、妊娠期叶酸需要量增加所致的巨幼红细胞性贫血,治疗时应以叶酸为主,辅以维生素 B_{12}、维生素 B_6、维生素 C

等效果更好。对应用甲氨蝶呤、乙胺嘧啶、甲氧苄啶等叶酸对抗剂所致的巨幼红细胞性贫血,因二氢叶酸还原酶被抑制(图6-3-4),四氢叶酸生成障碍,此时补充叶酸无效,需用甲酰四氢叶酸钙(亚叶酸钙)治疗。对维生素B_{12}缺乏所致的贫血,补充叶酸可纠正血象,但不能改善神经损害症状,治疗时应以维生素B_{12}为主,叶酸为辅。

【不良反应】 不良反应少,罕见过敏反应。长期服用可致厌食、恶心、腹胀等。

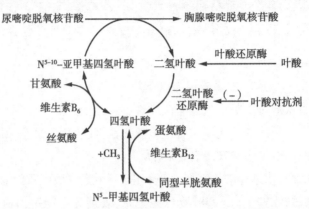

图6-3-4 叶酸、B_{12}的作用及叶酸对抗剂作用环节

维生素 B_{12}

维生素B_{12}(vitamin B_{12})为含钴复合物,正常人每日需要维生素B_{12}约1μg,主要来自食物(动物内脏、牛奶、蛋黄等),肠道微生物也能少量合成。维生素B_{12}口服后需与胃黏膜壁细胞分泌的糖蛋白(内因子)结合形成复合物后,才能不易被肠液消化,顺利运送到回肠远端被吸收。恶性贫血患者因胃黏膜萎缩,胃黏膜壁细胞分泌的内因子缺乏,导致维生素B_{12}吸收障碍,故口服无效,应注射给药。

【药理作用】 本药可参与叶酸代谢,促进脂代谢并维持有鞘神经纤维功能的完整性。

1. 参与叶酸代谢 维生素B_{12}是细胞合成核苷酸的重要辅酶,能促使同型半胱氨酸变成甲硫氨酸,并使5-甲基四氢叶酸转变为四氢叶酸,促进四氢叶酸的循环再利用。维生素B_{12}缺乏,可致叶酸循环障碍(图6-3-4),并因此导致DNA的合成障碍,影响红细胞的发育与成熟。维生素B_{12}缺乏与叶酸缺乏所致贫血的血细胞形态学异常基本相似,两药可相互纠正血象的异常。

2. 促进脂代谢并维持有鞘神经纤维功能的完整性 维生素B_{12}能促使甲基丙二酸转变为琥珀酸,参与三羧酸循环,有助于维持神经髓鞘脂质合成及有鞘神经纤维的功能。维生素B_{12}缺乏时,可致神经髓鞘脂类合成障碍,出现神经损害症状,表现为运动失调、感觉异常等神经症状。

【临床应用】 本药可用于贫血及其他疾病的治疗。

1. 贫血 用于恶性贫血的治疗,亦与叶酸合用治疗各种巨幼红细胞性贫血。本药与叶酸合用在纠正异常血象方面起协同作用,但不能相互替代,这是由于叶酸不能替代维生素B_{12}改善神经系统症状,而维生素B_{12}单独使用在纠正异常血象方面不如叶酸效果好。

2. 其他疾病 用于神经系统疾病(如神经炎、神经萎缩、神经痛等)、肝脏疾病(如肝炎、肝硬化等)的辅助治疗。

【不良反应】 可致过敏反应,极少数患者可出现过敏性休克,不宜滥用。

促红素

促红素(erythropoietin,EPO)是来源于肾皮质近曲小管管周细胞(少量来源于肝)的一种酸性糖蛋白,由165个氨基酸组成。现临床应用的EPO是用重组DNA技术合成的。

【药理作用】 EPO与红系祖细胞表面上的EPO受体结合,促进红系祖细胞的增殖、分化,促进红母细胞成熟,以促进红细胞的生成和增加血红蛋白含量。EPO 还可稳定红细胞膜,提高红细胞膜抗氧化酶的作用。此外,本药还能改善血小板功能。

【临床应用】 主要用于各种原因所致的贫血,对慢性肾衰竭、晚期肾病所致的贫血疗效最好,对骨髓造血功能低下、结缔组织病(如类风湿关节炎)、化疗等所致的贫血也有效。

【不良反应】 主要表现为血压升高,也可引起发热、头痛、关节痛、寒战、注射部位血栓形成等,偶可诱发脑血管意外及皮肤瘙痒、皮疹、荨麻疹等过敏反应和过敏性休克。孕妇、血液透析难以控制的高血压、对本药过敏、血小板减少性紫癜等患者禁用。

任务四 促白细胞增生药

由于各种原因(如抗肿瘤药、解热镇痛药、某些感染或疾病、放射性物质等)使末梢血白细胞计数低于 $4.0 \times 10^9/L$ 的称为白细胞减少症。由于白细胞减少症发病机制不同,治疗时应针对不同发病机制采用不同的治疗药物。对于造血功能低下者,一般常采用兴奋骨髓造血功能,促进白细胞增生的药物;对因免疫抗体形成而使中性粒细胞破坏者,一般常采用糖皮质激素类药物抑制抗体生成,从而减少白细胞破坏。近年来,集落刺激因子(colony stimulating factor,CSF)类药物的研究日益受到国内外的关注,粒细胞集落刺激因子(G-CSF)和粒细胞巨噬细胞集落刺激因子(GM-CSF)已用于临床。

非格司亭

非格司亭(filgrastim),又名重组人粒细胞集落刺激因子(rhG-CSF)。人粒细胞集落刺激因子是由血管内皮细胞、单核细胞及成纤维细胞合成的糖蛋白,经 DNA 重组技术制备而得 rhG-CSF。rhG-CSF 与 G-CSF 结构略有差异,但作用相似。

【药理作用】 通过与靶细胞膜受体结合而起作用。能刺激造血干细胞由静止期进入增殖期,对中性粒细胞的作用更为明显,可促进其分化、成熟,并驱使其释放,使外周血中性粒细胞数量明显增加,并增强其趋化及吞噬活性,同时能刺激单核细胞和巨噬细胞生成,与其他粒细胞集落刺激因子合用能产生协同作用。

【临床应用】 主要用于各种原因所致的中性粒细胞减少症,如肿瘤放疗与化疗、艾滋病、骨髓移植、再生障碍性贫血等患者的中性粒细胞减少症。用药时需皮下注射或静脉注射给药。

【不良反应】 不良反应较少,偶有肌肉痛、骨痛、皮疹、发热、恶心、呕吐等,但症状较轻,一般停药后消失。还可引起尿酸和肌酐升高,出现过敏反应等,长期静脉滴注可致静脉炎。对本药过敏者禁用。

沙格司亭

沙格司亭(sargramostim),又名重组人粒细胞巨噬细胞集落刺激因子(rhGM-CSF)。

【药理作用】 天然的人粒细胞巨噬细胞集落刺激因子(GM-CSF),主要由 T 淋巴细胞在抗原或有丝分裂原的刺激下产生的。药用 rhGM-CSF 对骨髓有广泛的作用,能刺激粒细胞、单核细胞和 T 细胞的增殖、分化和成熟,也能间接促进红细胞增殖。

【临床应用】 主要用于各种原因引起的白细胞或粒细胞减少症,如骨髓造血功能损害、肿瘤放疗与化疗、再生障碍性贫血及药物反应性等所引起的白细胞减少症。

【不良反应】 常见的不良反应有嗜睡、乏力、发热、骨痛、肌痛以及注射部位红斑,首次静脉滴注可致潮红、低血压等。严重者可致心力衰竭、血栓形成、颅内高压等,必要时应相应处理。偶见过敏反应,如皮疹、支气管痉挛、过敏性休克等。孕妇、对本药过敏、自身免疫性血小板减少性紫癜等患者禁用。哺乳期妇女使用本药前应停止哺乳。

其他促白细胞增生药的作用、临床应用、不良反应见表6-3-2。

表6-3-2　其他促白细胞增生药的作用、临床应用、不良反应

药名	作用和临床应用	不良反应
维生素B$_4$（vitamin B$_4$）	是核酸和某些辅酶的组成成分,在体内参与 RNA 和 DNA 合成,促进白细胞生成,尤其白细胞低时作用更为显著,主要用于放射治疗、抗肿瘤药、抗甲状腺药、氯霉素、苯中毒等所致的粒细胞减少症	推荐剂量下未见明显不良反应
鲨肝醇（batiol）	促进白细胞增生及抗放射,临床用于各种原因引起的粒细胞减少症,用药期间应经常检查白细胞计数	治疗剂量偶见口干、肠鸣亢进。用药期间应经常检查白细胞数
氨肽素（ampeptide elemente）	促进血细胞增殖、分化、成熟和释放,增加白细胞及血小板计数,用于治疗白细胞减少症、原发性血小板减少性紫癜、过敏性紫癜、再生障碍性贫血等	不良反应少见
肌苷（inosine）	进入细胞后转变为肌苷酸及磷酸腺苷,参与体内蛋白质合成及能量代谢,提高多种酶尤其是 CoA 的活性,促进缺氧状态下的细胞代谢,主要用于各种原因所致的白细胞减少症及血小板减少症	口服时可有胃部不适,静脉注射可引起颜面潮红等
地菲林葡萄糖苷（diphyllin glycoside,升白新）	促进骨髓细胞增生,有升高白细胞和预防白细胞减少的作用,主要用于防治肿瘤患者因放疗和化疗所致的白细胞减少症,其他升白细胞药物无效时本药仍有一定作用	长期大剂量应用可致肝肾损伤,应定期检查
利血生（leucogen）	能增强造血系统功能,用于防治各种原因引起的白细胞减少、血小板减少及再生障碍性贫血	不良反应少见

任务五　血容量扩充药

血容量扩充药是一类能迅速提高血浆胶体渗透压而扩充血容量,改善微循环,用于大量失血、失血浆、大面积烧伤等所致的血容量降低、休克等应急情况。临床常用制剂有不同分子量的右旋糖酐、淀粉代血浆、氧化聚明胶、聚烯吡酮等。

右旋糖酐

右旋糖酐(dextran)系高分子葡萄糖聚合物,按相对分子量大小,临床常用的有中分子右旋糖酐(右旋糖酐70,平均分子量约70000)、低分子右旋糖酐(右旋糖酐40,平均分子量约40000)、小分子右旋糖酐(右旋糖酐10,平均分子量约10000)三种。

【药理作用】　本药可扩充血容量、改善微循环和抗血栓、渗透性利尿。

1. 扩充血容量　右旋糖酐分子量较大,静脉滴注后不易渗出血管,能提高血浆胶体渗透压,吸收血管外水分而扩充血容量,维持血压。分子量越大其扩充血容量作用越强、维持时间越长。右旋糖酐70维持约12小时,右旋糖酐10维持约3小时。

2. 改善微循环和抗血栓　能使已聚集的红细胞和血小板解聚,降低血液黏制性,从而产生抗血

栓、改善微循环作用。分子量越小则该作用越强。

3. **渗透性利尿** 右旋糖酐经肾脏排泄时,能提高肾小管内渗透压,减少水分重吸收,产生渗透性利尿作用。分子量越小作用越强。右旋糖酐 70 几乎无改善微循环及渗透性利尿作用。

【临床应用】 本药可防治低血容量性休克、血栓性疾病及急性肾衰竭等。

1. **低血容量性休克** 临床常用右旋糖酐 70 和右旋糖酐 40 抢救急性失血、创伤、烧伤等引起的低血容量性休克,右旋糖酐 40 还可早期预防因休克引起的弥散性血管内凝血。

2. **血栓性疾病** 临床常用右旋糖酐 40 和右旋糖酐 10 防治血栓形成性疾病,如脑血栓形成、心绞痛、心肌梗死、血栓闭塞性脉管炎等。

3. **急性肾衰竭** 右旋糖酐 40 和右旋糖酐 10 因有渗透性利尿作用,临床上常用于防治急性肾衰竭。

【不良反应】 少数患者用药后可出现发热、荨麻疹、寒战等,严重者可致过敏性休克。故首次用药应密切观察 5~10 分钟,发现症状立即停药,并及时抢救。对血小板减少症、出血性疾病和充血性心力衰竭患者禁用,肝、肾疾病患者慎用。

制剂和用法

肝素 注射剂:1000U/2mL,5000U/2mL,12500U/2mL。1 次 5000~10000U,每日总量为 25000U,用 5% 葡萄糖注射液或 0.9% 氯化钠注射液稀释,静脉注射或静脉滴注。

依诺肝素 注射液:2000U/0.2mL,4000U/0.4mL,6000U/0.6mL,8000U/0.8mL,10000U/1.0mL。治疗深静脉血栓:皮下注射,1 次 150U/kg,一日 1 次。预防静脉血栓栓塞性疾病:1 次 2000U 或 4000U,一日 1 次。防止血液透析体外循环血栓形成:100U/kg,于透析开始时由动脉血管通路给予。

华法林 片剂:2.5mg,5mg。首日 5~20mg,次日起一日 2.5~7.5mg 维持。

双香豆素 片剂:50mg。首日 100~200mg,次日起一日 50~100mg 维持。

枸橼酸钠 输血用枸橼酸钠注射液:为枸橼酸钠的灭菌水溶液,含枸橼酸钠 2.35%~2.65%。每 100mL 全血中加入 2.5% 输血用枸橼酸钠注射液 10mL。

阿司匹林 肠溶片:25mg,40mg,100mg。预防血栓形成:1 次 75~300mg,一日 1 次。

双嘧达莫 片剂:25mg。1 次 25~100mg,一日 3 次。与阿司匹林合用时其剂量可减少至每日 100~200mg。

奥扎格雷 注射液:20mg/mL,40mg/2mL。一日 80mg,以生理盐水或葡萄糖注射液稀释后静脉滴注。

阿昔单抗 注射液:10mg/5mL。在血管成形术前 10 分钟,按 250μg/kg 由静脉滴注本药,滴注 1 分钟以上,然后以每分钟滴入 10μg,维持 12 小时。

尿激酶 注射剂:1 万 U,5 万 U,10 万 U,20 万 U,25 万 U,50 万 U,150 万 U,250 万 U。用于急性心肌梗死:1 次 50 万~150 万 U,溶于氯化钠注射液或 5% 葡萄糖注射液 50~100mL 中,静脉滴注,30 分钟内滴完。

阿替普酶 注射用阿替普酶:20mg,50mg。本药 50mg 溶于灭菌注射用水中至浓度为 1mg/mL,给予静脉注射。静脉滴注,本药 100mg 溶于 0.9% 氯化钠注射液 500mL 中,首剂 10mg,以后第 1 小时 50mg,第 2、3 小时各 20mg。

维生素 K_1 片剂:10mg。注射剂:10mg/mL,2mg/mL。1 次 10mg,一日 3 次。肌内注射或静脉注射,1 次 10mg,一日 1 或 2 次。

维生素 K_3 注射剂:2mg/mL,4mg/mL。肌内注射,1 次 4mg,一日 1 或 2 次。

维生素 K_4 片剂:2mg,4mg。1 次 2~4mg,一日 3 次。

酚磺乙胺 片剂:0.25g,0.5g。注射剂:0.25g/2mL,0.5g/5mL,1.0g/5mL。治疗出血:1 次 0.5~1g,一日 3 次。预防手术出血:肌内注射或静脉注射,1 次 0.25~0.5g,一日 2 或 3 次。

氨甲苯酸 片剂:0.125g,0.25g。1 次 250~500mg,一日 2 或 3 次,一日不超过 2g。注射液:0.05g/5mL,0.1g/10mL。静脉注射,1 次 0.1~0.3g,一日不超过 0.6g(儿童 0.1g)。

垂体后叶素 注射剂:5U/mL,10U/mL。皮下注射或肌内注射,1 次 5~10U。用于肺出血:1 次 10U,用 5% 葡萄糖注射液或0.9%氯化钠注射液稀释,静脉注射或静脉滴注。

硫酸亚铁　片剂:0.3g。缓释片:0.25g,0.45g。1次0.3g,一日3次,餐后服。

枸橼酸铁胺　溶液剂或糖浆剂:10%。1次5～10mL,一日3次,餐后服。

富马酸亚铁　肠溶片:50mg,200mg。1次0.2～0.4g,一日3次。

右旋糖酐铁　注射剂:25mg/mL,50mg/2mL。深部肌内注射,1次25～50mg,一日1次。

叶酸　片剂:0.4mg,5mg。1次5～10mg,一日3次。妊娠期和哺乳期妇女预防用药:1次0.4mg,一日1次。注射剂:15mg/mL。肌内注射,1次10～20mg,一日1次。

维生素 B_{12}　注射剂:0.05mg/mL,0.1mg/mL,0.25mg/mL,0.5mg/mL,1mg/mL。肌内注射,1次0.025～0.1mg,一日1次,或隔日0.05～0.2mg。

促红素　注射剂:2000U/mL,4000U/mL,10000U/mL。皮下注射或静脉注射,开始剂量为50～100U/kg,一周3次。两周后视红细胞比容增减剂量。

非格司亭　冻干粉针剂:50μg,75μg,100μg,150μg,250μg,300μg,460μg。皮下注射或静脉注射,2～5μg/kg或50～200μg/m²,用5%葡萄糖注射液稀释。

沙格司亭　冻干粉针剂:50μg,100μg,150μg,250μg,300μg,400μg,700μg。皮下注射,1次5～10μg/kg,一日1次。在化疗停止一日后使用本药,持续7～10日。

右旋糖酐40　注射剂:10g/100mL,25g/250mL,50g/500mL。静脉滴注,用量视病情而定。

（丁　旭）

 目标检测

参考答案

一、单项选择题

1. 小细胞低色素贫血常见的有(　　)。

　　A.缺铁性贫血　　　　　　　B.急性失血性贫血　　　　　C.巨幼红细胞贫血

　　D.缺铁性贫血和地中海贫血　E.地中海贫血

2. 最易引起再生障碍性贫血的药物是(　　)。

　　A.磺胺类　　　　　　　　　B.氯霉素　　　　　　　　　C.阿司匹林

　　D.保泰松　　　　　　　　　E.环磷酰胺

3. 治疗慢性再生障碍性贫血的首选药物是(　　)。

　　A.免疫抑制剂　　　　　　　B.富马酸亚铁　　　　　　　C.糖皮质激素

　　D.雄激素　　　　　　　　　E.雌激素

4. 有助于口服铁剂吸收的是(　　)。

　　A.维生素E　　　　　　　　B.维生素 B_{12}　　　　　　　C.维生素 B_1

　　D.维生素C　　　　　　　　E.维生素K

5. 关于铁剂治疗的叙述,错误的是(　　)。

　　A.常用硫酸亚铁　　　　　　B.剂量宜大,尽快纠正贫血　C.不宜与牛奶、钙剂同服

　　D.宜餐间服用　　　　　　　E.与维生素C同时服用

6. 缺铁性贫血最主要是原因是缺(　　)。

　　A.贮存铁　　　　　　　　　B.血清铁　　　　　　　　　C.甲状腺素

　　D.蛋白质　　　　　　　　　E.钴

7. 下列关于人体铁代谢的叙述,错误的是(　　)。

　　A.人体内的铁主要来源于食物

　　B.女性铁的丢失形式主要为月经、粪便、哺乳、妊娠等

C. 合成红细胞的铁主要来源于衰老红细胞破坏释放铁的再利用

D. 人体铁的贮存形式主要为含铁血黄素和铁蛋白

E. 人体能吸收的铁为三价铁

8. 王某,女,28 岁。咳嗽 2 个月,干咳为主,有午后低热,月经不规律,胸片显示右上肺淡片状阴影。患者上午突然咯鲜血 400mL。此时治疗首选的药物是(   )。

A. 可待因　　　　　　　　B. 普萘洛尔　　　　　　　　C. 酚磺乙胺

D. 6 – 氨基己酸　　　　　　E. 垂体后叶素

9. 患儿,男,8 个月,因面黄来诊。自幼母乳喂养,未加辅食,初诊为营养性巨幼红细胞贫血。下述处理中最重要的是(   )。

A. 增加辅助食物　　　　　B. 使用维生素 B_{12}、叶酸　　　C. 口服铁剂

D. 口服维生素 C　　　　　E. 输血

10. 防止新生儿出血最好选用的药物是(   )。

A. 抑肽酶　　　　　　　　B. 维生素 K　　　　　　　　C. 氨甲环酸

D. 垂体后叶素　　　　　　E. 凝血酶

二、简答题

1. 比较肝素、华法林的抗凝作用特点、机制、应用、主要不良反应及过量中毒的解毒?

2. 维生素 K 可用于哪些出血情况? 为什么?

项目四 作用于子宫的药物

课件

素质目标:具有认真、细心的工作态度,树立尊重患者、爱护患者、敬佑生命的医者精神。

知识目标:掌握缩宫素的药理作用、临床应用和不良反应。了解麦角新碱、子宫平滑肌松弛药的作用特点和临床应用。

能力目标:能正确合理使用作用于子宫的药物,严格掌握缩宫素的剂量和静脉滴注速度。

任务导入

陈某,女,26岁。足月妊娠,孕1产0。自然分娩时出现子宫收缩乏力。体检:胎位正常、头盆相称、无产道异常。

请分析思考:

1. 可使用什么药物促进分娩?

2. 用药的剂量和速度有何要求?

问题解析

任务一 子宫兴奋药

子宫兴奋药是一类能选择性地直接兴奋子宫平滑肌,增强子宫收缩力的药物。其作用的强度因子宫生理状态和剂量不同而有差异,小剂量可引起子宫节律性收缩,用于催产和引产;大剂量引起子宫强直性收缩,用于产后止血或产后子宫复原。临床使用必须严格掌握适应证和剂量,做到合理用药。

一、垂体后叶素类

缩宫素

缩宫素(oxytocin),又名催产素,是由垂体后叶中提取、分离或人工合成的一种激素。临床应用的多数为人工合成品,效价以单位(U)计算,

1U 的缩宫素相当于2μg 缩宫素。在消化道易被酶破坏,口服无效。肌内注射吸收良好,3~5分钟起效,作用持续20~30分钟;静脉注射作用更快,但持续时间短,静脉滴注立即起效,滴注完毕后20分钟,其效应逐渐减退,临床常用静脉滴注以维持疗效。鼻黏膜给药吸收较快,作用持续约20分钟。

【药理作用】 本药具有兴奋子宫平滑肌及其他作用。

1. 兴奋子宫平滑肌 直接兴奋子宫平滑肌,加强子宫收缩力和加快收缩频率。其收缩强度取决

于用药剂量及子宫所处的生理状态。小剂量(2~5U)可加强子宫(特别是妊娠末期子宫)的节律性收缩,其收缩性质与正常分娩相似,对子宫颈则产生松弛作用,可促使胎儿顺利娩出。大剂量(5~10U)使子宫产生持续强直性收缩,不利于胎儿娩出。

2.其他　本药能使乳腺腺泡周围的肌上皮细胞收缩,促进排乳。大剂量还能短暂地松弛血管平滑肌,引起血压下降,并有抗利尿作用。

【临床应用】　本药可用于催产和引产、产后出血、催乳等。

1.催产和引产　对胎位正常和无产道障碍的产妇,在临产或分娩过程中出现宫缩乏力时,可给予小剂量缩宫素以增强子宫的收缩力,促进分娩,起到催产作用。也可用于各种原因需终止妊娠者的引产。

2.产后出血　大剂量缩宫素(5~10U)用于产后宫缩乏力或子宫收缩复位不良而引起的子宫出血。

3.催乳　哺乳前2~3分钟,以滴鼻剂滴鼻,能刺激兴奋乳腺平滑肌,使乳腺导管收缩,促使乳汁从乳房排出,但不能增加乳汁分泌量。

☞考点提示:缩宫素小剂量(2~5U)用于催产和引产,大剂量(5~10U)用于产后止血。

【不良反应】　本药不良反应较少,偶有恶心、呕吐、血压下降等。缩宫素过量可引起子宫高频率甚至持续性强直收缩,致胎儿窒息或子宫破裂,因此用于催产或引产时,必须注意以下两点:①严格掌握剂量,避免发生子宫强直性收缩;②严格掌握禁忌证,凡产道异常、胎位不正、头盆不称、前置胎盘以及3次妊娠以上的经产妇或有剖宫产史者禁用,以防引起子宫破裂或胎儿窒息。大量使用缩宫素时,可导致抗利尿作用。如果患者输液过多或过快,可出现水潴留和低血钠体征。

☞考点提示:严格掌握缩宫素的使用剂量以及禁忌证。

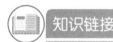

性激素对缩宫素的影响

子宫平滑肌对缩宫素的敏感性受性激素(sex hormone)的影响,孕激素(progestin)能降低子宫对缩宫素的敏感性,雌激素(estrogen)则升高敏感性。在妊娠早期,孕激素水平高,缩宫素对子宫平滑肌收缩作用较弱,可保证胎儿安全发育;在妊娠中后期,雌激素水平逐渐升高,特别在临产时达到高峰,子宫对缩宫素的反应最敏感,有利于胎儿娩出,此时只需要小剂量缩宫素即可达到引产、催产的目的。

二、前列腺素类

前列腺素(prostaglandin,PG)广泛存在于人体的多种组织和体液中,种类很多,对机体的作用也极为广泛,现已可人工合成。作为子宫兴奋药应用的有:地诺前列酮(dinoprostone)、地诺前列素(dinoprost)、硫前列酮(sulprostone)和卡前列素(carboprost),其中以地诺前列酮(PGE$_2$)和地诺前列素(PGF$_{2\alpha}$)活性最强。

前列腺素类对妊娠各期子宫都有兴奋作用,尤其分娩前的子宫对本药尤为敏感。与缩宫素相比,前列腺素类对妊娠初期和中期的作用更强。引起子宫收缩的特性与生理性镇痛相似,在增强子宫平滑肌节律性收缩的同时,尚能使子宫颈变软、松弛,利于胎儿娩出。临床可用于人工流产、中期或足月引产、28周前的宫腔内死胎及良性葡萄胎排除宫腔内异物、避孕等。不良反应主要为恶心、呕吐、腹痛等。支气管哮喘、青光眼患者不宜使用。引产时的禁忌证和注意事项与缩宫素相同。

☞考点提示:前列腺素类药的临床应用。

三、麦角生物碱类

麦角(ergot)是寄生在黑麦及其他禾本科植物上的一种麦角菌的干燥菌核,含有多种生物碱。按化学结构分为两类:①胺类生物碱类,以麦角新碱(ergometrine)为代表。②肽类生物碱,以麦角胺(ergotamine)和麦角毒(ergotoxine)为代表。其中麦角新碱对子宫的兴奋作用快而强,而麦角胺和麦角毒则对血管的作用显著。

【药理作用】 本药可兴奋子宫、收缩血管。

1. 兴奋子宫 麦角生物碱能选择性的兴奋子宫,与缩宫素比较,其收缩子宫平滑肌作用强而持久,剂量稍大即引起强直性收缩;对子宫颈和子宫体的兴奋作用无明显区别。因此,禁用于催产和引产。

2. 收缩血管 麦角胺和麦角毒,尤其麦角胺能直接收缩血管,减少动脉搏动的幅度。

【临床应用】 用于治疗产后出血、其他原因所致的子宫出血及产后子宫复原不全。用于治疗偏头痛,与咖啡因合用可增加疗效。

【不良反应】 注射麦角生物碱可引起恶心、呕吐、出冷汗、面色苍白等。静脉注射易发生心悸、胸闷、血压骤升、惊厥甚至死亡。故静脉给药者,需稀释后缓慢静脉滴注。伴有高血压、血管硬化、冠心病、妊娠高血压综合征及肝、肾功能不全者用药更要慎重。大量反复用麦角胺与麦角毒,可损害血管内皮细胞,引起血栓和肢端坏死,故用药以 2～4 天为限。

任务二　子宫抑制药

子宫抑制药(inhibitors of uterus),又称抗分娩药,能抑制子宫平滑肌收缩,减弱子宫收缩力和频率,主要用于防治早产和痛经。临床应用的药物有 β_2 受体激动剂、钙通道阻滞药和硫酸镁等。

子宫平滑肌上有 β_2 受体,利托君(ritodrine)、沙丁胺醇(salbutamol)等 β_2 受体激动剂都具有松弛子宫平滑肌的作用,其中利托君作用最强。利托君的化学结构与异丙肾上腺素相似,对妊娠子宫和非妊娠子宫都有抑制作用,用于预防早产。

钙通道阻滞药硝苯地平等能抑制子宫平滑肌细胞膜上的 Ca^{2+} 通道,使细胞内 Ca^{2+} 减少,使其收缩力减弱,明显拮抗缩宫素所致的子宫平滑肌兴奋作用,用于预防早产。

硫酸镁可降低子宫对缩宫素的敏感性,明显抑制子宫平滑肌收缩。可用于妊娠早产、妊娠高血压综合征和子痫发作。但因不良反应较多,一般不作为首选。

制剂和用法

缩宫素 注射剂:2.5U/0.5mL,5U/mL,10U/mL。催产和引产:1 次 2～5U,用 5% 葡萄糖溶液 500mL 稀释后缓慢静脉滴注,开始时滴速应控制在每分钟 8～10 滴,同时密切观察宫缩和胎心并及时调整,最快不可超过每分钟 40 滴。产后止血:5～10U 皮下注射或肌内注射。

麦角新碱 片剂:0.2mg,0.5mg。1 次 0.2～0.5mg,一日 1 或 2 次。注射液:0.2mg/mL,0.5mg/2mL。肌内注射或静脉注射,1 次 0.1～0.2mg。静脉注射用 25% 葡萄糖注射液 20mL 稀释,极量,1 次 0.5mg,一日 1mg。

地诺前列酮 注射剂:2mg/mL。引产:静脉滴注,本药与所附碳酸氢钠注射液(1mg)加入氯化钠注射液 10mL 中,摇匀后加入 5% 葡萄糖注射液 500mL 中,缓慢滴注。产后止血:本药注射液 5mg 用所附的稀释液稀释后溶于氯化钠注射液中,缓慢静脉滴注。栓剂:3mg,20mg。催产:1 次 3mg,置于阴道后穹隆深处,6～8 小时若产程无进展,可再放置 1 次。

利托君 片剂:10mg。前 24 小时内每 2 小时给予 10mg,此后每 4～6 小时给予 10～20mg,每日总剂量不超过 120mg。注射剂:50mg/5mL。以本药 150mg 用 500mL 静脉滴注溶液稀释为每毫升 0.3mg 的溶液,于 48 小时内使用完毕。

(张彩艳)

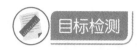

笔记

一、单项选择题

参考答案

1. 处理不协调性子宫收缩乏力的首选措施是( )。

  A. 行人工破膜　　　　　　B. 肌内注射大剂量哌替啶　　　　C. 静脉滴注催产剂加强宫缩

  D. 静脉补充能量　　　　　E. 注射催产素

2. 胎位正常、无头盆不称的协调性子宫收缩乏力妊娠足月产妇,拟静脉滴注催产素增强宫缩,在5%葡萄糖500mL中应加入催产素( )。

  A. 2.5U　　　　　　　　　B. 10U　　　　　　　　　　　C. 15U

  D. 20U　　　　　　　　　E. 25U

3. 静脉滴注缩宫素加强宫缩,一般每分钟不超过( )。

  A. 10滴　　　　　　　　　B. 20滴　　　　　　　　　　　C. 30滴

  D. 40滴　　　　　　　　　E. 50滴

4. 能使子宫产生节律性收缩,用于催产引产的药物是( )。

  A. 催产素　　　　　　　　B. 垂体后叶素　　　　　　　　C. 麦角新碱

  D. 麦角毒　　　　　　　　E. 麦角胺

5. 产后出血宜选用( )。

  A. 小剂量缩宫素　　　　　B. 麦角新碱　　　　　　　　　C. 维生素K

  D. 米索前列醇　　　　　　E. 地诺前列素

6. 麦角新碱用于产后止血是因为( )。

  A. 收缩血管　　　　　　　B. 子宫产生强直性收缩　　　　C. 促进凝血过程

  D. 对子宫颈有强大的兴奋作用 E. 促进子宫内膜修复

7. 大剂量的缩宫素可用于( )。

  A. 引产　　　　　　　　　B. 催产　　　　　　　　　　　C. 产后止血

  D. 利尿　　　　　　　　　E. 止痛

8. 在下列情况中,可使用缩宫素催产的是( )。

  A. 头盆不称　　　　　　　B. 前置胎盘　　　　　　　　　C. 多胎妊娠

  D. 低张性宫缩无力　　　　E. 产道异常

9. 对于无产道障碍而宫缩无力的孕妇催产宜用( )。

  A. 大剂量缩宫素口服　　　B. 小剂量缩宫素肌内注射　　　C. 小剂量缩宫素静脉滴注

  D. 大剂量缩宫素静脉滴注　E. 小剂量缩宫素静脉注射

10. 麦角碱类对子宫平滑肌的作用表现为( )。

  A. 能选择性地兴奋子宫平滑肌

  B. 与子宫的功能状态无关

  C. 与缩宫素比较,作用弱而持久

  D. 对子宫体和子宫颈的兴奋作用差异明显

  E. 小剂量可用于催产和引产

二、简答题

1. 为什么大剂量的缩宫素不可以用于引产或催产?

2. 试述前列腺素作为子宫兴奋药的药理作用和临床应用。

模块七

内分泌系统疾病用药

项目一 肾上腺皮质激素类药物

课件

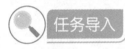 **学习目标**

素质目标: 具有严谨求实、精益求精的工作精神,树立敬估生命、救死扶伤的医者精神。

知识目标: 掌握糖皮质激素类药物的药理作用、临床应用和不良反应。熟悉糖皮质激素用于严重感染的目的、禁忌证。了解促皮质激素及盐皮质激素的临床应用。

能力目标: 能正确合理使用糖皮质激素类药物,及时发现不良反应并正确处理,预防严重不良反应发生。

任务导入

　　李某,女,32岁。患有系统性红斑狼疮1年,长期应用泼尼松治疗。近日患者明显出现皮肤变薄、痤疮、月经紊乱、糖尿、血压升高等症状,遂来院就诊。

　　请分析思考:

　　1. 患者出现上述反应最可能的原因是什么?

　　2. 长期使用泼尼松还会出现哪些不良反应? 应如何预防或减轻不良反应?

　　3. 患者如需停用泼尼松,应如何停药?

问题解析

　　肾上腺皮质激素(adrenocortical hormone)是肾上腺皮质所分泌的激素的总称。按其主要的生理作用可分为三类:①糖皮质激素。由肾上腺皮质束状带细胞合成和分泌,有氢化可的松和可的松等,其分泌和生成受腺垂体促肾上腺皮质激素(ACTH)调节,主要影响糖、蛋白质及脂肪代谢,对水盐代谢影响较小,具有昼夜节律性。②盐皮质激素:由肾上腺皮质球状带细胞分泌,有醛固酮和去氧皮质酮等,主要影响水盐代谢。③少量性激素:由网状带所分泌。临床常用的肾上腺皮质激素类药物通常指糖皮质激素类药。

任务一 糖皮质激素类药

　　糖皮质激素(glucocorticoid)可随剂量不同而对机体产生不同的作用。在生理情况下,糖皮质激素主要影响物质代谢过程;缺乏时,可引起代谢失调甚至死亡;超生理剂量时,具有抗炎、抗过敏和免疫抑制等多种药理作用;当机体处于应激状态时,会分泌大量的糖皮质激素,以提高机体适应内外环境变化的能力。常用糖皮质激素类药物的比较见表7-1-1。

笔记

表 7 - 1 - 1 常用糖皮质激素类药物的比较

分类	药物	药理活性			等效剂量（mg）	半衰期（分钟）	作用持续时间（小时）
		糖代谢（比值）	抗炎（比值）	水盐代谢（比值）			
短效	氢化可的松（hydrocortisone）	1	1	1	20	90	8 ~ 12
	可的松（cortisone）	0.8	0.8	0.8	25	90	8 ~ 12
中效	泼尼松（prednisone）	3.5	3.5	0.8	5	>200	12 ~ 36
	泼尼松龙（prednisolone）	4.0	4.0	0.8	5	>200	12 ~ 36
	甲泼尼龙（methylprednisolone）	11.0	5.0	0.5	4	>200	12 ~ 36
	曲安西龙（triamcinolone）	5.0	5.0	≈0	4	>200	12 ~ 36
长效	地塞米松（dexamethasone）	30	30	≈0	0.75	>300	36 ~ 54
	倍他米松（betamethasone）	30 ~ 35	25 ~ 40	≈0	0.6	>300	36 ~ 54

注:表中水盐代谢、糖代谢、抗炎作用的比值均以氢化可的松为1计;等效剂量以氢化可的松为标准计。

【药理作用】 本药具有抗炎、抗毒、抗免疫、抗休克等作用。

1. 抗炎 糖皮质激素具有强大的抗炎作用,能抑制多种原因(如物理性、化学性、免疫性及病原生物性等)所引起的炎症反应,且对炎症各阶段均有疗效。在炎症早期,可抑制毛细血管的渗出及白细胞浸润,从而改善和消除红、肿、热、痛的症状。炎症后期,可抑制毛细血管和成纤维细胞的增生,抑制肉芽组织生成,减轻炎症引起的疤痕和粘连等后遗症。

糖皮质激素抗炎不抗菌,可提高机体对炎症的反应性。炎症反应是机体的一种防御功能,炎症后期反应是组织修复的重要过程,而糖皮质激素在抑制炎症减轻症状的同时,降低了机体的防御功能,可导致感染扩散,并且延缓伤口的愈合。所以治疗感染性炎症必须要联合足量、有效的抗生素。

2. 抗毒 糖皮质激素不能中和破坏内毒素,但能提高机体对细菌内毒素的耐受力,对严重的中毒性感染能迅速退热并缓解毒血症状,发挥保护机体的作用,可能与其能抑制体温中枢对致热源的反应、稳定溶酶体膜,减少内源性致热原的释放有关。对细菌产生的外毒素无效。

3. 抗免疫 糖皮质激素对免疫过程的多个环节均有抑制作用,具体机制是:①能抑制巨噬细胞对抗原的吞噬和处理;②促进致敏淋巴细胞溶解和移行至血液以外的组织;③加速致敏淋巴细胞的破坏和解体,使血中淋巴细胞迅速降低;④阻断致敏 T 淋巴细胞所诱发的单核细胞和巨噬细胞的聚集等,从而抑制组织器官的移植排斥反应和皮肤迟发性过敏反应;⑤抑制抗原 - 抗体反应所致的肥大细胞脱颗粒现象,减少过敏介质的释放,从而减轻过敏性症状。

4. 抗休克 超大剂量的糖皮质激素广泛用于严重休克的抢救,尤其对感染性休克疗效好。抗休克的原理可能与抗炎、抗毒、抗免疫等作用有关,此外可能还与以下因素有关:①能降低血管对缩血管活性物质的敏感性,扩张痉挛的血管,改善微循环;②稳定溶酶体膜,减少心肌抑制因子(MDF)释放;③提高机体对细菌内毒素的耐受力;④加强心肌收缩力,增加心脏输出量。

5. 对血液系统影响 糖皮质激素能刺激骨髓造血机能,使血液中红细胞和血红蛋白含量增加。大剂量可使血小板增多、提高纤维蛋白原浓度,并缩短凝血酶原时间。虽然糖皮质激素能刺激骨髓的中性粒细胞释放入血,使中性粒细胞数量增多,但却降低其游走、吞噬、消化及糖酵解等功能,因而减弱对炎症区的浸润与吞噬活动。此外,它可抑制淋巴细胞分裂,使血液中淋巴细胞减少,淋巴组织萎缩。

6. 对代谢的影响 ①糖代谢:糖皮质激素可促进糖原异生,减少组织对葡萄糖的摄取和利用,使血糖升高;②蛋白质代谢:促进蛋白质分解,抑制蛋白质合成,造成负氮平衡;③脂肪代谢:促进脂肪分解,抑制其合成;④水盐代谢:长期大剂量应用可引起水钠潴留、低血钾、高血压、钙和磷排泄增加等。

7.其他 ①提高中枢神经的兴奋性。有些患者因长期大量应用本药,可引起欣快、激动、失眠等,偶可诱发精神失常。②促进胃酸和胃蛋白酶的分泌,抑制黏液的分泌,可诱发或加重溃疡。③雄激素样作用。长期使用可引起痤疮、多毛、女性患者男性化等。④可导致骨质缺钙。久用易致骨质疏松。

【临床应用】 本药可用于严重感染或炎症、自身免疫性疾病、过敏性疾病、休克、血液病等。

1.严重感染或炎症

(1)严重急性感染:主要用于中毒性感染或同时伴有休克者。先用大剂量有效抗菌药物治疗感染,然后用糖皮质激素治疗,之后再用大剂量抗菌药,如中毒性菌痢、暴发型流行性脑膜炎、重症伤寒、败血症等。糖皮质激素能提高机体对有害刺激的耐受性,缓解中毒症状,有助于患者度过危险期。但对病毒感染,如为一般病毒性感染(如水痘、带状疱疹等)不宜用糖皮质激素,因为目前缺乏有效的抗病毒药物,其抑制免疫的作用可加重感染。而严重病毒感染,如严重传染性肝炎、乙脑、麻疹、流行性腮腺炎等,可缓解症状,但真菌感染(如脚癣)禁用。

(2)防止炎症后遗症:对一些重要器官或部位的炎症,如脑、心、眼、胸膜等,早期应用糖皮质激素可减少炎性渗出,防止粘连、疤痕后遗症。对眼科炎症可防止角膜混浊和瘢痕粘连的发生。但有角膜溃疡者禁用。

2.自身免疫性疾病、过敏性疾病

(1)自身免疫性疾病:用于风湿热、风湿性心肌炎,风湿性及类风湿关节炎、全身性红斑狼疮,自身免疫性贫血和肾病综合征等免疫性疾病可缓解症状,但停药后易复发。一般采用综合疗法,不宜单用。对异体器官移植手术后所产生的免疫性排斥反应,也可使用糖皮质激素预防和治疗。

(2)过敏性疾病:对荨麻疹、血管神经性水肿、支气管哮喘和过敏性休克等,可抑制抗原－抗体反应所引起的组织损害和炎症过程。治疗时应与肾上腺素受体激动剂或抗组胺药物合用。防治哮喘一般采用吸入型糖皮质激素效果较好,安全可靠,副作用少。

3.休克 对感染性休克,在使用有效抗生素的前提下,应及早、短时大剂量突击给药,待状态改善后停用。对过敏性休克,糖皮质激素可与肾上腺素合用;对低血容量性休克,补液或输血后效果不佳者,可合用超大剂量的糖皮质激素。

4.血液病 用于急性淋巴细胞性白血病、再生障碍性贫血、粒细胞减少症、血小板减少症和过敏性紫癜等疾病能有效地减轻症状,但疗效不持久,停药后易复发。

5.局部应用 对湿疹、接触性皮炎、牛皮癣等皮肤病,可局部外用氢化可的松、泼尼松龙或氟轻松。对韧带或关节损伤,可选用氢化可的松或泼尼松加普鲁卡因肌内注射,也可注入韧带压痛点或关节腔内以消炎止痛。

6.替代疗法 用于急、慢性肾上腺皮质功能不全者,脑垂体前叶功能减退及肾上腺次全切除术后的替代补充,可给予适当剂量维持正常生理作用。

素质拓展

合理用药,生命至上
——用好双刃剑糖皮质激素

1948年7月,美国内科医生亨奇第1次将可的松注射到一名27岁患有严重类风湿关节炎(rheumatoid arthritis, RA)的女性患者体内。几天后,这名患者就像变了一个人一样,可以正常地举起双臂、站立、行走,这个突破性的进展就像一颗炸弹瞬间传播开来。

1949年4月20日,亨奇医生和肯德尔公开了14例应用可的松治疗RA的病例,这个报道再次在业内引起了巨大轰动。糖皮质激素的疗效是如此的神奇,当时立即被医学界广泛传颂,深受RA患者的喜爱,两人及其团队因此于1950年获得诺贝尔生理学或医学奖。但很快医学界发现了糖皮质激素的不良反应,这让很多患者又害怕使用糖皮质激素。大家开始反思糖皮质激素治疗 RA 虽然见效快、效果好,但是不良反应风险出现得也挺快,如果有能够替代的药物,可以考虑替代使用。

由此不难看出,激素是把双刃剑,在无法替代的情况下,需要留意其不良反应。作为医务工作者,在疾病治疗过程中,要权衡利弊,既要考虑到药物的治疗效果,也要将不良反应降低到最低,最大限度地提高患者的生命质量。

【用法和疗程】　应根据疾病种类及患者的具体情况制订治疗方案,选用适当的品种、剂量、疗程和给药途径等。常用有以下几种疗法。

1. 大剂量突击疗法　用于急性、重度、危及生命的疾病的抢救。常用氢化可的松静脉滴注,首次 200~300mg,一天量可达 1g 以上,以后逐渐减量,疗程不超过 3 天。大剂量使用时应并用氢氧化铝凝胶等防止急性消化道出血。

2. 一般剂量长期疗法　适用于反复发作的顽固病症,如肾病综合征、顽固性支气管哮喘、结缔组织病等。常用泼尼松口服,1 次 10~20mg(或相应剂量的其他糖皮质激素制剂),每日 3 次。获得临床疗效后,逐渐减量,每 3~5 天减量 1 次,1 次按 20% 左右递减,直至最少维持量,持续数月。

3. 小剂量替代疗法　适用于治疗各种原因所致肾上腺皮质功能不全(肾上腺危象、艾迪生病、脑垂体前叶功能减退及肾上腺次全切除术后等)。一般维持量,可的松 12.5~25mg/d,或氢化可的松 10~20mg/d。

4. 隔日疗法　糖皮质激素分泌有昼夜节律性,上午 8~10 时为分泌高峰,午夜 12 时为低谷。为减少药物对肾上腺皮质功能的影响,临床用药可随这种节律进行。需长期用药者,将一日或两日的总药量,于隔日清晨 1 次顿服。早晨 8 时左右正值生理性激素分泌高峰,此时下丘脑 - 垂体 - 肾上腺皮质轴对血液中皮质激素水平的敏感性最低,不抑制促肾上腺皮质激素的分泌,故对肾上腺皮质的抑制作用较小,可避免或延缓皮质功能减退,有利于长期给药后减量和停药。

【不良反应】　本药的不良反应主要表现为以下几方面。

1. 长期大剂量应用引起的不良反应

(1)医源性肾上腺皮质功能亢进:又称类肾上腺皮质功能亢进综合征,是过量糖皮质激素引起脂质代谢和水盐代谢紊乱的结果。其表现为满月脸、水牛背、向心性肥胖、皮肤变薄、痤疮、多毛、水肿、低血钾、高血压、糖尿病等(图 7-1-1)。一般不需特殊治疗,停药后症状可自行消退,必要时对症处理。用药期间应给予低盐、低糖、高蛋白饮食,多食含钾及维生素丰富的水果及蔬菜,必要时补钾。定期测血糖、血钾。

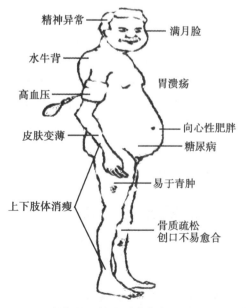

记忆歌诀

糖皮质激素的不良反应:一进一退一跳五诱发。

解释:医源性肾上腺激素亢进/减退、反跳现象、诱发或加重感染/溃疡/高血压/骨质疏松/精神失常或癫痫。

图 7-1-1　长期使用糖皮质激素主要不良反应示意图

（2）诱发或加重感染：因糖皮质激素具有免疫抑制作用降低机体抵抗力，长期使用易继发感染和使潜在病灶扩散（如结核、化脓性病灶等扩散恶化）。特别是在原有疾病已使抵抗力降低时更易发生，还可使已经静止的结核病灶恶化、扩散，必要时可合用抗结核病药或其他足量有效抗菌药。

（3）消化系统并发症：因糖皮质激素可刺激胃酸、胃蛋白酶的分泌，抑制胃黏液分泌而降低胃肠黏膜的抵抗力，故可诱发或加剧胃十二指肠溃疡，甚至造成消化道出血或穿孔。

（4）心血管系统并发症：由于钠、水潴留和血脂升高，可引起或加重高血压和动脉粥样硬化。

（5）骨质疏松、肌肉萎缩、伤口愈合迟缓等：糖皮质激素增加钙、磷排泄，抑制骨细胞活力，造成骨质疏松，以儿童、绝经期妇女、老年人较多见，严重者可发生自发性骨折。同时，糖皮质激素促蛋白质分解、抑制其合成，故使伤口愈合延迟。其抑制生长激素的分泌可影响儿童生长发育，对孕妇偶可引起畸胎。

（6）神经、精神异常：个别患者可诱发精神病或癫痫；儿童大量应用可致惊厥。

2.停药反应

（1）医源性肾上腺皮质功能不全：长期大剂量使用糖皮质激素，因体内糖皮质激素浓度高，反馈性抑制脑垂体前叶对ACTH分泌，可引起肾上腺皮质萎缩和功能不全。减量过快或突然停药，可出现恶心、呕吐、乏力、低血压等，如遇感染、创伤、手术等应激情况时甚至可出现肾上腺危象，需及时抢救。因此，长期使用如需停药，必须逐渐减量，缓慢进行，不可骤然停药。

（2）反跳现象与停药症状：长期用药因突然停药或减量过快导致原病复发或恶化的现象，称为反跳现象。其发生原因可能是患者对激素产生了依赖性或病情尚未完全控制，常需加大剂量再行治疗，待症状缓解后再缓慢减量停药。有些患者在停药时可出现肌痛、肌强直、关节痛、乏力、发热等停药症状。

☞考点提示：糖皮质激素的不良反应。

【注意事项】　严重精神病和癫痫（或病史）、活动性消化性溃疡、骨折、创伤修复期、角膜溃疡、高血压、糖尿病、孕妇禁用，抗菌药不能控制的感染如水痘、麻疹、真菌感染等禁用。当病情危急的适应证与禁忌证同时存在，应权衡利弊，如仍不得不用，待度过危险期后，应尽早停药或减量。

任务二　盐皮质激素类药

盐皮质激素（mineralocorticoid）主要有醛固酮（aldosterone）和去氧皮质酮（desoxycorticosterone）两种。盐皮质激素类药主要作用于肾远曲小管和集合管，促进Na^+、Cl^-和水的重吸收，同时使K^+和H^+排出增加，具有保钠排钾的作用。当失血、失水、血K^+升高或血Na^+降低时，可通过肾小球旁压力感受器和钠敏感受器促进肾小球旁细胞释放肾素，进而肾素－血管紧张素Ⅱ直接刺激肾上腺皮质球状带细胞合成和分泌醛固酮，以维持机体的水及电解质平衡。

临床上主要作为替代疗法，治疗慢性肾上腺皮质功能减退症，纠正患者水、电解质紊乱，恢复水、电解质平衡。长期大剂量应用可引起水肿、头痛、血压升高和低血钾等。

任务三　促皮质素与皮质激素抑制药

一、促皮质素

促皮质素是促肾上腺皮质激素（ACTH）的简称，由腺垂体分泌的一种含有39个氨基酸的多肽类激素，它的合成和分泌受到下丘脑促肾上腺皮质激素释放激素（CRH）的调节。其作用是促进肾上腺皮质分泌糖皮质激素,维持肾上腺皮质正常的形态和功能,一旦缺乏将引起肾上腺皮质萎缩、功能不全。ACTH口服后在胃内被胃蛋白酶破坏而失效,只能注射给药。一般给药后2小时才显效,临床上用于诊断垂体 – 肾上腺皮质功能及预防长期使用皮质激素所致的肾上腺皮质功能不全。

二、皮质激素抑制药

皮质激素抑制药可代替外科的肾上腺皮质切除术,常用的药物有米托坦和美替拉酮等。

米托坦

米托坦(mitotane,双氯苯二氯乙烷),为杀虫剂滴滴涕(DDT)一类化合物。它能选择性地使肾上腺皮质束状带及网状带细胞萎缩、坏死,但不影响球状带,故不影响醛固酮分泌。主要用于不可切除的皮质癌、复发癌以及皮质癌术后辅助治疗。

美替拉酮

美替拉酮(metyrapone,甲吡酮),能抑制11β – 羟化反应,干扰11 – 去氧皮质酮转化为皮质酮及11 – 去氧氢化可的松转化为氢化可的松,降低它们的血浆水平。但通过反馈性地促进ACTH分泌导致11 – 去氧皮质酮和11 – 去氧氢化可的松代偿性增加,尿中17 – 羟类固醇排泄也相应增加。临床用于治疗肾上腺皮质肿瘤和产生ACTH的肿瘤所引起的氢化可的松过多症和皮质癌。也可用于垂体释放ACTH功能试验。

制剂和用法

醋酸可的松　片剂:5mg,10mg,25mg。替换(弥补)疗法:一日12.5 ~ 37.5mg,分2次服。药理治疗:开始75 ~ 300mg/d,分3或4次,维持量25 ~ 50mg/d。注射剂(混悬液):125mg/5mL。肌内注射,1次25 ~ 125mg,一日2或3次,用前摇匀。

氢化可的松　片剂:20mg。替换疗法,一日20 ~ 30mg,分2次服用。药理治疗:开始时一日60 ~ 120mg,分3或4次。维持量,一日20 ~ 40mg。注射剂:125mg/5mL。静脉滴注,1次100 ~ 200mg或更多,一日1或2次,临用时以等渗氯化钠注射液或5%葡萄糖注射液500mL稀释。软膏:0.5% ~ 2.5%,10g,外用,一日3次。

泼尼松　片剂:5mg。开始时一般每次5 ~ 15mg,一日3或4次,维持量一日5 ~ 10mg。眼膏:0.5%,涂入眼睑内,一日1或2次。

泼尼松龙　片剂:5mg。开始一日20 ~ 40mg,分3或4次。维持量一日5mg。注射剂:125mg/5mL。静脉滴注,1次10 ~ 20mg,加入5%葡萄糖注射液50 ~ 500mL中。用于关节腔或软组织内注射,1次5 ~ 50mg。软膏:0.25% ~ 0.5%,10g,外用,一日3次。眼膏:0.25%,涂入眼睑内,一日1或2次。

甲泼尼龙　片剂:2mg,4mg。开始一日16 ~ 40mg,分4次。维持量一日4 ~ 8mg。注射剂:20mg/mL,40mg/mL。用于关节腔或软组织内注射,1次10 ~ 40mg。

地塞米松　片剂:0.75mg。开始1次0.75 ~ 1.5mg,一日3或4次。维持量一日0.5 ~ 0.75mg。注射剂:2mg/mL,5mg/mL。皮下、肌内或静脉注射,1次5 ~ 10mg,一日2次。

曲安西龙　片剂:1mg,2mg,4mg。开始时每日8 ~ 40mg,分1 ~ 3次。维持量一日4 ~ 8mg。注射剂:125mg/5mL,200mg/5mL。肌内注射,1次40 ~ 80mg,1周1次。关节腔内或皮损部位注射,1次10 ~ 25mg。

倍他米松　片剂:0.5mg。开始时一日1.5 ~ 2mg,分3或4次。维持量一日0.5 ~ 1mg。注射剂:1.5mg/mL。

促皮质素　注射剂:25U,50U。静脉滴注,1次5 ~ 25U,溶于生理盐水内,于8小时内滴入,一日1次。肌内注射,1次25 ~ 50U。

美替拉酮　片剂:125mg,250mg,每4小时750mg,共6次。

(顾宏霞)

笔记 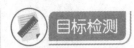 目标检测

参考答案

一、单项选择题

1. 抗炎作用最强的糖皮质激素是( )。
   A. 氢化可的松　　　　　　　　B. 曲安西龙　　　　　　　　C. 地塞米松
   D. 泼尼松　　　　　　　　　　E. 氟轻松

2. 经体内转化后才有效的糖皮质激素是( )。
   A. 泼尼松龙　　　　　　　　　B. 可的松　　　　　　　　　C. 地塞米松
   D. 曲安西龙　　　　　　　　　E. 氟轻松

3. 糖皮质激素用于严重感染的目的是( )。
   A. 提高机体抗病能力　　　　　B. 促进毒素的排泄　　　　　C. 抗炎、抗毒、抗过敏、抗休克
   D. 改善微循环　　　　　　　　E. 对抗细菌外毒素

4. 糖皮质激素用于严重感染时必须( )。
   A. 逐渐加大剂量　　　　　　　B. 加用 ACTH　　　　　　　C. 合用肾上腺素
   D. 合用有效、足量的抗菌药　　E. 用药至症状改善后一周

5. 长疗程应用糖皮质激素采用隔日疗法可避免( )。
   A. 反馈性抑制垂体 – 肾上腺皮质功能　　B. 诱发或加重感染　　　　C. 停药症状
   D. 诱发或加重溃疡　　　　　　E. 反跳现象

6. 治疗量时几乎无保钠排钾作用的是( )。
   A. 氢化可的松　　　　　　　　B. 泼尼松　　　　　　　　　C. 可的松
   D. 泼尼松龙　　　　　　　　　E. 地塞米松

7. 糖皮质激素最常用于( )。
   A. 过敏性休克　　　　　　　　B. 感染性休克　　　　　　　C. 心源性休克
   D. 低血容量性休克　　　　　　E. 神经性休克

8. 糖皮质激素隔日疗法的给药时间最好在( )。
   A. 早上 5 点　　　　　　　　　B. 上午 8 点　　　　　　　　C. 中午 12 点
   D. 下午 5 点　　　　　　　　　E. 晚上 8 点

9. 糖皮质激素用于慢性炎症的主要目的在于( )。
   A. 促使 PG 合成减少
   B. 促进炎症消散
   C. 促使炎症部位血管收缩,通透性下降
   D. 减少蛋白水解酶的释放
   E. 抑制肉芽组织生长,防止粘连和疤痕形成

10. 糖皮质激素禁用于( )。
    A. 角膜炎　　　　　　　　　　B. 视神经炎　　　　　　　　C. 虹膜炎
    D. 角膜溃疡　　　　　　　　　E. 视网膜炎

二、简答题

1. 简述糖皮质激素的药理作用和临床应用。
2. 糖皮质激素的不良反应有哪些?

项目二 甲状腺激素和抗甲状腺药

课件

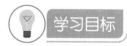

素质目标:具有细心、严谨的工作态度以及高度的责任心,树立敬佑生命、救死扶伤的医者精神。

知识目标:掌握硫脲类药物、甲状腺激素的作用、临床应用和不良反应。熟悉碘剂等抗甲状腺药物的主要特点和应用。了解放射性碘的主要特点和应用。

能力目标:能正确合理使用甲状腺激素和抗甲状腺药,学会观察药物不良反应并正确处理。

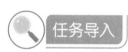

汪某,女,29岁。患有甲状腺功能亢进症2年,医嘱口服甲巯咪唑,每次10mg,2次/日;普萘洛尔每次10mg,2次/日。3天前因感冒发热,伴有咽痛、咳嗽、咳痰、胸闷等症状入院治疗。查体:体温39.7℃。初步诊断:原发性甲状腺功能亢进症,粒细胞减少症。

请分析思考:

1. 该患者出现粒细胞减少症的可能原因是什么? 应如何预防?

2. 甲状腺功能亢进的治疗药物有哪些?

问题解析

甲状腺激素是人体内分泌系统的一种重要激素,其分泌不足或缺乏可导致甲状腺功能减退,分泌过多则引起甲状腺功能亢进,两者均需用药物进行治疗。

任务一 甲状腺激素

甲状腺激素(thyroid hormone)是甲状腺合成和分泌的一种激素,包括甲状腺素(thyroxin,T_4)和三碘甲状腺原氨酸(triiodothyronine,T_3)。甲状腺激素的合成和释放受下丘脑 – 腺垂体控制,并受血液中 T_3、T_4 的反馈调节。正常人每日释放 T_3 为 15 ~30μg、T_4 为 70 ~90μg,它是维持机体组织细胞代谢、促进正常生长发育以及控制基础代谢所必需的激素。其中 T_3 是甲状腺激素主要生理活性物质,其活性是 T_4 的 4 ~5 倍,T_3 作用快而强,维持时间短,$t_{1/2}$ 为 2 天。T_4 则作用慢而弱,部分 T_4 脱碘转化成 T_3 后才产生效应,维持时间较长,$t_{1/2}$ 为 5 天。两种激素主要在肝、肾线粒体内脱碘,并与葡萄糖醛酸或硫酸结合而经肾脏排泄(图 7 – 2 – 1)。甲状腺激素可通过胎盘,并能经乳汁排泄。

227

MIT：一碘酪氨酸
DIT：二碘酪氨酸
TG：甲状腺球蛋白

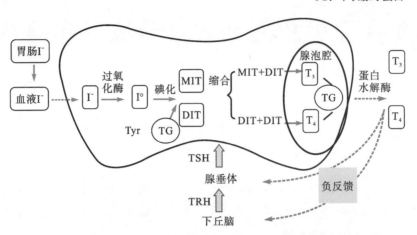

图 7-2-1　甲状腺激素合成、贮存、释放

☞**考点提示**：甲状腺激素的临床应用。

【**药理作用**】　本药可维持人体正常生长发育、促进代谢等。

1.*维持人体正常生长发育*　适当剂量的甲状腺激素能促进蛋白质合成、促进骨骼及中枢神经系统发育。如果脑发育期间甲状腺激素不足，可导致躯体及中枢神经系统发育不全，智力低下，造成呆小病（cretinism，克汀病）。因 T_3 和 T_4 可加速胎肺发育，所以新生儿呼吸窘迫综合征常与 T_3、T_4 不足有关。目前早产儿血中 T_3、T_4 水平较低与新生儿多种疾病的关系正在引起重视。当成年人 T_3、T_4 缺乏时，引起黏液性水肿（myxedema），表现为中枢神经兴奋性降低，记忆力减退等。

2.*促进代谢*　甲状腺激素促进体内物质代谢，增加耗氧量，产热增多，提高基础代谢。甲状腺功能亢进时出现怕热、多汗等症状。

3.*提高交感神经系统敏感性*　可使机体对儿茶酚胺的敏感性增高，故甲亢时会出现神经过敏、急躁、震颤、心率加快、心输出量增加及血压升高等交感神经兴奋的症状。这与肾上腺素 β 受体数目增多有关。

【**临床应用**】　本药可用于呆小病、黏液性水肿、单纯性甲状腺肿的治疗。

1.*呆小病*　本病属于先天性甲状腺功能减退症，表现为身材矮小、肢体粗短、智力低下等，是由于在胎儿或新生儿期甲状腺功能减退，甲状腺激素分泌过少所致。婴幼儿患者应及早诊治，早期用药效果较好。若发现或治疗过晚，则智力低下难以恢复，因此应以预防为主。治疗应从小剂量开始，逐渐增加剂量，有效者应终身治疗，并随时调整剂量。

2.*黏液性水肿*　本病属于一种成人甲状腺功能减退症，表现为皮肤呈非凹陷性水肿，并出现中枢神经兴奋性降低，记忆力减退等，是由于甲状腺功能不全导致甲状腺激素分泌减少所致。轻者给予甲状腺素片或 T_4 治疗，从小剂量开始，逐渐增至足量，2～3 周后如基础代谢率恢复正常，可逐渐减为维持量。黏液性水肿昏迷者必须立即注射大量 T_3，直至清醒后改为口服。

3.*单纯性甲状腺肿*　本病的治疗取决于病因，由于缺碘所致者应补碘；未发现明显病因者，可给予适量甲状腺激素，以补充内源性激素的不足，并可抑制促甲状腺激素（TSH）过多分泌，缓解甲状腺组织代偿性增生肥大。

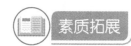 素质拓展

中医文化，中华瑰宝
——甲状腺肿的前世今生

对甲状腺的认识最早源于甲状腺肿，我国古代关于甲状腺疾病有不少记载。公元前7世纪，在《山海经》中就有了关于"瘿"（即甲状腺肿）的记载。古人发现"大脖子"病和地理环境有关，尤其是在山区最严重，比如秦岭、太行、三峡等。如西汉时期的《淮南子·地形训》记载，"险阻之气多瘿"。西晋《博物志》记载，"山居之民多瘿疾，饮泉水之不流者也。"

后来在《神农本草经》《肘后方》《千金要方》《普济方》中，均有关于瘿瘤等病的针灸治疗，同时书中还记载了许多特效方药，如海藻、昆布羊靥等。

现在我们知道"大脖子"其实是由碘缺乏引起的甲状腺肿，但古时人们并不知道碘元素和甲状腺，没有科学手段去研究流行病和地方病，更没有循证医学的概念。古人通过朴素的观察总结出了地理环境、水源、性别、情绪状态等大脖子病的高危因素，甚至摸索出了用海藻治疗的方法，他们的智慧和探索精神值得我们后人学习。

【**不良反应**】　甲状腺激素剂量过大可引起甲状腺功能亢进，轻者出现体温及基础代谢率升高、手颤、出汗、心律失常、眼球突出、心悸、颤抖、失眠等，严重者可致甲状腺危象，出现呕吐、腹泻、高热、脉搏快而不规则等。老年人及心脏病患者可诱发心绞痛、心力衰竭或心律失常。一旦出现上述现象应立即停药，用 β 受体拮抗剂对抗，停药一周后再从小剂量开始应用。

任务二　抗甲状腺药

可用于治疗甲状腺功能亢进症的药物称为抗甲状腺药，目前常用的抗甲状腺药物有硫脲类、碘化物、放射性碘和 β 受体拮抗剂四类。

一、硫脲类

硫脲类药物可分为两类：①硫氧嘧啶类，包括甲硫氧嘧啶（methylthiouracil）、丙硫氧嘧啶（propylthiouracil）；②咪唑类，包括甲巯咪唑（thiamazole）、卡比马唑（carbimazole）。

【**药理作用**】　本类药物的药理作用主要体现在以下几方面。

1. 抑制甲状腺激素合成　硫脲类通过抑制甲状腺过氧化物酶、酪氨酸的碘化和碘化酪氨酸的偶联，使活性碘不能结合到甲状腺球蛋白上，从而抑制 T_3、T_4 的生物合成。硫脲类药物对已合成的甲状腺激素无效，需待已合成的甲状腺素被消耗后才能完全生效。一般用药 2~3 周甲亢症状开始减轻，1~2 个月基础代谢率才恢复正常。过早减量和停药容易复发。长期应用后，可使血清甲状腺激素水平显著下降，反馈性增加 TSH 分泌而引起腺体代偿性增生，表现为腺体增大、充血，重者可产生压迫症状。

2. 抑制外周组织中的 T_4 转化为 T_3　丙硫氧嘧啶能抑制外周组织中的 T_4 转化为 T_3，能迅速降低血清中生物活性较强的 T_3 水平，故在重症甲亢、甲亢危象时该药可列为首选。

3. 免疫抑制作用　丙硫氧嘧啶能轻度抑制免疫球蛋白的生成，使血循环中甲状腺刺激性免疫球蛋白（thyroid stimulating immunoglobulin，TSI）下降，因此对甲亢患者既控制高代谢症状，又对病因治疗有一定的作用，目前认为甲亢的发病与自身免疫机制异常有关。

👁 **考点提示**：硫脲类药物的药理作用和临床应用。

【**临床应用**】　本药可用于甲亢的内科疾病、术前准备及甲状腺危象的治疗。

1. 甲亢的内科治疗 适用于轻症和不宜手术或^{131}I治疗者,如儿童、青少年及术后复发等。开始即给以大剂量,以求最大限度抑制甲状腺激素的合成。经 1～3 个月后,症状明显减轻,基础代谢率接近正常,T_3、T_4 恢复到正常水平,药量即可递减,直至维持量,疗程 1～2 年。

2. 甲亢手术前准备 为减少甲状腺次全切除手术患者在麻醉和手术后的并发症,防止术中或术后发生甲状腺危象,在手术前应先服用硫脲类药物,使甲状腺功能恢复或接近正常。但用硫脲类后 TSH 分泌增多,使腺体增生,组织脆而充血,不利于手术进行,须在术前 2 周加服大剂量碘剂,使腺体缩小变硬,减少充血,以利于手术进行。

3. 甲状腺危象 感染、外伤、手术、情绪激动等诱因可致大量甲状腺激素释放入血,使患者出现高热、虚脱、心力衰竭、肺水肿、电解质紊乱等症状,严重时可致死亡,称之为甲状腺危象(hyperthyroidism crisis)。对此,除消除诱因、对症治疗外,主要应用大剂量碘剂以抑制甲状腺激素释放,并立即应用硫脲类阻断甲状腺激素的合成,剂量约为治疗量的 2 倍,一般应用不超过一周。

【不良反应】 本药的不良反应主要体现在过敏反应、消化道反应、粒细胞减少等。

1. 过敏反应 最常见,表现为皮肤瘙痒、药疹,少数伴发热,应密切观察,一般不需停药也可消失。

2. 消化道反应 有厌食、呕吐、腹痛、腹泻等症状,罕见黄疸型肝炎。

3. 粒细胞减少症 为最严重不良反应,发生率为 0.3%～0.6%。一般发生在治疗后的 2～3 个月内,老年人较易发生,故应定期检查血常规。注意与甲亢本身引起的白细胞数偏低相区别,若用药后出现咽痛、发热等反应时应立即停药,并进行相应的检查。

4. 甲状腺肿及甲状腺功能减退 长期用药后,可使血清甲状腺激素水平显著下降,反馈性增加 TSH 分泌而引起腺体代偿性增生、充血、甲状腺功能减退等。用药期间,应定期检查 T_3、T_4。

二、碘与碘化物

常用的碘与碘化物有复方碘溶液、碘化钾或碘化钠。复方碘溶液(iodine solution Co.),又称卢戈液(Lugol's solution),含 5% 的碘和 10% 的碘化钾。

【药理作用和临床应用】 不同剂量的碘化物对甲状腺功能可产生不同的作用。

1. 小剂量碘 用于治疗单纯性甲状腺肿,在食盐中按 1/100000～1/10000 的比例加入碘化钾或碘化钠,可有效地防治单纯性甲状腺肿。

2. 大剂量碘 通过抑制甲状腺球蛋白水解酶,而产生抗甲状腺作用。此外,还可抑制甲状腺激素的合成。大剂量碘抗甲状腺作用快而强,用药 1～2 天起效,10～15 天达最大效应。此时若继续用药,反使碘的摄取受抑制,细胞内碘离子浓度下降,从而失去抑制甲状腺激素合成的作用,甲亢的症状又可复发。故碘化物不能单独用于甲亢内科治疗。

大剂量碘的应用只限于以下情况:①甲亢手术术前准备。一般在术前 2 周给予复方碘溶液以使甲状腺组织退化、血管收缩,腺体缩小、变韧,利于手术进行及减少出血。②甲状腺危象的治疗。可将碘化物加到 10% 葡萄糖溶液中静脉滴注,也可服用复方碘溶液,其抗甲状腺作用发生迅速,并在 2 周内逐渐停服,需同时配合服用硫脲类药物。

【不良反应】 此类药物的不良反应较多。

1. 一般反应 表现为口腔及咽喉有烧灼感、口内有金属味、唾液分泌增多、呼吸道刺激、鼻窦炎等,停药后可消退。有口腔疾患者慎用。

2. 过敏反应 可于用药后立即或几小时后发生,主要表现为发热、皮疹、皮炎、血管神经性水肿、上呼吸道水肿,严重者出现喉头水肿,甚至窒息。一般停药后可消退,加服食盐和增加饮水量可促进碘排泄,必要时采取抗过敏措施。

3. 诱发甲状腺功能紊乱 长期服用碘化物可诱发甲亢。碘还可进入乳汁,或通过胎盘引起新生儿甲状腺肿,故孕妇及哺乳期妇女应慎用。

三、放射性碘

临床应用的放射性碘是 ^{131}I,其 $t_{1/2}$ 为 8 天。用药后 1 个月放射能即可消除 90%,56 天可消除 99% 以上。

【药理作用】　利用甲状腺组织高度摄碘能力,^{131}I 可被甲状腺摄取,主要产生 β 射线(占 99%),也有少量 γ 射线(占 1%),使甲状腺滤泡上皮细胞破坏、萎缩,分泌减少,达到治疗目的。因 β 射线在组织内的射程仅约 2mm,其辐射作用只限于甲状腺内,破坏甲状腺实质,而增生细胞较周围组织对辐射作用较敏感,损伤很少波及周围其他组织,故起到类似手术切除部分甲状腺的作用,具有简便、安全、疗效明显等优点。通常患者只需服用 1 次,若效果不佳,则可在 3 个月或半年后再服用 1 次。γ 射线能在体外测得,可用于甲状腺摄碘功能的测定。

【临床应用】　放射性碘可用于甲亢的治疗及甲状腺功能检查。

1. 甲亢的治疗　适用于不宜手术或手术后复发、硫脲类无效或过敏者。起效缓慢,一般用药后 3~4 周显效,3~4 个月后达最大疗效。

2. 甲状腺功能检查　^{131}I 产生的 γ 射线能在体外测得,可用于检查甲状腺功能。甲状腺功能亢进时,摄碘率高,摄碘高峰时间前移。反之,摄碘率低,摄碘高峰时间后延。

【不良反应】　放射性碘的不良反应及注意事项如下。

(1)本类药物易致甲状腺功能低下,故应严格掌握剂量和密切观察有无不良反应,一旦发生甲状腺功能低下,可补充甲状腺激素。

(2)下列情况不适宜用本药治疗:①妊娠期、哺乳期妇女;②年龄在 20 岁以下者;③白细胞 < 3000/mm³ 或中性粒细胞 <1500/mm³;④重度心、肝、肾衰竭;⑤重度浸润性突眼;⑥甲亢危象。

(3)治疗前、后 1 个月应避免用碘剂及其他含碘食物或药物。

(4)用 ^{131}I 的患者,如治疗前准备不充分,可发生甲亢危象。故治疗后应密切观察甲亢危象的症状,并注意预防感染、避免精神刺激。

(5)患者在用药后的第 1 周,应避免接触儿童或与他人同睡一个房间。患者的排泄物应用专用放射线防护容器收集存放,以免有活性的放射性物质进入公共排污系统。

四、β 受体拮抗剂

普萘洛尔(propranolol)等 β 受体拮抗剂是控制甲亢症状及甲状腺危象时有价值的辅助治疗药物,主要通过阻断 β 受体而改善甲亢所致的心率加快、心收缩力增加等交感神经活性增强症状。同时,还能抑制外周组织中 T_4 向 T_3 转化。但单用时控制症状作用较弱,可与硫脲类药物合用。静脉注射用于甲状腺危象的辅助治疗,也可与碘剂合用作为甲状腺术前准备。

制剂和用法

甲状腺　片剂:含碘量为 0.17%~0.23%。治疗黏液性水肿:开始一日不超过 15~30mg,渐增至一日 90~180mg,分 3 次服用。基础代谢恢复到正常(成人在 -5% 左右,儿童应在 +5% 左右)后,改用维持量(成人一般为一日 60~120mg)。用于单纯性甲状腺肿:开始每日 60mg,渐增至一日 120~180mg,疗程一般为 3~6 个月。

三碘甲状腺原氨酸钠　片剂:20μg。成人开始一日 10~20μg,以后渐增至一日 80~100μg,分 2~3 次服。儿童体重在 7kg 以下者开始时一日 2.5μg,7kg 以上者一日 5μg,以后每隔一周增加 5μg,维持量一日 15~20μg,分 2 或 3 次服。

丙硫氧嘧啶　片剂:50mg,100mg。开始剂量一日 300~600mg,分 3 或 4 次服用;维持量一日 25~100mg,分 1 或 2 次服。

甲巯咪唑　片剂:5mg。开始剂量一日 20~60mg,分 3 次服;维持量一日 5~10mg,服药最短不能少于 1 年。

卡比马唑　片剂:5mg。开始时一日 15~30mg,分 3 次服。服用 4~6 周后如症状改善,改用维持量,一日 2.5~5mg,分次服。疗程一般 12~18 个月。

碘化钾　片剂:5mg。用于单纯性甲状腺肿:开始剂量宜小,一日 10mg,20 日为一疗程,连用 2 个疗程,疗程间隔 30~40 日。1~2 个月后,剂量可渐增大至一日 20~25mg,总疗程约 3~6 个月。

复方碘溶液　每 100mL 含碘 5g、碘化钾 10g。用于单纯性甲状腺肿:1 次 0.1~0.5mL,一日 1 次,2 周为一疗程,疗程间隔 30~40 日。用于甲亢术前准备:1 次 3~10 滴,一日 3 次,用水稀释后服用,约服 2 周。用于甲状腺危象:首次服 2~4mL,以后每 4 小时 1~2mL。

(顾宏霞)

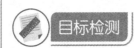

一、单项选择题

1. 治疗呆小病的药物是(　　)。
  A. 甲硫氧嘧啶　　　　　　　　B. 甲巯咪唑　　　　　　　　C. 小剂量碘
  D. 卡比马唑　　　　　　　　　E. 甲状腺素

2. 治疗黏液性水肿的药物是(　　)。
  A. 甲硫氧嘧啶　　　　　　　　B. 甲巯咪唑　　　　　　　　C. 小剂量碘
  D. 卡比马唑　　　　　　　　　E. 甲状腺素

3. 治疗单纯性甲状腺肿的药物是(　　)。
  A. 小剂量碘　　　　　　　　　B. 丙硫氧嘧啶　　　　　　　C. 甲巯咪唑
  D. 卡比马唑　　　　　　　　　E. 大剂量碘

4. 硫脲类药物的作用机制是(　　)。
  A. 抑制 TSH 释放
  B. 直接拮抗已合成的甲状腺素
  C. 抑制甲状腺腺泡内过氧化物酶,妨碍甲状腺素合成
  D. 抑制甲状腺激素释放
  E. 破坏甲状腺组织

5. 硫脲类药物最严重的不良反应为(　　)。
  A. 血小板减少　　　　　　　　B. 溶血性贫血　　　　　　　C. 肝损害
  D. 粒细胞缺乏症　　　　　　　E. 肾损害

6. 甲亢手术前准备正确给药是(　　)。
  A. 先给硫脲类,术前 2 周再加服大剂量碘剂
  B. 先给大剂量碘剂,术前 2 周再给硫脲类
  C. 只给大剂量碘剂
  D. 只给小剂量碘剂
  E. 术前不需给药

7. 治疗甲状腺危象的主要药物是(　　)。
  A. 丙硫氧嘧啶　　　　　　　　B. 小剂量碘　　　　　　　　C. 大剂量碘
  D. 泼尼松龙　　　　　　　　　E. 甲状腺激素

8. 能抑制甲状腺球蛋白水解酶,减少甲状腺激素释放的是(　　)。
  A. 小剂量碘　　　　　　　　　B. 大剂量碘　　　　　　　　C. 放射性碘
  D. 甲状腺素　　　　　　　　　E. 丙硫氧嘧啶

9. 下列对硫脲类药物的叙述,错误的是(　　)。

A. 作用缓慢   B. 不易通过胎盘屏障   C. 对已合成的甲状腺激素无效

D. 治疗后期可引起甲状腺肿大   E. 可引起粒细胞减少

10. 不能单独用于甲亢进行内科治疗的药物是( )。

     A. 丙硫氧嘧啶   B. 甲巯咪唑   C. 卡比马唑

     D. 碘化物   E. 放射性碘

二、简答题

1. 简述甲状腺激素的生理作用和临床应用。

2. 治疗甲亢的药物有哪些？每一类列举一个代表药。

项目三 胰岛素及口服降血糖药

课件

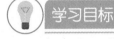

素质目标: 具有细心、严谨的工作态度以及高度的责任心,树立敬佑生命、救死扶伤的医者精神。

知识目标: 掌握胰岛素的作用、临床应用、不良反应。熟悉磺酰脲类药、双胍类药、α-葡萄糖苷酶抑制药、胰岛素增敏剂的作用特点和临床应用。了解新型降血糖药的作用特点和应用。

能力目标: 能正确合理使用胰岛素及口服降血糖药,及时发现不良反应并正确处理。

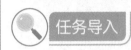

患者,女,20岁。患1型糖尿病。某日早晨,患者按医生要求注射了胰岛素12U,之后产生饥饿、心慌的感觉。因该患者平时均在注射胰岛素半小时后到食堂就餐,故此次也未立即就餐。在注射10分钟后,患者突然晕倒、满头大汗、不能言语。

请分析思考:

1. 该患者为什么会出现突然晕倒、满头大汗、不能言语等表现?
2. 针对该情况应如何处理?

问题解析

　　糖尿病(diabetes mellitus)是由于遗传、自身免疫及环境等诸多因素引起的胰岛素分泌绝对或相对不足,导致糖、蛋白质、脂肪代谢紊乱的疾病。临床分为两大类型:1型糖尿病(胰岛素依赖型,IDDM),即胰岛 β 细胞受损,导致胰岛素分泌绝对不足,需用胰岛素治疗;2型糖尿病(非胰岛素依赖型,NIDDM),包括胰岛素分泌不足及伴胰岛素抵抗,大多数经饮食、运动及口服降糖药治疗即可,只有20%~30%患者需用胰岛素治疗。

任务一　胰岛素

胰岛素

　　胰岛素(insulin)由两条多肽链(A、B链)组成,其间通过两个二硫键(—S—S—)以共价相连,是一种酸性蛋白质。口服无效,易被消化酶破坏,皮下注射吸收快。分布于组织后,与组织结合而发挥作用,虽然 $t_{1/2}$ 为9~10分钟,但是作用时间可维持数小时。为延长胰岛素的作用时间,可制成中效及长效制剂。用碱性蛋白质与之结合,使等电点提高到7.3,接近体液的 pH 值,再加入微量锌使之稳定。这类制剂经皮下和肌内注射后,缓慢释放、吸收,可使其作用延长。中、长效制剂均为混悬剂,不可静脉注射(表7-3-1)。

表7-3-1　胰岛素制剂及其作用时间

分类	药物	注射途径	开始时间	作用时间		
				高峰	维持	给药时间
超短效	门冬胰岛素 （insulin aspart）	皮下	10～20分钟	1～3小时	3～5小时	餐前用药10分钟
	赖脯胰岛素 （insulin lispro）	皮下	15～20分钟	0.5～1小时	4～5小时	餐前用药10分钟
短效	胰岛素 （regular insulin）	静脉	立即	0.5小时	2小时	急救或餐前0.5小时
		皮下	0.5～1小时	2～3小时	6～8小时	一日3～4次
中效	低精蛋白锌胰岛素 （isophane insulin）	皮下	2～4小时	8～12小时	18～24小时	早餐或晚餐前1小时，一日1～2次
	珠蛋白锌胰岛素 （globin zinc insulin）	皮下	2～4小时	6～10小时	12～18小时	
长效	精蛋白锌胰岛素 （protamine zinc insulin）	皮下	3～6小时	16～18小时	24～36小时	早餐或晚餐前1小时，一日1次
超长效	甘精胰岛素 （insulin glargine）	皮下	1.5小时	6～24小时	22小时	每日今晚注射1次
	地特胰岛素 （insulin detemir）	皮下	2～3小时	3～14小时	24小时	餐前0.5小时皮下注射1次
预混	双（时）相胰岛 （hiphasic insulin）	皮下	0.5小时	2～8小时	16～24小时	餐前0.5小时皮下注射1次

【药理作用】　本药的主要药理作为以下几方面。

1.糖代谢　胰岛素可增加葡萄糖的转运,加速葡萄糖的有氧氧化和无氧酵解,促进肝糖原、肌糖原的合成和贮存,促进葡萄糖转变为脂肪,抑制糖原分解和糖异生,从而降低血糖。胰岛素减少血糖来源,增加血糖去路的过程见图7-3-1。

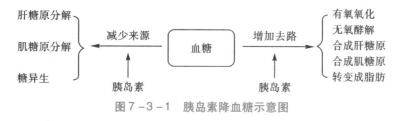

图7-3-1　胰岛素降血糖示意图

2.脂肪代谢　能增加脂肪酸的转运,促进脂肪合成并抑制其分解,减少游离脂肪酸和酮体的生成。

3.蛋白质代谢　可增加蛋白质的合成,抑制蛋白质的分解。

4.钾离子转运　通过激活 $Na^+ - K^+ - ATP$ 酶,促进细胞外的 K^+ 进入细胞内,提高细胞内 K^+ 浓度。

【临床应用】

1.糖尿病　对胰岛素缺乏的各型糖尿病均有效。包括1型糖尿病患者;2型糖尿病经饮食控制或用口服降血糖药未能控制者;糖尿病发生各种急性或严重并发症者,如酮症酸中毒及非酮症高渗性昏迷；合并重度感染、消耗性疾病、高热、妊娠、创伤等各种糖尿病。

2. 其他　①用胰岛素、葡萄糖和氯化钾三者按一定比例配制成极化液（GIK）静脉滴注，纠正细胞内缺钾，防治心肌梗死或其他心脏病时的心律失常。②用胰岛素与 ATP、辅酶 A 组成能量合剂，用于急性肝炎、慢性肝炎、肝硬化、肾炎、心力衰竭的辅助治疗。

☞考点提示：胰岛素的临床应用和不良反应。

 素质拓展

中国故事——首次人工合成结晶牛胰岛素

　　1965 年 9 月 17 日，中国科学院上海生物化学研究所等单位密切合作，在世界上首次用人工方法合成了结晶牛胰岛素，它的结构、生物活性、物理性质、化学性质、结晶形状都和天然的牛胰岛素完全一样。这是世界上第一个人工合成的蛋白质，为人类认识生命、揭开生命奥秘迈出了可喜的一大步。随后，1965 年 11 月，这一重要科研成果首先以简报形式发表在《科学通报》杂志上，1966 年 3 月 30 日，全文发表。

　　人工牛胰岛素的合成，标志着人类在认识生命、探索生命奥秘的征途中迈出了关键性的一步，促进了生命科学的发展，开辟了人工合成蛋白质的时代，在我国基础研究，尤其是生物化学的发展史上有巨大的意义与影响。

【不良反应】　胰岛素导致的不良反应有低血糖、过敏反应、胰岛素耐受等。

1. 低血糖　为胰岛素最重要、最常见的不良反应，表现为饥饿感、出冷汗、心动过速、焦虑、震颤等，严重者可引起昏迷、惊厥、休克，甚至死亡。如患者出现以上症状，应立即报告医生，同时迅速给患者饮用糖水或静脉注射 50% 葡萄糖。长效胰岛素降血糖作用较慢，很少引起低血糖。但应注意鉴别低血糖昏迷、酮症酸中毒性昏迷及非酮症性高渗性昏迷。

2. 过敏反应　较多见。作为异体蛋白进入人体后，可产生相应抗体并导致过敏反应，主要是牛胰岛素所致，一般反应轻微而短暂，偶可引起过敏性休克。

3. 胰岛素耐受　①急性耐受：常由于并发感染、创伤、手术、情绪激动等应激状态所致。此时血中抗胰岛素物质增多，或因酮症酸中毒时，血中大量游离脂肪酸和酮体的存在妨碍了葡萄糖的摄取和利用。出现急性耐受时，需短时间内增加胰岛素剂量达数千单位。②慢性耐受：指每日需用 200U 以上的胰岛素并且无并发症。产生慢性耐受的原因较为复杂，可能是体内产生了抗胰岛素受体抗体（AIRA）、靶细胞膜上胰岛素受体数目减少、靶细胞膜上葡萄糖转运系统失常等。

任务二　口服降血糖药

口服降血糖药

目前，临床应用的口服降血糖药有磺酰脲类药、双胍类药、胰岛素增敏药和 α - 葡萄糖苷酶抑制药和餐时血糖调节药等。

一、磺酰脲类药

甲苯磺丁脲（tolbutamide，D860）和氯磺丙脲（chlorpropamide）属第一代磺酰脲类药，第二代磺酰脲类有格列苯脲（glibenclamide，glyburide）、格列吡嗪（glipizide）、格列齐特（gliclazide，diamicron）和格列喹酮（gliquidone）等。近年研制的格列美脲（glimepiride）则以用药剂量小、具有一定的改善胰岛素抵抗作用、减少胰岛素用量等优点而被称为第三代磺酰脲类药物。常用磺酰脲类药物见表 7 - 3 - 2。

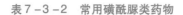

表7-3-2　常用磺酰脲类药物

药　物	半衰期(小时)	作用持续时间(小时)	服药时间(次/日)	剂量范围(mg/d)
甲苯磺丁脲	4~6	6~12	2~3(饭前)	500~3000
氯磺丙脲	25~40	40~70	1(早饭前)	100~300
格列齐特	10~12	20~24	1~2(饭前)	80~240
格列本脲	10~16	16~24	1~2(饭前)	2.5~20
格列吡嗪	2~4	16~24	1(早饭前)	5~15
格列喹酮	1~2	8	1~2(饭前)	15~120
格列美脲	9	12~24	1~2(饭前)	2~4

【药理作用】　磺酰脲类的药理作用主要体现在降血糖、抗凝血、抗利尿等方面。

1.降血糖　磺酰脲类对正常人和胰岛功能尚未完全丧失者有降血糖作用,对胰岛素依赖型糖尿病患者及胰切除者无效。其降糖机制为:①刺激胰岛 β 细胞分泌胰岛素;②增加靶细胞膜上胰岛素受体的数目和亲和力、提高靶细胞对胰岛素的敏感性;③抑制胰高血糖素的分泌;④通过降低胰岛素的代谢而增强胰岛素的作用。

2.抗凝血　格列吡嗪、格列齐特能降低血小板的黏附力,刺激纤维蛋白溶血酶原的合成并恢复纤维蛋白溶血酶活性,改善微循环,对防治糖尿病患者微血管并发症有一定作用。

3.抗利尿　氯磺丙脲通过促进抗利尿激素的分泌,减少水的排泄而产生抗利尿作用。

【临床应用】　主要用于糖尿病、尿崩症等的治疗。

1.糖尿病　用于胰岛功能尚存的 2 型糖尿病且单用饮食控制无效者。对胰岛素产生耐受的患者用后,可刺激内源性胰岛素的分泌而减少胰岛素的用量。

2.尿崩症　氯磺丙脲能促进抗利尿激素的分泌,用于治疗尿崩症。

3.减轻并发症　格列吡嗪、格列齐特有利于减轻或缓解糖尿病患者的血管并发症。

【不良反应】　本类药物不良反应表现为恶心、呕吐、低血糖、过敏等。

1.胃肠反应　常见食欲不振、恶心、呕吐、腹痛、腹泻等,饭后服可减轻。

2.低血糖反应　常因药物过量所致,较严重的是出现持久性低血糖反应,尤以氯磺丙脲多见。老人及肝、肾功能不全者易发生,故老年糖尿病患者不宜用氯磺丙脲。

3.过敏反应　可见皮疹、红斑、瘙痒、荨麻疹等。少数可发生粒细胞减少、血小板减少及溶血性贫血等,偶见肝损害。用药期间需定期检查血常规和肝功能。

4.神经系统反应　大剂量氯磺丙脲可引起精神错乱、嗜睡、晕眩及共济失调等中枢神经系统症状。

二、双胍类药

常用双胍类药物有苯乙双胍(phenformine)、二甲双胍(metformin)。苯乙双胍因其可导致严重的乳酸血症,临床已限制使用。

【药理作用和临床应用】　能明显降低血糖,但对正常人的血糖无影响,当胰岛功能完全丧失时,仍有降血糖作用。其作用机制可能是:①减少胃肠道对葡萄糖的吸收,抑制肝脏糖原异生;②促进肌肉组织对葡萄糖的摄取和利用;③增强机体对胰岛素的敏感性,改善胰岛素抵抗;④抑制胰高血糖素的释放;⑤降低极低密度脂蛋白、低密度脂蛋白、甘油三酯和胆固醇含量,抑制血小板的黏附等。临床主要用于轻、中度 2 型糖尿病,尤其适合肥胖伴胰岛素抵抗或伴高脂血症患者,对磺酰脲类无效者也可应用。

【不良反应】 常见的不良反应为食欲下降、恶心、腹部不适、腹泻、口中有金属味等,危及生命的不良反应为乳酸血症,以上不良反应以苯乙双胍多见。二甲双胍对 2 型糖尿病单独应用时一般不引起低血糖反应,较安全,故应用较广。

三、α - 葡萄糖苷酶抑制药

临床应用的 α - 葡萄糖苷酶抑制药主要有阿卡波糖(acarbose)、伏格列波糖(voglibose)、米格列醇(miglitol)等。

【药理作用和临床应用】 本类药为一类抑制 α - 葡萄糖苷酶的新型口服降血糖药,在肠道中竞争性抑制 α - 葡萄糖苷酶,减少多糖、蔗糖分解生成葡萄糖,故能减少肠道糖的吸收,降低餐后血糖。临床可作为 2 型糖尿病的一线用药,或与胰岛素、磺酰脲类、双胍类口服降糖药联合应用,使降糖效果更佳。由于能抑制多糖水解,产生饱腹作用,可明显缓解患者的饥饿感,对于改善患者的生活质量具有重要意义。

【不良反应】 本类药常见副作用是恶心、呕吐、腹胀、肠鸣、肠道多气,偶有腹泻、腹痛,多数患者继续服用或减量服用症状可缓解。为减轻胃肠道不适,建议从小剂量开始服用。在进餐时随第一口饭嚼服,过早、过迟服用或吞服均会降低疗效。

四、胰岛素增敏药

胰岛素增敏药为噻唑烷二酮类(thiazolidinediones),又称格列酮类(glitazones),包括罗格列酮(rosiglitazone)、吡格列酮(pioglitazone)、环格列酮(ciglitazone)、恩格列酮(englitazone)等,是一类能够改善胰岛 β 细胞功能,显著改善胰岛素抵抗,对 2 型糖尿病及其并发症均有显著疗效的新型降糖药。

【药理作用和临床应用】 本类药物通过改善胰岛 β 细胞功能,增加骨骼肌、脂肪组织和肝脏对胰岛素的敏感性,降低胰岛素抵抗,使血糖降低。

【不良反应】 一般有胃肠道反应、嗜睡、水肿、肌肉痛和骨痛等症状,但低血糖反应的发生率较低。

 知识链接

胰岛素抵抗

胰岛素抵抗(insulin resistance)是指各种原因导致机体对胰岛素的反应性降低,致使胰岛素不能发挥正常刺激组织细胞对葡萄糖摄取和利用的功能,发生单位胰岛素功能下降的现象。导致胰岛素抵抗的病因包括原发性和继发性胰岛素抵抗,前者又称为遗传性胰岛素抵抗,如胰岛素的结构异常、体内存在胰岛素抗体、胰岛素受体或胰岛素受体后的基因突变等;后者主要是环境因素导致的,如肥胖(这是导致胰岛素抵抗最主要的原因,主要与长期运动量不足和饮食能量摄入过多有关),2 型糖尿病患者诊断时约 80% 伴有肥胖。

五、餐时血糖调节药

餐时血糖调节药可在进餐时控制血糖,使患者灵活地安排进餐时间,即进餐服药,不进餐不服药。目前,临床应用的药物主要有瑞格列奈(repaglinide)、那格列奈(nateglinide)和罗格列酮(rosiglitazone)等,为新型非磺酰脲类促胰岛素分泌剂。

瑞格列奈

瑞格列奈(repaglinide),又名诺和龙。

【药理作用和临床应用】 为新型、短效、口服促胰岛素分泌药。在胰岛 β 细胞功能正常时,可刺激胰腺释放胰岛素,使血糖水平迅速下降。促进胰岛素分泌及降低餐后血糖的作用较磺酰脲类药物快。临床用于饮食控制、降低体重与运动不能有效控制高血糖的 2 型糖尿病患者。与二甲双胍合用可起到协同降血糖作用。

【不良反应】 较少见,仅少数患者有轻度的不良反应,主要表现为轻度低血糖、视觉异常、腹痛、腹泻、恶心、呕吐和便秘等胃肠道症状,少见肝功能异常及皮肤过敏反应。

六、其他新型降糖药

依克那肽

依克那肽(exenatide)是人工合成的肠促胰岛素样类似物,能明显改善 2 型糖尿病患者的血糖,其主要药理作用为:①增加葡萄糖依赖性分泌;②抑制 2 型糖尿病患者的胰高血糖素分泌;③抑制餐后胃动力及分泌功能,延长胃排空;④降低食欲,减少食物摄入;⑤增加胰岛素分泌主基因表达,进而增加胰岛素生物合成;⑥刺激 β 细胞增生,抑制 β 细胞凋亡,从而增加 β 细胞数量。

本药适用于使用双胍类、磺酰脲类或两者合用治疗 2 型糖尿病效果不佳者的辅助治疗。应于早餐和晚餐前(或 2 次间隔大于 6 小时的正餐前)1 小时内皮下注射,不得餐后使用,也不能用于 1 型糖尿病以及酮症酸中毒患者的抢救。常见不良反应包括低血糖、恶心、呕吐、腹泻、头痛以及消化不良等。

普兰林肽

普兰林肽(pramLintide)是人工合成的胰淀粉样多肽类似物,将胰淀粉样多肽 25 位的丙氨酸、28 位和 29 位的丝氨酸用脯氨酸代替,是稳定的水溶性物质。普兰林肽作用与胰淀粉样多肽类似,通过减慢餐后胃排空速度而控制餐后血糖,作用维持约 3 小时,但并不改变碳水化合物和其他营养物质吸收的总量。同时,可抑制餐后胰高血糖素的分泌,引起饱腹感,起到控制血糖的作用。用于成人 1 型和 2 型糖尿病患者控制血糖,也是目前除胰岛素外唯一可以用于治疗 1 型糖尿病的药物。

普兰林肽适用于使用胰岛素控制血糖不佳患者的辅助治疗,但不能替代胰岛素。餐前即刻于腹部或大腿皮下注射,但不得在臂部注射,不可与胰岛素在同一个注射器内混合使用,且应与胰岛素的注射部位分开。常见不良反应为恶心,可随用药时间的延长和剂量调整而减少。其他不良反应还包括厌食、呕吐、乏力、眩晕和低血糖等。严重低血糖事件易在使用后 3 小时内发生,使用期间应特别注意。

制剂和用法

胰岛素 注射剂:400U/10mL,800U/10mL。剂量和给药次数按病情而定,通常 24 小时内所排尿糖每 2～4g 者,给胰岛素 1U;中度糖尿病患者每日需给 5～10U,重度患者一日给 40U 以上。一般饭前半小时皮下注射,一日 3 或 4 次,必要时可静脉注射或肌内注射。

低精蛋白锌胰岛素 注射剂:400U/10mL,800U/10mL。剂量视病情而定,早饭前(或晚饭前)30～60 分钟给药,仅作皮下注射。

珠蛋白锌胰岛素 注射剂:400U/10mL。剂量视病情而定,早饭前(或晚饭前)30 分钟给药,一日 1 或 2 次,皮下注射。

精蛋白锌胰岛素 注射剂:400U/10mL,800U/10mL。剂量视病情而定,早饭前 30～60 分钟给药,一日 1 次,皮下注射。

甲苯磺丁脲 片剂:0.5g。第一天 1 次 1g,一日 3 次;第 2 天起 1 次 0.5g,一日 3 次,饭前服。待血糖正常或尿糖少于每日 5g 时,改为维持量,1 次 0.5g,一日 2 次。

氯磺丙脲　片剂:0.1g,0.25g。用于糖尿病:1 次 0.1 ~ 0.3g,一日 1 次,待血糖降到正常时,剂量酌减至一日 0.1 ~ 0.2g,早饭前 1 次服。用于尿崩症:一日 0.125 ~ 0.25g。

格列本脲　片剂:2.5g。开始每日早饭后服 2.5mg,以后逐渐增量,但每日不得超过 15mg,待增至每日 10mg 时,应分早、晚 2 次服用,显效后,逐渐减量至一日 2.5 ~ 5mg。

二甲双胍　片剂:0.25g。1 次 0.25 ~ 0.5g,一日 3 次,饭后服。以后根据尿糖(或血糖)情况增减。

阿卡波糖　片剂:50mg,100mg。剂量需个体化。开始时服小剂量 1 次 25mg,一日 3 次,6 ~ 8 周增加剂量至 1 次 50mg,一日 3 次。

罗格列酮　片剂:2mg,4mg,8mg。初始剂量为一日 4mg,12 周后空腹血糖下降不满意,剂量可增加至一日 8mg,一日 3 次。

瑞格列奈　片剂:0.5mg,1mg,2mg。每次主餐前 15 分钟服用,初始剂量为 0.5mg,最大单剂量为 4mg,餐前服用。最大单日剂量不宜超过 16mg。

(顾宏霞)

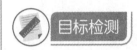

一、单项选择题

1. 下列有关胰岛素药理作用的叙述,错误的是(　　)。

　　A. 促进葡萄糖的酵解和氧化

　　B. 促进蛋白质的合成并抑制其分解

　　C. 促进脂肪的合成并抑制其分解

　　D. 促进 K^+ 进入细胞内

　　E. 促进糖原异生

2. 下列糖尿病不宜首选胰岛素的是(　　)。

　　A. 合并重度感染的糖尿病　　　　B. 轻、中型糖尿病　　　　C. 需做手术的糖尿病

　　D. 妊娠期糖尿病　　　　　　　　E. 糖尿病酮症酸中毒

3. 下列有关胰岛素的描述,错误的是(　　)。

　　A. 适用于各型糖尿病　　　　　　B. 必须冷冻保存　　　　　C. 饭后半小时给药

　　D. 经常更换注射部位　　　　　　E. 防止发生低血糖

4. 胰岛素常用的给药途径是(　　)。

　　A. 舌下含服　　　　　　　　　　B. 口服　　　　　　　　　C. 皮下注射

　　D. 肌内注射　　　　　　　　　　E. 静脉注射

5. 胰岛素使用过量的不良反应是(　　)。

　　A. 低血糖　　　　　　　　　　　B. 高血钾症　　　　　　　C. 胃肠道反应

　　D. 脂肪萎缩　　　　　　　　　　E. 过敏反应

6. 甲苯磺丁脲降血糖作用的机制是(　　)。

　　A. 促进葡萄糖降解　　　　　　　B. 拮抗胰高血糖素的作用　C. 抑制葡萄糖从肠道吸收

　　D. 刺激胰岛 β 细胞释放胰岛素　　E. 减少糖原异生

7. 大剂量可引起畸胎,孕妇禁用的药物是(　　)。

　　A. 二甲双胍　　　　　　　　　　B. 低精蛋白锌胰岛素　　　C. 苯乙双胍

　　D. 氯磺丙脲　　　　　　　　　　E. 珠蛋白锌胰岛素

8. 甲苯磺丁脲不会引起(　　)。

　　A. 粒细胞减少　　　　　　　　　B. 肝损害　　　　　　　　C. 过敏反应

D. 低血糖 　　　　　　　　　E. 高血钾

9. 可造成乳酸性酸血症的降血糖药是( )。
　A. 苯乙双胍 　　　　　　　　B. 氯磺丙脲 　　　　　　　　C. 甲苯磺丁脲
　D. 格列本脲 　　　　　　　　E. 阿卡波糖

10. 患者,女,50 岁。患有 1 型糖尿病,长期用胰岛素治疗。今餐前突感饥饿、软弱无力、出汗、心悸、烦躁,应立即
　　给予( )。
　A. 静脉注射胰岛素 　　　　　B. 口服糖水 　　　　　　　　C. 口服格列本脲
　D. 口服苯乙双胍 　　　　　　E. 口服阿卡波糖

二、简答题

1. 简述胰岛素的药理作用、临床应用和不良反应。

2. 简述口服降血糖药的类型,每一类列举一个代表药物。

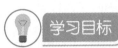

课件

项目四 抗过敏药

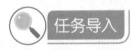

素质目标:具有高度负责的工作态度,树立疾病预防大于治疗的观念。

知识目标:掌握 H_1 受体拮抗剂的作用、临床应用、不良反应。了解组胺作用、组胺受体的类型、分布及效应、组胺受体拮抗剂的分类。

能力目标:能够分析和比较不同药物的效果和不良反应,具备为患者提供正确用药咨询的能力。

患者,女,25 岁。因同学聚会,食用多种海鲜后不到半个小时,出现全身皮肤瘙痒,大片鲜红色风团,同时伴有头晕、恶心、呕吐、胸闷、不适、呼吸短促等。遂被紧急送往医院救治。诊断:荨麻疹。

请分析思考:

1. 该患者可选用哪些药物治疗?

2. 应如何指导患者合理用药?

3. 该患者在使用抗过敏药时要强调哪些注意事项?

问题解析

任务一 抗组胺药

知识拓展:过敏原是什么?
如何查找?

一、组胺

组胺(histamine)主要存在于肥大细胞和嗜碱性粒细胞的颗粒中,是最早发现的自体活性物质。肥大细胞中的组胺常与蛋白质结合,当受到物理或化学等因素刺激,可使肥大细胞脱颗粒,引起组胺释放。释放的组胺与靶细胞膜上特异性的组胺受体结合,产生相应的生物效应。组胺受体有 H_1、H_2、H_3 亚型。各亚型受体分布及效应(表 7 - 4 - 1)。组胺本身临床应用很少,但其受体拮抗剂却有着广泛的临床应用价值。

表 7 - 4 - 1 组胺受体类型、分布及效应

受体类型	受体分布	效应
H_1受体	支气管、胃肠、子宫平滑肌	收缩
	皮肤血管	扩张,毛细血管通透性增加
	心房、房室结	收缩增强,传导减慢

续表

受体类型	受体分布	效应
H₂受体	胃壁细胞	胃酸分泌增多
	血管	扩张血管,毛细血管通透性增加
	窦房结、心室	心率加快、收缩增强
H₃受体	中枢及外周神经末梢	负反馈调节组胺的合成和释放

【药理作用】 组胺主要对心血管系统、腺体及平滑肌有作用。

1. 对心血管系统的作用 ①舒张血管:组胺通过激动血管平滑肌 H_1 受体、H_2 受体,使小动脉、小静脉血管舒张,血压下降;毛细血管扩张,通透性增加,导致局部水肿。②兴奋心脏:激动心脏 H_1 受体,使房室传导减慢,心房肌收缩力增强;激动心脏 H_2 受体,使心率加快,心肌收缩力加强。

2. 对腺体的作用 作用于胃壁细胞膜上的 H_2 受体,使胃酸、胃蛋白酶分泌增加;对唾液、泪液、肠液及支气管黏膜腺体等分泌的刺激作用较弱。

3. 对平滑肌的作用 激动平滑肌细胞膜上的 H_1 受体,引起平滑肌收缩,但不同平滑肌敏感性也不同。如组胺可收缩支气管平滑肌,支气管哮喘者对此尤为敏感,易引起呼吸困难;其亦可收缩胃肠道平滑肌,大剂量可致腹泻。但子宫平滑肌对组胺不敏感,若孕妇发生变态反应时,可致流产或早产。

【临床应用】 可用于胃酸分泌机能诊断及麻风病的辅助诊断。但因其副作用多,目前已被五肽促胃液素取代。

【不良反应】 常见颜面潮红、心动过速、头痛、低血压等。支气管哮喘、消化性溃疡患者禁用。

二、抗组胺药

(一)H₁受体拮抗剂

本类药物多数具有组胺分子中的乙基胺结构,对组胺 H_1 受体有较强亲和力,但无内在活性,能竞争性阻断组胺的 H_1 型效应而发挥抗过敏作用。

根据药物应用时间先后及药物对 H_1 受体选择性的高低,将 H_1 受体拮抗剂分为三代(表7-4-2),常用 H_1 受体拮抗剂的作用特点见表7-4-3。

表7-4-2 H_1 受体拮抗剂分类及效果

H₁受体拮抗剂分类	药物名称	临床应用效果
第一代抗组胺药物(20世纪80年代以前)	苯海拉明(diphenhydramine)、赛庚啶、克敏嗪、氯苯那敏(chlorpheniramine)、异丙嗪(promethazine)等	有良好的止痒、抗过敏作用,疗效确切。但由于代谢清除快,须多次用药,用药剂量较大。与组胺 H_1 受体的结合缺乏选择性,可产生一系列中枢神经的不良反应;还能与其他受体(如胆碱受体)结合,引起口干、心动过速等
第二代抗组胺药物(20世纪80年代以后)	阿司咪唑(astemizole)、氯雷他定、司他斯汀(setastine)、特非那定(terfenadine)、西替利嗪(cetirizine)等	用于各种过敏性疾病,疗效确切。与第一代相比,作用时间长,减少了服药次数,用药剂量相对要少;镇静作用小,几乎无抗胆碱作用
第三代抗组胺药物(第二代抗组胺药的改良品种)	地氯雷他定、非索非那定(fexofenadine)、乙氟利嗪(efletirizine)、左西替利嗪(levocetizine)等	来自第二代抗组胺药的活性代谢产物或光学异构体,疗效确切,选择性高,不良反应少

表 7 - 4 - 3　常用 H₁ 受体拮抗剂作用特点比较

药　物	持续时间	镇静催眠	防晕止吐	抗胆碱作用	主要临床应用
苯海拉明	4～6 小时	＊＊＊	＊＊	＊＊＊	皮肤黏膜过敏、晕动病
异丙嗪	4～6 小时	＊＊＊	＊＊	＊＊＊	皮肤黏膜过敏、晕动病
氯苯那敏	4～6 小时	＊	—	＊＊	皮肤黏膜过敏
阿司咪唑	10 天	—	—	—	皮肤黏膜过敏
特非那定	12～24 小时	—	—	—	皮肤黏膜过敏
西替利嗪	7～10 小时	—	—	—	皮肤黏膜过敏
司他斯汀	12 小时	＊	—	—	皮肤黏膜过敏
左西替利嗪	12～24 小时	—	—	—	皮肤黏膜过敏
非索非那定	12～24 小时	—	—	—	皮肤黏膜过敏

注：＊＊＊作用强，＊＊作用中等，＊作用弱，一无作用。

【药理作用】　本药的药理作用具体如下。

1. 抗外周组胺 H₁ 受体　能与组胺竞争效应细胞上的 H₁ 受体，拮抗组胺的作用。对组胺直接引起的局部毛细血管扩张及通透性增加有很强的抑制作用，可抑制血管渗出、减轻组织水肿，但对血管扩张和血压降低等全身作用仅有部分对抗作用，且对平滑肌的抑制作用较差。

2. 镇静　部分抗组胺药治疗量可致中枢抑制如镇静、嗜睡，可能与其阻断中枢 H₁ 受体有关。作用强度因个体敏感性、药物种类和剂量而异，其中以苯海拉明、异丙嗪作用最强。

3. 其他　还具有防晕、镇吐作用；多数药物有抗乙酰胆碱和局部麻醉作用等。

【临床应用】　本药适用于各种过敏性疾病、恶心、呕吐等。

1. 各种过敏性疾病　主要为Ⅰ型变态反应。H₁ 受体拮抗剂对荨麻疹、过敏性药疹、湿疹、血管神经性水肿等各种过敏性皮肤病，过敏性鼻炎、花粉性鼻炎，以及由于毛细血管通透性增加引起的渗出、水肿、分泌增加等具有良好疗效，但对以平滑肌痉挛为主的疾病疗效差，对过敏性休克无效。

2. 恶心、呕吐及眩晕　苯海拉明、异丙嗪等具有强大的止吐作用，可用于晕动病、放射治疗、妊娠、梅尼埃病、内耳迷路炎症等前庭功能障碍所致的恶心、呕吐及眩晕。

3. 镇静催眠　对中枢系统有明显抑制作用的苯海拉明、异丙嗪可用于失眠、术前给药等。

 知识链接

世界过敏性疾病日

2005 年 6 月 28 日，世界变态反应组织（World Allergy Organization，WAO）联合各国变态反应机构共同发起了对抗过敏性疾病的全球倡议，并将每年的 7 月 8 日定为世界过敏性疾病日，旨在通过全民对过敏性疾病认识的增强，共同预防过敏反应，尤其是过敏性哮喘。

【不良反应】　本药可导致各种胃肠道反应及中枢抑制作用。

1. 中枢抑制作用　第一代 H₁ 受体拮抗剂多可透过血脑屏障进入中枢，产生明显抑制作用，表现为嗜睡、乏力、头晕、疲倦等。第二代及第三代 H₁ 受体拮抗剂选择性高，对外周 H₁ 受体亲和力更强，故中枢抑制作用弱。从事驾驶、高空作业、精密仪器操作者等禁止服用。

2. 胃肠道反应　可表现为口干、厌食、恶心、呕吐、腹痛、腹泻、食欲减退等，餐后服用可减轻症状。但阿司咪唑宜餐前 1 小时服用，避免食物对其产生影响。

3. 其他反应　部分药物有外周抗胆碱作用，如口干、视物模糊、排尿困难、便秘等；偶可见粒细胞减少及溶血性贫血。本类药物虽有抗过敏作用,但仍有少数患者可以对本类药物产生过敏反应。

（二）H₂受体拮抗剂

H₂受体拮抗剂是一类选择性地阻断胃壁细胞 H₂受体,抑制胃酸分泌的药物,主要用于胃十二指肠溃疡、反流性食管炎、胃泌素瘤等的治疗。临床常用的药物有西咪替丁（cimetidine）、雷尼替丁（ranitidine）、法莫替丁（famotidine）、尼扎替丁（nizatidine）。

任务二 钙 剂

钙剂（calcium preparation）根据来源分类可分为天然钙和人工合成钙两大类。天然钙剂含钙量少,杂质多,很少作为药用。临床使用的钙剂多为人工合成。钙剂在临床上也可用于过敏性疾病。常用钙剂主要有葡萄糖酸钙、氯化钙、乳酸钙、门冬氨酸钙、枸橼酸钙、碳酸钙等,多采用口服和静脉注射给药,临床上常见钙剂见表7-4-4。

表7-4-4 临床上常见钙剂

钙剂分类	药物名称
第一代钙剂	氯化钙、氢氧化钙、磷酸氢钙、碳酸钙、葡萄糖酸钙、枸橼酸钙、醋酸钙、乳酸钙等
第二代钙剂	盖天力、活性钙、龙牡壮骨冲剂、珍珠钙等
第三代钙剂	氨基酸螯合钙、巨能钙、纳米钙、钙尔奇、钙立得、键骨钙等

【作用】 钙剂能控制炎症与水肿,增加毛细血管的致密度,降低通透性,从而减少渗出,并对抗体的形成具有重要作用,能够止血、镇静、抗惊厥、平衡电解质、中和胃酸、减轻或缓解过敏症状。此外,门冬氨酸系离子传递体,具有选择性定向传递作用。

【临床应用】 临床常用于荨麻疹、湿疹、接触性皮炎、血清病、血管神经性水肿等过敏性疾病的辅助治疗。

【不良反应】 注射过快或剂量过大时,可引起心律失常,严重者可致心脏停搏。如发生心脏严重不适,应立即停药甚至抢救,必要时可用镁盐对抗治疗。一旦漏出血管外可致局部疼痛、肿胀,严重时可发生局部组织坏死,通常采用 0.25% ~0.5% 普鲁卡因行局部痛点封闭 2 或 3 次,每次 10 ~20mL,直至恢复正常皮肤组织。

制剂和用法

苯海拉明 片剂:25mg,50mg。1 次 25 ~50mg,一日 2 或 3 次,餐后服。注射液:20mg/1mL;肌内注射,1 次 20mg,一日 1 或 2 次。乳剂:20g。1 日 2 或 3 次。

异丙嗪 片剂:12.5mg,25mg。1 次 6.25 ~12.5mg,一日 3 次,饭后及睡前服用,必要时睡前可服用 25mg。注射液:25mg/1mL,50mg/2mL。肌内注射,1 次 25 ~50mg。

氯苯那敏 片剂:4mg。胶囊剂:8mg。1 次 4mg,一日 3 次。注射液:10mg/1mL,20mg/2mL。肌内注射,1 次 5 ~20mg。

阿司咪唑 片剂:3mg,10mg。混悬液:60mg/30mL。1 次 3 ~6mg,一日 1 次,空腹服用,一日最多至 10mg。

特非那定 片剂:60mg。胶囊剂:30mg,60mg。颗粒剂:5mg,30mg。混悬液:30mg/5mL。成人及 12 岁以上儿童,1 次 30 ~60mg, 一日 2 次。小儿 15 ~30mg,一日 2 次。餐后服用。

西替利嗪 片剂:10mg。胶囊剂:10mg。分散片:10mg。口服液:10mg/10mL。成人及 12 岁以上儿童,1 次 10 ~20mg,一日 1 次。小儿一日 5 ~10mg。

司他斯汀 片剂:1mg。1 次 1mg,一日 2 次。必要时可增加剂量,每日最高量不超过 6mg。

左西替利嗪 片剂:5mg。成人 1 次 5mg,一日 1 次。2 ~6 岁小儿 1 次 2.5mg,一日 1 次。

非索非那定　片剂:60mg。微囊薄膜包衣片剂:120mg。成人1次60mg,一日2次。6~11岁小儿1次30mg,一日2次。12岁以上小儿1次60mg,一日2次。

氯化钙　注射液:0.5g/10mL,2g/10mL。静脉注射,成人1次10~30mL,一日1~3次。小儿用量根据体重而定。

葡萄糖酸钙　注射液:1g/10mL。静脉注射,成人1次1~2g,一日不超过15g(1.42g元素钙)。小儿用量根据具体病情和年龄进行调整。

碳酸钙　片剂:0.3g。一日1~4片,分次饭后服用。

(陈佳洁)

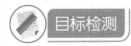目标检测

参考答案

一、单项选择题

1. 苯海拉明对下列疾病无效的是(　　)。
  A.荨麻疹　　　　　　　　　　B.过敏性鼻炎　　　　　　　C.血管神经性水肿
  D.血清病所致高热　　　　　　E.接触性皮炎

2. H_1受体兴奋时其效应不包括(　　)。
  A.支气管舒张　　　　　　　　B.支气管收缩　　　　　　　C.肠道平滑肌收缩
  D.血管扩张　　　　　　　　　E.子宫收缩

3. 苯海拉明不具有的作用是(　　)。
  A.镇静　　　　　　　　　　　B.催眠　　　　　　　　　　C.抗过敏
  D.抑制胃酸分泌　　　　　　　E.防晕止吐

4. 下列关于苯海拉明、异丙嗪的叙述,最正确的是(　　)。
  A.镇静催眠、抗惊厥　　　　　B.抗炎、抗惊厥　　　　　　C.镇静催眠、防晕止吐
  D.镇静、抑制胃酸分泌　　　　E.镇静、促进胃酸分泌

5. H_1受体拮抗剂对下列疾病疗效最好的是(　　)。
  A.支气管哮喘　　　　　　　　B.皮肤黏膜过敏症状　　　　C.血清病高热
  D.过敏性休克　　　　　　　　E.过敏性紫癜

6. 荨麻疹患者,急于开车执行任务,宜选用的药物是(　　)。
  A.苯海拉明　　　　　　　　　B.异丙嗪　　　　　　　　　C.氯苯那敏
  D.苯巴比妥　　　　　　　　　E.西替利嗪

7. 抗胆碱作用最强的药物是(　　)。
  A.异丙嗪　　　　　　　　　　B.曲吡那敏　　　　　　　　C.氯苯那敏
  D.西替利嗪　　　　　　　　　E.依巴斯汀

8. 中枢抑制作用最强的药物是(　　)。
  A.苯海拉明　　　　　　　　　B.依巴斯汀　　　　　　　　C.曲吡那敏
  D.氯苯那敏　　　　　　　　　E.西替利嗪

9. H_1受体拮抗剂最常见的不良反应是(　　)。
  A.烦躁、失眠　　　　　　　　B.镇静、嗜睡　　　　　　　C.消化道反应
  D.致畸　　　　　　　　　　　E.耳毒性

10. 下列不属于钙盐作用的是(　　)。
  A.促进骨骼发育　　　　　　　B.抗过敏作用　　　　　　　C.维持神经肌肉的兴奋性
  D.解救镁中毒　　　　　　　　E.降压

二、简答题

1. H_1受体拮抗剂有哪些作用和临床应用?用药护理应注意什么?

2. 氯苯那敏、氯雷他定的主要不良反应有哪些?

项目五 性激素类药和避孕药

课件

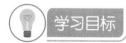

素质目标:树立科学的性健康观,具有高度的责任感与自我保护意识。

知识目标:熟悉雌激素类、孕激素类和雄激素类药的作用、临床应用,口服避孕药的作用、临床应用。了解其他药物的作用特点和临床应用。

能力目标:能够分析和比较不同药物的效果和副作用,具备为患者提供正确用药咨询的能力。

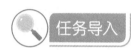

朱某,女,31岁。阴道不规则出血2月余,口服中药疗效不佳,来院就诊。检查:发育正常,神志清楚。B超提示子宫内膜增厚。诊断:功能性子宫出血。给予口服己烯雌酚,每日1mg,治疗22天,再注射黄体酮5天,停药后5天月经来潮。

请分析思考:

1. 己烯雌酚为什么能治疗功能性子宫出血?

2. 黄体酮的作用有哪些?

问题解析

性激素(sex hormone)为性腺分泌的激素,包括雌激素、孕激素和雄激素。雌激素和孕激素的分泌受下丘脑-垂体前叶-性腺轴的调节。下丘脑分泌促性腺激素释放激素(gonadotropin-releasing horrnone,GnRH)、促进垂体前叶分泌促卵泡激素(follicle stimulating hormone,FSH)和黄体生成素(luteinizing hormone,LH)。FSH促进卵巢的卵泡生长发育,在FSH和LH共同作用下,使成熟的卵泡分泌雌激素和孕激素。同时,性激素对垂体前叶的分泌功能具有正反馈和负反馈两方面的调节作用(图7-5-1)。在成年男性,垂体前叶所释放的LH可促进睾丸间质细胞分泌雄激素。雄激素也有抑制促性腺激素释放作用。

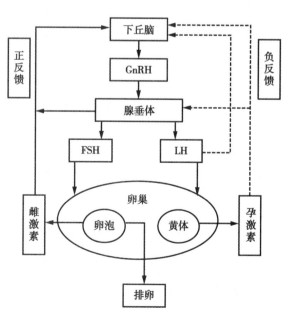

图7-5-1 女性激素的分泌与调节

任务一　雌激素类和抗雌激素类药

一、雌激素类药

卵巢分泌的雌激素（estrogen）主要是雌二醇（estradiol）。从孕妇尿提取的雌酮（estrone）和雌三醇（estriol）等多为雌二醇的代谢产物。以雌二醇为母体，人工又合成出许多强效、长效的衍生物，如炔雌醇（ethinylestradiol）、炔雌醚（quinestrol）、戊酸雌二醇（estradiol valerate）及己烯雌酚（diethylstilbestrol）等。

【药理作用】　本药可促使第二性征和性器官发育成熟、保持女性性征并参与形成月经周期、促使阴道上皮增生、抑制排卵和乳汁分泌等。

1. 促使第二性征和性器官发育成熟　对未成年女性，雌激素能促使其第二性征和性器官发育成熟。如子宫发育、乳腺腺管增生及脂肪分布变化等。

2. 保持女性性征并参与形成月经周期　对成年妇女，除保持女性性征外，在孕激素的协同作用下，使子宫内膜产生周期性变化，参与形成月经周期。

3. 促使阴道上皮增生　使浅表层细胞发生角化。

4. 抑制排卵和乳汁分泌　雌激素可作用于下丘脑－垂体系统，抑制 GnRH 的分泌，发挥抗排卵作用；干扰催乳素的作用使乳汁分泌受到抑制；并具有对抗雄激素的作用。

5. 其他　有轻度水钠潴留作用；能增加骨骼钙盐沉积，加速骨骺闭合；可降低低密度脂蛋白，升高高密度脂蛋白含量；此外，尚有促进凝血作用。

【临床应用】　本药可用于围绝经期综合征、卵巢功能不全和闭经、功能性子宫出血和恶性肿瘤等的治疗。

1. 围绝经期综合征　更年期妇女因雌激素分泌减少，垂体促性腺激素分泌增多，造成内分泌平衡失调的现象称绝经期综合征。采用雌激素替代治疗可抑制垂体促性腺激素的分泌，从而减轻各种症状，并能防止由雌激素水平降低所引起的病理性改变。

2. 卵巢功能不全和闭经　原发性或继发性卵巢功能低下患者以雌激素替代治疗，可促进外生殖器、子宫及第二性征的发育。与孕激素类合用，可产生人工月经周期。

3. 功能性子宫出血　可用雌激素促进子宫内膜增生，修复出血创面，也可适当配伍孕激素，以调整月经周期。

4. 恶性肿瘤　①晚期乳腺癌：绝经 5 年以上的乳腺癌患者可用雌激素治疗，缓解率达40%左右。但绝经期以前的患者禁用，因为这时可促进肿瘤的生长。②前列腺癌：大剂量雌激素使睾丸萎缩而抑制雄激素的产生。

5. 其他　局部用药可用于治疗老年性阴道炎及女阴干枯症等；大剂量雌激素可抑制乳汁分泌，缓解乳房胀痛；青春期痤疮是由于雄激素分泌过多所致，故可用雌激素类药物治疗。此外，还可与孕激素组成复方制剂用于避孕。

【不良反应】　一般剂量常见恶心、食欲不振，以早晨、口服多见。若从小剂量开始用药，逐渐增加剂量可减轻反应。长期大量应用可引起子宫内膜过度增生及子宫出血，故有子宫出血倾向及子宫内膜炎者慎用。己烯雌酚具有增加子宫内膜癌的危险性。

二、抗雌激素类药

本类药物能与雌激素受体结合，发挥竞争性拮抗雌激素作用，主要药物有氯米芬（clomiphene）、他莫昔芬（tamoxifen）、雷洛昔芬（raloxifene）等，又称雌激素拮抗剂（estrogen antagonist）。

氯米芬

氯米芬与己烯雌酚的化学结构相似,有较弱拟雌激素活性作用,能促进人的垂体前叶分泌促性腺激素,从而促进排卵。阻断下丘脑的雌激素受体,从而消除雌二醇的负反馈性抑制。用于月经紊乱、闭经、不孕症、乳房纤维囊性疾病和晚期乳腺癌。大剂量连续服用可引起卵巢肥大,故卵巢囊肿患者禁用。

任务二　孕激素类和抗孕激素类药

一、孕激素类药

孕激素(progestogen)主要由卵巢黄体和胎盘分泌,根据提取、加工方式和结构的不同分为天然孕激素和人工合成孕激素两大类(表7-5-1)。

表7-5-1　孕激素的分类

分类		药物名称
天然孕激素		注射用黄体酮油剂、口服微粒化黄体酮胶囊、阴道用黄体酮缓释凝胶
人工合成孕激素	天然孕激素的逆转孕酮衍生物	地屈孕酮
	孕酮衍生物	17α-羟孕酮类的环丙孕酮、甲地孕酮、甲羟孕酮; 19-去甲孕酮类的曲美孕酮、普美孕酮、地美孕酮、诺美孕酮、己酸孕诺酮、醋酸烯孕酮
	睾酮衍生物	19-去甲睾酮类的炔诺酮、左炔诺孕酮、地诺孕素、去氧孕烯、孕二烯酮、诺孕酯
	螺内酯衍生物	屈螺酮

【药理作用】

1. 对生殖系统作用　①月经后期,在雌激素作用的基础上,孕激素可使子宫内膜继续增厚、充血、腺体增生并分支,由增殖期转为分泌期,有利于孕卵的着床和胚胎发育。②在妊娠期,本药可降低子宫对缩宫素的敏感性,抑制子宫收缩,具有保胎作用。③可抑制垂体前叶 LH 的分泌,产生抑制排卵作用。④促使乳腺腺泡发育,为哺乳做准备。

2. 其他作用　①竞争性地对抗醛固酮的作用,促进 Na^+ 和 Cl^- 的排出而产生利尿作用。②有轻度升高体温的作用,故排卵后基础体温较排卵前高。

【临床应用】

1. 功能性子宫出血　黄体功能不足所致子宫内膜不规则成熟与脱落可引起子宫出血,应用孕激素类可使子宫内膜协调一致地转为分泌期,恢复正常月经周期。

2. 痛经和子宫内膜异位症　可减轻子宫痉挛性疼痛,也可使异位的子宫内膜退化。与雌激素制剂合用,疗效更好。

3. 先兆流产与习惯性流产　由于黄体功能不足所致的先兆流产与习惯性流产,孕激素类有安胎作用。

4. 其他　用于子宫内膜腺癌、前列腺肥大或前列腺癌的治疗,也可单用或与雌激素组成复方制剂用于避孕。

【不良反应】　不良反应较少,偶见头晕、恶心及乳房胀痛等。长期应用可引起子宫内膜萎缩、月经量减少或闭经,并易诱发阴道真菌感染。

二、抗孕激素类药

抗孕激素类药物指通过干扰孕酮的合成、影响孕酮代谢并阻断孕激素受体而发挥作用的一类药物,包括米非司酮(mifepristone)、孕三烯酮(gestrinone)、达那唑(danazol)和环氧司坦(epostane)等。

米非司酮

米非司酮属炔诺酮的衍生物,竞争性地作用于黄体酮受体和糖皮质激素受体而具有抗孕激素和抗皮质激素的作用。使用时期不同,产生作用不同。月经中期使用可阻断排卵,房事后使用可阻止着床,黄体期使用可诱发月经,妊娠早期使用可引起流产,但本药主要用于抗早孕。常见的不良反应为恶心、腹痛、腹泻,乏力,部分妇女在孕囊排出后出血时间较长,或突然发生大出血。

任务三　雄激素类和抗雄激素类药

一、雄激素类药

天然雄激素(natural androgen)主要是睾丸间质细胞分泌的睾酮(testosterone,睾丸素)。临床常用的药物有甲睾酮(methyltestosterone,甲基睾丸素)、丙酸睾酮(testosterone propionate)和苯乙酸睾酮(testosterone phenylacetate)。

【药理作用】　本类药物主要作用于生殖系统,对骨髓造血功能有一定影响。

1. 生殖系统　促进男性性征和生殖器官发育,并保持其成熟状态。睾酮还可抑制垂体前叶分泌促性腺激素,对女性可减少雌激素分泌,并具有抗雌激素作用。

2. 同化作用　能显著促进蛋白质合成(同化作用),减少氨基酸分解,使肌肉增长、体重增加,降低氮质血症,促进钙、磷沉积及骨骼生长。

3. 骨髓造血功能　大剂量雄激素可促进肾脏分泌促红细胞生成素,也可直接刺激骨髓造血功能。

【临床应用】　本药可用于睾丸功能不全、功能性子宫出血等。

1. 睾丸功能不全　适用于无睾症或类无睾症,作为替代疗法。

2. 功能性子宫出血　利用其抗雌激素作用使子宫平滑肌及其血管收缩,内膜萎缩而止血。对严重出血患者,可用己烯雌酚、黄体酮和丙酸睾酮等三种混合物作注射,以达止血之效,停药后则出现撤退性出血。

3. 晚期乳腺癌　对晚期乳腺癌或乳腺癌转移者,采用雄激素治疗可使部分病例的病情得到缓解。

4. 再生障碍性贫血　用雄激素治疗可改善骨髓造血功能。

【不良反应】　①长期应用于女性患者可能引起痤疮、多毛、声音变粗、闭经、乳腺退化、性欲改变等男性化现象,此时应停药。②多数雄激素能干扰肝内毛细胆管的排泄功能,引起胆汁淤积性黄疸。应用时若发现黄疸或肝功能障碍时,也应停药。③有水钠潴留作用,肾炎、肾病综合征、肝功能不良、高血压及心力衰竭患者应慎用。孕妇及前列腺癌患者禁用。

二、抗雄激素类药

能抑制雄激素合成或阻断其作用的药物称为抗雄激素药物。常用的抗雄激素有环丙孕酮、非那雄胺等。

环丙孕酮

环丙孕酮(cyproterone)具有孕激素活性,抗雄激素作用很强。能抑制垂体促性腺激素的分泌,使体内睾酮水平降低。对男性尚能抑制精子的生成,明显减少精子数及其活动度,降低精子穿透宫颈黏液的能力。临床用于治疗男性性欲倒错、妇女多毛症、痤疮、青春期早熟及不能手术的前列腺癌。用药后男性可引起不育,偶见乳房肿大,女性可致不孕。大剂量可影响肝功能,甚至出现黄疸、肝损害。

任务四　促性腺激素类药

绒促性素(chorionic gonadotroin,HCG),又名绒毛膜促性腺激素。

【药理作用】　对女性能促使卵泡成熟及排卵,对男性则促使其产生雄激素,促进性器官和副性征发育、成熟,使睾丸下降并产生精子。

【临床应用】　用于黄体功能不足、功能性子宫出血、先兆流产、隐睾症、男性性功能低下等。

【不良反应】　注射前应做皮肤过敏试验;生殖系统有炎症、无性腺(先天性或手术后)患者禁用;如连续应用8周症状无改善,或出现性早熟、性功能亢进者应停药,以免产生抗体和抑制垂体分泌促性腺激素功能。高血压患者慎用。

任务五　避孕药

生殖过程是一个复杂的生理过程,包括精子和卵子的形成与成熟、排卵、受精、着床,以及胚胎发育等多个环节。阻断其中任何一个环节都可以达到避孕和终止妊娠的目的。

一、主要抑制排卵的避孕药

抑制排卵的避孕药由不同类型的雌激素和孕激素类药物配伍组成,是目前临床常用的女性避孕药(表7-5-2)。

表7-5-2　避孕药的分类

避孕药分类	药物名称	用法与用量
短效口服避孕药	复方炔诺酮片、复方甲地孕酮片、复方左炔诺孕酮片等	从月经周期第5天开始,每晚服药1片,连服22天,不能间断。一般于停药后2~4天就可以发生撤退性出血,形成人工月经周期。下次服药仍从月经来潮第5天开始。如停药7天仍未来月经,则应立即开始服下一周期的药物。偶尔漏服时,应于24小时内补服1片
长效口服避孕药	复方氯地孕酮片(由炔雌醚与不同孕激素类配伍而成)	每月服1次,成功率为98.3%。服用方法是从月经来潮当天算起,第5天服1片,最初两次间隔20天,以后每月服1次,1次1片
长效注射避孕药	复方己酸孕酮注射液及复方甲地孕酮注射液	1次于月经周期的第5日深部肌内注射2支,以后每隔28日或于1次月经周期的第11~12天注射1次,1次1支。注射后一般于14天左右月经来潮。如发生闭经,仍应按期给药,不能间断

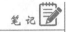

避孕药分类	药物名称	用法与用量
多相片剂	炔诺酮双相片	开始 10 天每日服 1 片(含炔诺酮 0.5mg 和炔雌醇 0.035mg),后 11 天每日服 1 片(含炔诺酮 1mg 和炔雌醇 0.035mg)
	炔诺酮三相片	开始 7 天每日服 1 片(含炔诺酮 0.5mg 和炔雌醇 0.035mg),中期 7 天每日服用 1 片(含炔诺酮 0.75mg 和炔雌醇 0.035mg),最后 7 天每日服用 1 片(含炔诺酮 1mg 和炔雌醇 0.035mg)。其效果较双相片更佳
	炔诺孕酮三相片	开始 6 天每日服用 1 片(含炔诺孕酮 0.05mg 和炔雌醇 0.03mg),中期 5 天每日服用 1 片(含炔诺孕酮 0.075mg 和炔雌醇 0.04mg),后 10 天每日服用 1 片(含炔诺孕酮 0.125mg 和炔雌醇 0.03mg)。这种服用方法更符合人体内源性激素的变化规律,临床效果更好

二、主要阻碍受精的避孕药

壬苯醇醚(nonoxinol)为非离子表面活性剂,是目前应用最普遍的外用杀精子药,主要通过降低精子脂膜表面张力、改变精子渗透压而杀死精子或导致精子不能游动,无法使卵子受精,达到避孕效果。将药膜剂放入阴道深处,约 5 分钟便溶解成凝胶体,作用维持 2 小时;栓剂经 10 分钟生效,作用维持 2 ~ 10 小时;海绵剂放置后即可生效,作用维持至少 24 小时,当精液与海绵接触即被吸收,同时海绵释放杀精剂,故避孕效果较好,主要用于外用短效避孕。不良反应有阴道局部刺激、分泌物增多及烧灼感。阴道有炎症、阴道壁松弛、子宫脱垂、不规则阴道出血、怀疑妊娠者禁用。避孕失败而致妊娠者,应及早终止妊娠,避免导致胎儿畸形。使用时应将药物放置在阴道深处,覆盖在宫颈口或附近;房事后 6 ~ 8 小时内不要取出药剂,也不要冲洗阴道。

三、主要干扰孕卵着床的避孕药

此类药物也称探亲避孕药,主要使子宫内膜发生各种功能和形态变化,使之不利于孕卵着床。我国多用大剂量炔诺酮(1 次 5mg)、甲地孕酮(每片 2mg)或新型抗着床药双炔失碳酯(anorethidrane dipropionate,53 号抗孕片)。本类药物主要优点是其应用不受月经周期的限制,无论在排卵前、排卵期或排卵后服用,都可影响孕卵着床。一般于同房当晚或事后服用,14 日以内必须连服 14 片,如超过 14 日,应接服 I 号或 II 号口服避孕药。

四、主要影响精子的避孕药

棉酚(gossypol)是棉花根、茎和种子中所含的一种黄色酚类物质。其作用可能通过棉酚负离子自由基,以及抑制一氧化氮合成,作用于睾丸细精管的生精上皮,使精子数量减少,直至无精子。停药后可逐渐恢复。I 期临床试验结果表明,每天 20mg,连服 2 个月即可达节育标准,有效率达 99% 以上。不良反应有乏力、食欲减退、恶心、呕吐、心悸及肝功能改变等。此外,棉酚可引起低钾血症,并可引起不可逆性精子发生障碍,这限制了棉酚作为常规避孕药使用。

制剂和用法

雌二醇 注射剂:1mg/mL,2mg/mL,5mg/mL。肌内注射,1 ~ 2mg/次,1 周 2 或 3 次。

己烯雌酚 片剂:0.25mg,0.5mg,1mg,2mg。注射剂:0.5mg/mL,1mg/mL,2mg/mL。用于卵巢功能不全、垂体功能

异常的闭经或绝经期综合征:一日量不超过 0.25mg。用于人工周期,一日 0.25mg,连服 20 日,待月经后再服,用法同前,共 3 周;或先用己烯雌酚每次 1mg,每晚 1 次,连用 22 天,于服药后第 16 日开始肌内注射黄体酮 10mg,共 5 日。阴道栓剂:0.1~0.5mg,外用。

炔雌醇 片剂:0.02mg,0.05mg。作用比己烯雌酚强,用量为后者的 1/20。用于闭经、更年期综合征:1 次 0.02~0.05mg,一日 0.02~0.15mg。用于前列腺癌:1 次 0.05~0.5mg,一日 3~6 次。

黄体酮 注射剂:10mg/mL,20mg/mL。肌内注射。用于先兆流产或习惯性流产:一日 10~20mg,一日 1 次或 1 周 2 或 3 次,一直用到妊娠第 4 个月。检查闭经的原因:10mg/d,共 3~5 日,停药后 2~3 日若见子宫出血,说明闭经并非由于妊娠所致。

枸橼酸氯米芬 片剂:50mg。促排卵:1 次 50mg,一日 1 次,连服 5 日。

甲地孕酮醋酸酯 片剂:2mg,4mg。1 次 2~4mg,一日 1 次。

炔诺酮 片剂:0.625mg,2.5mg。1 次 1.25~5mg,一日 1 或 2 次。

丙酸睾酮 注射剂:10mg/mL,25mg/mL,50mg/mL。肌内注射,1 次 25~100mg。

甲睾酮 片剂:5mg、10mg。舌下给药或口服,1 次 5~10mg,一日 1 或 2 次。用于晚期乳腺癌:50~200mg,分次服用。

苯乙酸睾酮 注射剂:10mg/mL,20mg/2mL。肌内注射。效力较丙酸睾酮强而持久,故称长效睾酮。每次 10~25mg,1 周 2 或 3 次。

睾酮 片剂:75mg。每 6 周植入皮下 1 片,用于无睾症等作补充(代替)疗法。

(陈佳洁)

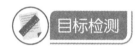 **目标检测**

一、单项选择题

1. 雌激素的临床应用是( )。
   A. 痛经   B. 先兆流产   C. 消耗性疾病
   D. 功能性子宫出血   E. 绝经期前乳腺癌

2. 孕激素避孕的主要环节是( )。
   A. 抗着床   B. 抑制排卵   C. 杀灭精子
   D. 影响子宫收缩   E. 影响胎盘功能

3. 复方炔诺酮片的主要避孕作用机制是( )。
   A. 抑制卵巢黄体分泌激素
   B. 通过反馈机制,抑制排卵
   C. 使宫颈黏液变稠,精子不易进入宫颈
   D. 抑制子宫内膜正常增殖,不利于受精卵着床
   E. 抑制子宫和输卵管活动,改变受精卵运行速度

4. 下列对雌激素作用的描述,错误的是( )。
   A. 抑制乳汁分泌
   B. 使子宫内膜增殖变厚
   C. 促进女性性器官的发育与成熟
   D. 较大量抑制 GnRH 的分泌
   E. 降低子宫平滑肌对缩宫素的敏感性

5. 下列对孕激素作用的描述,错误的是( )。
   A. 抑制卵巢排卵   B. 促使乳腺腺泡发育   C. 抑制子宫平滑肌的收缩
   D. 促进女性性器官的发育与成熟   E. 促使子宫内膜由增殖期转为分泌期

6. 抗着床避孕药的主要优点是( )。

参考答案

A. 可长期服用　　　　　　　　　B. 无类早孕反应　　　　　　　C. 避孕成功率高

D. 应用不受月经周期的限制　　　E. 不引起子宫不规则出血

7. 甲基酮的作用不包括(　　)。

A. 抗雌激素作用　　　　　　　　B. 抑制蛋白质的合成　　　　　C. 大剂量促进红细胞生长

D. 促进男性性器官的发育与成熟　E. 抑制垂体前叶分泌促性腺激素

8. 下列不属于常用避孕药药理作用的是(　　)。

A. 抑制排卵　　　　　　　　　　B. 改变子宫内膜　　　　　　　C. 改变输卵管功能

D. 降低血中雌、孕激素浓度　　　E. 升高血中雌、孕激素浓度

9. 闭经宜选用(　　)。

A. 黄体酮　　　　　　　　　　　B. 己烯雌酚　　　　　　　　　C. 甲基睾酮

D. 氯米芬　　　　　　　　　　　E. 棉酚

10. 睾丸功能不全宜选用(　　)。

A. 雌激素　　　　　　　　　　　B. 孕激素　　　　　　　　　　C. 雄激素

D. 同化激素　　　　　　　　　　E. 甲状腺激素

二、简答题

1. 简述性激素类药物的分类。

2. 简述雌激素、雄激素的药理作用和临床应用。

模块八

化学治疗药物

项目一　抗微生物药概述

课件　化学治疗
药物概论

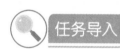 **学习目标**

素质目标:具有认真负责、敬畏生命的工作态度,以及救死扶伤、敬佑生命的职业素养。

知识目标:掌握抗菌药物合理应用原则和常用术语。熟悉抗菌药物的作用机制。了解抗菌药、机体和病原体之间的关系,以及细菌耐药性产生的机制。

能力目标:能正确合理使用抗生素,避免严重不良反应发生及预防药物耐药性的产生。

任务导入

抗生素耐药性这个影响人类健康的问题由来已久,近年来在多个国家发现的"超级细菌"更说明这一问题已日趋严重。"超级细菌"引发的细菌耐药成为全球关注的热点,也是目前国内外抗感染领域面临的严重问题,引起世界卫生组织(WHO)和各国政府部门的高度重视。世界卫生组织将"控制抗生素耐药性"作为 2011 年世界卫生日的主题。根据世卫组织预测,到 2050 年,"超级细菌"将超过癌症,导致 1000 万人死亡。

请分析思考:

1. 什么是耐药性?

2. 临床上如何降低病原菌对抗菌药物的耐药性?

问题解析

临床上对病原微生物、寄生虫及肿瘤细胞所致疾病的药物治疗统称为化学治疗(chemotherapy),相应的药物统称为化学治疗药物,因此化学治疗药物包括抗微生物药、抗寄生虫药和抗肿瘤药。多年来为了区分癌症患者的放射疗法以及手术治疗,将使用抗肿瘤化学药物治疗肿瘤的方法简称"化疗"。

抗微生物药指对病原微生物有抑制或杀灭作用的药物。病原微生物包括细菌、螺旋体、衣原体、支原体、立克次体、真菌、病毒等。其中最常用的是抗菌药、抗病毒药和抗真菌药等。

疾病的治疗不能仅依靠药物,在使用化学治疗药物时,应注意机体、病原体和药物三者之间的相互关系(图 8 - 1 - 1)。病原体对机体有致病作用,机体对病原体有防御能力;药物对病原体有抑制或

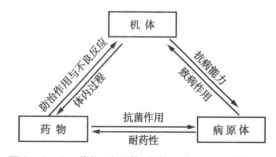

图 8 - 1 - 1　药物、病原体、机体三者之间的相互作用

255

杀灭作用,病原体对药物可产生耐药性;机体对药物可产生药动学的影响,药物对机体可产生防治作用与不良反应。只有全面掌握机体、药物、病原体三者间的相互作用,才有利于合理地选用药物。

任务一　基本概念和常用术语

1.抗菌药(antibacterial drug)　指对细菌有抑制或杀灭作用的药物,用于预防和治疗细菌性感染的药物,包括抗生素和人工合成抗菌药。

2.抗生素(antibiotics)　由某些微生物(包括细菌、真菌、放线菌属)产生,能抑制或杀灭其他微生物的物质,分为天然和人工半合成抗生素两类。

3.抗菌谱(antibacterial spectrum)　抗菌药物抑制或杀灭病原微生物的范围,称为抗菌谱。窄谱抗菌药仅对某一种或少数几种病原体有抗菌作用,如异烟肼只对结核分枝杆菌有效。广谱抗菌药对多种病原微生物都有效,如头孢菌素类、四环素和喹诺酮类,它们不仅对革兰氏阳性菌和革兰氏阴性菌有抗菌作用,而且对衣原体、支原体、立克次体及某些原虫等也有抑制作用。

4.抗菌活性(antibacterial activity)　抗菌活性指药物抑制或杀灭微生物的能力。常以体外试验中最低抑菌浓度(minimal inhibitory concentration,MIC)或最低杀菌浓度(minimal bactericidal concentration,MBC)来表示药物抗菌活性大小。MIC 为能够抑制培养基内细菌生长的最低浓度,MBC 为能够杀灭培养基内细菌的最低浓度。

5.抑菌药与杀菌药(bacteriostatic drug and bactericidal drug)　抑菌药指仅有抑制微生物生长繁殖而无杀灭作用的药物,如四环素等;杀菌药不仅能抑制微生物生长繁殖,而且能杀灭之,如青霉素类、氨基苷类等。

6.化疗指数(chemotherapeutic index,CI)　评价化学治疗药物有效性与安全性的指标,用 LD_{50}/ED_{50},或者 LD_5/ED_{95} 表示。化疗指数越大,表明该药物的毒性越小,安全性越高。

7.抗菌后效应(post antibiotic effect,PAE)　细菌与抗生素短暂接触,抗生素浓度下降,低于 MIC 或消失后,细菌生长仍受到持续抑制的效应,称为抗菌后效应或抗生素后效应。

 知识链接

抗生素不能等同于消炎药

消炎药,顾名思义就是可以消除炎症的药物。所谓"炎症"并不是某种特定的疾病,而是很多疾病都会表现出来的红、肿、热、痛的症状。比如感冒时喉咙发炎了,跌打损伤等。医学上通常把激素(如泼尼松、地塞米松等)和非甾体抗炎药(如阿司匹林、对乙酰氨基酚等)称为消炎药。因此,抗生素并不等于消炎药,消炎药也并不是抗生素!抗生素之所以会被误认为是消炎药是因为微生物入侵后,机体会释放出各种炎症因子来对抗微生物入侵,而炎症因子同时也带来发烧、疼痛等症状,一般情况下微生物被消灭了,炎症反应就会消退。

任务二　抗菌药作用机制

抗菌药物主要通过干扰细菌的生化代谢过程而产生抗菌作用(图 8-1-2)。

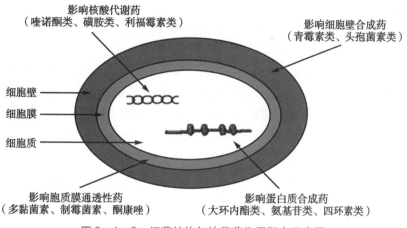

图 8-1-2　细菌结构与抗菌药作用靶点示意图

一、抑制细菌细胞壁合成

　　细菌细胞膜外是一层坚韧的细胞壁,具有保护和维持细菌正常形态的功能。细菌细胞壁主要结构成分是黏肽,青霉素与头孢菌素类抗生素因能抑制细菌体内的转肽酶,阻碍细胞壁的黏肽合成,故可导致细胞壁缺损。失去细胞壁的细菌由于菌体内的高渗透压,体外水分不断渗入到菌体内,致使细菌膨胀、变形,最终破裂溶解而死亡。

二、影响胞质膜的通透性

　　细菌胞质膜主要是由类脂和蛋白质分子构成的一种半透膜,具有渗透屏障和运输物质的功能。多黏菌素类、制霉菌素和两性霉素(如酮康唑)等多烯类抗生素,能使胞质膜通透性增加,导致菌体内的蛋白质、核苷酸、氨基酸、糖和盐类等外漏,从而使细菌死亡。

三、抑制蛋白质合成

　　细菌为原核细胞,其核蛋白体为70S,由30S和50S亚基组成,多种抗菌药物对细菌的核蛋白体有高度的选择性,可通过抑制细菌核糖体30S或50S亚基,从而抑制蛋白质合成而呈现抗菌作用。哺乳动物是真核细胞,其核蛋白体为80S,由40S与60S亚基构成,故抗菌药物不影响哺乳动物的核蛋白体和蛋白质合成。

四、抑制叶酸及核酸代谢

　　叶酸可为DNA复制提供一碳单位,磺胺类药物与甲氧苄啶(TMP)可分别抑制二氢叶酸合成酶与二氢叶酸还原酶,妨碍叶酸代谢,最终影响核酸的合成,从而抑制细菌的生长和繁殖。喹诺酮类药物可通过抑制DNA的合成、利福平可通过抑制以DNA为模板的RNA多聚酶而发挥抗菌作用。

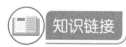 知识链接

感冒了可以自行服用抗生素吗?病好能立即停药吗?

　　感冒多为病毒性感染,服用抗菌药物对病情并无帮助。当细菌所致疾病症状缓解或消失,不能立即停用抗菌药物。这是由于抗菌药物进入身体之后,会配合自身的免疫细胞,将细菌杀灭并清除,机体不适症状就会减轻,甚至消失,但这并不意味着细菌被全部杀死。此时立即停用抗菌药物,存活的细菌一般致病性仍比较强,可导致疾病复发甚至引起更严重的病情。一般在体温正常、症状消退72~96小时后,停用抗菌药物是比较适宜的。

任务三 耐药性

细菌的耐药性

耐药性(resistance)也称抗药性,指病原微生物、寄生虫或恶性肿瘤细胞对药物的敏感性降低甚至消失的现象。部分细菌对多种抗菌药物产生耐药,被称为多重耐药性(multidrug resistant,MDR)。细菌耐药分为固有耐药和获得性耐药两种。固有耐药又称为天然性耐药,是由病原菌的基因决定而代代相传的耐药,如链球菌对氨基糖苷类药物天然耐药;获得性耐药是由于病原菌长期与抗菌药接触,对药物的敏感性逐渐降低或消失。通常所指的耐药性指获得性耐药性。病原菌对某一药物产生耐药性后,对其他药物也产生耐药性的现象称为交叉耐药性,多出现于化学结构相似尤其是同类药物之间。病原菌耐药性的不断产生,对感染性疾病的治疗带来一定的困难,故要正确合理用药,降低耐药性的产生。

一、耐药性产生机制

1. 产生灭活酶 灭活酶即将抗菌药物在没有使用之前就将之灭活使其丧失抗菌活性的酶。灭活酶有两种,一是水解酶,如β-内酰胺酶,可水解青霉素或头孢菌素;二是钝化酶又称合成酶,如乙酰转移酶和磷酸转移酶等,可催化某些基团结合到抗生素的羟基或氨基上,使抗生素失活。如氨基糖苷类抗生素被钝化酶作用后,不能进入膜内与核糖体结合而丧失其抑制蛋白质合成的作用,从而导致耐药。

2. 降低细胞膜的通透性 细菌可通过各种途径阻止抗菌药物进入菌体而导致耐药。如革兰氏阴性杆菌的细胞外膜对青霉素 G 等有天然屏障作用;铜绿假单胞菌和其他革兰氏阴性杆菌细胞壁水孔或外膜非特异性通道功能,引起细菌对一些广谱青霉素类、头孢菌素类产生耐药。

3. 抗菌药物作用靶位改变 常有两种方式,一种是改变靶蛋白结构,使抗生素不易与之结合而失去抗菌活性,如链霉素耐药株的细菌核蛋白体 30S 亚基上链霉素作用靶位蛋白质发生改变;另一种是靶蛋白的数量增加,即使药物存在时仍有足够数量的靶蛋白可以维持细菌的正常形态与功能。如肠球菌对 β-内酰胺类抗生素的耐药机制之一就是因青霉素结合蛋白的量增加。

4. 药物主动外排系统活性增强 某些药物能将进入菌体内的药物泵出体外,这种泵需要能量,故称为主动排除系统。经此系统外排导致耐药的抗菌药物有四环素类、氯霉素类、大环内酯类和 β-内酰胺类。

5. 改变代谢途径 某些细菌可通过改变自身代谢途径而获得对必需营养物质的需要。如磺胺类耐药菌株,可直接利用外源性叶酸或产生较多的磺胺类药拮抗物对氨基苯甲酸而使磺胺类药物耐药。

二、控制细菌耐药的措施

(1)严格掌握抗菌药物预防应用、局部使用的适应证,避免滥用。
(2)可用一种抗菌药物控制的感染绝不使用多种抗菌药联合。
(3)可用窄谱抗菌药控制的感染不用广谱抗菌药。
(4)医院内应对耐药菌感染的患者采取相应的消毒隔离措施,防止细菌的院内交叉感染。
(5)加强抗菌药物管理,实行抗生素药物分类制度,必须凭医生处方才能使用抗菌药物。

任务四 抗菌药的合理应用

随着抗菌药物的广泛使用,不合理使用现象愈发普遍,使不良反应发生率增高,同时耐药菌株的不断增加,给感染性疾病的治疗带来诸多困难。因此,必须重视抗菌药物的合理使用,以提高药物疗效,降低不良反应以及耐药性的产生。抗菌药物合理应用应遵循以下五个原则。

1. **严格按照适应证选药** 确切的细菌学诊断是合理选用抗菌药的先决条件。必要时可进行药敏试验供临床选药参考。每种抗菌药物均有其不同的抗菌谱,但即使抗菌谱相同,也有抗菌活性、药效学、药动学、不良反应及耐药性的差异,故各种抗菌药临床适应证有所不同。病毒性感染或无抗菌药用药指征时,不得滥用抗菌药。

2. **根据感染部位及药物动力学特点合理选药** 药物在体内要发挥抑菌或杀菌作用,必须在靶组织、靶器官内达到有效的浓度,并维持一定的时间。如治疗流行性脑脊髓膜炎时,虽然青霉素杀死脑膜炎球菌疗效高,但其具有不易通透血脑屏障的缺点,因此,临床选用容易通透血脑屏障的磺胺嘧啶治疗。

3. **选用适当的剂量和疗程** 药物在感染部位的浓度高低、维持时间的长短也是重要的选药依据。剂量过小,不但无治疗作用,反而易使细菌产生耐药性;剂量过大,不仅造成浪费,还会带来严重的毒副作用。疗程过短易使疾病复发或转为慢性。

4. **抗菌药物的正确预防性应用** 没有指征预防应用抗生素,会导致严重的耐药性的产生。抗菌药物的预防应用仅限于少数情况:①风湿性或先天性心脏病患者进行口腔、尿路手术前用青霉素、阿莫西林等预防感染性心内膜炎;②外伤、战伤、闭塞性脉管炎患者进行截肢手术时,可用青霉素预防气性坏疽;③结肠手术前用甲硝唑、庆大霉素预防厌氧菌感染;④外科手术应根据手术野是否污染或有污染可能,决定是否预防使用抗菌药物。胃肠道手术、胸腹部手术后用药 1~3 天。

5. **抗菌药的联合应用**

(1)抗菌药联合应用的目的:①发挥药物的协同抗菌作用以提高疗效;②延迟或减少耐药菌的出现;③对混合感染或不能作出细菌学诊断的病例,联合用药可扩大抗菌范围;④联合用药可减少个别药物剂量,从而减少毒副反应。

抗菌药物联合应用的滥用,可能产生增加不良反应发生率、容易出现二重感染、耐药菌株增多、浪费药物、给人一种虚伪的安全感等不利后果,从而延误正确治疗。

(2)联合用药的指征:①病原菌未明的严重感染;②单一抗菌药物不能控制的严重混合感染,如肠穿孔后腹膜炎的致病菌常有多种需氧菌和厌氧菌等;③单一抗菌药物不能有效控制的感染性心内膜炎或败血症;④长期用药细菌有可能产生耐药者,如结核、慢性尿路感染、慢性骨髓炎等;⑤用以减少药物毒性反应,如两性霉素 B 和氟胞嘧啶合用治疗隐球菌脑膜炎,前者用量可减少,从而减少毒性反应;⑥除结核杆菌感染除外,临床感染一般二药联用即可,不必三药联用或四药联用。

(3)联合用药可能产生的结果:两种抗菌药联合应用可获得无关、相加、协同(增强)和拮抗等四种效果。抗菌药物依其作用性质可分为四大类:一类为繁殖期杀菌剂,如青霉素类、头孢菌素类等;二类为静止期杀菌剂,如氨基苷类、多黏菌素等,它们对静止期、繁殖期细菌均有杀灭作用;三类为速效抑菌剂,如四环素类、氯霉素类与大环内酯类抗生素等;四类为慢效抑菌剂,如磺胺类等。

第一类和第二类合用常可获得协同(增强)作用。例如,青霉素与链霉素或庆大霉素合用治疗肠球菌心内膜炎;青霉素可破坏细菌细胞壁的完整性,有利于氨基苷类抗生素进入细胞内发挥作用。第一类与第三类合用可能出现拮抗作用。例如,青霉素类与氯霉素或四环素类合用。由于后两类药物使蛋白质合成迅速被抑制,细菌处于静止状态,致使繁殖期杀菌的青霉素干扰细胞壁合成的作用不能充分发挥,使其抗菌活性减弱。第二类和第三类合用可获得增强或相加作用。第四类与第一类可以合用,例如,治疗流行性脑膜炎时,青霉素可以和磺胺嘧啶合用而提高疗效。

(李宏力)

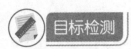

参考答案

一、单项选择题

1. 化疗药物的概念是（   ）。
   A. 治疗各种疾病的化学药品
   B. 治疗微生物的化学药品
   C. 治疗寄生虫的化学药品
   D. 防治微生物、寄生虫及恶性肿瘤的化学药品
   E. 治疗恶性肿瘤的化学药品

2. 药物抑制或杀灭病原微生物的能力称为（   ）。
   A. 抗菌谱　　　　　　　　　　B. 抗菌药物　　　　　　　　　　C. 抗菌活性
   D. 耐受性　　　　　　　　　　E. 抗菌后效应

3. 药物的抗菌范围称为（   ）。
   A. 抗菌活性　　　　　　　　　B. 抗菌谱　　　　　　　　　　　C. 抗菌活性
   D. 耐受性　　　　　　　　　　E. 抗菌后效应

4. 某些微生物在生长过程中产生的，能抑制或杀灭其他微生物的化学物质称为（   ）。
   A. 细菌素　　　　　　　　　　B. 抗生素　　　　　　　　　　　C. 消毒剂
   D. 防腐剂　　　　　　　　　　E. 化疗药物

5. 临床上常提到的耐药性是指（   ）。
   A. 固有耐药性　　　　　　　　B. 天然耐药性　　　　　　　　　C. 获得性耐药性
   D. 基因遗传耐药性　　　　　　E. 质粒遗传耐药性

二、简答题

1. 抗菌药的作用机制有哪些？
2. 抗菌药合理用药要遵循的原则有哪些？

项目二　抗生素

课件

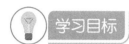

素质目标:具有细心、严谨的工作态度以及高度的责任心,树立敬佑生命、救死扶伤的医者精神。

知识目标:掌握β-内酰胺类、大环内酯类、氨基糖苷类、四环素与氯霉素抗生素的药理作用、临床应用及不良反应。熟悉半合成青霉素类、林可霉素、多黏菌素、万古霉素的特点。了解非典型β-内酰胺类抗生素的特点、分类和代表药物。

能力目标:能正确合理使用各类抗生素,及时发现不良反应并正确处理,预防严重不良反应发生。

任务一　β-内酰胺类抗生素

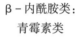

β-内酰胺类:
青霉素类

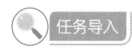

任某,男,26岁。因发热、咳嗽加重,入院治疗。检查:体温39.3℃,脉搏107次/分,呼吸26次/分,双肺湿性啰音,心律规则,肝脾未触及。诊断:肺炎。医嘱:青霉素钠640万U,静脉滴注。某天上午护士刚把药拿到床边给予静脉滴注,任某说要回家取重要文件,5分钟即可返回。护士勉强同意。任某3小时后才返回,到护士台找护士,正巧有位实习护士了解情况后就给任某进行了静脉注射。3分钟后,任某突然出现全身紫绀、面色苍白、冷汗、呼吸困难、脉搏细弱,随即昏迷,呈现严重的休克状态,立即进行抢救,无效死亡。

请分析思考:

1.该患者出现了什么问题?

2.该案例中实习护士有哪些严重的失误?

3.从青霉素药物正确使用角度,哪个环节的错误导致患者出现过敏性休克?如何抢救处理?

4.注射青霉素应注意哪些问题?

问题解析

　　β-内酰胺类抗生素是一类化学结构中均含有β-内酰胺环的抗生素,包括青霉素类、头孢菌素类和其他非典型β-内酰胺类。该类药物与细胞膜上的青霉素结合蛋白结合,干扰细菌细胞壁黏肽合成,造成细胞壁缺损,当细菌处于低渗环境中时,大量水分进入细胞,使得菌体膨胀裂解,导致细菌死亡。人体没有细胞壁,所以本类药物对人体没有细胞毒性。

一、青霉素类

青霉素类抗生素包括天然和人工半合成青霉素两类。

(一)天然青霉素

　　天然青霉素是从青霉菌的培养液中提取的,共有G、K、X、F和双氢F五种类型。其中青霉素G(苄青霉素)性质相对稳定,抗菌作用强,常用其制成钠盐或钾盐的粉针

天然青霉素为什么只能用生理盐水溶解?

剂,其粉末在室温中稳定,易溶于水,临床常用9%生理盐水将其溶解后使用。青霉素G水溶液在室温中不稳定,20℃放置24小时,抗菌活性迅速下降,且可生成有抗原性的降解产物,故必须临用前配制。其由于具有杀菌力强、毒性低、价格低廉、使用方便等优点,近百年来一直是治疗敏感菌所致各种感染的首选药物。

但青霉素因不耐酸、不耐青霉素酶、抗菌谱窄及容易引起过敏反应等缺点,使其在目前临床应用时受到一定限制。

📖 素质拓展

严谨细心,团队合作的科学精神
——青霉素的由来

1928年,英国细菌学家弗莱明在实验室里研究葡萄球菌,由于培养皿盖子没有盖好,他发现琼脂上长了一个绿色菌苔。幸运的是,弗莱明并没有把它直接扔掉,严谨细心的科学精神使弗莱明敏锐地发现在菌苔外围出现了一个透明环,即葡萄球菌不见了。弗莱明立刻意识到,该菌苔可能分泌了一种能杀死葡萄球菌的物质,经多次实验后,均得到了相同的结果,弗莱明鉴定这个菌是青霉菌,于是他把青霉菌分泌的这种物质称为"青霉素"。

7年后,弗莱明将所有关于青霉素的资料无偿提供给准备进行青霉素提纯的英国病理学家弗洛里和德国生物化学家钱恩,终于解决了青霉素的提取及大规模生产技术,拯救了无数人的生命。这一造福人类的贡献使弗莱明、钱恩和弗洛里共同获得了1945年诺贝尔生理学或医学奖。

青霉素的发现开辟了抗生素历史的先河,正是青霉素的发现,引发了医学界寻找抗生素新药的高潮。

【体内过程】 青霉素口服易被胃酸分解,一般肌内注射给药,0.5小时血药浓度达峰值,$t_{1/2}$为0.5小时,可广泛分布于全身各处,不易透过血脑屏障,但脑膜炎时可在脑脊液中达到有效浓度。本药给药后3~4小时全部经肾脏排泄。

【抗菌作用】 青霉素G抗菌作用强,属繁殖期杀菌剂。对下列微生物感染有强大抗菌活性:大多数革兰氏阳性球菌、革兰氏阳性杆菌、革兰氏阴性球菌、螺旋体、放线菌。但对大多数革兰氏阴性杆菌作用较弱,对肠球菌不敏感,对真菌、原虫、立克次体、病毒等无效。金黄色葡萄球菌、淋病奈瑟菌、肺炎链球菌、脑膜炎奈瑟菌等对青霉素易产生耐药性。

【临床应用】 本药可用于多细菌感染的治疗。

1.革兰氏阳性球菌感染 本药可用于溶血性链球菌引起的扁桃体炎、蜂窝组织炎、咽炎、丹毒等;草绿色链球菌引起的心内膜炎;肺炎链球菌引起的大叶性肺炎、急性支气管炎、支气管肺炎等;敏感的金黄色葡萄球菌感染引起的疖、痈、脓肿、骨髓炎、败血症等。

2.革兰氏阳性杆菌感染 本药可用于白喉、破伤风、气性坏疽等,但对这些细菌产生的外毒素无作用,故需合用相应的抗毒素。

3.部分革兰氏阴性球菌感染 本药可用于脑膜炎奈瑟菌引起的流行性脑脊髓膜炎,青霉素G与磺胺嘧啶合用常作为治疗的首选药。

4.螺旋体感染 可作为钩端螺旋体病、回归热及梅毒等的首选药。

5.放线菌感染 对于放线菌引起的局部肉芽肿样炎症、脓肿、多发性瘘管及肺部感染、脑脓肿等,需大剂量、长疗程用药。

👉 **考点提示**:青霉素的临床应用。

【不良反应】 本药的不良反应主要表现为以下几方面。

1.过敏反应 为最常见的不良反应。轻者主要是皮肤过敏(药疹、荨麻疹等)和血清病型反应,严重者可发生过敏性休克,表现为呼吸困难、出冷汗、面色苍白、发绀、脉细弱、血压下降、烦躁不安、昏迷等。如不及时抢救,可出现呼吸和循环衰竭而危及生命。为了避免引起过敏性休克,应采取以下措施:①用药前详细询问患者有无过敏史,如有过敏史者禁用;②做青霉素皮试,20分钟后观察。若注射局部红肿,发痒,皮丘直径>10mm,为阳性,应禁用;③当更换青霉素批号、剂型和不同厂家生产的药物,或间隔3天未用药者必须重新做皮试;④注射器专用;⑤注射液须现配现用;⑥避免空腹用药;⑥避免局部外用;⑦一旦发生过敏性休克,应立即停药,就地抢救。皮下或肌内注射0.1%肾上腺素溶液0.5~1mL,症状严重者可重复给药,也可静脉或心内注射,必要时配伍糖皮质激素和H_1受体拮抗剂等,辅以人工呼吸、吸氧和气管插管等支持措施。

2. 青霉素脑病 静脉滴注大剂量青霉素时,可引起肌肉痉挛、抽搐、昏迷等反应,称为青霉素脑病。偶可引起精神失常,应加以注意。

3. 赫氏反应 在青霉素治疗梅毒或钩端螺旋体病时可有症状加剧现象,称为赫氏反应。表现为全身不适、寒战、发热、咽痛、胸痛、心动过速等,严重者甚至危及生命。此反应可能为大量螺旋体被杀灭,裂解后释放的物质所引起,一般发生于青霉素开始治疗后6~8小时,于12~24小时消失。

4. 其他 肌内注射可出现局部红肿、疼痛、硬结等局部刺激症状。当患者肾功能不全或心功能不全时,可引起高钠血症、高钾血症,易导致心律失常,故心、肾功能不全时慎用。

👁️**考点提示**:青霉素的不良反应和使用注意事项。(小口诀:一问二试三观察)

(二)半合成青霉素

天然青霉素虽然抗菌作用强,但是不耐酸、碱,不能口服,使用不便。因此在天然青霉素基础上进行了化学结构改造,研发出具有耐酸、耐酶、广谱、抗铜绿假单胞菌、抗革兰氏阴性菌等不同特点的半合成青霉素,与青霉素之间具有交叉过敏反应。常用半合成青霉素按抗菌谱及其他特性可分5类(表8-2-1)。

表8-2-1 半合成青霉素的分类及作用特点

分类	药物	抗菌特点及临床应用
耐酸青霉素	青霉素 V(penicillin V)	①抗菌谱与青霉素相同,抗菌活性比青霉素弱;②耐酸、可口服、不耐酶(β-内酰胺酶);③用于敏感菌引起的轻度感染
耐酸耐酶青霉素	苯唑西林(oxacillin) 氯唑西林(cloxacillin) 双氯西林(dicloxacillin)	①耐酸、可口服;②耐酶,主要用于耐药金黄色葡萄球菌引起的感染;③对革兰氏阳性菌作用不及青霉素 G
广谱青霉素	氨苄西林(ampicillin) 阿莫西林(amoxycillin)	①抗菌谱广,对革兰氏阳性菌的抗菌作用弱于青霉素,对革兰阴性杆菌的抗菌作用强;②耐酸、可口服、不耐酶,对耐药金黄色葡萄球菌无效;③用于各种敏感菌所致的全身感染;④口服阿莫西林,吸收迅速完全,生物利用度大
抗铜绿假单胞菌青霉素	羧苄西林(carbenicillin) 替卡西林(ticarcillin) 呋苄西林(furbenicillin) 美洛西林(mezlocillin) 哌拉西林(piperacillin)	①对铜绿假单胞菌有效;②对变形杆菌有较强的活性;③对厌氧菌有一定作用

分类	药物	抗菌特点及临床应用
主要用于革兰氏阴性杆菌的青霉素	美西林(mecillinam) 匹美西林(pivmecillinam)	①对革兰氏阴性杆菌作用好,对革兰氏阳性球菌效差;②对流感嗜血杆菌作用一般;③对沙门菌和铜绿假单胞菌耐药
	替莫西林(temocillin)	①对大多数β-内酰胺酶稳定;②对产酶或耐庆大霉素的肠杆菌效强;③对革兰氏阳性菌、铜绿假单胞菌、厌氧菌效差,组织分布广

二、头孢菌素类

头孢菌素类抗生素是在头孢菌素的母核8-氨基头孢烷酸(7-ACA)接上不同侧链而制成的一类半合成抗生素(图8-2-1)。化学结构中具有和青霉素相同的β-内酰胺环,同青霉素类药物相比,具有抗菌谱广、杀菌力强、毒性低、对胃酸及对β-内酰胺酶稳定、过敏反应少(与青霉素仅有部分交叉过敏现象)等优点。

β-内酰胺类：头孢菌素类

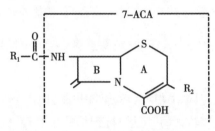

图8-2-1 头孢菌素类药物基本结构

【抗菌作用和临床应用】

根据头孢菌素类的抗菌谱、抗菌活性、对β-内酰胺酶的稳定性以及肾毒性的不同,目前分为五代(表8-2-2)。

表8-2-2 头孢菌素类药物的分类、给药途径及临床应用

分类	给药途径		临床应用
	注射	口服	
第一代	头孢唑林(cefazolin) 头孢拉定(cefradine) 头孢噻吩(cefalothin) 头孢噻啶(cefaloridine)	头孢拉定(cefradine) 头孢氨苄(cefalexin) 头孢羟氨苄(cefadroxil)	敏感菌所致呼吸道和泌尿道感染,皮肤及软组织感染
第二代	头孢呋辛(cefuroxime) 头孢孟多(cefamandole) 头孢替安(cefotiam) 头孢西丁(cefoxitin)	头孢克洛(cefaclor) 头孢呋辛酯(cefuroxime) 头孢丙烯(cefprozil)	敏感菌所致呼吸道、胆道及泌尿道感染等
第三代	头孢噻肟(cefotaxime) 头孢甲肟(efmenoxime) 头孢地嗪(cefodizime) 头孢曲松(ceftriaxone) 头孢他啶(ceftazidine) 头孢哌酮(cefoperazone)	头孢克肟(cefixime) 头孢地尼(cefdinir)	主要用于严重的败血症、脑膜炎、肺炎、骨髓炎、泌尿道严重感染及严重的铜绿假单胞菌感染

续表

分类	给药途径		临床应用
	注射	口服	
第四代	头孢吡肟(cefepime) 头孢匹罗(cefpirome) 头孢唑兰(cefozopran)	—	用于第三代头孢耐药菌的严重感染
第五代	头孢洛林(ceftaroline) 头孢吡普(cefepime)	—	用于甲氧西林耐药葡萄球菌MRSA、万古霉素中度耐药性金黄色葡萄球菌VISA等感染

【不良反应】 本药的不良反应主要表现为以下几方面。

1. 过敏反应 发生率较青霉素类低,常见为皮疹、发热、严重者也可发生休克。青霉素过敏者有 5%~10%对头孢菌素有交叉过敏反应,故青霉素皮试呈阳性或有过青霉素过敏史的患者,禁止使用头孢菌素类药物。

2. 肾毒性 第一代的头孢类药物大剂量使用时可出现肾毒性,表现为血尿、蛋白尿,血中尿素氮升高,甚至肾衰竭,应避免与同样具有肾毒性的高效利尿剂或氨基糖苷类抗生素合用。

3. 菌群失调症 长期使用第三、四代头孢菌素可引起肠道菌群失调,导致二重感染,尤其耐药菌株感染,如白念珠菌、肠球菌感染。一旦发生伪膜性肠炎应立即停药、卧床休息,轻者可以很快改善,重者应给予补液、万古霉素和激素等治疗。

4. 凝血功能障碍 主要表现为低凝血酶原血症,凝血时间延长,有部分患者有比较明显的出血倾向,多发生在治疗的1周内。因为大剂量头孢哌酮、头孢孟多会从胆道排泄进入肠道,抑制或杀灭能合成维生素K的肠道细菌,使机体缺乏维生素K。停药及补充维生素K可恢复。因此,应避免与抗凝血药和非甾体抗炎药合用。

5. 双硫仑样反应 用头孢菌素期间,饮酒可发生双硫仑样反应,主要表现为面红、血压下降、胸闷、心动过速、呼吸困难、失神、头痛、恶心、呕吐、恍惚及痉挛等。因此,用药期间及停药后的1周内应避免饮酒或服用含乙醇的食品、饮料或药品。

☞**考点提示:**①四代头孢类药物的不同特点及不良反应。②双硫仑样反应。

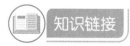

双硫仑样反应

乙醇进入血液后,会转化为乙醛,乙醛在乙醛脱氢酶的作用下,会转化为无毒的乙酸、CO_2和H_2O。头孢菌素类可抑制乙醛脱氢酶,使乙醛不能被氧化为乙酸,导致体内乙醛浓度升高,乙醛毒性较强,可引起面部潮红、头晕、头痛、视物模糊、恶心、呕吐、出汗,重者可出现呼吸困难、血压下降、心力衰竭、休克甚至死亡等中毒反应。此类反应被称为双硫仑样反应(disulfiramlike reaction),又称戒酒硫样反应。甲硝唑、替硝唑、酮康唑、呋喃唑酮、氯霉素、甲苯磺丁脲、格列本脲、苯乙双胍等药物也可引起相同反应。

三、非典型 β – 内酰胺类

（一）头霉素类

本类药物化学结构与头孢菌素相似，抗菌谱广，对革兰氏阴性菌作用较强，对 β – 内酰胺酶稳定，临床应用的药物有头孢美唑（cefmetazole）、头孢西丁（cefoxitin）、头孢替坦（cefotetan）、头孢拉宗（cefbuperazone）和头孢米诺（cefminox）等。抗菌谱和抗菌活性与第二代头孢菌素相似，对厌氧菌有高效。主要用于敏感菌所致的呼吸道、泌尿道、胆道、腹腔及软组织感染，以及腹腔、盆腔及妇科等需氧菌与厌氧菌的混合感染。不良反应有皮疹、静脉炎、蛋白尿、嗜酸性粒细胞增多等。

（二）氧头孢烯类

本类药物为广谱抗生素，对革兰氏阳性球菌、革兰氏阴性杆菌和厌氧菌均有强大的抗菌活性，常用药物有拉氧头孢（latamoxef）、氟氧头孢（flomoxef）等。临床用于敏感菌所致的呼吸道、胆道、泌尿道及妇科感染、败血症、脑膜炎等的治疗。不良反应以皮疹多见，偶见低凝血酶原血症和出血症，可用维生素 K 防治。

（三）碳青霉烯类

本类抗生素具有抗菌谱广、对 β – 内酰胺酶高度稳定、抗菌作用强、毒性低等特点，常用的是亚胺培南（imipenem）。亚胺培南在体内可被肾脱氢肽酶灭活而失效，临床所用的制剂是与肾脱氢肽酶抑制药西司他丁等量配比的复方注射剂。主要用于多重耐药菌引起的严重感染、医院内感染、严重需氧菌和厌氧菌混合感染。常见不良反应为恶心、呕吐、药疹、静脉炎、氨基转移酶升高等。用量较大时，可致惊厥、意识障碍等严重中枢神经系统反应。同类药物还有帕尼培南（panipenem）、美罗培南（meropenem）、厄他培南（ertapenem）、多尼培南（doripenem）等。

（四）单环 β – 内酰胺类

氨曲南（aztreonam）为单环 β – 内酰胺类抗生素，抗菌谱窄，主要对需氧的革兰氏阴性菌（包括铜绿假单胞菌）有强大的抗菌作用，具有低毒性、耐酶、体内分布广、与青霉素类和头孢菌素类很少交叉过敏等优点，可用于对青霉素、头孢菌素过敏的患者。临床常用于敏感菌所致泌尿道、呼吸道、胆道、腹腔、盆腔、皮肤软组织感染、败血症、脑膜炎等。不良反应少而轻，偶可出现皮疹或血清氨基转移酶升高。有过敏史及过敏体质者慎用。

（五）β – 内酰胺酶抑制剂

本类药物包括克拉维酸（clavulanic acid）、舒巴坦（sulbactam）、他唑巴坦（tazobactam）等，本身没有或有很弱的抗菌活性，但能抑制 β – 内酰胺酶的活性，与 β – 内酰胺类抗生素联合应用可发挥抗菌增效作用。如克拉维酸与阿莫西林配伍，舒巴坦与氨苄西林配伍的舒他西林（sultamicillin），舒巴坦与头孢哌酮钠配伍，哌拉西林钠与他唑巴坦钠配伍等。主要用于产 β – 内酰胺酶的金黄色葡萄球菌、表皮葡萄球菌、肠球菌、流感杆菌、铜绿假单胞菌、卡他莫拉菌、淋球菌、肠杆菌、奇异变形杆菌等所致的各种感染。不良反应少而轻。

任务二 大环内酯类、林可霉素类和万古霉素类抗生素

大环内酯类药物

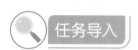

任务导入一：

袁某，男，12岁。在玩耍时不慎摔倒，造成开放性胫骨骨折。手术后第15天，患儿出现高热、寒战、烦躁不安，患肢持续疼痛。经X线摄片检查后，诊断为金黄色葡萄球菌导致的化脓性骨髓炎。医生先后开具青霉素和头孢菌素，但皮试均显示为阳性，医生最终为该患者开具了阿奇霉素。

任务导入二：

冬天来临，大量儿童及成人均感染了支原体，导致支原体支气管炎或者支原体肺炎，医生为患者开具了阿奇霉素作为首选药。

请分析思考：

1. 任务一中的患者对青霉素和头孢类药物过敏，为什么可以用阿奇霉素替代？
2. 任务二中的支原体感染患者可否使用青霉素或者头孢类药物替代？为什么？

问题解析

一、大环内酯类抗生素

大环内酯类（macrolides）抗生素是一类含有14元、15元或16元大内酯环的抗生素，均具有相似的化学结构和抗菌作用。红霉素为第一代的代表药，于20世纪50年代开始使用，但存在对酸不稳定、口服剂量过大、对消化道刺激症状明显、抗菌谱窄、不良反应大、耐药菌株逐渐增多等问题。20世纪70年代，第二代半合成大环内酯类抗生素，如罗红霉素、阿奇霉素、克拉霉素等开始使用，具有抗菌活性增强、不良反应较少、半衰期长、对胃酸稳定等特点，并具有良好的抗生素后效应。根据化学结构，常用的大环内酯类抗生素分为：①14元环大环内酯类，如红霉素（erythromycin）、克拉霉素（clarithromycin）、罗红霉素（roxithromycin）、地红霉素（dirithromycin）。②15元环大环内酯类，如阿奇霉素（azithromycin）。③16元环内大环内酯类，如螺旋霉素（spiramycin）、乙酰螺旋霉素（acetyl-spiramycin）、麦迪霉素（medecamycin）、交沙霉素（josamycin）、罗他霉素（rokitamycin）等。

红霉素

红霉素是从链霉菌的培养液中提取获得。

【体内过程】 在酸性条件下容易被破坏，在中性水溶液中稳定，碱性条件下抗菌作用增强。为避免口服时被胃酸破坏，目前临床上一般服用肠溶片或酯类制剂，主要有红霉素肠溶片、硬脂酸红霉素、琥乙红霉素。

【抗菌作用】 本药通过抑制细菌蛋白质合成，产生快速的抑菌作用。对革兰氏阳性菌，如金黄色葡萄球菌（包括耐药菌）、表皮葡萄球菌、肺炎链球菌、白喉杆菌、梭状芽孢杆菌等抗菌作用强。对部分革兰氏阴性菌，如军团菌、脑膜炎奈瑟菌、淋病奈瑟菌、流感嗜血杆菌、百日咳鲍特菌、布鲁菌等高度敏感。对除去脆弱类杆菌和梭状菌属以外的各种厌氧菌亦具较好的抗菌作用。对某些螺旋体、肺炎支原体、立克次体、衣原体属及螺杆菌也有抗菌作用。

【临床应用】 主要用于治疗耐青霉素的金黄色葡萄球菌感染及对青霉素过敏的患者。但其作用不及青霉素，且容易产生耐药性，停药数月后，可恢复敏感性。红霉素是治疗军团菌肺炎、支原体肺

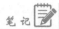

炎、百日咳、弯曲肠杆菌肺炎、白喉带菌者、沙眼衣原体所致的婴儿肺炎及结肠炎的首选药,也可用于厌氧菌引起的口腔感染和肺炎支原体、衣原体等非典型病原体所致的呼吸道、泌尿生殖道感染。

【不良反应】 本药的不良反应主要表现为以下几方面。

1.胃肠道反应 口服后由于局部刺激及胃肠蠕动加强,常出现厌食、恶心、呕吐、腹痛等胃肠道反应,许多患者因无法耐受而停药。长期用药可引起二重感染、伪膜性肠炎。

2.肝损害 大剂量或长期应用,尤其是使用酯化红霉素,可引起肝损害,如胆汁淤积、肝大、转氨酶升高等。孕妇及肝脏疾病者容易发生,不宜应用,婴幼儿慎用。

3.耳毒性 常在用药后 1~2 周出现。以耳蜗损害为主,症状以耳聋多见,前庭功能也可受损害。

4.心脏损害 主要表现为心电图复极异常、QT 间期延长、恶性心律失常及尖端扭转性室性心动过速,可出现晕厥或猝死。静脉滴注速度过快时容易发生。

乙酰螺旋霉素

乙酰螺旋霉素为螺旋霉素的乙酰化衍生物,在体内脱乙酰基转为螺旋霉素发挥作用。抗菌作用与红霉素相似,但其抗菌活性较弱。具有耐酸、口服易吸收、分布范围较广、组织浓度高、能够渗入细胞内和维持时间长等特点。主要用于革兰氏阳性细菌引起的呼吸道、软组织、泌尿道感染,以及某些耐青霉素菌感染、衣原体感染和弓形虫病等。不良反应较红霉素相似而较轻。

罗红霉素

罗红霉素的抗菌谱与红霉素相似,对肺炎支原体、衣原体作用较强,但对流感嗜血杆菌的作用较红霉素弱。主要用于敏感菌所致的呼吸道、泌尿生殖道、皮肤软组织及耳鼻咽喉部位的感染。不良反应少,以胃肠道反应为主,偶见皮疹、皮肤瘙痒、头痛、头昏等,应用罗红霉素期间应尽量避免驾驶、机械操作或高空作业。

阿奇霉素

阿奇霉素,又称阿奇红霉素,为近年来开发的第二代大环内酯类药物。

【体内过程】 口服吸收快、组织分布广、细胞内浓度高,$t_{1/2}$ 为 35~48 小时,为大环内酯类中最长的。

【抗菌作用】 其抗菌作用与红霉素相近,对革兰氏阴性菌的抗菌活性较强,对流感嗜血杆菌、淋球菌的作用比红霉素强 4 倍。对军团菌的作用比红霉素强 2 倍。对肺炎支原体的作用是大环内酯类中最强的,对螺旋体作用也较红霉素强。但对金黄色葡萄球菌、肺炎链球菌的作用比红霉素弱。

【临床应用】 主要用于治疗敏感菌所致上呼吸道感染如扁桃体炎、链球菌咽炎、急性中耳炎及急性鼻窦炎、泌尿生殖系感染及其他性传播疾病,目前是治疗支原体感染的首选药。

考点提示:阿奇霉素的临床应用。

【不良反应】 不良反应发生率低,有轻微或中度的胃肠道反应。少数患者出现皮疹、肝功能改变及粒细胞减少。对大环内酯类药物过敏者、肝功不全、孕妇及哺乳期妇女慎用。

克拉霉素

克拉霉素,又称甲红霉素,为 14 元环半合成大环内酯类抗生素。其抗菌谱与红霉素相近,但抗菌活性强于红霉素,口服吸收快而完全,组织浓度高,体内代谢物 14 羟化甲红霉素仍有抗菌活性,是目前大环内酯类中对革兰氏阳性菌、嗜肺军团菌、肺炎衣原体的抗菌活性最强者,对金黄色葡萄球菌、化脓性链球菌后效应比红霉素长 3 倍。临床用于化脓性链球菌所致的咽炎、扁桃体炎,肺炎链球菌所致的急性中耳炎、肺炎和支气管炎,流感嗜血杆菌、卡他球菌所致的支气管炎、支原体肺炎,葡萄球菌、链球菌所致的皮肤和软组织感染等。目前常与质子泵抑制剂、铋剂、阿莫西林或甲硝唑组成四联疗法用于幽门螺杆菌感染,治愈率可达到 90% 以上。不良反应发生率较红霉素低,主要是胃肠反应,偶可发生皮疹、皮肤瘙痒及头痛、心脏毒性等。

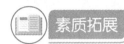 **素质拓展**

团队合作精神

由于大多数抗生素在胃的 pH 环境中活性降低,不能穿透黏液层到达细菌部位,因此迄今为止,还没有单一药物能有效根除幽门螺杆菌,于是发展了联合用药的治疗方案。该方案常采用质子泵抑制剂、铋剂、克拉霉素、甲硝唑联合用药,大大提高了对幽门螺杆菌的杀灭作用。

当今社会分工越来越细,许多工作都不可能由一人独自完成,像医院如此复杂、精细、尖端的临床工作,不但需要医生之间的相互配合,还需要医生、护士、检验、影像、药剂等不同科室和专业人员的相互协作,团队合作精神显得尤为重要。医院里医、护、药三者缺一不可,因此,我们要相互尊重,相互理解、支持,取长补短,团结协同,拥有大局意识,培育团队合作精神,才能更好地救死扶伤,为患者的健康服务。

二、林可霉素类

临床常用的林可霉素类药物有林可霉素(lincomycin)和克林霉素(clindamycin)。

林可霉素和克林霉素

林可霉素,又名洁霉素;克林霉素,又名氯林可霉素或氯洁霉素。

【体内过程】 林可霉素口服吸收差,生物利用度为 20% ~ 35%,且易受食物因素影响,肌内注射后血药浓度较高。克林霉素是林可霉素的半合成品,口服吸收迅速完全,其血浆浓度为口服等量林可霉素的 2 倍。两药分布较广,在大多数组织中可达有效浓度,尤其在骨组织中浓度更高,在胆汁和乳汁中浓度也较高。主要在肝脏中代谢,代谢物经胆汁和粪便排泄,小部分由肾脏排泄。

【抗菌作用】 两药的抗菌谱与红霉素类似,对革兰氏阳性菌具有较高的抗菌活性,如金黄色葡萄球菌、溶血性链球菌、草绿色链球菌、肺炎链球菌和白喉杆菌等。对各种厌氧菌包括脆弱类杆菌、人型支原体、沙眼衣原体有良好的抗菌作用。对部分革兰氏阴性菌也有抑制作用。作用机制与大环内酯类相同,均能与核蛋白体 50S 亚基结合,抑制细菌蛋白质的合成。两药能与红霉素、氯霉素相互竞争结合部位,故不能合用。

【临床应用】 主要用于敏感菌引起的急、慢性骨髓炎,关节、呼吸道和泌尿系统感染。对青霉素类或头孢菌素类等耐药,或对青霉素过敏者的金黄色葡萄球菌感染,对金黄色葡萄球菌引起的骨髓炎为首选药。亦可用于各种厌氧菌,或厌氧菌与需氧菌引起的混合感染。

☞**考点提示**:克拉霉素的临床应用。

【不良反应】 口服或注射均可引起胃肠道反应,表现为恶心、呕吐、腹泻。少数患者长期用药导致潜在致死性伪膜性肠炎,表现为发热、腹泻、腹痛等,以林可霉素多见。亦有部分患者可有过敏反应,大多为轻度皮疹、瘙痒或药物热。也可出现一过性粒细胞减少和血小板减少。

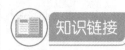

假膜性肠炎与难辨梭菌

除万古霉素类外,几乎所有抗菌药物都可引起假膜性肠炎,多于抗菌药物应用过程中或停药2~3周内发生。临床表现为大量水泻,每日10余次,大便常含黏液,部分有血便,少量可排出斑块状假膜,伴发热、腹痛、腹胀、恶心及呕吐,重症患者可迅速出现脱水、电解质失常、循环衰竭等症状,病死率约30%。现已证实其为长期使用抗菌药,导致不敏感菌难辨,梭菌过度繁殖释放的外毒素引起。

三、万古霉素类抗生素

万古霉素类抗生素包括万古霉素(vancomycin)、去甲万古霉素(norvancomycin)和替考拉宁(teicoplanin),均属糖肽类抗生素。

万古霉素、去甲万古霉素和替考拉宁

万古霉素、去甲万古霉素和替考拉宁三药抗菌作用、作用机制和排泄途径均相似。

【体内过程】 万古霉素类口服难吸收,肌内注射可使注射局部疼痛剧烈和组织坏死,故临床上多用静脉给药。体内分布广,各组织及体液中均可达有效浓度,但胆汁中浓度较低。可通过胎盘,但难透过血脑屏障,在脑膜发炎时则可通过血脑屏障,进入脑脊液并达有效浓度。约90%以上由肾脏排泄,其余少量经胆汁排泄。万古霉素和去甲万古霉素的$t_{1/2}$约6小时,肾功不全时可延长为7天左右。替考拉宁的$t_{1/2}$则更长,在肾功能正常者可长达47~100小时。

【抗菌作用】 本类药物对革兰氏阳性菌作用强,尤其是对革兰氏阳性球菌有强大的杀菌作用,包括敏感的葡萄球菌、耐甲氧西林的金黄色葡萄球菌(MRSA)和表皮葡萄球菌(MRSE)、草绿色链球菌、肺炎链球菌及肠球菌等。与氨基糖苷类抗生素合用对肠球菌等具有协同杀菌作用。对厌氧菌、难辨梭状芽孢杆菌亦有良好作用。对炭疽芽孢杆菌、白喉杆菌、破伤风杆菌等亦敏感。革兰氏阴性菌对万古霉素类则多数耐药。

【临床应用】 仅用于严重的革兰氏阳性菌感染,尤其是对其他抗生素耐药和疗效差的金黄色葡萄球菌引起的感染,如耐青霉素类和头孢菌素类的革兰氏阳性菌感染,特别是对MRSA、MRSE感染和耐青霉素类的肺炎链球菌感染效果佳。

☞**考点提示**:万古霉素的临床应用。

【不良反应】 本药的不良反应主要表现为以下几方面。

1.**耳毒性** 主要表现为听力减退、耳鸣甚至耳聋,但及早停药可恢复。发生率较少,但在肾功能不全者或用药剂量过大时可发生,在血药浓度超过0.06~0.1mg/mL时亦可发生。老年患者使用万古霉素时易引起耳毒性,应调整剂量。用药期间应定期检查听力,且避免与氨基糖苷类抗生素合用。孕妇、哺乳期妇女慎用。

2.**肾毒性** 与氨基糖苷类抗生素合用时出现,通常表现为蛋白尿、管型尿等,严重时可出现少尿、血尿、甚至肾衰竭。老年患者使用万古霉素时易引起肾毒性,应调整剂量。用药期间应定期检查尿常规。

3.**过敏反应** 偶可致皮疹甚至过敏性休克。快速大量静脉注射万古霉素时可出现"红人综合征"(或"红颈综合征"),症状表现为颈根部、上肢及上身等处皮肤发红、皮疹、心动过速和低血压等。可能与静脉注射过快引起组胺释放有关,可用抗组胺药和肾上腺皮质激素治疗。

超级耐药菌

　　1961 年,在英国首次发现耐甲氧西林的金黄色葡萄球菌(MRSA),因其对几乎所有的 β - 内酰胺类药物均产生了耐药性,又被称为"超级病菌"。MRSA 之所以令人感到可怕,是因为其具有"超级耐药"性。目前证实,仅有万古霉素对其有效,然而近年又发现了对万古霉素也不敏感的 MRSA 变异菌株,临床上治疗其感染则极为困难。因此,要防止抗生素滥用,减少耐药性的产生。

任务三　氨基糖苷类和多黏菌素类抗生素

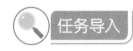

氨基糖苷类药物

　　丁某,男,5 岁。因发热、频繁腹泻,在当地医院诊治,给予庆大霉素 120mg + 5% 碳酸氢钠注射液静脉滴注。3 天后患儿家长发现患儿听力下降,呼唤时好像没有以前反应灵敏,随告之主管医生。主管医生将庆大霉素换成了卡那霉素。2 天后,患儿家长诉患儿好像完全听不到了,医生遂给予患儿进行听力检测,确诊为不可逆转性神经性耳聋。

请分析思考:

1. 该患儿为什么会出现神经性耳聋?

2. 从用药的角度看,主管医生在这个医疗事故中犯了什么错误?

问题解析

一、氨基糖苷类

(一)氨基糖苷类的共性

　　氨基糖苷类(aminoglycoside)抗生素是由氨基糖分子与氨基环醇以苷键连接而成。包括两大类:一类是天然药品,包括链霉素、卡那霉素、妥布霉素、大观霉素、新霉素、庆大霉素、西索米星、小诺米星、阿司米星等;另一类为半合成药品,包括阿米卡星、奈替米星、依替米星等。

　　【体内过程】　本类药物均为碱性化合物,临床常应用其硫酸盐,易溶于水,性质稳定。在碱性环境中抗菌活性增强,故治疗泌尿道感染时可加服碳酸氢钠。口服难吸收,仅用于肠道感染和肠道手术前消毒,肌内注射吸收迅速而完全。主要分布于细胞外液,在肾皮质及内耳淋巴液中浓度高,可顺利通过胎盘屏障,但不易通过血脑屏障。药物在体内不被代谢,主要以原型经肾脏排泄。

　　【抗菌作用】　抗菌谱较广,对各种需氧革兰氏阴性杆菌有强大的抗菌活性,对革兰氏阴性球菌作用较差,对耐药的葡萄球菌也有较好的抗菌活性。庆大霉素、阿米卡星、妥布霉素对铜绿假单胞菌有效,链霉素、阿米卡星对结核分枝杆菌有效。抗菌机制主要是抑制细菌蛋白质合成,尚能增加胞浆膜的通透性,属于静止期杀菌药。细菌对本类药物耐药主要是其产生了钝化酶,本类药物之间有部分或完全交叉耐药性。

　　【不良反应】　本药的不良反应主要表现为以下几方面。

　　1.耳毒性　由于本类药物可在内耳外淋巴液中蓄积,且半衰期长,故常引起前庭神经和耳蜗神经损害。前庭神经损害出现较早,表现为眩晕、恶心、呕吐、共济失调、眼球震颤等,发生率依次为新霉素 >

卡那霉素＞链霉素＞庆大霉素＞妥布霉素;耳蜗神经损害出现较迟,表现为耳鸣、听力减退、严重者可致耳聋,发生率依次为新霉素＞卡那霉素＞庆大霉素＞妥布霉素＞链霉素。应用本类药物期间,应注意询问患者有无眩晕、耳鸣等早期症状,并进行听力监测。一旦出现早期症状,应立即停药。避免与有耳毒性的药物,如高效利尿药、甘露醇、万古霉素等合用。避免与能掩盖耳毒性的药物如苯海拉明等抗组胺药合用。孕妇、哺乳妇禁用。

2.肾毒性　氨基糖苷类抗生素是诱发药源性肾损害的最常见因素。此类药物主要以原形经肾脏排泄,尿药浓度高,可在肾皮质大量积聚,导致肾小管尤其是近曲小管上皮细胞溶酶体破裂、线粒体损害,轻则引起肾小管肿胀,重则产生急性坏死。通常表现为蛋白尿、管型尿、血尿等,严重时可导致无尿、氮质血症和肾衰竭。为减少肾毒性的发生,用药期间应注意观察尿量的改变及定期肾功能检查,一旦出现肾功能损害,应调整用量或停药。避免与有肾损害的药物,如磺胺药、呋塞米等合用。老年人及肾功能不全者禁用。

3.过敏反应　本类抗生素可引起嗜酸性粒细胞增多,以及皮疹、发热等症状,也可发生严重的过敏性休克。尤其是链霉素发生率仅次于青霉素 G,故应用前必须询问药物过敏史,并做皮试,一旦发生过敏反应,可立即皮下或肌内注射肾上腺素或静脉注射葡萄糖酸钙进行抢救。

4.神经肌肉麻痹　发生与否与给药途径及给药剂量有关,常于大剂量腹膜内或胸膜内应用后,或静脉滴注过快时发生。表现为心肌抑制、血压下降、四肢软弱无力、呼吸困难,甚至呼吸停止。可能是由于药物与突触前膜钙结合部位结合,抑制神经末梢乙酰胆碱释放,造成神经肌肉接头处传导阻滞而出现上述症状。此毒性反应临床上常被误诊为过敏性休克。抢救时应立即静脉注射新斯的明和钙剂。临床用药时,避免合用肌肉松弛药、全身麻醉药等。血钙过低、重症肌无力患者禁用或慎用本类药物。

☞ **考点提示**:氨基糖苷类药物的不良反应。

氨基糖苷类药物的耳毒性

国家卫生健康部门关于我国抗菌药物不合理应用调查显示,每年约有 3 万名儿童因不恰当使用耳毒性药物而造成耳聋,其中 95% 以上为氨基糖苷类药物所致。目前,全国约有 8000 万残疾人,其中 1/3 为听力残疾的人群,而这其中 70% 以上与应用过氨基糖苷类药物有关。

(二)常用氨基糖苷类药

链霉素

链霉素(streptomycin)是 1944 年从链丝菌培养液中分离获得,并用于临床的第一个氨基糖苷类抗生素,也是第一个用于治疗结核病的药物。

【体内过程】　链霉素口服吸收极少,肌内注射吸收快,达峰时间为 30 ~ 45 分钟,血浆蛋白结合率为 35%。90% 可经肾小球滤过而排出体外,$t_{1/2}$ 为 5 ~ 6 小时。

【抗菌作用】　对结核分枝杆菌作用最强,对革兰氏阴性杆菌如鼠疫耶尔森菌、布鲁菌、大肠埃希菌、克雷伯菌属、肺炎杆菌等有较强的抗菌作用。革兰氏阳性菌中除少数金黄色葡萄球菌敏感外,其余的抗菌活性低,对铜绿假单胞菌和其他革兰氏阴性杆菌的抗菌活性最低。

【临床应用】　为治疗兔热病和鼠疫的首选药,特别是与四环素联合应用,是治疗鼠疫最有效的手段,也是目前用于治疗结核杆菌导致疾病的联合用药之一。与青霉素合用可治疗溶血性链球菌、草绿色链球菌及肠球菌等引起的心内膜炎。

【不良反应】 易引起过敏反应,多表现为皮疹、发热、血管神经性水肿等,也可引起过敏性休克,通常于注射后10分钟内出现,虽然发生率较青霉素低,但死亡率较青霉素高。耳毒性常见,且前庭反应较耳蜗反应出现为早,发生率亦高;其次为神经肌肉麻痹。肾毒性少见,其发生率较其他氨基糖苷类抗生素低。

庆大霉素

庆大霉素(gentamicin)是从小单胞菌的培养液分离获得,水溶液稳定。

【体内过程】 本药口服吸收极少,主要通过肌内注射或静脉滴注给药。不易透过血脑屏障,主要以原形经肾脏排泄,$t_{1/2}$为2~3小时,肾功能不全时可明显延长。

【抗菌作用】 抗菌谱较广,对革兰氏阴性菌有良好的抗菌作用,如大肠埃希杆菌、产气荚膜梭菌、克雷伯菌、奇异变形菌、沙门杆菌和志贺菌等。革兰氏阳性菌中金黄色葡萄球可有一定敏感性。

【临床应用】 为治疗革兰氏阴性杆菌感染的主要抗菌药,如敏感菌引起的败血症、骨髓炎、肺炎、腹腔感染、脑膜炎等。与羧苄西林等广谱半合成青霉素或头孢菌素联合应用,治疗铜绿假单胞菌感染。目前颗粒冲剂可用于敏感菌引起的痢疾、肠炎等肠道感染性疾病,也可用于术前清洗肠腔等。

【不良反应】 肾毒性最严重且较多见,耳毒性以损害前庭功能多见,偶见过敏反应,甚至休克。颗粒冲剂对胃肠道有一定的刺激性,建议饭后服用。

阿米卡星

阿米卡星(amikacin),又称丁胺卡那霉素,为卡那霉素(kanamycin)半合成衍生物。

【体内过程】 肌内注射经45~90分钟血药浓度达峰值,静脉滴注经15~30分钟血药浓度达峰值。在体内不被代谢,主要以原形经肾脏排泄,$t_{1/2}$为2~2.5小时。

【抗菌作用】 为氨基糖苷类中抗菌谱最广的一种抗生素。对革兰氏阴性杆菌中的铜绿假单胞菌、变形杆菌、沙门菌属、大肠埃希菌、克雷伯菌属、不动杆菌属等以及金黄色葡萄球菌、结核分枝杆菌均有较强的抗菌活性,但作用比庆大霉素弱。该类药物与β-内酰胺类抗生素联合可获协同作用。

【临床应用】 主要用于治疗革兰氏阴性杆菌感染,如菌血症、心内膜炎、急性支气管炎、肺炎、胸膜炎、复发性尿路感染及妇科感染等。亦可用于对庆大霉素耐药的革兰氏阴性杆菌所致感染。

【不良反应】 耳毒性主要表现为耳蜗神经损害,发生率为13.9%,比庆大霉素略明显。肾毒性与庆大霉素相似。

奈替米星

奈替米星(netilmicin),又名乙基西索霉素,为半合成衍生物,属新的氨基糖苷类抗生素。

【抗菌作用】 具有广谱抗菌作用,对铜绿假单胞菌、大肠埃希菌、克雷伯菌属、沙门菌属、变形杆菌等均具强大抗菌活性,对葡萄球菌和其他革兰氏阳性球菌的作用则强于其他氨基糖苷类。其显著特点是对多种氨基糖苷类钝化酶稳定,因而对耐其他氨基糖苷类药物的革兰氏阴性杆菌及耐青霉素类的金黄色葡萄球菌感染依然有较好抗菌活性。与β-内酰胺类抗生素合用对金黄色葡萄球菌、铜绿假单胞菌、肺炎杆菌和肠球菌属均有协同作用。

【临床应用】 主要用于治疗各种敏感菌引起的尿路、肠道、呼吸道及创口等部位的严重感染。与β-内酰胺类抗生素合用于儿童及成人粒细胞减少伴发热患者。

【不良反应】 本药耳、肾毒性发生率较低,损伤程度较轻,在常用氨基糖苷类中最低,但仍应注意。孕妇禁用,哺乳期妇女用药期间应停止哺乳。

妥布霉素

妥布霉素(tobramycin),又名艾诺。

【抗菌作用】 抗菌谱与庆大霉素相近,对革兰氏阴性杆菌中的铜绿假单胞菌、沙门菌属、大肠埃希菌、克雷伯菌、吲哚阴性和阳性变形杆菌等作用较强,对铜绿假单胞菌的抗菌作用较庆大霉素强 3 ~ 5 倍。对其他革兰氏阴性杆菌则弱于庆大霉素。

【临床应用】 主要用于铜绿假单胞菌引起的感染,如烧伤、败血症等。

【不良反应】 可致肾功能损害,对肾功能不全者,应进行血药浓度监测,一个疗程不超过 7 ~ 10 天。对氨基糖苷类过敏者禁用。

大观霉素

大观霉素(spectinomycin)仅对淋病奈瑟菌有高度抗菌活性。由于易产生耐药性,临床仅用于对青霉素、四环素等耐药或对青霉素过敏的淋病患者。不良反应较少,可出现眩晕、恶心、头痛等,偶见皮疹。

二、多黏菌素类

多黏菌素类(polymyxin)是一组从多黏杆菌培养液中提取而得的多肽类抗生素,含有多黏菌素 A、B、C、D、E、M 几种成分,临床应用的是多黏菌素 B、多黏菌素 E 和多黏菌素 M,多用其硫酸盐制剂。

【体内过程】 本类药物口服不易吸收,应肌内注射给药。肌内注射后 2 小时血药浓度达峰值,有效血药浓度可维持 8 ~ 12 小时,$t_{1/2}$ 约为 6 小时。肾功能不全者消除减慢,$t_{1/2}$ 可达 2 ~ 3 天。广泛分布于全身组织,其中肝、肾的浓度最高,并可保持较长时间。不易扩散到胸腔、腹腔、关节腔,也不易进入脑内,胆汁中的浓度较低,主要经肾脏排泄。

【抗菌作用】 抗菌谱窄,仅对某些革兰氏阴性杆菌具有强大抗菌活性,如对大肠埃希菌、肠杆菌属、克雷伯菌属及铜绿假单胞菌属呈高度敏感,对志贺菌属、沙门菌属、真杆菌属、流感嗜血杆菌、百日咳鲍特菌及除脆弱类杆菌外的其他类杆菌也较敏感。但对变形杆菌、脆弱杆菌、革兰氏阴性球菌、革兰氏阳性菌和真菌等无抗菌作用。与利福平、磺胺类和 TMP 合用具有协同抗菌作用。多黏菌素 B 的抗菌活性高于多黏菌素 E。

多黏菌素类抗生素结构中含有带阳性电荷的游离氨基,能与革兰氏阴性杆菌细胞膜磷脂中带阴性电荷的磷酸根结合,形成复合物,而亲脂链插入膜内脂肪链之间,解聚细胞膜结构,使细菌细胞膜通透性增加,细胞内磷酸盐、核苷酸等成分外漏,导致细菌死亡。

【临床应用】 主要用于敏感细菌和耐药菌引起的严重感染,如败血症、腹膜炎、呼吸道、胆道、尿路烧伤后感染。

【不良反应】 常用量即可出现明显不良反应,总发生率可高达 25%,主要表现在肾脏和神经系统两个方面,其中多黏菌素 B 较多黏菌素 E 多见。

1. 肾毒性 常见且突出,主要损伤肾小管上皮细胞,表现为蛋白尿、血尿、管型尿、氮质血症,严重时出现急性肾小管坏死、肾衰竭。多发生于用药后 4 天。及时停药后部分可恢复,部分可持续 1 ~ 2 周。腹腔透析不能消除药物,血液透析可以消除部分药物。

2. 神经毒性 损害程度不同,轻者表现为头晕、面部麻木和周围神经炎,重者出现意识混乱、昏迷、共济失调、可逆性神经肌肉麻痹等,停药后可消失。

3. 其他 过敏反应包括皮肤瘙痒、皮疹、药物热等,吸入给药可引起哮喘,肌内注射可致局部疼痛,静脉给药可引起静脉炎。偶可诱发粒细胞减少和肝毒性。

任务四 四环素类和氯霉素

一、四环素类

四环素类(tetracyclines)抗生素分为天然品和半合成品两类。天然品有四环素(tetracycline)和土霉素(oxytetracycline)等；半合成品有多西环素(doxycycline)和米诺环素(minocycline)等。抗菌作用的强弱依次为米诺环素 > 多西环素 > 四环素 > 土霉素。

(一)天然四环素类

四环素和土霉素

【体内过程】 口服可吸收,但不完全,牛奶、奶制品会影响吸收,易与 Mg^{2+}、Ca^{2+}、Fe^{2+}、Al^{3+} 等多价阳离子形成络合物,使吸收减少。酸性药物(如维生素 C)可促进四环素吸收。吸收后广泛分布于各组织和体液中,易透入胸腔、腹腔、胎儿循环及乳汁中,也可沉积于骨及牙组织内,不易透过血脑屏障。四环素口服后 2～4 小时血药浓度可达峰值,$t_{1/2}$ 约为 8.5 小时。土霉素 $t_{1/2}$ 稍长,约为 9.6 小时。口服给药时约 60% 以原形经肾脏排泄,有利于治疗泌尿系统感染。肾功能损害者因可加重氮质血症不宜应用。口服及注射给药均可形成肝肠循环,使作用时间延长。胆汁中浓度为血药浓度的 10～20 倍,有益于治疗胆道感染。

【抗菌作用】 抗菌谱广,对革兰氏阳性菌、革兰氏阴性菌、立克次体、支原体、衣原体、螺旋体、放线菌及阿米巴原虫等均有抑制作用。但对革兰氏阳性菌作用不如青霉素类及头孢菌素类,对革兰氏阴性菌作用不如氨基苷类和氯霉素。其抗菌作用的主要机制是与敏感菌核糖体 30S 亚基结合,抑制蛋白质合成。属于速效抑菌药,高浓度时也有杀菌作用。

【临床应用】 目前临床应用较少,主要用于以下几方面。①为治疗立克次体感染(如斑疹伤寒、恙虫病、恙虫病等)的首选药；②支原体感染(如支原体肺炎和泌尿生殖系统感染等)；③衣原体感染(如鹦鹉热、沙眼和性病淋巴肉芽肿)及某些螺旋体感染(如回归热)；④敏感的革兰氏阳性球菌或革兰氏阴性杆菌引起的轻症感染；⑤土霉素可用于治疗急性肠内阿米巴病。

【不良反应】 本药的不良反应主要表现为以下几方面。

1.胃肠道刺激 可引起恶心、呕吐、上腹部不适、食管烧灼感及腹泻等症状。饭后服或与食物同服可减轻,但可影响药物吸收。不宜与牛奶、奶制品或含有 Mg^{2+}、Ca^{2+}、Fe^{2+}、Al^{3+} 等多价阳离子食物同服。与抗酸药同服,应至少间隔 2～3 小时。

2.二重感染 长期应用四环素类广谱抗生素,可使敏感菌被抑制,不敏感菌乘机大量繁殖,破坏了菌群共生的平衡状态,形成新的感染,称为二重感染或菌群交替症。常见的有两种:①真菌感染,多为白念珠菌引起,表现为鹅口疮、肠炎,一旦出现,应立即停药,并同时用抗真菌药物治疗。②假膜性肠炎,此与肠道难辨梭菌产生的毒素有关,表现为肠壁坏死、体液渗出、剧烈腹泻,甚至脱水或休克等。一旦发生,应立即停药,并选用万古霉素或甲硝唑治疗。为避免二重感染,年老、体弱、免疫功能低下、合用糖皮质激素者慎用。

3.影响骨、牙生长 四环素类药物能与新形成的骨骼和牙齿中的 Ca^{2+} 结合,造成恒齿永久性棕色色素沉着(俗称牙齿黄染)、牙釉质发育不全,还可抑制婴儿骨骼发育。孕妇、哺乳期妇女及 8 岁以下儿童禁用四环素和其他四环素类药物。

4.其他 长期大量使用四环素可引起严重肝损害或加重原有的肾损害,肝、肾功能不全者禁用。偶见皮疹、药物热、血管神经性水肿等过敏反应。肌内注射刺激性大,可致局部红肿、硬结、甚至坏死。

静脉滴注易引起静脉炎。

☞考点提示：四环素对骨和牙齿的影响。

（二）半合成四环素类

多西环素

多西环素又名强力霉素。

【体内过程】 口服吸收迅速而完全，吸收受食物影响较小，但仍受金属离子的干扰，需分开服用。分布广泛，脑脊液中浓度也较高。大部分随胆汁进入肠腔排泄，少量药物经肾脏排泄，肾功能减退时粪便中药物的排泄量增多，故肾衰竭时也可使用。经胆汁排入胆道时有肠肝循环，经肾脏排泄时又可被重吸收，故 $t_{1/2}$ 长达20小时，有效血药浓度可维持24小时，一般细菌感染每日服药1次即可。

【抗菌作用】 抗菌谱和四环素基本相同，但抗菌作用强于四环素2～10倍，具有强效、速效、长效的特点，对土霉素或四环素耐药的金黄色葡萄球菌对本药仍敏感。

【临床应用】 主要用于敏感菌感染的治疗，也用于酒糟鼻、痤疮、前列腺炎、慢性气管炎和肺炎等疾病的治疗。本药是四环素类药物中的首选药。

【不良反应】 常见胃肠道刺激症状，除恶心、呕吐、腹泻外，尚有舌炎、口腔炎和肛门炎，应饭后服用。口服药物时，应以大量水送服，并保持直立体位30分钟以上，以避免引起食管炎。也可引起皮疹，二重感染较少见。

米诺环素

米诺环素，又名二甲胺四环素。

【体内过程】 脂溶性高，口服吸收迅速而完全，组织穿透力强，分布广泛，在脑脊液的浓度高于其他四环素类。主要通过肝代谢，尿中及粪便中的排泄量显著低于其他四环素类。可长时间滞留于脂肪组织，$t_{1/2}$ 为16～18小时，肾功能不全者，半衰期略延长。

【抗菌作用】 抗菌谱与四环素相似，抗菌作用在四环素类中最强，具有高效和长效的特点。

【临床应用】 主要用于敏感菌、衣原体、支原体、螺旋体、立克次体等引起的泌尿道、呼吸道、胆道、乳腺及皮肤软组织感染。

【不良反应】 易引起光感性皮炎，还可产生独特的前庭反应，表现为恶心、呕吐、眩晕、共济失调等症状，首剂服药可迅速出现，女性多于男性，停药24～48小时后症状可消失。用药期间不宜从事高空作业、驾驶和机器操作。由于有其他更安全有效的药物，故一般不推荐作首选药用。

 素质拓展

坚守职业道德，人民生命至上
——"梅花K"事件

2001年8月24日，湖南省株洲市多人服用"梅花K黄柏胶囊"中毒住院。株洲相关部门迅速展开调查，发现该产品在当地媒体大作宣传，声称能通淋排毒、解毒疗疮，治疗多种女性炎症（夸大宣传）。许多女性购买服用几天后出现了胃痛、呕吐、浑身乏力、肾衰竭，甚至成为植物人。

经湖南省药检所检测表明：此次事故是由于厂家在药品中添加了过期的四环素，其含有的降解产物远远超过国家允许的安全范围，特别是差向脱水四环素，服用后引起肾小管性酸中毒，临床上表现为多发性肾小管功能障碍综合征。

药品关系着人民的生命，安全是第一位的。该药厂以利益为重、缺乏职业道德，视人民的生命于不顾，违反了《中华人民共和国药品管理法》，最终也为自己的行为付出了惨痛代价，得到了法律应有的制裁。

二、氯霉素

氯霉素

【体内过程】 氯霉素(chloramphenicol)口服吸收快而完全,肌内注射吸收仅是口服量的50% ~ 70%,一般采用口服给药,静脉给药一旦病情好转,应立即改为口服。广泛分布在各组织和体液中,脑脊液中分布浓度较其他抗生素高,主要在肝内与葡萄糖醛酸结合,代谢产物和10%的药物原形由尿中排出,在泌尿系统可达到有效抗菌浓度。$t_{1/2}$约为3小时,在肾功能受损、严重肝功能不全时会延长。

【抗菌作用】 属广谱抗生素,对革兰氏阳性和革兰氏阴性菌均有抑制作用,对后者作用较强,尤其对伤寒沙门菌、流感嗜血杆菌作用最强,在高浓度时有杀菌作用。对厌氧菌(脆弱类杆菌)、百日咳杆菌、布鲁杆菌、立克次体、沙眼衣原体、肺炎支原体等也有较好的作用。对革兰氏阳性球菌作用不如青霉素和四环素。其抗菌机制是与敏感菌核糖体50S亚基结合,抑制菌体蛋白质合成而呈现抗菌作用,为速效抑菌药。

【临床应用】 主要用于沙门菌所致的伤寒、副伤寒。可用于对多西环素过敏、肾功能不全、妊娠期妇女和8岁以下儿童或须注射用药的立克次体感染。局部滴眼用于治疗各种敏感菌所致的眼内感染、全眼球感染、沙眼和结膜炎等。

【不良反应】 本药的不良反应主要表现为以下几方面。

1.骨髓抑制 为应用受到限制的主要原因,临床主要表现为:①与剂量和疗程有关的可逆性骨髓抑制。表现为白细胞和血小板减少,并可伴贫血,一旦发生及时停药,可逐渐恢复。②不可逆的再生障碍性贫血。与剂量和疗程无直接关系,发生率低,但一旦发生常难逆转,病死率高。

2.灰婴综合征 当早产儿、新生儿日用量超过每千克体重25mg时,可因肝葡萄糖醛酸转移酶活性不足及肾脏排泄能力低下所致的蓄积中毒,表现为腹胀、呕吐、呼吸不规则、进行性血压下降、面色灰紫,甚至循环衰竭而死亡,称为"灰婴综合征"。大龄儿童、成人,尤其是老年人应用过量(每日超过每千克体重100mg)时,也可发生类似症状。

3.其他 可有胃肠道反应,表现为舌炎、口腔炎及恶心、呕吐等,长期或大量用药可致二重感染、视神经炎、周围神经炎和中毒性精神病等,老年人及孕妇发生率较高。少数人可见皮疹、药物热和血管神经性水肿等过敏反应,停药后多可消失。

考点提示:氯霉素严重的不良反应——骨髓抑制和灰婴综合征。

制剂和用法

青霉素钠盐或钾盐 注射剂:40万U,80万U,100万U。临用前配成溶液,一般1次40万 ~ 80万U,一日2次,肌内注射;小儿一日2.5万 ~ 5万U/kg,分2 ~ 4次,肌内注射。用于严重感染:一日4次,肌内注射或静脉给药。静脉滴注时,一日160万 ~ 400万U;小儿一日5万 ~ 20万U/kg。

氨苄西林 片剂:0.25g。成人1次0.25 ~ 0.5g,一日4次;小儿一日50 ~ 80mg/kg,分4次服。注射剂:0.5g,1g。成人1次0.5 ~ 1g,一日4次肌内注射;或1次1 ~ 2g溶于100mL输液中滴注,一日3或4次,必要时4小时1次。小儿一日100 ~ 150mg/kg,分次给予。

阿莫西林 胶囊剂:0.25g。成人1次0.5 ~ 1g,一日3或4次;小儿一日50 ~ 100mg/kg,分3或4次服。片剂的剂量用法同胶囊剂。

羧苄西林 注射剂:0.5g,1g。成人1次1g,一日4次,肌内注射。用于严重铜绿假单胞菌感染:一日10 ~ 20g,静脉注射。小儿一日100mg/kg,分4次肌内注射或一日100 ~ 400mg/kg静脉注射。

替莫西林 注射剂:0.5g,1g。1次0.5 ~ 2g。一日2次,肌内注射。为减轻疼痛,可用0.25% ~ 5%利多卡因注射液作溶剂。

头孢噻吩 注射剂:0.5g,1g。1 次 0.5 ~ 1g,一日 4 次,肌内注射或静脉注射。用于严重感染:一日 2 ~ 6g,分 2 或 3 次稀释后静脉滴注。

头孢氨苄 片剂或胶囊剂:0.125g,0.25g。成人一日 1 ~ 2g,分 3 或 4 次服;小儿,一日 25 ~ 50mg/kg,分 3 或 4 次服。

头孢唑啉 注射剂:0.5g,1g。成人 1 次 0.5 ~ 1g,一日 3 或 4 次,肌内注射或静脉注射。小儿一日 20 ~ 40mg/kg,分 3 或 4 次给药。

头孢拉定 胶囊剂:0.25g,0.5g。成人一日 1 ~ 2g,分 4 次服。小儿一日 25 ~ 50mg/kg,分 3 或 4 次服。注射剂:0.5g,1g。成人一日 2 ~ 4g,分 4 次肌内注射,静脉注射或静脉滴注;小儿一日 50 ~ 100mg/kg,分 4 次注射。

头孢孟多 注射剂:0.5g,1g,2g。成人一日 2 ~ 6g;小儿一日 50 ~ 100mg/kg,分 3 或 4 次肌内注射。用于严重感染:成人一日 8 ~ 12g;小儿一日 100 ~ 200mg/kg,分 2 ~ 4 次静脉注射或静脉滴注。

头孢呋辛 注射剂:0.25g,0.5g,0.75g,1.5g。成人 1 次 0.75g,一日 3 次,肌内注射。小儿,一日 30 ~ 60mg/kg,分 3 或 4 次肌内注射。用于严重感染:成人一日 4.5 ~ 6g;小儿一日 50 ~ 100mg/kg,分 2 ~ 4 次,静脉注射。

头孢克洛 胶囊剂:0.25g。成人一日 2 ~ 4g,分 4 次服;小儿一日 20mg/kg,分 3 次服。

头孢噻肟 注射剂:0.5g,1g。成人一日 2 ~ 6g,小儿一日 50 ~ 100mg/kg,分 3 或 4 次,肌内注射。一日 2 ~ 8g,小儿一日 50 ~ 150mg/kg,分 2 ~ 4 次静脉注射。

头孢曲松 注射剂:0.5g,1g。1 次 1g,一日 1 次,溶于 1% 利多卡因 3.5mL 中深部肌内注射,或一日 0.5 ~ 2g 溶于 0.9% 氯化钠注射液或 5% 葡萄糖注射液中静脉滴注,30 分钟内滴完。

头孢他啶 注射剂:0.5g,1g,2g。1 次 0.5 ~ 2g,一日 2 或 3 次,静脉注射或肌内注射。静脉滴注时以 0.9% 氯化钠注射液 500mL 稀释后 30 分钟滴完。

头孢哌酮 注射剂:0.5g,1g,2g。成人一日 2 ~ 4g,小儿一日 50 ~ 150mg/kg,肌内注射,静脉注射或静脉滴注。用于严重感染:一日 6 ~ 8g,分 2 或 3 次肌内注射或静脉注射。

亚胺培南/西司他丁 注射剂:0.25g,0.5g,1g(以亚胺培南计量,其中含有等量的西拉司丁)。1 次 0.25 ~ 1g,一日 2 ~ 4 次肌内注射或静脉滴注。

红霉素 片剂:0.1g,0.125g,0.25g。成人 1 次 0.2 ~ 0.5g,一日 4 次。小儿一日 30 ~ 50mg/kg,分 3 或 4 次。注射剂:0.25g,0.3g。用其乳糖酸盐 1 次 0.3 ~ 0.6g,一日 3 或 4 次,一般用 5% 葡萄糖液稀释后静脉滴注。

乙酰螺旋霉素 片剂:0.1g,0.2g。成人一日 0.8 ~ 1.2g,分 3 或 4 次服用。小儿一日 15 ~ 30mg/kg,分 3 或 4 次服用。

阿奇霉素 片剂:0.25g,0.5g。成人一日 1 次服用 0.5g,连续 3 日;或第一日 0.5g,第 2 ~ 5 日,每日 0.25g。小儿 1 次 10mg/kg,一日 1 次,连用 3 日。注射剂:0.5g。一日 1 次,每日 0.5g,用注射用水 5mL 溶解后,加入 0.9% 氯化钠液或 5% 葡萄糖液中,使成 1 ~ 2mg/mL 浓度,静脉滴注 1 ~ 2 小时,症状控制后可改为口服治疗。

罗红霉素 片剂:0.15g,0.25g,0.3g。成人 1 次 0.15g,一日 2 次,餐前服用。小儿 1 次 2.5 ~ 5mg/kg,一日 2 次。严重肝硬化者,每日 0.15g。

林可霉素 注射剂:0.2g/2mL,0.6g/2mL。肌内注射或静脉注射,成人 1 次 0.6g,一日 2 或 3 次。小儿一日 10 ~ 20mg/kg,分 2 或 3 次。静脉滴注,成人 1 次 0.6g,溶于 100 ~ 200mL 输液内,滴注 1 ~ 2 小时,每 8 ~ 12 小时 1 次。

克林霉素 注射剂:0.15g,0.3g,0.6g。成人肌内注射或静脉注射,一日 0.6 ~ 1.8g,一日 2 ~ 4 次。严重感染可用到一日 4.8g。

万古霉素 注射剂:0.5g。静脉滴注,成人一日 1 ~ 2g,小儿每日每千克体重 20 ~ 40mg,分 2 ~ 4 次用,一般应稀释后缓慢滴注。

去甲万古霉素 注射剂:0.4g。成人一日 0.8 ~ 1.6g,分 2 次静脉滴注。小儿每日每千克体重 16 ~ 24mg,1 次或分次静脉滴注,滴注速度应缓慢。

链霉素 注射剂:0.5g,0.75g。成人 1 次 0.5 ~ 0.75g,一日 1 或 2 次。小儿每日每千克体重 15 ~ 30mg,分 1 或 2 次肌内注射。

庆大霉素 注射剂:2 万 U,4 万 U,8 万 U。成人一日 16 万 ~ 24 万 U。小儿每日每千克体重 3000 ~ 5000U,分 3 或 4 次肌内注射。

妥布霉素 注射剂:40mg,80mg。1 次 1.5mg/(kg·d),每 8 小时 1 次,肌内或静脉注射,总量不超过 5mg,疗程一般不超过 10 ~ 14 天。

多黏菌素 B　注射剂:50 万 U,100 万 U(含丁卡因者供肌内注射,不含丁卡因者供静脉滴注用)。肌内注射:成人一日 100 ~ 150 万 U。小儿一日 1.5 万 ~ 2.5 万 U,分 2 或 3 次。静脉滴注:成人 1 次 100 万 ~ 150 万 U,小儿 1.5 万 ~ 2.5 万 U/(kg·d),分 1 或 2 次。

四环素　软膏剂:5g。眼膏剂:2.5g,10g。外用。

氯霉素　眼膏剂:1% ,3%。滴眼液:8mL(20mg)。滴耳液:10mL(0.25g)。局部外用。

（李宏力）

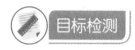

参考答案

一、单项选择题

1. 青霉素水溶液不稳定,久置可引起(　　)。

　　A. 赫氏反应

　　B. 高铁血红蛋白血症

　　C. 抗菌活性迅速下降,且可生成有抗原性的降解产物

　　D. 血压下降

　　E. 消化道反应

2. 头孢类药物使用期间,禁止(　　),否则会引起双硫仑样反应。

　　A. 吸烟　　　　　　　　　　B. 喝酒　　　　　　　　　　C. 过饱饮食

　　D. 吃甜食　　　　　　　　　E. 应用碳酸饮料

3. 青霉素引起的最严重的不良反应是(　　)。

　　A. 荨麻疹　　　　　　　　　B. 过敏性休克　　　　　　　C. 低血压

　　D. 赫氏反应　　　　　　　　E. 胃肠道反应

4. 下列疾病中可使用青霉素作为首选药的是(　　)。

　　A. 支原体感染　　　　　　　B. 病毒感染　　　　　　　　C. 螺旋体

　　D. 革兰氏阴性杆菌　　　　　E. 衣原体

5. 第(　　)代头孢类药物肾毒性最强。

　　A. 一　　　　　　　　　　　B. 二　　　　　　　　　　　C. 三

　　D. 四　　　　　　　　　　　E. 五

6. 治疗流行性脑脊髓膜炎的首选药是(　　)。

　　A. 青霉素G + 磺胺嘧啶　　　B. 青霉素 G　　　　　　　　C. 头孢氨苄

　　D. 头孢氨苄 + 磺胺嘧啶　　　E. 头孢哌酮

7. 治疗支原体感染的首选药是(　　)。

　　A. 红霉素　　　　　　　　　B. 阿奇霉素　　　　　　　　C. 罗红霉素

　　D. 克拉霉素　　　　　　　　E. 乙酰螺旋霉素

8. 目前对耐甲氧西林的金黄色葡萄球菌(MRSA)、耐甲氧西林的表皮葡萄球菌最有效的药物是(　　)。

　　A. 红霉素　　　　　　　　　B. 青霉素　　　　　　　　　C. 阿奇霉素

　　D. 万古霉素　　　　　　　　E. 克林霉素

9. 下列不属于氨基糖苷类药物不良反应的是(　　)。

　　A. 过敏反应　　　　　　　　B. 神经肌肉接头阻断　　　　C. 耳毒性

　　D. 肾毒性　　　　　　　　　E. 溶血反应

10. 庆大霉素与呋塞米合用会引起(　　)。

　　A. 肾毒性　　　　　　　　　B. 耳毒性　　　　　　　　　C. 过敏反应

　　D. 心脏毒性　　　　　　　　E. 肝毒性

11. 鼠疫首选药物是(　　)。

  A. 庆大霉素   B. 链霉素   C. 妥布霉素

  D. 卡那霉素   E. 奈替米星

12. 常用于结核病联合用药的氨基糖苷类药物是(　　)。

  A. 庆大霉素   B. 链霉素   C. 妥布霉素

  D. 卡那霉素   E. 奈替米星

13. 当氨基糖苷类药物治疗肠道细菌感染时,常采用的给药方式是(　　)。

  A. 静脉注射   B. 静脉滴注   C. 口服

  D. 肌内注射   E. 皮下注射

14. 可引起幼儿牙齿发育不良并黄染的药物是(　　)。

  A. 氯霉素   B. 四环素   C. 青霉素

  D. 庆大霉素   E. 头孢氨苄

15. 氯霉素引起的最严重的不良反应是(　　)。

  A. 骨髓移植   B. 胃肠道反应   C. 肝损害

  D. 肾损害   E. 贫血

二、简答题

1. 预防青霉素用药后发生严重过敏反应的措施有哪些?

2. 简述五代头孢类药物的特点,各代列举一个药物。

3. 氨基糖苷类药物严重的不良反应有哪些?

4. 氯霉素引起的骨髓抑制有几种表现类型,有何区别?

笔记

项目三　人工合成抗菌药

课件　　喹诺酮类药物

学习目标

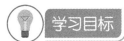

素质目标：具有细心、严谨的工作态度以及高度的责任心，树立敬佑生命、救死扶伤的医者精神。

知识目标：掌握喹诺酮类药物共同的药理作用、作用机制、不良反应。了解磺胺类和甲氧苄啶的作用特点、临床应用。

能力目标：具备人工合成抗菌药的基本知识，具有指导合理用药的能力。

任务导入

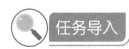

李某，男，10 岁，在路边食入不洁饮食后，出现腹痛腹泻，父母自行到药店购买诺氟沙星胶囊给予口服，半个月后，患儿家长发现患儿走路出现跛行，随到骨科就诊，诊断为药源性软骨损伤。

请分析思考：

诺氟沙星属于哪类药物，为何会引起患儿软骨损伤？什么人群不能使用？

问题解析

任务一　喹诺酮类药

喹诺酮类（4 - quinolones）是一类人工合成的含有 4 - 喹诺酮基本结构的抗菌药物（图 8 - 3 - 1）。

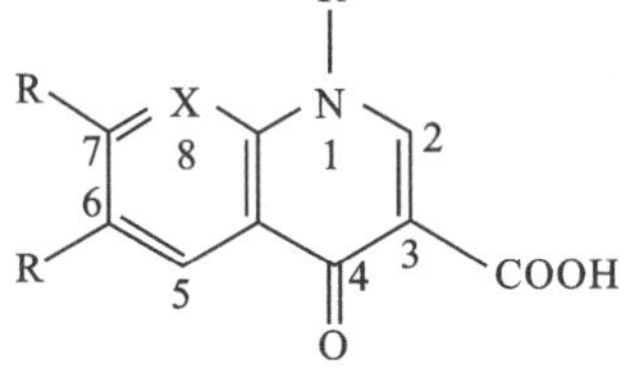

图 8 - 3 - 1　喹诺酮类基本结构

一、喹诺酮类药物

喹诺酮类药物目前已经发展到第四代（表 8 - 3 - 1）。第一代是萘啶酸（nalidixic acid），因抗菌谱窄、血药浓度低及不良反应多等已淘汰；第二代吡哌酸（pipemidic acid）、培氟沙星（pefloxacin），主要用于尿道和肠道感染，不良反应较第一代低，但因抗菌谱窄也已淘汰；第三代目前临床应用的有诺氟沙星（norfloxacin）、氧氟沙星（ofloxacin）、左氧氟沙星（levofloxacin）、环丙沙星（ciprofloxacin）、氟罗沙星（floroxacin）；第四代以莫西沙星（moxifloxacin）、加替沙星（gatifloxacin）为代表药。

表8-3-1 喹诺酮类药物的分类

分代	代表药物	抗菌谱	临床应用
第一代	萘啶酸	只对大肠埃希杆菌、痢疾杆菌、克雷伯菌和少部分变形杆菌有抗菌作用	用于肠道感染。因疗效不佳,现已不用
第二代	吡哌酸、培氟沙星	抗菌谱有所扩大,对肠杆菌属、枸橼酸杆菌、铜绿假单胞菌、沙雷杆菌也有一定的抗菌作用	主要用于治疗敏感菌、革兰氏阴性杆菌所致的尿路感染和细菌性肠道感染等,因不良反应较多,现已少用
第三代	氧氟沙星、左氧氟沙星、环丙沙星、氟罗沙星	抗菌谱进一步扩大,对葡萄球菌等革兰氏阳性菌也有抗菌作用,对革兰氏阴性菌的作用则进一步加强	用于敏感菌导致的呼吸、泌尿、五官、胆囊、皮肤软组织等感染。目前临床常用
第四代	莫西沙星、司帕沙星（sparfloxacin）	对革兰氏阳性菌抗菌活性增强,对厌氧菌包括脆弱拟杆菌作用增强,对典型病原体如肺炎支原体、肺炎衣原体、军团菌、结核分枝杆菌作用增强。保持抗革兰氏阴性菌的作用,不良反应更小	用于敏感菌导致的呼吸、泌尿、生殖系统和胆囊、皮肤软组织等感染

第一代喹诺酮类代表药萘啶酸是1962年问世的。第二代代表药吡哌酸为1973年研制的,其抗菌活性强于萘啶酸。第三代为20世纪80年代在4-喹诺酮的主环6位引入氟原子研制出的系列药物,也称氟喹诺酮类(fluoroquinolones)。第四代为20世纪90年代以后研制的新氟喹诺酮类药物,与前三代药物相比在结构中引入8-甲氧基,有助于加强抗厌氧菌活性,而C-7位上的氮双氧环结构则加强抗革兰氏阳性菌活性,并保持原有的抗革兰氏阴性菌的活性,不良反应更小,但价格较贵。第三代和第四代药物均具有口服吸收好、组织浓度高、抗菌谱广、抗菌作用强、不良反应少和与其他抗菌药无交叉耐药性等特点。

【抗菌作用和临床应用】 属广谱杀菌药,尤其对革兰氏阴性菌具有强大的杀菌作用,其敏感菌有大肠埃希菌、流感嗜血杆菌、克雷伯菌属、沙门菌属、志贺菌属、变形杆菌属等;对革兰氏阳性菌,如金黄色葡萄球菌、溶血性链球菌、肠球菌等也有良好抗菌作用;某些药物对铜绿假单胞菌、军团菌、结核分枝杆菌、衣原体、支原体及厌氧菌也有作用。临床用于以上敏感菌所致的感染。

DNA回旋酶是喹诺酮类抗革兰氏阴性菌的重要靶点,喹诺酮类药物作用于DNA回旋酶,阻碍细菌DNA合成,最终导致细菌死亡。拓扑异构酶Ⅳ是喹诺酮类抗革兰氏阳性菌的重要靶点。DNA复制后期,喹诺酮类药物通过抑制拓扑异构酶Ⅳ,干扰细菌DNA复制。

【不良反应】 不良反应轻微,发生率较低,多数患者可以耐受。

1. 胃肠道反应 与剂量相关,常见恶心、呕吐、腹痛、腹泻、食欲不振等。

2. 中枢反应 少数患者出现失眠、头痛、眩晕,甚至抽搐、惊厥、精神错乱等,但极罕见。精神病、癫痫患者禁用。

3. 光敏反应 少数患者服用氟喹诺酮类后,可诱发光敏性皮炎,表现为光照部位出现瘙痒性红斑,严重者皮肤糜烂、脱落。用药期间应避免日照。

4. 骨、关节损伤和跟腱炎 对多种幼年动物负重关节的软骨有损伤作用,极少数青春期前病例出现可逆性关节痛,可能增加跟腱炎和跟腱断裂的风险。故孕妇、哺乳期妇女及18岁以下儿童禁用。

二、常用喹诺酮类药

诺氟沙星

诺氟沙星,又名氟哌酸,是第一个用于临床的氟喹诺酮类药。口服吸收35%~45%;易受食物影响,空腹比饭后服药的血浓度高2~3倍,血浆蛋白结合率为14%,体内分布广,组织浓度高,$t_{1/2}$为3~4小时。抗菌谱广、抗菌作用强,对革兰氏阳性和阴性菌均有良好抗菌活性,尤其对革兰氏阴性菌包括铜绿假单胞菌、大肠埃希杆菌、克雷伯菌、产气杆菌、淋球菌等有强大的抗菌作用。主要用于敏感菌所致的泌尿系统、消化系统、呼吸系统、妇科、外科、皮肤感染和支原体病。

培氟沙星

培氟沙星,又名甲氟哌酸,为第二代喹诺酮类抗菌药,抗菌谱与诺氟沙星相似,抗菌活性略逊于诺氟沙星,对军团菌及MRSA有效,对铜绿假单胞菌的作用不及环丙沙星。口服吸收好,生物利用度为90%~100%。血药浓度高而持久,$t_{1/2}$可达10小时以上,体内分布广泛,可通过脑膜进入脑脊液。

氧氟沙星和左氧氟沙星

氧氟沙星,又名氟嗪酸,口服吸收快而完全,生物利用度可达89%,血药浓度高而持久,$t_{1/2}$为5~7小时,药物体内分布广,尤以痰中浓度较高,70%~90%药物经肾脏排泄,48小时尿中药物浓度仍可达到对敏感菌的杀菌水平,胆汁中药物浓度约为血药浓度的7倍左右。为高效广谱抗菌药,对革兰氏阳性菌(包括甲氧西林耐药金黄色葡萄球菌)、革兰氏阴性菌(包括铜绿假单胞菌)均有较强作用,对肺炎支原体、淋病奈瑟菌、厌氧菌和结核杆菌也有一定活性。临床用于敏感菌所致的呼吸道、五官、尿道、皮肤和软组织、胆囊及胆管等部位的急、慢性感染,也可与异烟肼、利福平合用治疗结核病。

左氧氟沙星是氧氟沙星的左旋体,其体外抗菌活性是氧氟沙星的2倍。临床应用同氧氟沙星。

环丙沙星

环丙沙星口服生物利用度为38%~60%,药物吸收后体内分布广泛,组织浓度常高于血清浓度,$t_{1/2}$为3.3~5.8小时。与诺氟沙星具有相似的抗菌谱,抗菌活性强,对耐药铜绿假单胞菌、MRSA、产青霉素酶淋球菌、产酶流感嗜血杆菌等均有良效,对肺炎军团菌及弯曲菌亦有效。对氨基糖苷类、第三代头孢菌素等耐药的革兰氏阴性和阳性菌对本药仍然敏感。临床主要用于呼吸道、尿道、胆道、皮肤和软组织、盆腔、五官等部位的感染。

氟罗沙星

氟罗沙星,又名多氟沙星,口服吸收好,生物利用度可达99%。口服同剂量(400mg)的血药浓度比环丙沙星高2~3倍,体内分布广,50%~60%以原形经肾脏排泄,$t_{1/2}$为9~13小时。抗菌谱广,对包括淋病奈瑟菌、大肠埃希杆菌、沙门菌、金黄色葡萄球菌等在内的革兰氏阴性菌和革兰氏阳性菌均有作用,高浓度对铜绿假单胞菌有抗菌作用。临床用于呼吸系统、泌尿系统、消化系统感染,以及皮肤和软组织、骨、关节、腹腔等感染。

莫西沙星

莫西沙星为第四代喹诺酮类广谱抗菌药物,对革兰氏阳性菌和厌氧菌的抗菌作用增强。口服吸收迅速良好,体内分布广,主要经肾脏排泄,$t_{1/2}$为11~15小时。临床用于呼吸道感染、获得性肺炎和急性鼻窦炎等。

任务二 磺胺类药与甲氧苄啶

一、磺胺类药

磺胺类药是最早用于治疗全身性感染的人工合成抗菌药。单独应用,微生物易产生耐药性,若与甲氧苄啶合用,抗菌作用会加强。但因其具有严重的不良反应,且近年来抗生素和喹诺酮类药物快速发展,在临床治疗各种感染时,磺胺类药已被逐步取代。

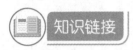

磺胺药的发现

1935 年,德国化学家多姆克发表观察报道,指出红色染料百浪多息(prontosil)能保护小鼠对抗数千倍致死量的溶血性链球菌,且在临床上也有很好的疗效。其后,通过对百浪多息进一步研究,发现了磺胺类药物的母核——对氨基苯磺酰胺。磺胺类药物的发现,开创了化学治疗的新纪元。

(一)磺胺类药的共性

磺胺类药具有共同的基本母核,即对氨基苯磺酰胺(sulfanilamide),见图 8 - 3 - 2。

$$H_2N \text{——} SO_2NH_2$$

图 8 - 3 - 2 磺胺类药物的基本结构

【体内过程】 磺胺类药物口服后主要在小肠上段被吸收,分布于全身组织及体液中,血浆蛋白结合率为 25% ~ 95%,易透过胎盘屏障进入胎儿体内。磺胺嘧啶较易通过血脑屏障,脑脊液中浓度高达血药浓度的 70% 左右。药物原形及其乙酰化代谢产物经肾脏排出,尿液中药物浓度高,有利于治疗尿路感染。磺胺类药及其乙酰化物在酸性尿液中易析出结晶,在碱性尿液中溶解度较高。

【作用机制】 磺胺药的结构和对氨基苯甲酸(PABA)相似,因而可与 PABA 竞争二氢叶酸合成酶,阻碍二氢叶酸的合成,从而影响核酸的生成,抑制细菌生长繁殖(图 8 - 3 - 3)。

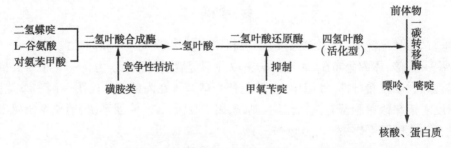

图 8 - 3 - 3 磺胺类及甲氧苄啶抗菌机制示意图

【抗菌作用】 磺胺类药物抗菌谱广,对金黄色葡萄球菌、溶血性链球菌、脑膜炎球菌、志贺菌属、大肠埃希菌、伤寒杆菌、产气荚膜梭菌及变形杆菌等大多数革兰氏阳性菌和阴性菌有良好抗菌活性,有些药物对真菌、衣原体、原虫(如疟原虫和弓形体)也有效。细菌对各种磺胺药间有交叉耐药性。

【不良反应】 本药的不良反应主要表现为以下几方面。

1.肾损害 在肝内经乙酰化生成的乙酰化磺胺,在酸性尿中溶解度低,易析出结晶,可出现结晶尿、血尿、尿痛、尿路阻塞和尿闭等而损伤肾。为防治肾损害,可采取以下措施:①必要时同服等量碳酸氢钠,碱化尿液,增加磺胺药的溶解度;②多喝水,降低药物浓度,加速排泄;③定期检查尿液,发现结晶尿应及时停药。

2.血液系统 骨髓抑制为较严重的不良反应,表现为白细胞减少、再生障碍性贫血及血小板减少症,体内缺乏葡萄糖-6-磷酸脱氢酶者可出现溶血性贫血。

3.过敏反应 多见皮疹、药物热、剥脱性皮炎等,严重者可出现多形性红斑、光敏性皮炎等。

4.其他 恶心、呕吐、眩晕、头痛、精神不振、全身乏力等,多可自行消失。

☞**考点提示**:磺胺类药物引起肾脏的损害防治措施。

 知识链接

复方新诺明

复方新诺明,也称复方磺胺甲噁唑,是 SMZ 和 TMP 按 5:1 比例制成的复方制剂。本药通过双重阻断细菌叶酸的合成,以抑制细菌叶酸代谢,抗菌活性可增强数倍至数十倍,并减少细菌耐药性的发生。复方磺胺甲噁唑可对抗多种需氧革兰氏阳性菌和革兰氏阴性菌、肺孢子菌及一些原虫。可用于敏感菌引起的肠炎、支气管炎、中耳炎、泌尿道感染等。

(二)常用磺胺类药

常用磺胺类药物如表 8-3-2 所示。

表 8-3-2 常用磺胺类药物

类别	药物	作用及特点	临床应用	不良反应及用药护理
全身感染用药	磺胺嘧啶(sulfadiazine,SD)	$t_{1/2}$ 为 17 小时,属中效磺胺。口服易吸收,是磺胺药中血浆蛋白结合率最低、血脑屏障透过率最高的药物	防治流行性脑脊髓膜炎时常作为首选药	易形成结晶尿,嘱患者多饮水
	磺胺甲噁唑(sulfamethoxazole,SMZ)	$t_{1/2}$ 为 11 小时,属中效磺胺。口服易吸收,常与 TMP 合用,产生协同作用	适用于敏感菌所致的泌尿道、呼吸道、皮肤化脓性感染等	易形成结晶尿,嘱患者多饮水;大量长期应用时,宜同服等量碳酸氢钠
肠道感染用药	柳氮磺吡啶(sulfasalazine,SASP)	口服进入远端小肠和结肠后,在肠道微生物作用下,分解成磺胺吡啶和 5-氨基水杨酸,前者可发挥微弱的抗菌作用,后者有抗炎、抗免疫作用	适用于溃疡性结肠炎	长期应用可引起恶心、呕吐、皮疹、发热等不良反应

类别	药物	作用及特点	临床应用	不良反应及用药护理
局部外用药	磺胺米隆（sulfamylon，SML）	抗菌谱广，对铜绿假单胞菌作用较强，不受脓液、坏死组织中 PABA 的影响，能迅速渗入创面及焦痂	适用于烧伤或大面积创伤后的创面感染	局部用药有疼痛及烧灼感，有时有过敏反应
	磺胺嘧啶银（silver sulfadiazine，SD – Ag）	兼有磺胺嘧啶的抗菌作用和银盐的收敛作用。抗菌谱广，对铜绿假单胞菌作用显著强于磺胺米隆，且不受脓液、坏死组织中 PABA 的影响	适用于烧伤创面感染，可促进创面干燥、结痂、愈合	局部应用有一过性疼痛
	磺胺醋酰（sulfacetamide，SA）	对引起眼部感染的细菌及沙眼衣原体有较强的抗菌活性，且穿透力强，无刺激性	适用于沙眼、结膜炎、角膜炎等	偶见眼部刺激或过敏反应；对本品过敏者禁用，过敏体质者慎用

二、甲氧苄啶

甲氧苄啶（trimethoprim，TMP），又名磺胺增效剂，可与多种磺胺类药用合，以增加后者的抗菌效应，也可与四环素、庆大霉素等药物合用以增强疗效。

【体内过程】 口服吸收迅速而完全，分布于全身组织及体液、肺、肾和痰液中，大部分以原形由肾脏排泄，尿中浓度约高出血浆浓度 100 倍，血浆 $t_{1/2}$ 约为 10 小时，和磺胺甲噁唑相近。

【抗菌作用】 通过抑制细菌二氢叶酸还原酶，使二氢叶酸不能还原成四氢叶酸，最终阻止细菌核酸的合成。抗菌谱和磺胺药相似，但抗菌作用较强，对多种革兰氏阳性菌和阴性细菌有效。单用易引起细菌耐药。与磺胺药合用，可使细菌的叶酸代谢受到双重阻断，增强磺胺药的抗菌作用达数倍至数十倍，甚至出现杀菌作用，而且可减少耐药菌株的产生。

【临床应用】 TMP 常与 SMZ 或 SD 合用，治疗呼吸道感染、尿路感染、肠道感染、脑膜炎、败血症等，也可与长效磺胺药合用于耐药恶性疟的防治，或用于伤寒、副伤寒的治疗。

【不良反应】 毒性较小，不引起叶酸缺乏症。大剂量（每日 0.5g 以上）长期用药可致轻度可逆性血象变化，如白细胞减少、巨幼红细胞性贫血，必要时可注射四氢叶酸治疗。

任务三 其他合成抗菌药

一、硝基呋喃类

本类药物是广谱抗菌药，对革兰氏阳性菌和革兰氏阴性菌均有效。细菌对本类药不易产生耐药性，与其他抗菌药物无交叉耐药性。

呋喃妥因

呋喃妥因（nitrofurantoin）对葡萄球菌、肠球菌、化脓性链球菌、大肠埃希菌、伤寒沙门菌、志贺氏菌等具有抗菌作用。口服吸收迅速，但在血中迅速被破坏，不能用于全身性感染，主要用于敏感菌所致的肾盂肾炎、膀胱炎、前列腺炎和尿道炎等尿路感染,在酸性尿中抗菌作用更强。不良反应为胃肠道反应,偶见过敏反应。剂量过大或肾功能不全可致周围神经炎,对葡萄糖-6-磷酸脱氢酶缺乏的患者可引起溶血性反应。

呋喃唑酮

呋喃唑酮(furazolidone)的抗菌作用与呋喃妥因相近,口服不宜吸收,主要用于肠炎、细菌性痢疾、霍乱等肠道感染治疗。由于对幽门螺杆菌有效,常与质子泵抑制剂、铋剂、甲硝唑等联合治疗幽门螺杆菌感染。不良反应与呋喃妥因相似,但轻且少见。

二、硝基咪唑类

甲硝唑

甲硝唑(metronidazole)又名灭滴灵。口服吸收完全,生物利用度在95%以上,在体内分布广泛,可透过血脑屏障。主要经肝代谢,代谢物与部分原形药物经肾脏排泄,也可由乳汁、精液和阴道分泌物排出。

【抗菌作用及临床应用】 本药具有抗厌氧菌、抗阿米巴菌、抗阿米巴原虫、抗阴道毛滴虫的作用。

1. 抗厌氧菌 本药对革兰氏阳性菌和革兰氏阴性菌均有较强的抗菌作用,包括产气荚膜梭菌和多形类杆菌等。适用于厌氧菌引起的败血症、气性坏疽、骨髓炎、盆腔炎、腹膜炎、心内膜炎、口腔及软组织感染、应用抗生素引起的假膜性肠炎等,常与其他抗菌药合用治疗厌氧菌和需氧菌引起的混合感染,也常用于幽门螺杆菌感染的治疗。

2. 抗阿米巴原虫 对肠内外阿米巴原虫均有强大的杀灭作用,是治疗肠内阿米巴痢疾的首选药。单用易复发,需与抗肠内阿米巴药合用。

3. 抗阴道毛滴虫 对阴道毛滴虫有强大的杀灭作用,是治疗滴虫性阴道炎的首选药。对反复发作的患者应夫妇同时用药,以达根治。

4. 抗蓝贾第鞭毛虫 对蓝氏贾第鞭毛虫杀灭作用强大,是目前治疗该寄生虫病的首选药。

【不良反应】 常见不良反应有以下几方面。

1. 胃肠道反应 可出现食欲不振、恶心、呕吐、舌炎、口腔有金属味等,一般不影响疗效。因干扰乙醛代谢,故用药期间及停药一周内禁酒。

2. 过敏反应 少数患者出现荨麻疹、皮肤瘙痒等症状,停药后可恢复。

3. 神经系统反应 少数患者会出现头痛、眩晕、共济失调、肢体麻木等症状,一旦出现立即停药。孕妇、哺乳期妇女禁用。

替硝唑

替硝唑(tinidazole)半衰期较长,口服1次,有效浓度可维持72小时。对阿米巴痢疾和肠外阿米巴病的疗效与甲硝唑相似但毒性较低,其他作用同甲硝唑。

同类药物还有奥硝唑(ornidazole)和尼莫唑(nimorazole)等。

制剂和用法

培氟沙星 片剂或胶囊剂:400mg,每日400~800mg,分2次服。粉针剂:400mg。静脉滴注,1次400mg加入250mL的5%葡萄糖注射液中,缓慢滴入(时间不少于60分钟),每12小时1次。

诺氟沙星 片剂或胶囊剂:100mg。成人1次100~200mg,一日3或4次。空腹服药效果较好。一般疗程

3～8 天。慢性泌尿道感染:可先用一般量 2 周,再减量为 200mg/d,睡前服用,持续数月。注射剂:200mg/100mL。1 次 200～400mg,每 12 小时 1 次。

氧氟沙星　片剂:100mg。1 次 100～300mg,一日 2 次。注射剂:400mg/100mL。静脉滴注,1 次 200～400mg,每 12 小时 1 次。控制伤寒反复感染:每日 50mg,连续服用 3～36 个月。抗结核:每日 300mg,顿服。

左氧氟沙星　片剂:100mg,200mg,500mg。1 次 200～300mg,一日 2 次。严重感染可增加剂量,最多 1 次 200mg,一日 3 次。注射剂:200mg/100mL,300mg/100mL,500mg/100mL。静脉滴注,一日 200～600mg,分 1 或 2 次。

环丙沙星　片剂:250mg,500mg。成人 1 次 250～500mg,一日 2 次,一日最高量不可超过 1500mg。注射剂:100mg/50mL,200mg/100mL。静脉滴注,1 次 100～200mg,一日 2 次。

氟罗沙星　胶囊剂:200mg,400mg。1 次 400mg,一日 1 次。注射剂:200mg/100mL。静脉滴注,1 次 200～400mg,一日 1 次。

莫西沙星　片剂:0.4g。注射液:400mg/250mL。一日 1 次 400mg,连用 5～10 日,口服或静脉滴注,静脉滴注时间为 90 分钟。

磺胺嘧啶　片剂:0.5g。1 次 1g,一日 2 次,首剂加倍。治疗流行性脑脊髓炎:1 次 1g,一日 4g。注射剂:0.4g/2mL,1g/5mL。缓慢静脉注射或静脉滴注,成人 1 次 1.0～1.5g,一日 3.0～4.5g。

磺胺米隆　以 5%～10% 溶液湿敷,或 5%～10% 软膏涂敷,或用其散剂撒布。

磺胺嘧啶银　一、二度烧烫伤:用 1%～2% 乳膏涂敷创面,1～2 天换药 1 次;三度烧烫伤:用 1%～2% 软膏涂敷创面。

磺胺醋酰　滴眼液:15%。1 次 1 或 2 滴,一日 3～5 次。

甲氧苄啶　片剂:0.1g。成人 1 次 0.1～0.2g,一日 2 次,小儿每日每千克体重 5～10mg,分 2 次服用。

甲硝唑　片剂:0.2g。阿米巴病:1 次 0.4～0.8g,一日 3 次,5～7 日为一个疗程。滴虫病:1 次 0.2g。一日 3 次,7 日为一个疗程。厌氧菌感染:1 次 0.2～0.4g,一日 3 次。注射剂:50mg/10mL,100mg/20mL,500mg/100mL,125mg/250mL,500mg/250mL。厌氧菌感染:1 次 500mg,静脉滴注,于 20～30 分钟滴完,8 小时 1 次,7 日为一个疗程。小儿 1 次 75mg/kg。

替硝唑　片剂:0.5g。阿米巴病:一日 2g,服 2～3 日;小儿一日 50～60mg/kg,连用 5 日。滴虫病:1 次 2g,必要时重复 1 次;或 1 次 0.15g,一日 3 次,连用 5 日,须男女同治以防再次感染。

呋喃妥因　片剂:50mg。成人 1 次 50～100mg,一日 3～4 次(单纯性下尿路感染用低剂量)。疗程至少 1 周,或用至尿培养转阴后至少 3 日。预防尿路感染反复发作:一日 0～100mg,睡前服。1 个月及以上小儿每日按每千克体重 5～7mg,分 4 次服。疗程至少 1 周,或用至尿培养转阴后至少 3 日。预防尿路感染反复发作:一日 1mg/kg,睡前服。

呋喃唑酮　片剂:0.1g。成人 1 次 0.1g,一日 3～4 次;儿童按每千克体重一日 5～10mg,分 4 次服用。肠道感染疗程为 5～7 日,抗蓝贾第鞭毛虫病疗程为 7～10 日。

（李宏力）

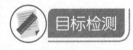
目标检测

一、单项选择题

1. 下列关于肾盂肾炎治疗叙述,错误的是(　　)。

　　A. 应用磺胺、氨基糖苷类抗生素需碱化尿液

　　B. 应用呋喃类抗生素需碱化尿液

　　C. 药物应用至症状消失即停药

　　D. 选用敏感抗生素

　　E. 应用解痉药物以减轻排尿不适

2. 治疗流行性脑脊髓膜炎的首选药是(　　)。

　　A. 头孢菌素　　　　　　　　B. 红霉素　　　　　　　　C. 多西环素

D. 磺胺嘧啶   E. 磺胺甲噁唑

3. 氟喹诺酮类药物最适宜用于治疗( )。

    A. 骨关节感染   B. 泌尿道感染   C. 呼吸道感染

    D. 皮肤疖肿   E. 以上均不是

4. 患者,男,43 岁,因肠道感染服用磺胺药物,护士指导其服药后多饮水的目的是( )。

    A. 避免难以溶解,影响吸收

    B. 减轻服药引起的恶心

    C. 避免结晶析出,堵塞肾小管

    D. 增加药物疗效

    E. 避免损害肝脏功能

5. 临床上治疗获得性肺炎的喹诺酮类药物是( )。

    A. 诺氟沙星   B. 环丙沙星   C. 左氧氟沙星

    D. 莫西沙星   E. 氧氟沙星

6. 喹诺酮类药物禁止用于( )以下儿童以及孕妇和哺乳期妇女。

    A. 6 岁   B. 8 岁   C. 12 岁

    D. 15 岁   E. 18 岁

7. 可治疗厌氧菌感染的药物是( )。

    A. 青霉素   B. 磺胺嘧啶   C. 环丙沙星

    D. 诺氟沙星   E. 甲硝唑

8. 治疗阿米巴痢疾的首选药是( )。

    A. 阿莫西林   B. 甲硝唑   C. 庆大霉素

    D. 头孢氨苄   E. 头孢哌酮

9. 适用于烧伤创面感染的磺胺类药是( )。

    A. 磺胺嘧啶银   B. 磺胺甲噁唑   C. 磺胺嘧啶

    D. 磺胺异噁唑   E. 磺胺醋酰

10. 慢性肾盂肾炎患者使用磺胺类药物时,同时服用碳酸氢钠的目的是( )。

    A. 帮助消化   B. 增加水钠潴留   C. 增进食欲

    D. 增加磺胺药的溶解度   E. 中和胃酸止胃痛

二、简答题

为什么临床上常采用磺胺药和甲氧苄啶合用治疗疾病?

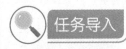

项目四　抗真菌药和抗病毒药

课件

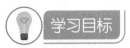 学习目标

　　素质目标:树立预防观念,建立生命至上,以人类健康为己任的使命感和责任感,积极做好传染性疾病的防治工作。

　　知识目标:掌握抗真菌药物和抗病毒药物的分类临床用药及不良反应。熟悉抗真菌药物和抗病毒药的作用机制。了解其他抗真菌药物和抗病毒药物的代表药物。

　　能力目标:能根据药物的适应证及患者病情合理选用抗真菌和抗病毒药,能及时发现药物的不良反应并进行正确处理。

任务导入

　　张某,女,27岁。最近一个月外阴及阴道内瘙痒,有烧灼感,白带增多,今来院就诊。查体:白带呈豆渣样,小阴唇内侧及阴道黏膜红肿,并附有白色片状薄膜,擦除该膜后基底部出现糜烂或表浅溃疡。诊断:白念珠菌感染性阴道炎。

　　请分析思考:
　　1.白念珠菌感染可选用何种药物进行治疗?
　　2.用药治疗过程中应注意什么?

问题解析

任务一　抗真菌药

　　世界上已知的真菌有20多万种,包含括霉菌、酵母、蕈菌等,其中能够感染人类的真菌大约有300多种。真菌感染一般分为浅表真菌感染和深部真菌感染。浅表真菌病通常是由各种癣菌引起,主要侵犯皮肤、毛发、指(趾)甲等,引起各种癣症,发病率高但危险性小。深部真菌感染主要由白念珠菌和新型隐球菌等引起,主要侵犯内脏器官和深部组织,发病率低但危险性大,病死率可达50%。

　　抗真菌药按作用机制和结构可分为:①影响真菌细胞膜的药物,包括多烯类(如两性霉素 B 及其衍生物)、三唑类(如氟康唑、伊曲康唑等);②影响真菌细胞壁的药物,如棘白菌素类(如卡泊芬净、米卡芬净);③其他抗真菌药,包括嘧啶类(如氟胞嘧啶)等。按作用范围可分为抗浅部真菌药、抗深部真菌药和抗浅部及深部真菌药。

一、抗浅部真菌药

特比萘芬

特比萘芬(terbinafine,TBF)为合成的烯丙胺类抗真菌药,作为第二线药使用,口服吸收良好,有选择性高、杀菌作用强、抗菌谱广、毒性低等特点。

【体内过程】 广泛分布于全身组织,并很快弥散、聚集在皮肤、毛发及指(趾)甲等处,在皮肤角质层和指甲内有较高浓度,且维持时间长。

【抗菌作用和临床应用】 本药有广谱抗真菌作用,对各种浅部真菌,如表皮癣菌属、小孢子菌属和毛癣菌属均有明显的抗菌活性,对白念珠菌、酵母菌也有抑制作用,用于治疗浅部真菌感染,如体癣、股癣、手足癣、甲癣及皮肤白念珠菌感染。对深部曲霉菌感染、侧孢感染、假丝酵母菌感染和肺隐球酵母菌感染并非很有效,但若与唑类药物或两性霉素 B 合用可获良好结果。其作用机制是抑制真菌细胞麦角甾醇合成过程的鲨烯环氧化酶,并使鲨烯在细胞中蓄积而起杀菌作用。具有显效快、疗效高、疗程短、复发少、毒性低等特点。

【不良反应】 不良反应轻微,主要为消化道反应,也可出现荨麻疹及转氨酶升高。用药过程中应定期查肝功能,出现异常及时停药。

克霉唑

克霉唑(clotrimazole),又名三苯甲咪唑,为人工合成的咪唑类抗真菌药。口服吸收少,毒性大,临床主要用于治疗皮肤癣菌引起的体癣、手足癣和外耳道真菌病,栓剂用于治疗念珠菌引起的阴道炎,对头癣无效。局部用药不良反应较轻,仅少数患者可发生皮肤瘙痒等过敏反应。

二、抗深部真菌药

两性霉素 B

两性霉素 B(amphotericin B)是多烯类抗真菌抗生素,具有嗜脂性和嗜水性两种特性。毒性较大,采用新剂型(如脂质体剂型、脂质体复合物、胶样分散剂型)可提高疗效,并降低毒性。

【体内过程】 口服、肌内注射均难以吸收,需静脉给药。生物利用度仅为 5%,不易透过血脑屏障,主要在肝内代谢,药物在体内消除缓慢。

【抗菌作用】 可选择性与真菌细胞膜上的甾醇结合,使膜的通透性增加,从而使细胞内重要物质(如钾离子、核苷酸、氨基酸等)外漏,破坏正常代谢而起抑菌作用。对多种深部真菌,如白念珠菌、新型隐球菌、组织胞浆菌、球孢子菌、孢子丝菌等有较强的抑制作用,高浓度有杀菌作用。细菌的细胞膜不含麦角甾醇,故对细菌无效。

【临床应用】 本药目前仍是治疗深部真菌感染的首选药,临床主要用于真菌性肺炎、心内膜炎、脑膜炎及尿道感染等。治疗真菌性脑膜炎时,除静脉滴注外,还需加用小剂量鞘内注射;口服仅用于肠道真菌感染;局部应用可治疗皮肤、指甲及黏膜等浅部真菌感染。为避免其直接损害器官,临床多用两性霉素 B 脂质复合体等。

【不良反应】 本药毒性大,不良反应多。静脉滴注时可出现寒战、高热、头痛、恶心、呕吐、食欲不振等,静脉滴注过快可引起惊厥、心律失常。肾毒性呈剂量依赖型,几乎见于所有患者,表现为蛋白尿、管型尿、血尿素氮升高,亦可出现肝损害、贫血等。可发生红细胞性贫血、血小板减少等血液系统毒性反应。

为减少不良反应,静脉滴注前可给予解热镇痛药、H₁ 受体拮抗剂及糖皮质激素。静脉给药时,将两性霉素 B 溶于 5% 的葡萄糖液中,忌用 0.9% 氯化钠溶解,以免沉淀。静脉滴注浓度应稀释为 0.1mg/mL 以下,滴速不超过每分钟 30 滴。用药期间应定期对血钾、血常规、尿常规、肾功能和心电图等监测,及时调整剂量。

制霉菌素

制霉菌素为广谱抗真菌抗生素,其结构与作用机制与两性霉素 B 相似,但毒性更大,故不用于全身感染,主要局部外用治疗皮肤、黏膜浅表真菌感染;对白念珠菌的抗菌活性最强,对隐球菌、滴虫有抑制作用,对皮肤癣菌无作用。口服不易吸收,较大剂量口服时可有恶心、呕吐、腹泻等。局部用药刺激性小,阴道用药可见白带增多。

氟胞嘧啶

氟胞嘧啶(flucytosine)是人工合成的广谱抗真菌药。

【体内过程】 口服吸收良好,分布广泛,可透过血脑屏障,也可进入感染的腹腔、关节腔和房水中,以原形经尿排泄。

【抗菌作用】 药物通过真菌的渗透系统进入细胞内后,在胞嘧啶脱氨酶的作用下形成 5 - 氟尿嘧啶,一方面经酶催化生成 5 - 氟脱氧尿苷酸阻碍真菌 DNA 成;另一方面 5 - 氟尿嘧啶可掺入真菌 RNA 中,影响蛋白质的合成。

【临床应用】 本药抗菌谱窄,临床主要用于治疗白念珠菌、新型隐球菌感染引起的脑膜炎,以及假丝酵母菌引起的尿道感染。单用易产生耐药性,与两性霉素 B 合用可产生协同效应。

【不良反应】 不良反应较少,主要为胃肠道反应,表现为恶心、呕吐、腹泻等。有骨髓抑制作用,可导致白细胞、血小板减少。因其可造成肝、肾功能损害,所以用药期间应注意检查血常规及肝、肾功能。孕妇禁用。

三、抗浅部、深部真菌药

酮康唑

酮康唑(ketoconazole)属咪唑类抗菌药,是第一个广谱口服抗真菌药。

【体内过程】 口服易吸收,广泛分布于各主要脏器和体表黏膜,并可被转运至皮肤、头发及指甲的角质层,但不易透过血脑屏障,经肝脏代谢,主要随胆汁排泄。

【抗菌作用】 对各种浅部和深部真菌均有抗菌活性。其作用机制是影响麦角甾醇的合成,增加细胞膜通透性,抑制真菌生长。

【临床应用】 常用于治疗多种浅表和深部真菌感染,效果相当于或优于两性霉素 B。临床主要用于白念珠菌感染、皮肤癣菌感染,也可用于真菌性败血症、肺炎等,对免疫功能低下和真菌性脑膜炎患者效果不佳。

【不良反应】 口服常见恶心、呕吐、厌食等胃肠道反应。可见血清转氨酶升高,偶见肝炎甚至肝坏死,故用药期间应监测肝功能,有肝病者禁用。极少数人发生内分泌异常,可出现内分泌紊乱,表现为月经紊乱、男性乳房发育等。

氟康唑

氟康唑(fluconazole)属三唑类广谱抗真菌药,具有广谱、高效、低毒的特点。

【体内过程】 口服和静脉给药均有效,口服吸收良好,空腹服药,1 ~ 2 小时血药浓度达峰值,生物利用度为 95%。可分布到各组织和体液,对正常和炎症脑膜均具有强大的穿透力。

【抗菌作用】 本药高度选择抑制真菌的细胞色素 P450,使菌细胞损失正常的甾醇,起到抑菌作用。对白念珠菌及其他念珠菌、新型隐球菌、黄曲菌、烟曲菌、皮炎芽生菌、粗球孢子菌和荚膜组织胞浆菌等均有抑制作用。体内抗菌活性强度是酮康唑的 10~20 倍。

【临床应用】 临床用于敏感菌所致的各种真菌感染,如隐球菌性脑膜炎、复发性口腔念珠菌病等,也可用来预防器官移植、白血病、白细胞减少症等患者出现的真菌感染。同时,也是治疗艾滋病患者隐球菌性脑膜炎的首选药,与氟胞嘧啶合用可增强疗效。

【不良反应】 毒性较低,患者一般都能耐受,较常见有恶心、呕吐、腹痛、腹泻、头痛、皮疹、味觉异常等,偶见脱发及一过性的尿素氮、肌酐及转氨酶升高。肝毒性较咪唑类抗真菌药小,但也须慎重。哺乳期妇女及儿童禁用,孕妇慎用。

伊曲康唑

伊曲康唑(itraconazole)属三唑类衍生物,为广谱抗真菌药。

【体内过程】 脂溶性高,餐后服用有利于吸收。组织中浓度高于血浆中浓度,可分布到皮肤、指(趾)甲,但在脑脊液中浓度低。

【抗菌作用】 本药对浅部和深部真菌都有抗菌作用。抗真菌活性较酮康唑强 5~100 倍,可有效治疗深部、皮下及浅表真菌感染,已成为治疗罕见真菌如组织胞浆菌感染和芽生菌感染的首选药物。主要应用于深部真菌感染,对孢子菌、芽生菌、组织胞浆菌、曲霉菌、隐球菌感染均有明显疗效。也可用于浅表真菌感染,如体癣、股癣、手足癣、指(趾)甲癣等。

【不良反应】 不良反应较轻,主要表现为胃肠道反应、头痛、皮肤瘙痒等,偶见一过性转氨酶升高。

卡泊芬净和米卡芬净

卡泊芬净(caspofungin)和米卡芬净(micafungin)属于棘白菌素类抗真菌药物,能特异性抑制真菌细胞壁的成分 β-(1,3)-D-葡萄糖的合成,破坏真菌结构,使之溶解、死亡。属于广谱抗真菌药物,对多种念珠菌,如白念珠菌、热带念珠菌、光滑念珠菌、克柔念珠菌和近平滑念珠菌有较好的抑制作用,对曲菌也有良好的抗菌活性。临床用于念珠菌和曲菌导致的感染,如食管念珠菌感染、预防造血干细胞移植患者的念珠菌感染等。不良反应主要有过敏反应,如皮疹、瘙痒、面部肿胀等。可引起肝、肾功能损害,白细胞、血小板减少等。配制后应立即使用。

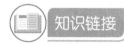

超级真菌

目前所说的"超级真菌"是耳道假丝酵母菌(俗称耳念珠菌),于 2009 年在一名日本患者的外耳道分泌物中首次发现。其感染致死率高达 60%,被世界卫生组织列入对人类健康构成严重威胁的真菌名单。"超级真菌"常见于院内感染,有耐药性、难以准确检测等多种特性,使得治疗更加复杂、困难。

2023 年 3 月 20 日,美国疾病控制和预防中心表示,耳念珠菌正在以"惊人的速度"传播,已遍布美国一半以上的州,成为紧迫的公共卫生威胁。

任务二 抗病毒药

在各类传染病中病毒性传染病占 60% 以上,传播速度快、发病率高且极易变异,对人类生命安全构成巨大威胁,如艾滋病(AIDS)、重症急性呼吸系统综合征(SARS)、新型冠状病毒感染(COVID-19)、狂犬病、病毒性肝炎、埃博拉出血热等。病毒是病原微生物中最小的一种,体积微小,结构简单,不具有细胞结构,其核心是核酸(核糖核酸 RNA,或脱氧核糖核酸 DNA),外壳是蛋白质,分为 DNA 病毒和 RNA 病毒。病毒吸附至宿主细胞并穿入后,利用宿主细胞代谢系统进行增殖代谢,按照自身基因提供的遗传信息合成核酸和蛋白质,病毒颗粒装配成熟后从细胞内释放出来。

大多数病毒必须寄生在活细胞内,依靠宿主细胞的代谢系统进行复制、增殖。有效的抗病毒药应能深入宿主细胞,在抑制病毒复制的同时并不损害宿主细胞的功能。目前,治疗病毒感染性疾病主要依赖于疫苗、抗体、干扰素等免疫学手段,以增强宿主细胞抗病毒能力。

一、抗一般病毒药

阿昔洛韦

阿昔洛韦(aciclovir),又名无环鸟苷,为人工合成的嘌呤核苷类衍生物,具有广谱抗疱疹病毒作用。

【体内过程】 口服吸收差,生物利用度低,血浆蛋白结合率低,易透过生物膜,可分布到全身各组织,包括皮肤、脑、眼、胎盘和乳汁等。局部应用后可在疱疹损伤区达到较高浓度。主要以原形经肾脏排泄。

【药理作用】 本药为核苷类抗 DNA 病毒药,在体内转变为三磷酸无环鸟苷,通过对病毒 DNA 聚合酶强大的选择性抑制作用而抗疱疹病毒,对正常细胞几乎无影响。对单纯疱疹病毒、水痘带状疱疹病毒选择性较高,对乙型肝炎病毒也有一定作用。对宿主细胞几乎无影响,对 RNA 病毒和牛痘病毒无效。

【临床应用】 为治疗单纯疱疹病毒感染首选药。临床上局部用于治疗疱疹性角膜炎、单纯疱疹和带状疱疹,静脉给药可用于治疗疱疹性脑膜炎、生殖器疱疹。对免疫缺陷或免疫抑制患者,可预防单纯疱疹病毒、水痘-带状疱疹病毒感染的发生。可与免疫调节剂(α-干扰素)合用治疗乙型肝炎。

☞**考点提示**:阿昔洛韦是单纯疱疹病毒感染的首选药物。

【不良反应】 不良反应少,可见胃肠道反应及刺激症状,偶有皮疹和头痛,不宜肌内注射,静脉滴注可引起静脉炎。肾功能减退者慎用。对本药过敏者及妊娠期妇女禁用。

伐昔洛韦

伐昔洛韦(valaciclovir)为阿昔洛韦的前体药,口服后可迅速转化为阿昔洛韦发挥作用,口服吸收完全、体内持续时间较长。其抗病毒作用同阿昔洛韦,可治疗原发性或复发性生殖器疱疹、带状疱疹及频发性生殖器疱疹。

阿糖腺苷

阿糖腺苷(vidarabine,ara-A)为人工合成的嘌呤核苷类衍生物,具有广谱抗病毒作用。静脉滴注后,在体内迅速去氨生成阿拉伯糖次黄嘌呤,产生抗病毒作用。本药可用于单纯疱疹病毒脑炎、新生儿单纯疱疹病毒感染及免疫缺陷患者的水痘和带状疱疹病毒感染,但目前上述适应证大多数已被阿昔洛韦所取代,后者更安全有效。局部用药可治疗单纯疱疹病毒角膜炎。不良反应常见中枢系统反应和消化道症状,剂量过大偶见骨髓抑制、白细胞和血小板减少等。本药水溶性差,易沉淀,静脉滴注时需给大量液体溶解,输液时要定时振摇输液瓶,防止结晶。孕妇禁用。

碘苷

碘苷(idoxuridine),又名疱疹净,是抗 DNA 病毒药,竞争性抑制胸苷酸合成酶,使 DNA 合成受阻,可抑制单纯疱疹病毒和水痘病毒,对 RNA 病毒无效。由于亦能影响宿主细胞 DNA,故全身应用毒性较大。目前仅限于局部给药,主要用于单纯疱疹病毒所导致的急性疱疹性角膜炎、结膜炎。长期应用可出现角膜混浊或染色小点,局部反应有眼部刺痛、痒、眼睑的轻度水肿等。偶见过敏反应。

利巴韦林

利巴韦林(ribavirin),又名三氮唑核苷、病毒唑,为一种强的单磷酸次黄嘌呤核苷脱氢酶抑制剂,为广谱抗病毒药。

【体内过程】 口服吸收迅速,少量可经气溶吸入。药物在呼吸道分泌物中的浓度大多高于血药浓度,能进入红细胞内,且蓄积量大。本药主要在肝内代谢,经肾脏排泄。

【药理作用】 本药既可抑制多种 DNA 和 RNA 病毒的复制,也可抑制病毒 mRNA 的合成,属广谱抗病毒药。抗 RNA 病毒作用较强,对甲型、乙型流感病毒最敏感,对呼吸道合胞病毒、副流感病毒、麻疹病毒、拉萨热病毒、甲型肝炎病毒(HAV)和丙型肝炎病毒(HCV)等均有抑制作用。

【临床应用】 临床用于防治甲型流感、乙型流感、呼吸道合胞病毒引起的肺炎和支气管炎、皮肤疱疹病毒感染等。气雾吸入多用于幼儿呼吸道合胞病毒性肺炎和支气管炎,也可用于流感,其他病毒感染则通过静脉给药进行治疗。对甲型及丙型肝炎有一定疗效,治疗丙型肝炎时常与干扰素合用。

【不良反应】 气雾吸入易耐受。口服或静脉给药时,部分患者可出现头痛、腹泻、乏力等。大剂量使用可导致白细胞减少及可逆性贫血等。致畸性较强,孕妇禁用。

金刚烷胺

金刚烷胺(amantadine)可特异性抑制甲型流感病毒,大剂量也可抑制乙型流感病毒、风疹和其他病毒,能阻止甲型流感病毒进入宿主细胞并抑制其复制。主要用于甲型流感病毒的预防,可使 50% 用药者免于此病感染,已发病者可改善症状,还亦可用于帕金森病的治疗。不良反应少,可引起恶心、腹痛等消化道反应及头痛、失眠、共济失调等中枢症状。剂量过大可引起惊厥。孕妇、儿童、癫痫患者禁用。

干扰素

干扰素(interferon,IFN)是机体细胞在病毒感染或其他诱导剂刺激下产生的一类具有多种生物活性的糖蛋白。具有广谱抗病毒作用,对多种病毒有非特异性抑制作用,还有免疫调节和抗恶性肿瘤作用。

干扰素作用于正常细胞产生抗病毒蛋白,阻止病毒复制和增殖,对 DNA 和 RNA 病毒均有效。目前临床常用的是利用基因重组技术生产的 α－干扰素,用于防治呼吸道病毒感染、疱疹性角膜炎、带状疱疹、单纯疱疹、慢性病毒性肝炎(乙型、丙型、丁型)、巨细胞病毒感染、人类免疫缺陷病毒及恶性肿瘤等。口服无效,需注射给药。不良反应少,但注射部位可出现硬结,少数患者可出现发热、寒战、乏力、肌肉痛等,也可致白细胞减少、血小板减少、氨基转移酶增高等。对本药过敏者、肾功能不全及孕妇禁用。

聚肌胞

聚肌胞(polyinosinic)为高效干扰素诱导剂,具有诱导产生内源性干扰素而发挥抗病毒和免疫调节作用的能力。局部用于疱疹性角膜炎、带状疱疹,肌内注射用于乙型脑炎、肝炎等。具有抗原性,可致过敏。孕妇禁用。

奥司他韦

奥司他韦(oseltamivir),在体内转化为对流感病毒神经氨酸酶具有抑制作用的代谢物,有效抑制病毒颗粒的释放,阻抑甲型、乙型流感病毒的传播。用于成人和1岁及以上儿童的甲型、乙型流感的治疗,且应在首次出现症状48小时内开始用药。还可用于成人和13岁及以上青少年的甲型、乙型流感的预防。不良反应主要有恶心、呕吐、腹痛、腹泻、头晕、头痛、失眠、鼻塞等,偶见血尿、嗜酸性粒细胞增多、白细胞减少、皮炎、皮疹、血管性水肿等。

二、抗 HIV 病毒和肝炎病毒药

由人类免疫缺陷病毒(HIV)感染导致的传染病称为获得性免疫缺陷综合征,即艾滋病(AIDS)。自从1981年发现首例艾滋病以来,全球已有数以千万计的HIV感染者。HIV是一种反转录病毒,主要有HIV-Ⅰ和HIV-Ⅱ两型。当前抗HIV药主要通过抑制反转录酶或HIV蛋白酶发挥作用,包括核苷反转录酶抑制剂、非核苷反转录酶抑制剂和蛋白酶抑制剂三类。

 知识链接

病毒性疾病

迄今,全世界已发现病毒超过3000种,其中可使人类致病的病毒有1200种,人类的传染性疾病约75%是由病毒所致。天花、狂犬病、病毒性肝炎等病毒性疾病长期危害人类健康。20世纪80年代以来,科学家发现的重要的人类传染性病毒有人获得性免疫缺陷病毒、SARS冠状病毒、埃博拉(Ebola)病毒、高致病性禽流感病毒、新型冠状病毒等,有些至今缺乏有效治疗药物。抗病毒药的作用在某种意义上说只是病毒繁殖的抑制剂,不能直接杀灭细胞内病毒和破坏病毒体。

齐多夫定

齐多夫定(zidovudine)为脱氧胸苷衍生物,是1987年获准的第一个用于治疗艾滋病的药物。

【体内过程】 口服吸收迅速,生物利用度高,体内分布广,可透过血脑屏障,主要经肾脏排泄。

【药理作用】 竞争性抑制细胞的RNA逆转录酶,能插入到病毒DNA链中而抑制DNA链的延长,起到抑制病毒复制的作用。抗艾滋病的短期效果最好,可减轻艾滋病相关症候群。

【临床应用】 治疗艾滋病的首选药。单独使用时,易产生耐药性,与其他核苷类和非核苷类HIV逆转录酶抑制剂合用可获较好疗效。对于已怀孕的感染者,需从怀孕第14周给药至第34周。此外,齐多夫定也能治疗HIV诱发的痴呆、血栓性血小板减少症。

【不良反应】 最常见的主要为骨髓抑制,可出现贫血、中性粒细胞和血小板减少症;治疗初期可出现胃肠道不适、头痛、味觉改变、肌痛等,继续用药可自行消退。用药期间要定期检查血象。

拉米夫定

拉米夫定(lamivudine)为胞嘧啶衍生物,进入肝脏后,可转化为有活性的拉米夫定三磷酸酯,竞争性抑制乙型肝炎病毒脱氧核糖核酸(HBV-DNA)聚合酶,终止DNA链的延长,从而抑制病毒DNA的复制,是目前治疗HBV感染最有效的药物之一。对HIV也有抑制作用,与干扰素合用有协同作用。临床主要用于乙型肝炎病毒所致的慢性乙型病毒性肝炎,或与齐多夫定合用治疗艾滋病。常见不良反应为乏力、失眠、头痛、咳嗽、胃肠不适等,一般病情较轻时可自行缓解。孕妇禁用。

司他夫定

司他夫定（stavudine）为脱氧胸苷衍生物，抗 HIV 作用较强，在体内转化成三磷酸司他夫定，通过抑制 HIV 病毒反转录而抑制病毒 DNA 合成。常用于不能耐受齐多夫定或齐多夫定无效的艾滋病患者。主要不良反应为外周神经炎，也可见胰腺炎、关节痛和血清转氨酶升高。

去羟肌苷

去羟肌苷（didanosine，ddi）为 HIV 反转录酶抑制药，是脱氧腺苷衍生物，在体内生成三磷酸双脱氧腺苷而起作用，掺入病毒 DNA，终止其延长。可作为严重艾滋病病毒感染的首选药物，特别适用于不能耐受齐多夫定或齐多夫定治疗无效的 AIDS 患者。不良反应发生率较高，儿童高于成人。在治疗剂量时约 9% 发生胰腺炎，为较严重的毒性反应；约 1/3 发生外周神经病变；约 1/3 有恶心、呕吐、腹痛、腹泻、药疹等。其他还有忧郁、疼痛、味觉改变、视网膜病变、视神经炎和肝酶异常等。服药期间应定期检查视网膜及肝功能。

恩替卡韦

恩替卡韦（entecavir）为鸟嘌呤核苷类似物，口服吸收迅速，食物会影响其吸收，应空腹服用，体内分布广泛，可透过血脑屏障和胎盘屏障，以原形经肾脏排泄。本药在体内磷酸化为有活性的三磷酸盐，与 HBV 多聚酶竞争细胞内的三磷酸脱氧鸟嘌呤核苷，抑制 HBV - DNA 复制，对人 DNA 影响小。临床用于 HBV 病毒复制活跃期，血清转氨酶 ALT 持续升高或肝脏组织学显示有活动性病变的慢性成人乙型肝炎的治疗。常见不良反应有头痛、眩晕、恶心、呕吐、腹痛、腹泻、嗜睡、失眠、疲乏、风疹、ALT 升高等。对本药过敏者禁用。

制剂和用法

两性霉素 B　粉针剂：静脉滴注时溶于 5% 葡萄糖液中，稀释为 0.1mg/mL，必要时可在滴注液中加入地塞米松。药液应避光缓慢滴入。

克霉唑　软膏栓剂。成人每次 0.5～1.0g，一日 3 次。小儿每日 20～60mg/kg，分 3 次服。

酮康唑　片剂：0.2g。一次 0.2～0.4g，一日 1 次。用于深部真菌感染：连服 1～6 日；浅部真菌感染：连服 1～6 周。栓剂：0.1g，0.2g。阴道用。

氟康唑　胶囊剂（或片剂）：50mg，100mg，150mg，一日 1 次，每次 50mg 或 100mg，必要时 150mg/d 或 300mg/d。注射剂：100mg，静脉滴注，一日 100～200mg。

氟胞嘧啶　片剂：250mg，500mg，每日 100～150mg/kg，分 3 或 4 次服，疗程数周。

特比萘芬　制剂：250mg，每次 250mg，一日 1 次；或 1 次 125mg，一日 2 次。

金刚烷胺　片（胶囊）剂：0.1g。1 次 0.1g，一日 2 次。

盐酸金刚烷胺　成人早、晚各服 1 次，1 次 0.1g。

阿昔洛韦　片剂：0.2g。1 次 0.2g，每 4 小时 1 次。注射剂：0.25g，0.5g，1 次 5mg/kg，每 8 小时 1 次。静脉滴注，7～10 天为一疗程。另有眼膏、软膏供外用。

碘苷　0.1% 滴眼液，0.5% 眼膏。治疗疱疹性角膜炎：白天每 1 小时 1 次，夜间每 2 小时 1 次，症状显著改善后改为白天每 2 小时 1 次，夜间每 4 小时 1 次。

利巴韦林　片剂：0.05g，0.1g，成人 1 次 0.1～0.2g，一日 3 次。注射液：0.1g/mL。静脉注射，每日 10～15mg/kg，分 2 次。

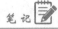

干扰素　注射液及冻干粉针剂:100 万 U,300 万 U,500 万 U。皮下或肌内注射,1 次 100 万 ~ 300 万 U,每周2 ~ 4 次。

聚肌胞　注射剂:1mg/2mL,2mg/2mL。肌内注射,1 次 1 ~ 2mg,隔日 1 次。结膜内注射,1 次 0.2 ~ 0.5mg,隔 3 日 1 次。患带状疱疹者可配合局部外用,一日数次。

奥司他韦　胶囊剂:75mg。成人 1 次 75mg,一日 2 次,共 5 日。1 岁以下儿童使用风险较大,流感大流行期间,推荐使用剂量为 2 ~ 3mg/kg。

齐多夫定　胶囊剂:100mg。成人 1 次 200mg,每 4 小时 1 次。有贫血的患者,可按 1 次 100mg 给药。

（刘　昊）

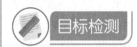

参考答案

一、单项选择题

1. 患者,女,35 岁。外阴瘙痒伴灼烧感 2 天。妇科检查:外阴局部充血。阴道黏膜表面有白色片状薄膜覆盖。阴道分泌物镜检:清洁度Ⅱ度,未见滴虫,10% 氢氧化钾溶液镜下可见假菌丝。应选择的药物是(　　)。
　　A. 博来霉素　　　　　　　　B. 克林霉素　　　　　　　　C. 甲硝唑
　　D. 制菌霉素　　　　　　　　E. 放线菌素

2. 单纯性疱疹病毒性脑炎首选的治疗药物是(　　)。
　　A. 吗啉胍　　　　　　　　　B. 干扰素　　　　　　　　　C. 利巴韦林
　　D. 阿糖胞苷　　　　　　　　E. 阿昔洛韦

3. 改变剂型为脂质体后能够降低毒副作用的药物是(　　)。
　　A. 酮康唑　　　　　　　　　B. 干扰素　　　　　　　　　C. 利巴韦林
　　D. 两性霉素 B　　　　　　　E. 卡泊芬净

4. 下列不属于静脉注射两性霉素 B 的不良反应的是(　　)。
　　A. 寒战　　　　　　　　　　B. 高热　　　　　　　　　　C. 肾毒性
　　D. 生殖毒性　　　　　　　　E. 贫血

5. 20 世纪 70 年代末,第一个选择性干扰病毒 DNA 合成的抗病毒药物是(　　)。
　　A. 更昔洛韦　　　　　　　　B. 伐昔洛韦　　　　　　　　C. 利巴韦林
　　D. 阿昔洛韦　　　　　　　　E. 碘苷

6. (　　)是治疗艾滋病的首选药。
　　A. 齐多夫定　　　　　　　　B. 奥司他韦　　　　　　　　C. 利巴韦林
　　D. 金刚烷胺　　　　　　　　E. 碘苷

7. 金刚烷胺能够特异性抑制(　　)感染。
　　A. 流感病毒　　　　　　　　B. 狂犬病毒　　　　　　　　C. 麻疹病毒
　　D. 腮腺炎病毒　　　　　　　E. 单纯疱疹病毒

8. 治疗单纯疱疹病毒感染的首选药是(　　)。
　　A. 更昔洛韦　　　　　　　　B. 伐昔洛韦　　　　　　　　C. 利巴韦林
　　D. 阿昔洛韦　　　　　　　　E. 金刚烷胺

9. 全身应用毒性较大,仅限于局部给药的抗病毒药是(　　)。
　　A. 两性霉素 B　　　　　　　B. 阿糖腺苷　　　　　　　　C. 干扰素
　　D. 奥司他韦　　　　　　　　E. 碘苷

10. 用于成人和 1 岁及以上儿童的甲型、乙型流感的药物是(　　)。

  A. 两性霉素 B   B. 阿糖腺苷   C. 氟胞嘧啶

  D. 奥司他韦   E. 碘苷

二、简答题

1. 简述抗真菌药的分类及其代表药物。

2. 简述病毒在人体繁殖的过程以及抗病毒药的作用机制。

项目五　抗结核病药和抗麻风病药

课件

学习目标

素质目标: 树立预防观念,积极做好传染性疾病的防治工作,具备刻苦钻研的精神和团队协作的意识,以及具备严谨的工作态度和责任担当。

知识目标: 掌握一线抗结核病药异烟肼和利福平的药理作用、临床应用、不良反应及抗结核病药的应用原则。熟悉二线抗结核病药和抗麻风病药的代表药物。

能力目标: 能根据药物的适应证合理选用药物,正确指导患者合理用药,预防严重不良反应发生。

任务导入

张某,男,30 岁。出现咳嗽、胸痛,低热、乏力、出汗等症状近 1 个月,按上呼吸道感染、肺炎治疗一直未能痊愈,遂来医院就诊。查:白细胞 $5.5 \times 10^9/L$、中性粒细胞 68%,血沉 55mm/L,结核菌素试验阳性,X 线摄片显示有大量胸腔积液。诊断:结核性胸膜炎。

请分析思考:

1. 该患者应选择哪些药物进行治疗?
2. 治疗结核性疾病为什么要联合用药?

问题解析

任务一　抗结核病药

结核病属于慢性传染病,是由结核分枝杆菌感染引起的,可侵犯多个脏器,以肺结核最为常见。此外,还有骨结核、肠结核、肾结核、结核性脑膜炎、结核性胸膜炎等,统称肺外结核。抗结核病药能抑制或杀灭结核分枝杆菌,是综合治疗结核病的主要措施之一。

目前,临床上将疗效高、不良反应较少的异烟肼、利福平、乙胺丁醇、吡嗪酰胺、链霉素等称为第一线抗结核病药,大多数结核患者用第一线药物可以治愈。而其余毒性较大、疗效较低的称为第二线抗结核病药,如对氨基水杨酸、丙硫异烟胺等,主要用作对一线抗结核药产生耐药性或不能耐受时的替换治疗。近年来,一些新的氨基苷类抗生素、氟喹诺酮类药物也开始用于结核病的治疗,如阿米卡星和左氧氟沙星等。其中阿米卡星对结核杆菌有较强抗菌活性,与链霉素无交叉耐药,可用于链霉素耐药者。氟喹诺酮类可渗入巨噬细胞,较好的发挥细胞内杀菌作用,且与其他抗结核药无交叉耐药性,已成为耐药结核病的主要选用对象。

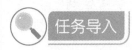
异烟肼

异烟肼(isoniazid,INH)无色结晶或白色、类白色结晶性粉末,易溶于水,性质稳定,具有疗效高、毒性低、服用方便、价格低廉等优点,是目前治疗结核病最常用的药物之一。

【体内过程】 口服或注射均易吸收,口服后1~2小时血药浓度达高峰,可迅速分布至全身组织和体液中,脑膜炎时脑脊液中的浓度与血浆浓度接近。大部分在肝中代谢成无活性的乙酰异烟肼和异烟酸。代谢产物及少量原形药经肾脏排出。

【药理作用】 结核分枝杆菌细胞壁富含脂质,其中分枝菌酸是其特有的重要成分,异烟肼通过抑制分枝菌酸的合成,使结核分枝杆菌丧失耐酸性、疏水性和繁殖力而死亡(图8-5-1)。

异烟肼有强大的抗结核分枝杆菌作用,使结核分枝杆菌细胞壁的脂质减少,细胞壁的屏障作用降低。但本药对其他细菌无效,属于典型的窄谱抗菌药。低浓度时可抑菌,较高浓度对繁殖期结核分枝杆菌有杀菌作用,对静止期结核分枝杆菌无杀灭作用,仅有抑制作用。单用易产生耐药性,常需和其他抗结核药合用,以增强疗效和克服耐药菌。

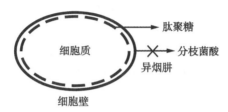

图8-5-1 异烟肼的作用机制

【临床应用】 为目前治疗各种类型结核病的首选药,如急性粟粒型肺结核、浸润性肺结核、结核性胸膜炎、结核性脑膜炎等。单用可治疗或预防早期轻症肺结核,为增强疗效、缩短疗程、延缓耐药性的产生,常与其他第一线抗结核病药联用。对急性粟粒型肺结核和结核性脑膜炎应增大剂量,必要时可静脉滴注。

☞**考点提示**:一线抗结核病药具有疗效高、毒性小、患者易接受等优点,常作为结核病治疗的首选药。

【不良反应】 本药的不良反应主要表现为以下几方面。

1.**神经系统毒性** 长期或大剂量应用可导致周围神经炎和中枢神经症状,表现为肌肉痉挛、四肢感觉异常、视神经炎和视神经萎缩等。严重时可导致中枢神经症状,引起中枢兴奋,表现为烦躁不安、失眠,甚至惊厥或昏迷,诱发精神分裂和癫痫发作。与维生素B_6同服,可以防治该不良反应的发生,有精神病、癫痫病病史者慎用。

2.**肝毒性** 一般剂量可使转氨酶暂时性升高,较大剂量或长期用药可致肝损害,与利福平合用可加重肝损害。用药期间应注意检查肝功能,如出现发热、肝区不适等要及时报告医生。肝功能不良者慎用。

3.**其他** 可致过敏反应,如皮疹、发热、粒细胞减少等。因本药可抑制乙醇代谢,故用药期间不宜饮酒。此外,本药可干扰正常糖代谢,糖尿病患者要注意血糖的变化,防止糖尿病病情恶化。癫痫、精神病患者及孕妇慎用。

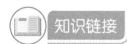

结核分枝杆菌的特性

1882年3月,德国细菌学家罗伯特·科赫(Robert Koch)首次证明了结核分枝杆菌(mycobacterium tuberculosis)是结核病的病原菌,也因此获得了1905年的诺贝尔生理学或医学奖。结核分枝杆菌可分为四型,即人型、牛型、马型和鼠型。对人类有致病力者主要是人型,其次是牛型。它生长缓慢,分裂繁殖周期为14~22小时,不易被抗结核药所杀灭,成为日后复发的根源。它耐药性强,故抗结核药物需早期应用、长期和足疗程使用、联合用药,以免疾病复发。

利福平

利福平(rifampicin,RFP),又名甲哌力复霉素,属半合成广谱抗菌药,是利福霉素类衍生物,具有高效、低毒、口服方便等优点,为橘红色结晶粉末。

【体内过程】 口服吸收迅速且完全,生物利用度可达90%,于$1.5 \sim 4$小时血浆药物浓度达峰值。食物可减少利福平的吸收,故应空腹服药。吸收后,广泛分布于全身各组织、体液(包括脑脊液)中。主要在肝中代谢为去乙酰基利福平,代谢产物仍有抗菌活性。体内药物多经胆汁排泄,存在肝肠循环,会延长抗菌作用时间,1/3由尿排泄,尿中药物浓度可达治疗水平。本药为肝药酶诱导剂,反复用药代谢加强,可使半衰期缩短。

【药理作用】 本药在宿主细胞内、外对结核分枝杆菌和麻风分枝杆菌等分枝杆菌均有明显杀菌作用,对脑膜炎球菌、流感嗜血杆菌、金黄色葡萄球菌等也有一定抗菌作用,对某些病毒、衣原体也有效。单用利福平易产生耐药性,但与其他抗结核病药无交叉耐药。在体内利福平可增强异烟肼和链霉素的抗结核分枝杆菌作用,与异烟肼、乙胺丁醇等合用有协同作用,并能延缓耐药性的产生。

利福平能特异性地抑制细菌DNA依赖性的RNA多聚酶,阻碍mRNA合成而产生杀菌作用,对动物及人体细胞RNA多聚酶则无影响。

【临床应用】 本药是目前治疗结核病最有效的药物之一,常与其他抗结核病药合用以增强疗效,以防止耐药性的产生,用于各种结核病及重症患者,也可用于麻风病的治疗。此外,本药可用于耐甲氧西林金黄色葡萄球菌及其他敏感菌所致的感染。滴眼液可用于沙眼及敏感菌引起的眼部感染。

【不良反应】 本药的不良反应主要表现为以下几方面。

1.胃肠道反应 可致恶心、呕吐、腹痛、腹泻、食欲不振等。食物和对氨基水杨酸影响其吸收,宜空腹服用,避免与对氨基水杨酸同时服用。

2.肝损害 表现为黄疸,肝大,慢性肝病、酒精中毒或与异烟肼合用时较易发生,肝功能正常者较少见,用药期间应定期检查肝功能,严重肝病、胆道阻塞患者禁用。

3.过敏反应 可出现药物热、皮疹、剥脱性皮炎等过敏反应。

4.致畸作用 妊娠早期的妇女禁用,肝功能不良者慎用。

5.其他 利福平胶囊遇湿不稳定,光照易发生氧化,一旦发现药物变色、变质不宜服用。因药物及其代谢物为橘红色,用药者的粪、尿、泪、汗、痰、乳汁等可染成橘红色,应提前告知患者。

利福定和利福喷丁

利福定(rifandin)和利福喷丁(rifapentine)均为利福平的衍生物,抗菌谱与利福平相同而作用更强,与其他抗结核药合用有协同抗菌作用。临床主要用于结核病、麻风病的治疗。利福定用量为利福平的1/3时可获得近似或较高的疗效,而利福喷丁抗结核杆菌的作用比利福平强$2 \sim 10$倍。不良反应同利福平。

乙胺丁醇

乙胺丁醇(ethambutol)是人工合成的乙二胺衍生物,对繁殖期结核分枝杆菌有较强的作用,对异烟肼或链霉素耐药的结核分枝杆菌也有效,对其他细菌无效。

【体内过程】 口服吸收良好,体内分布广,$t_{1/2}$为$3 \sim 4$小时。主要以原形经肾脏排泄,对肾脏有一定毒性,肾功能不全时可引起蓄积中毒,应禁用。

【药理作用】 本药可干扰菌体RNA的合成,对几乎所有类型的结核分枝杆菌均具高度抗菌活性,对繁殖期结核分枝杆菌有较强的抑制作用。对大多数耐异烟肼和链霉素的结核分枝杆菌仍有效,称为抗结核药的"增敏剂"。单用可产生耐药性,降低疗效。

【临床应用】 主要与异烟肼或利福平合用治疗各型肺结核和肺外结核,特别适用于经链霉素和异烟肼治疗无效的患者。乙胺丁醇与异烟肼和利福平合用治疗初治患者,与利福平和卷曲霉素合用治疗复治患者。

【不良反应】 长期大量用药可致视神经炎,表现为视物模糊、眼痛、视力减退、视野缩小、红绿色盲等,如及时停药,多数可在停药数周至数月内恢复。用药期间定期进行眼科检查。此外,也可出现胃肠道反应,少见畏寒、关节肿痛、病变关节表面皮肤发热和拉紧感(多见于急性痛风、高尿酸血症),偶见过敏反应、肝功能损害、高尿酸血症等。本药对动物有致畸作用,怀孕早期妇女禁用,年幼或色觉不清者慎用。

吡嗪酰胺

【体内过程】 吡嗪酰胺(pyrazinamide,PZA)口服吸收迅速,分布广泛,细胞内和脑脊液中浓度较高,在酸性环境中抗菌作用强,大部分在肝脏水解成吡嗪酸,并羟化成为 5 - 羟吡嗪酸,少部分原形药通过肾小球滤过由尿排出。

【药理作用】 本药对人型结核分枝杆菌有较好的抗菌作用,而对其他非典型分枝杆菌不敏感。抗结核分枝杆菌的作用易受环境因素的影响,在酸性环境(pH 值为 5 ~ 5.5)中杀菌作用最强,在中性、碱性环境中几乎无抑菌作用。对处于酸性环境中缓慢生长的吞噬细胞内的结核菌是目前最佳的杀菌药物。作用机制可能是通过渗入到含结核杆菌的巨噬细胞中,转化为吡嗪酸而抗菌。

【临床应用】 与异烟肼、利福平合用有协同作用,可延缓耐药性的产生。主要用于对其他抗结核病药产生耐药性或不能耐受的复治患者,常作为短程化疗中三联或四联给药方案的基本药物之一。

【不良反应】 本药长期大剂量应用可发生中毒性肝炎,造成严重肝细胞坏死、黄疸和血浆蛋白减少。常规用量下较少发生肝损害,老年人、酗酒和营养不良者肝损害的发生率增加,肝功能异常者禁用。可促进肾小管对尿酸的重吸收,引起高尿酸血症,导致痛风,所以慎用于痛风患者。同时应注意患者关节症状,定期检查血尿酸情况。此外,亦可见胃肠道反应和过敏反应,偶可引起溃疡发作、低色素性贫血与溶血反应。禁用于过敏者、妊娠期妇女及 12 岁以下儿童。

链霉素

链霉素(streptomycin)为最早的有效抗结核病药物,其抗结核作用仅次于异烟肼和利福平。穿透力弱,不易渗入巨噬细胞和结核病灶的厚壁空洞及干酪样坏死组织内,也不易透过血脑屏障和细胞膜,因此对结核性脑膜炎疗效最差。临床主要与其他抗结核病药合用于结核急性期,对渗出性病灶疗效较好。长期应用极易产生耐药性并可导致严重的耳毒性、肾毒性,用药期间要定期检查肾功能和听力。

对氨基水杨酸

对氨基水杨酸(para-aminosalicy acid,PAS)口服吸收快而完全,广泛分布于全身组织、体液及干酪样病灶中,但不易透入脑脊液及细胞内;约 50% 在体内乙酰化,80% 由尿排出,$t_{1/2}$ 为 0.5 ~ 1 小时。对结核杆菌仅有抑制作用,但耐药性产生较慢,常与异烟肼、链霉素等合用,以增强疗效并延缓耐药性的产生。常见不良反应主要是胃肠道反应,如恶心、呕吐、食欲不振、腹痛、腹泻等,甚至引起胃溃疡和出血等,饭后服或与碳酸氢钠同服可减轻症状。易在尿中析出结晶而损害肾脏,加服碳酸氢钠碱化尿液可防止其发生,服用期间应嘱咐患者多饮水,以防止出现结晶尿或血尿。长期大量使用可引起肝损害。偶见皮疹、发热、剥脱性皮炎等。过敏者禁用,肝、肾功能减退及胃溃疡患者慎用。

丙硫异烟胺

丙硫异烟胺（protionamide）为异烟酸的衍生物，能抑制结核杆菌分枝菌酸的合成，对结核分枝杆菌低浓度时仅有抑菌作用，高浓度时有杀菌作用，抗菌作用较异烟肼、链霉素弱，但组织穿透力较强，可分布于全身各组织和体液中，易到达结核病灶内，对其他抗结核病药耐药的菌株仍有效。临床主要与其他抗结核病药合用作为一线药物治疗无效的患者。不良反应发生率高，主要表现为神经系统症状、步态不稳、麻木、胃肠道反应、肝损害等。孕妇、儿童禁用。

氧氟沙星

氧氟沙星为氟喹诺酮类抗菌药。抗菌谱广，抗菌作用强。由于对结核分枝杆菌有较好的抗菌作用，对链霉素、异烟肼、对氨基水杨酸耐药的结核分枝杆菌亦有效，可作为治疗结核病的二线药物。与其他抗结核病药合用时对结核分枝杆菌作用可增强。

抗结核病药的复方制剂见表8-5-1。

表8-5-1 抗结核病药的复方制剂

药名	组成	用法
帕司烟肼（pasiniazid）	每片100mg，含对氨基水杨酸约53%、异烟肼约47%	成人每日4~6片（10mg/kg），分3次服用，疗程不少于3个月
卫非宁（rifinah）	卫非宁150：含利福平150mg、异烟肼75mg；卫非宁300：含利福平300mg、异烟肼150mg	成人服用卫非宁300，每日2片。体重50kg以内者，服用卫非宁150，每日3片
卫非特（rifater）	含利福平120mg、异烟肼80mg、吡嗪酰胺250mg	体重以上50kg者，每日5片；体重40~49kg者，每日4片；体重30~39kg者，每日3片。连服2个月

知识链接

抗结核病药发展过程

20世纪30年代以前，治疗结核病主要采取休息、多吸新鲜空气、增加营养提高抵抗力的卫生营养疗法。30~50年代，以上述营养疗法为基础的同时，用物理方法压缩肺组织（肺空洞）促进病灶愈合，治愈率上升至40%左右。50年代后，随着链霉素、异烟肼、利福平等大量抗结核杆菌药物的出现，取得了前所未有的疗效，治愈率曾达90%，甚至100%。但近年来，由于多药耐药性结核杆菌的发展以及治疗不规范等原因，使结核病疫情回升，范围变广，重新成为危害人类健康的严重传染病。

任务二 抗结核病药的临床用药原则

为防止耐药结核病，特别是多耐药结核病和广泛耐药结核病的出现，必须严格按照临床用药原则，规范用药。结核病治疗的五项原则是：早期、联合、规律、适量用药和全程督导。

1. 早期用药 一旦诊断就应及时、早期给予抗结核药物的治疗。因早期病灶内结核分枝杆菌生长旺盛，对抗结核病药物敏感，易被抑制或杀灭，且病灶部位血液供应丰富，药物易渗入病灶内，加之早期患者抵抗力强，用药可获得较好疗效。

2. 联合用药 即结核病的治疗采用几种抗结核药物的联合用药。根据不同病情和不同抗结核药的作用特点将两种或两种以上抗结核病药合用。联合用药可以提高疗效、降低毒性、延缓耐药性,并可交叉消灭对其他药物耐药的菌株。一般在异烟肼基础上,联合应用利福平、乙胺丁醇等药物。

3. 规律用药 即结核病的治疗要坚持规律用药。结核病的治疗一旦开始,就应严格按照规定的抗结核治疗方案,包括结核品种类、剂量、服药方法、服药时间等,不能随意更改化疗方案或间断服药甚至中断治疗。不规则用药,如时用时停或随意变换剂量,是结核病化疗失败的主要原因,且容易产生耐药性或导致复发。目前多采用 6 个月的短强化疗法,将异烟肼和利福平联合,用于结核病的初始治疗;对病情严重、病灶较广泛的,常采用最初 2 个月强化治疗,即用异烟肼、利福平和吡嗪酰胺,以后 4 个月巩固期口服异烟肼和利福平。药物在清晨空腹 1 次性服用。

4. 适量用药 指药物剂量要适当,剂量过大易产生严重不良反应;剂量不足,则病灶组织内难以达到有效浓度,且易诱发结核杆菌产生耐药性,导致治疗失败。

5. 全程督导 WHO 提出督导治疗,即患者的病情、用药、复查等都应在医务人员的监督之下,是当今控制结核病的首要策略。因此,结核病在全程化疗期间,需在医务人员指导下进行,确保患者得到规范治疗。

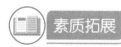 **素质拓展**

吴绍青——我国结核病防治工作的重要开拓者

结核病又叫"痨病",由结核杆菌引起,主要侵害人体肺部而发生肺结核,是长期严重危害健康的慢性传染病,在我国近十年法定传染病统计中其发病率和死亡率排在第 2 位,给我国人民健康事业带来严重影响。1946 年,吴绍青教授在上海医学院(今复旦大学附属上海医学院)的支持下,创建了上海肺病中心诊所,这是我国首个肺病专业诊所,为肺病患者提供专业的诊疗服务。1952 年,吴绍青教授在结核病治疗药物的研发上取得了重大突破,成功研制出第一个国产异烟肼,这一药物的研发对结核病的治疗起到了革命性的作用。国产异烟肼疗效高、副作用少、价格低廉,极大地改善了肺结核患者的治疗状况。此外,吴绍青教授还主编了多部结核病防治相关的著作,如《实用结核病治疗学》《肺病学》等,为结核病防治领域的发展提供了宝贵的学术资源。他的贡献不仅在于他的科研成果,更在于他毕生致力于结核病防治事业的热情和毅力,为我国防痨事业的发展奠定了坚实的基础。

任务三 抗麻风病药

麻风是一种由麻风分枝杆菌引起的慢性传染病,主要病变在皮肤和周围神经。临床表现为麻木性皮肤损害、神经粗大,严重者甚至肢端残疾,主要通过上呼吸道或密切接触传播。砜类(sulfone)化合物是目前临床最重要的抗麻风病药。

氨苯砜

氨苯砜(dapsone,DDS)是治疗麻风的首选药物。口服吸收缓慢而完全,4~8 小时血药浓度可达峰值,经胆汁排泄,亦可在肝脏内乙酰化后从尿中排出。广泛分布于全身组织和体液,肝和肾中浓度最高,其次为皮肤和肌肉,且病变皮肤中的药物浓度又较正常皮肤高。

抗菌谱与磺胺类药相似,单用易产生耐药性,与利福平联合使用可延缓耐药性的产生。临床治疗过程中不应随意减少剂量或过早停药。治疗时以小剂量开始直至最适剂量为止,一般用药 3~6 个月症状开始有所改善,细菌完全消失至少需 1~3 年时间。较常见的不良反应是溶血性贫血和发绀,口服可出现胃肠道反应、头痛及周围神经病变、药物热、皮疹、血尿等。对肝脏亦有一定毒性,应定期检

笔记

查血象及肝功能。

其他药物

氯法齐明(clofazimine,氯苯吩嗪)对麻风杆菌有抑制作用,可与氨苯砜或利福平合用治疗各型麻风病,治疗瘤型麻风为首选用药。主要不良反应是使皮肤及代谢物成红棕色。

巯苯咪唑(mercaptopheny limidazole,麻风宁)是新型抗麻风药,疗效较砜类好。其优点是疗程短,毒性小,不易蓄积,患者易于接受。亦可产生耐药性,适用于治疗各型麻风病,可用于砜类药物过敏者。

利福平杀灭麻风杆菌作用较氨苯砜快,毒性小,一般作为与氨苯砜联合应用的药物使用。

大环内酯类药物亦具有抗麻风杆菌作用。

制剂和用法

异烟肼　片剂:0.1g,0.3g。1次0.1~0.3g,每日3次。用于急性粟粒性肺结核或结核性脑膜炎:1次0.2~0.3g,一日3次。注射剂:0.1g/2mL。静脉注射或静脉滴注,对较重度浸润结核、肺外活动结核等:1次0.3~0.6g,用5%葡萄糖溶液或等渗氯化钠注射液20~40mL稀释后缓慢推注,或加入输液250~500mL中静脉滴注。

利福平　片(胶囊)剂:0.15g,0.3g,0.45g,0.6g。成人1次0.45~0.6g,清晨空腹顿服。

利福喷丁　片(胶囊)剂:150mg,300mg。1次600mg,空腹顿服,每周只用1次,必要时按上量,每周2次。

乙胺丁醇　片剂:0.25g。结核初治:1次15mg/kg,顿服;或每周3次,1次25~30mg/kg(不超过2.5g);或每周2次,1次50mg/kg(不超过2.5g)。结核复治:1次25mg/kg,顿服,2个月后减量为15mg/kg,顿服。

链霉素　注射剂:0.75g,1.0g。结核重症:每日0.75~1.0g,分2次肌内注射。用于结核轻症:1次1.0g,每周2或3次。小儿20~40mg/(kg·d),不应超过一日1.0g,分2次服。

吡嗪酰胺　片剂:0.25g,0.5g。成人一日0.75~1.5g,分3次服。

对氨基水杨酸钠　片剂:0.5g。1次2~3g,每日4次,饭后服。注射剂:2g,4g,6g。静脉滴注,一日4~12g,新鲜配制,避光条件下2小时内滴完。

丙硫异烟胺　肠溶片:0.1g。成人常用量,与其他抗结核药合用,1次250mg,一日2~3次。与其他抗结核药合用,小儿按每千克体重1次4~5mg,一日3次。

氧氟沙星　片剂:0.1g,0.15g。一日0.2g~0.3g,一日1或2次。

氨苯砜　片剂:0.05g,0.1g。成人0.9mg~1.4mg/kg,1日1次,开始每日12.5~25mg,逐渐加量到1日100mg,最高剂量每日200mg。小儿按体重口服0.9~1.4mg/kg,1日1次。本品有蓄积作用,故每服药6日停药1日,每服药10周停药2周。

氯法齐明　胶囊剂:0.05g。成人1次100mg,一日1次。儿童按体重口服2~5mg/kg,一日1次,最大剂量100mg。

巯苯咪唑　片剂:0.025g。开始1日12.5~25mg,分1~2次,以后于4~6周内逐渐增至每日100mg,分4次服,每服药6日停药1日,每服药3个月停药1周,一般治疗期不超过1年。

(刘　昊)

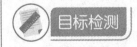

参考答案

一、单项选择题

1.既可治疗结核病又可治疗麻风病的药物是(　　　)。

A.红霉素　　　　　　　　　　B.利福平　　　　　　　　　　C.庆大霉素

D.乙胺丁醇　　　　　　　　　E.头孢噻肟

2.下列抗结核药不属于杀菌剂的是(　　　)。

A. 吡嗪酰胺   B. 乙胺丁醇   C. 异烟肼

D. 链霉素   E. 利福平

3. 一位结核性胸膜炎患者在治疗过程中出现高尿酸血症,可能是( )所致。

A. 异烟肼   B. 利福平   C. 乙胺丁醇

D. 链霉素   E. 吡嗪酰胺

4. 结核性胸膜炎患者,出院带异烟肼和利福平。医生嘱其出院后坚持服药,同时应定期进行( )检查。

A. 血常规   B. 肝功能   C. 肾功能

D. 尿常规   E. 心肌酶

5. 抗结核药物中,可引起血尿酸增高的药物是( )。

A. 异烟肼   B. 吡嗪酰胺   C. 链霉素

D. 乙胺丁醇   E. 利福平

6. 下列关于肺结核化学治疗原则的叙述,错误的是( )。

A. 早期使用抗结核药

B. 联合使用两种以上药物

C. 间断使用抗结核药

D. 严格遵照适当的药物剂量

E. 坚持完成规定疗程

7. 麻风病的传播途径主要是( )。

A. 空气飞沫传播

B. 食物和饮水传播

C. 蚊虫叮咬传播

D. 直接接触传播

E. 以上都是

(8~10题共用题干)

患者,女,26岁。乏力、低热1个月,5天来持续高热,体温39.5℃,伴右胸痛、咳嗽,咳少量白痰,X线胸片:右上肺大片密度增高阴影、密度不均。生化检验:白细胞计数8.9×10^9/L,结核菌阳性。

8. 胸部的体征是( )。

A. 右上肺叩诊呈浊音,双肺弥漫性哮鸣音

B. 右上肺叩诊呈浊音,语颤增强

C. 无异常体征

D. 双肺可闻及湿啰音

E. 左肺叩诊呈过清音

9. 药物治疗主要是给予( )。

A. 泰能 + 万古霉素 + 丁胺卡那

B. 链霉素 + 异烟肼 + 乙胺丁醇

C. 红霉素 + 泼尼松 + 环丙沙星

D. 头孢菌素 V 号 + 对症治疗 + 体位引流

E. 糖皮质激素 + 青霉素 + 甲硝唑

10. 该患者进行联合用药的主要目的在于( )。

A. 增加患者依从性

B. 防止耐药菌的发生

C. 使病变组织药物浓度高

D. 减少药物的不良反应

E. 减少每种药物的用量

二、简答题

简述抗结核病药的临床用药原则。

项目六　抗寄生虫药

课件

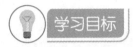

素质目标：树立民族自信心，弘扬中国传统医学；具备刻苦钻研、勇于创新的精神及团队协作意识。

知识目标：掌握抗疟药的分类及代表药的药理作用、临床应用、不良反应。熟悉抗阿米巴病药与抗滴虫药、抗血吸虫病药与抗丝虫病药、抗肠蠕虫药的药理作用、临床应用、不良反应，抗肠蠕虫病药的驱虫谱。了解抗肠蠕虫病药的药理作用、不良反应及用药监护。

能力目标：能根据药物的适应证合理选用药物，及时发现药物的不良反应并正确处理；能开展用药咨询服务，正确指导患者合理用药。

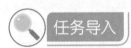

患者，女，29岁，已婚。2006年1月18日就诊，自诉白带增多一年余，白带呈灰黄色泡沫状，气味臭秽，严重时有赤白带，伴局部瘙痒，灼热疼痛。阴道内镜检查：分泌物多，呈黄色，泡状，味臭。取阴道后穹隆分泌物涂片染色镜检，查见阴道毛滴虫，确诊为滴虫性阴道炎，经抗滴虫治疗后症状消失。

请分析思考：

1. 滴虫性阴道炎应首选何种药物治疗？
2. 在使用药物期间，有哪些注意事项？

问题解析

任务一　抗疟药

抗疟药是用来防治疟疾的药物。疟疾是由雌按蚊传播的疟原虫所引起的传染病，流行于热带、亚热带。临床特点是周期性寒战、高热、出汗，可有脾大、贫血等体征。疟疾有间日疟、三日疟和恶性疟，前两者又称良性疟。抗疟药通过作用于疟原虫生活史的不同环节防治疟疾，因此，必须了解各种抗疟药对疟原虫生活史不同环节的作用，以便根据不同目的正确选择药物。

疟原虫的生活史可分为无性生殖阶段和有性生殖阶段。

1. 无性生殖阶段（在人体内进行）

（1）原发性红细胞外期。感染的雌性按蚊叮咬人体时，蚊体内的子孢子随唾液进入人体血液，通过血液侵入肝细胞开始发育、繁殖。经过6～12天，在肝细胞内发育成大量裂殖子后释放进入血液。此期无临床症状，为疟疾的潜伏期。乙胺嘧啶对此期孢子有杀灭作用，可发挥病因预防作用。

（2）继发性红细胞外期。间日疟原虫和卵形疟原虫的部分子孢子（迟发型子孢子）侵入肝细胞后，在肝细胞内经数月休眠（称休眠子）后在裂体增殖，成为疟疾远期复发的根源。恶性疟原虫和三日疟原虫无迟发型子孢子不引起疟疾复发。伯氨喹能杀灭迟发性子孢子，有阻止复发的作用。

（3）红细胞内期。逸出肝细胞的裂殖子进入血液后，侵入红细胞，生长发育为滋养体并进一步发育成成熟裂殖体，破坏红细胞后，释放出大量裂殖子及其代谢物，以及红细胞破裂产生的大量变性蛋白，刺激机体引起寒战、高热等症状，即疟疾发作。各种疟原虫的裂体增殖周期时间不同，疟疾临床发作的周期与疟原虫在红细胞内期裂体增殖周期一致。作用于此期的药物有氯喹、奎宁、青蒿素等，可控制症状和临床性预防症状发作。

2.有性生殖阶段（在雌性按蚊体内进行）　红细胞内期疟原虫裂体增殖几个周期后，发育成雌、雄配子体。当雌蚊吸入血液时，雌、雄配子体随血液进入蚊体内进行有性生殖，形成子孢子，移行至唾液腺内，当按蚊再次叮咬人体时，子孢子随按蚊唾液进入人体。因此，按蚊体内的子孢子是疟疾流行传播的根源。疫区内人群服用乙胺嘧啶后，随血液进入蚊体内，抑制配子体在蚊体内的发育，能防止疟疾的传播，但不能杀灭孢子。疟原虫的生活史和抗疟药的作用环节见图8-6-1。

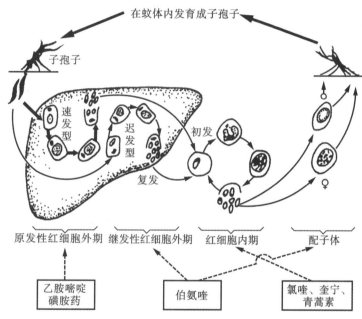

图8-6-1　疟原虫的生活史和抗疟药的作用环节

一、控制症状药

氯喹

氯喹（chloroquine）是人工合成的4-氨基喹啉类衍生物。

【体内过程】　口服吸收快而完全，其分布在红细胞内的浓度为血浆浓度的10～20倍，受感染的红细胞中药物浓度比正常红细胞中药物浓度高约25倍。在肝、肺、肾、脾等组织中的浓度为血浆浓度的200～700倍。药物从聚集部位缓慢入血，经肝脏代谢，酸化尿液可促进其排泄。氯喹在体内消除缓慢，作用持久，后遗效应持续数周至数月。

【临床应用】　本药用于治疗疟疾、肠道外阿米巴病、自身免疫性疾病等。

1.疟疾　对间日疟、三日疟原虫及敏感的恶性疟原虫的红细胞内期裂殖体有杀灭作用，是控制疟疾症状的首选药物。其特点是起效快、疗效高、作用持久，而且能在红细胞内尤其在被疟原虫入侵的红细胞内浓集，有利于杀灭疟原虫。通常用药后24～48小时后体温降至正常，症状迅速消退，48～72小时血中疟原虫消失。对红细胞外期裂殖体无效，既不能作病因性预防，也不能根治间日疟。临床用于治疗疟疾急性发作，是控制疟疾症状的首选药物。

2.肠道外阿米巴病　因氯喹肝内浓度比血药浓度高数百倍，而肠壁分布少，用于治疗肠道外阿米巴病,对肠内阿米巴病无效。

3.自身免疫性疾病　大剂量氯喹能抑制免疫反应,可治疗自身免疫性疾病,如类风湿关节炎、红斑狼疮等。

【不良反应】　不良反应较少且轻微,一般可能出现的反应有轻度头晕、头痛、耳鸣、胃肠道不适、皮肤瘙痒、皮疹等,停药后可自行消失。饭后服药可减轻胃肠道反应。大剂量、长疗程用药可出现视力和听力障碍、粒细胞减少及肝、肾功能损害等。故长期、大量应用时,应定期检查视力、听力、血象及肝、肾功能等,发现异常应立即停药。大剂量或与某些药物合用时可出现缓慢型心律失常,甚至心脏停搏,故禁止静脉推注或与奎尼丁等具有心脏抑制作用的药物合用。

奎宁

奎宁(quinine)是奎尼丁的左旋体,是金鸡纳树皮中所含的一种生物碱,是最早应用的抗疟药,曾是治疗疟疾的主要药物。

【临床应用】　本药抗疟机制与氯喹相似,对各种疟原虫的红细胞内期裂殖体都有杀灭作用,能控制临床症状,但疗效不及氯喹,对红外期疟原虫无明显作用。奎宁作用较弱而毒性较大,对一般疟疾控制症状已不作为首选药,主要用于耐氯喹或耐多药的恶性疟和脑型疟的治疗。对脑型疟不能口服药物时,可用奎宁静脉滴注,作用快,疗效显著,待患者清醒后改为口服氯喹。

【不良反应】　本药的不良反应主要表现为以下几方面。

1.金鸡纳反应　轻者表现为恶心、呕吐、头痛、耳鸣、视力和听力下降等,多因用药过量所致,一般停药后可恢复。个别具有高敏性者,应用很小剂量即可产生上述反应。

2.特异质反应　少数先天性葡萄糖-6-磷酸脱氢酶缺乏的患者和恶性疟患者,即使应用小剂量也可诱发严重的急性溶血,因此有药物溶血史者禁用。用药期间发现酱油尿、严重贫血时应立即停药。

3.心肌抑制　奎宁可降低心肌收缩力、减慢传导和延长不应期。静脉给药过快可致严重低血压和心律失常,用于危急病例时,静脉滴注速度应缓慢。禁止静脉推注。

甲氟喹

甲氟喹(mefloquine)能杀灭疟原虫红细胞内期裂殖体,用于控制症状,起效较慢。与奎宁和氯喹之间无交叉耐药性。单用或与乙胺嘧啶合用,对多种药物耐药的恶性疟有效。有精神病史者、孕妇及2岁以下幼儿禁用。

青蒿素

青蒿素(arternisinin)为一新型抗疟药。

【体内过程】　口服迅速吸收,0.5～1小时后血药浓度达高峰,在红细胞内的浓度低于血浆中的浓度。该药为脂溶性物质,可透过血脑屏障进入脑组织。主要从肾及肠道排出,24小时可排出84%,72小时后仅有少量残留。由于代谢与排泄均快,维持有效血药浓度时间短,难以杀灭疟原虫达到根治效果,停药后复发率较高。

【药理作用】　青蒿素抗疟作用机制尚未完全阐明,可能是血红素或Fe^{2+}催化青蒿素形成自由基,破坏疟原虫线粒体结构,导致疟原虫死亡。青蒿素对各种疟原虫红细胞内期裂殖体有快速的杀灭作用,48小时内疟原虫从血液中消失;对红细胞外期疟原虫无效。

【临床应用】　主要用于治疗耐氯喹或多药耐药的恶性疟。因青蒿素可透过血脑屏障,故对脑性疟的抢救有较好效果。由于疟原虫对仅含青蒿素的单一制剂易产生耐药,因此推荐使用含青蒿素的复方制剂来增强抗疟作用,同时避免耐药性的产生。青蒿素诱发耐药性比氯喹慢。

【不良反应】　一般耐受性良好,最常见的不良反应包括恶心、呕吐、腹泻和头晕。罕见的严重毒性包括中性粒细胞减少、贫血,溶血、转氨酶升高和过敏反应。青蒿素治疗疟疾的缺点是复发率高,如果连续给药少于 3～5 天,复发率可达 45% 以上,与伯氨喹合用可降低复发率。青蒿素与奎宁合用时抗疟作用相加,与甲氟喹合用为协同作用,与氯喹或乙胺嘧啶合用则表现为拮抗作用。大剂量使用可使动物致畸,孕妇慎用。

蒿甲醚和青蒿琥酯

蒿甲醚(artemether)是青蒿素的脂溶性衍生物,而青蒿琥酯(artesunate)是青蒿素的水溶性衍生物。前者溶解度大,可制成油针剂注射给药。后者可经口、静脉、肌内、直肠等多种途径给药。两药抗疟作用机制同青蒿素,抗疟效果强于青蒿素,可用于治疗耐氯喹的恶性疟以及危急病例的抢救。

双氢青蒿素

双氢青蒿素(dihydroartemisinin)为上述三种青蒿素及其衍生物的有效代谢产物,近年来已将其发展为抗疟药。治疗有效率为 100%,复发率约为 2%。不良反应少。

二、控制复发与传播药

伯氨喹

伯氨喹(primaquine)是人工合成的 8 - 氨基喹啉的衍生物。

【药理作用】　在体内代谢后生成喹啉醌衍生物,具有较强的氧化性,能将红细胞内还原型谷胱甘肽转变为氧化型谷胱甘肽,影响疟原虫的能量代谢和呼吸而导致死亡。对继发性红细胞外期及对各型疟原虫的配子体都有较强的杀灭作用。

【临床应用】　为控制疟疾复发和传播的有效药物。对红细胞内期无效,不能控制疟疾症状的发作。疟原虫对此药很少产生耐药性。本药为临床预防复发、根治良性疟和控制疟疾传播的首选药物,常需与氯喹、乙胺嘧啶合用。

【不良反应】　本药的不良反应主要表现为以下几方面。

1. 毒性反应　毒性较大是本药一大缺点,但目前尚无合适药物取代。常用量即可引起头晕、恶心、呕吐、腹痛、发绀等不良反应,停药后可逐渐消失。

2. 特异质反应　少数先天性葡萄糖 - 6 - 磷酸脱氢酶缺乏的特异质患者服用后,可发生急性溶血性贫血和高铁血红蛋白血症,表现为紫绀、胸闷、缺氧等,故葡萄糖 - 6 - 磷酸脱氢酶缺乏者禁用。

三、病因性预防药

乙胺嘧啶

乙胺嘧啶(pyrimethamine)属人工合成的非喹啉类抗疟药。口服吸收慢而完全,服药 1 次有效血药浓度可维持约 2 周,代谢物从尿排泄。

【药理作用】　乙胺嘧啶的抗疟作用和应用具有以下特点:①对各型疟原虫的原发性红细胞外期子孢子有抑制作用。②对红细胞内期未成熟的裂殖体有抑制作用,对已成熟的裂殖体无效,故不适用于疟疾急性发作。③对疟原虫的配子体无直接杀灭作用,但血液中的药物随蚊虫叮咬进入蚊体后,可在数小时内使疟原虫配子体对蚊子丧失感染能力,并维持数周。当人群普遍预防性服用时,可起到切断疟疾传播的作用。④$t_{1/2}$长达 3.5 天,作用持久,服药 1 次可持续一周以上。

【临床应用】　目前为病因性预防疟疾的首选药,与伯氨喹合用可以预防复发。

【不良反应】 治疗剂量时毒性较小，长期大剂量应用时可干扰人体的叶酸代谢，引起巨幼红细胞性贫血或白细胞减少，停药或应用甲酰四氢叶酸可逐渐恢复。乙胺嘧啶带有甜味，易被儿童误作为糖果大量服用而中毒，表现为恶心、呕吐、发热、发绀、惊厥甚至死亡，故应妥善保管。严重肝、肾功能损伤患者应慎用，孕妇禁用。

常用抗疟药的分类、作用环节及临床应用见表8-6-1。

表8-6-1 常用抗疟药的分类、作用环节及临床应用

分类	药物	作用环节				
		红外期		红内期		蚊体内
		速发型	迟发型	裂殖体	配子体	
主要用于控制症状	氯喹、伯氨喹、青蒿素			+++		
主要控制复发和传播	伯氨喹		+++	+	+++	
主要用于病因性预防	乙胺嘧啶	+++		++		+++

注："+"表示作用强度。

任务二 抗阿米巴病药与抗滴虫药

一、抗阿米巴病药

阿米巴病是由溶组织阿米巴原虫感染肠壁、肝、脑等器官所致，引起肠内阿米巴病和肠外阿米巴病。溶组织阿米巴原虫的发育过程包括包囊、小滋养体和大滋养体三种生活形态。包囊无致病性，是传播疾病的根源。当包囊被人吞食后，在肠内发育成小滋养体，与结肠内菌群共生，一般不产生症状。在机体抵抗力低下时，小滋养体侵入肠壁，形成大滋养体，损伤肠壁组织，引起急、慢性阿米巴痢疾，即肠内阿米巴病。当肠壁的大滋养体侵入血管时，随血液循环进入肝、肺、脑、心包等组织形成脓肿或溃疡，称肠外阿米巴病。当机体免疫力增强时，肠内的大滋养体又转变成小滋养体，进而转变为包囊，随粪便排出体外，患者成为无症状排包囊者，是传播阿米巴病的根源。

抗阿米巴病药主要是杀灭大、小滋养体，对包囊无效。在临床治疗过程中，要合理选择药物，彻底消灭大、小滋养体，杜绝包囊的来源，达到根治和防治传播的目的。

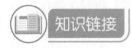

阿米巴原虫

阿米巴原虫属于肉足鞭毛门肉足纲阿米巴目，现已知内阿米巴原虫属的溶组织内阿米巴会引发阿米巴痢疾和肝脓肿，耐格里属和棘阿米巴属主要引起脑膜脑炎、角膜炎、口腔感染和皮肤损伤等。临床上，溶组织内阿米巴原虫引发的病例多，感染面广，危害大。世界各地的水、空气和土壤都存在自由生活的阿米巴原虫。

甲硝唑

甲硝唑(metronidazole)，又名灭滴灵，为人工合成的硝基咪唑类化合物。口服吸收良好，能迅速分布于全身，包括脑脊液。药物在肝内代谢，原形药和代谢产物主要由肾脏排泄，小部分经阴道、乳汁、唾液及粪便排泄。

【药理作用及临床应用】 本药的药理作用主要表现为抗阿米巴、滴虫及厌氧菌作用等。

1. **抗阿米巴原虫** 对肠内、肠外阿米巴滋养体有强大杀灭作用,是治疗肠内、外阿米巴病高效、低毒的首选药。

2. **抗阴道毛滴虫** 为阴道毛滴虫感染治疗首选药,口服剂量即可杀死精液及尿液中阴道毛滴虫,对滴虫性阴道炎、尿道炎和前列腺炎等有良好疗效。因滴虫主要是通过性生活传播,应夫妇同时服药,达到根治目的。

3. **抗厌氧菌** 用于革兰氏阳性或革兰氏阴性厌氧球菌和杆菌引起的产后盆腔炎、败血症和骨髓炎等治疗,也可与抗菌药合用预防妇科手术、胃肠外科手术时的厌氧菌感染。

4. **抗贾第鞭毛虫** 治疗贾第鞭毛虫病,治愈率达90%,是目前治疗贾第鞭毛虫病最有效的药物。

【**不良反应**】 本药的不良反应主要表现为以下几方面。

1. **胃肠反应** 可出现食欲不振、恶心、呕吐、腹痛、腹泻、舌炎、口腔内有金属味等,一般不影响治疗。

2. **神经系统反应** 表现为头痛、头晕、肢体麻木及感觉异常等,一旦出现应停药。

3. **过敏反应** 少数人可发生皮疹、白细胞轻度减少等,停药后可自行恢复。

4. **双硫仑样反应** 可干扰乙醛代谢,服药期间饮酒易导致急性乙醛中毒,出现恶心、呕吐、腹痛和腹泻等症状,故服药期间和停药1周内禁饮酒和含乙醇饮料。孕妇、哺乳期妇女、器质性中枢神经系统疾病和血液病患者禁用。

二氯尼特

二氯尼特(diloxanide)为二氯乙酰胺类衍生物,是目前杀灭阿米巴包囊最有效的药物。本药可直接杀灭阿米巴滋养体,单用对无症状的排包囊者有效,可用于慢性阿米巴痢疾;对肠外阿米巴病无效。不良反应轻,偶有恶心、呕吐和皮疹等。大剂量时可导致流产,但无致畸作用。

依米丁

依米丁(emetine)对溶组织内阿米巴滋养体有直接杀灭作用,用于治疗急性阿米巴痢疾与阿米巴肝脓肿,能迅速控制临床症状。毒性大,仅限于甲硝唑治疗无效或禁用者,须在严密监护下给药。由于其消化道刺激性强,只能深部肌内注射。

二、抗滴虫药

滴虫病由阴道毛滴虫感染所致,也可寄生于男性泌尿生殖道内。阴道毛滴虫可通过性接触直接传播,也可通过使用公共浴厕等间接传播,治疗时应强调夫妇同治,并注意个人卫生。

乙酰胂胺

乙酰胂胺(acetarsol)对阴道滴虫有明显的杀灭作用,常用其复方制剂滴维净,将其片剂置于阴道穹隆有直接杀灭滴虫的作用。当遇到对甲硝唑耐药滴虫所导致的感染时,可考虑改用乙酰胂胺局部给药。此药有轻度局部刺激作用,可使阴道分泌物增多。

任务三 抗血吸虫病药与抗丝虫病药

一、抗血吸虫病药

流行于我国的血吸虫病主要由日本血吸虫所致。血吸虫寄生在门静脉及肠系膜静脉血管内,卵随患者大便排出,在水中孵出毛蚴,毛蚴侵入钉螺内繁殖,最后形成尾蚴,尾蚴入水,碰到人体皮肤钻入其内,进入血管,随血液到达门静脉,发育成为成虫,以后产卵。血吸虫的病理变化主要由虫卵引起。

吡喹酮

吡喹酮(praziquantel)又名环吡异喹酮,为广谱抗吸虫药和驱绦虫药。具有高效、低毒、疗程短、口服有效等优点,是目前血吸虫病防治的首选药物。

【药理作用】 吡喹酮对日本血吸虫、埃及血吸虫、曼氏血吸虫单一感染或混合感染均有良好疗效,对血吸虫成虫有迅速而强效的杀灭作用,对童虫也有较弱作用,对其他吸虫如华支睾吸虫、姜片吸虫、肺吸虫有显著杀灭作用,对各种绦虫感染及其幼虫引起的囊虫病、包虫病也有良好疗效。

【不良反应】 本药不良反应少且短暂,口服后可出现腹部不适、腹痛、腹泻、头痛、眩晕、嗜睡等,服药期间避免驾驶和高空作业。偶有发热、瘙痒、荨麻疹、关节痛、肌痛等,与虫体杀死后释放异体蛋白有关,少数人出现心电图异常。孕妇禁用。

二、抗丝虫病药

丝虫病系由丝状线虫所引起的一种流行性寄生虫病。我国流行的丝虫有班氏丝虫和马来丝虫。丝虫的发育为两阶段:第一阶段为幼虫在蚊体内发育为丝状蚴;第二阶段为丝状蚴进入人体后在淋巴管或淋巴结内寄生发育为成虫,对人体产生危害,主要症状表现为淋巴管炎、乳糜尿和象皮肿。雌、雄虫交配后,雌虫产微丝蚴存在于周围末梢血液和淋巴液中,是传播的根源。目前,乙胺嗪是治疗丝虫病的首选药物。

乙胺嗪

乙胺嗪(diethylcarbamazine),又名海群生(hetrazan),对班氏丝虫、马来丝虫的微丝蚴均有杀灭作用,是抗丝虫病的首选药。对淋巴系统中的成虫也有毒杀作用,但作用较弱,需连续数年反复治疗才能彻底消灭成虫。

乙胺嗪本身毒性较低且短暂,可引起厌食、恶心、呕吐、头痛、乏力等。因成虫和微丝蚴虫死亡释放出大量异体蛋白可引起人体的过敏反应,表现为皮疹、淋巴结肿大、畏寒、发热、哮喘及胃肠道功能紊乱等,少数患者可发生脑膜脑炎或休克。

知识链接

蠕虫

蠕虫(helminth)是一种多细胞无脊椎动物,依靠肌肉收缩作蠕形运动。寄生在人类身上的蠕虫称作医学蠕虫,它们主要是扁形动物门中的吸虫纲和绦虫纲,如钩虫、蛔虫、蛲虫、鞭虫、姜片虫、绦虫等,还有线形动物门中的线虫纲。它们既可寄生于人体的消化道、胆道和血管,又可寄生于人体的肺、肝、脑和肌肉等组织器官。

任务四 抗肠蠕虫药

肠道蠕虫病是由致病的钩虫、蛔虫、蛲虫、鞭虫、姜片虫、绦虫等引起的寄生虫病。驱肠蠕虫药是用于驱除或杀灭肠道蠕虫的药物,不同蠕虫对不同药物敏感性不同,因此,必须针对不同的蠕虫感染正确选药。化脓性或弥漫性皮炎及癫痫病患者不宜服用。

一、抗肠线虫药

阿苯达唑

阿苯达唑(albendazole),又名丙硫咪唑、肠虫清,具有广谱、高效、低毒的特点。本药为治疗肠线虫病的首选药,主要用于蛔虫、钩虫、蛲虫、鞭虫感染的治疗。不良反应较少,少数患者可出现消化道反应和头晕、失眠等,可于数小时后自行缓解。有致畸和胚胎毒性,孕妇禁用。2 岁以下儿童和对本药过敏者不宜使用。

甲苯达唑

甲苯达唑(mebendazole)为高效、广谱驱肠虫药,对多种线虫的成虫和幼虫均有杀灭作用,如蛔虫、钩虫、蛲虫、鞭虫、绦虫等。其作用机制与阿苯达唑相似,尤其善于对上述蠕虫混合感染的治疗。本药不良反应较少,可致腹泻、腹痛、头痛、眩晕等,大剂量时偶见剥脱性皮炎、脱发、粒细胞减少等过敏反应。因其有致畸作用,孕妇、哺乳期妇女及 2 岁以下儿童禁用。注意儿童服药期间可出现吐蛔现象。

哌嗪

哌嗪(piperazine)对蛔虫和蛲虫具有较强的驱除作用,主要用于蛔虫病的治疗,对蛲虫病须用药 7 ~ 10 天。治疗量时,偶见恶心、呕吐、腹泻,敏感者可出现荨麻疹、支气管痉挛。有肝、肾疾病或癫痫病患者禁用。

左旋咪唑

左旋咪唑(levamisole)为广谱驱虫药,可用于丝虫、钩虫、蛲虫感染的治疗,其中以驱蛔虫作用最强,此外还有免疫调节作用。不良反应轻微、短暂,可见胃肠症状及皮疹,偶见肝功能异常。

噻嘧啶

噻嘧啶(pyrantel)为广谱驱线虫药,对蛔虫、钩虫、蛲虫和毛圆线虫感染均有较好疗效,但对鞭虫感染无效,可致虫体神经肌肉除极化,引起痉挛和麻痹。不良反应少,偶有胃肠道不适、头昏、发热等。

二、驱绦虫药

氯硝柳胺

氯硝柳胺(niclosamide),又名灭绦灵。口服几乎不吸收,在肠道内保持很高浓度,对多种绦虫成虫有杀灭作用。可杀死绦虫的头节和近尾段,使虫体脱离肠壁随粪便排出。本药只能杀灭成虫,对虫卵无效。猪肉绦虫的死亡节片被消化后,虫卵可倒流入胃和十二指肠,引起囊虫病,因此,应在服药后 1 ~ 3 小时口服硫酸镁导泻,以促进死亡节片从肠道迅速排出。此外,该药还可杀灭田间钉螺、血吸虫尾蚴、毛蚴,在下水前涂抹皮肤,以防急性血吸虫感染和田间皮炎。不良反应有头晕、胸闷、腹痛、发热及皮肤瘙痒等。

制剂和用法

氯喹　片剂:0.25g。疟疾:第一日先服 1g,8 小时后再服 0.5g,第 2、3 日各服 0.5g。预防:1 次 0.5g,1 周 1 次。阿米巴病:1 次 0.25g,一日 3 或 4 次,3 ~ 4 周为疗程。

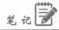

 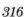

奎宁　片剂:0.3g。1次0.3~0.6g,一日3次,连服5~7日。注射剂:0.25g、0.5g。1次0.25~0.5g,用葡萄糖注射液稀释成每毫升含0.5~1mg后静脉缓慢滴注。

伯氨喹　片剂:13.2mg。4日疗法:一日4片,连服4日。8日疗法:一日3片,连服8日。14日疗法:一日2片,连服14日。

乙氨嘧啶　片剂:6.25mg,25mg。预防疟疾:一日25mg,1周1次。

青蒿素　片剂:100mg。首剂1000mg,6~8小时后再服500mg,第2、3日各服500mg,疗程3日,总量2500mg。

甲硝唑　片剂:0.2g。用于阿米巴病:1次0.4~0.8g,一日3次,5~7日为一个疗程。用于滴虫病:1次0.2g,一日3次,7日为一个疗程。厌氧菌感染:1次0.2~0.4g,一日3次。注射剂:500mg/100mL,1.25g/250mL,500mg/250mL。用于厌氧菌感染:静脉滴注,1次500mg,于20~30分钟滴完,8小时1次,7日为一个疗程。小儿1次7.5mg/kg。

吡喹酮　片剂:0.25g。血吸虫病:1次10mg/kg,一日3次。用于肺吸虫、华支睾吸虫或其他肝吸虫病:总量120mg/kg,4日疗法。用于脑囊虫病:总量180mg/kg,9日疗法,间隔3~4个月进行下一个疗程,共3个疗程。姜片虫:5~15mg/kg顿服。

乙胺嗪　片剂:50mg,100mg。1日疗法:1.5g,1次或分2次服。7日疗法:1次0.2g,一日3次,连服7日。

阿苯达唑　片剂:0.1g,0.2g。蛔虫、钩虫、蛲虫感染:0.4g,顿服。用于绦虫感染:一日0.8g,共3日。用于囊虫病:一次0.2~0.3g,一日3次,10日为一个疗程,间隔15~20日,共2或3个疗程。用于包虫病:1次5~7mg/kg,一日2次,30日为一个疗程,重复数疗程,间隔2周。用于华支睾吸虫病:一日8mg/kg,共7日。用于旋毛虫病:一日24~32mg/kg,共5日。

甲苯达唑　片剂:0.1g。用于蛔虫、钩虫、鞭虫感染:一日0.1g,早晚各1次,共3日。用于蛲虫感染:0.1g顿服。用于绦虫病:1次0.3g,一日3次,共3日。

左旋咪唑　片剂:25mg,50mg。用于蛔虫感染:0.1~0.2g顿服。用于钩虫感染:一日0.2g,连服3日。丝虫病:一日0.2~0.3g,分2或3次服用,连服2~3日。

噻嘧啶　片剂:0.3g。用于蛔虫、钩虫、蛲虫感染:1次1.2~1.5g,一日1次睡前顿服。小儿一日30mg/kg,睡前顿服。

哌嗪　片剂:0.25g,0.5g。用于蛔虫感染:一日75mg/kg,极量4g;小儿一日75~150mg/kg,极量3g;睡前顿服,连服2日。蛲虫感染:1次1.0~1.2g,一日2次;小儿一日60mg/kg,分2次服;连服7日。

氯硝柳胺　片剂:0.5g。用于猪肉、牛肉绦虫病:1g,晨空腹顿服,1小时后再服1g,1~2小时后服硫酸镁导泻。用于短膜壳绦虫病:清晨空腹嚼服2g,1小时后再服2g,连服7~8天。

（吴　思）

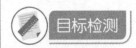

参考答案

一、单项选择题

1. 由我国医药工作者首先研发的抗疟药是(　　)。

　　A. 奎宁　　　　　　　　　　B. 伯安喹　　　　　　　　　　C. 氯喹

　　D. 青蒿素　　　　　　　　　E. 乙胺嘧啶

2. 少数先天性葡萄糖-6-磷酸脱氢酶缺乏的患者使用后极易出现溶血反应的是(　　)。

　　A. 奎宁　　　　　　　　　　B. 伯安喹　　　　　　　　　　C. 氯喹

　　D. 青蒿素　　　　　　　　　E. 乙胺嘧啶

3. 控制疟疾症状的首选药物是(　　)。

　　A. 奎宁　　　　　　　　　　B. 伯安喹　　　　　　　　　　C. 氯喹

　　D. 青蒿素　　　　　　　　　E. 乙胺嘧啶

4. 治疗肠内、肠外阿米巴病高效、低毒的首选药是(　　)。

　　A. 甲苯咪唑　　　　　　　　B. 甲硝唑　　　　　　　　　　C. 替硝唑

D. 吡喹酮   E. 阿苯米唑

5. 用于病因性预防疟疾的首选药是(　　)。

     A. 奎宁   B. 伯安喹   C. 氯喹

     D. 青蒿素   E. 乙胺嘧啶

6. 抗血吸虫的首选药是(　　)。

     A. 吡喹酮   B. 阿苯米唑   C. 替硝唑

     D. 甲苯咪唑   E. 甲硝唑

7. 抗丝虫病的首选药是(　　)。

     A. 甲苯咪唑   B. 甲硝唑   C. 乙胺嗪

     D. 伯安喹   E. 氯喹

8. 治疗蛔虫、钩虫、蛲虫、鞭虫感染导致的肠线虫病的首选药是(　　)。

     A. 左旋咪唑   B. 林可霉素   C. 阿奇霉素

     D. 氯硝柳胺   E. 阿苯达唑

9. 甲硝唑的用途不包括(　　)。

     A. 厌氧菌感染   B. 滴虫感染   C. 阿米巴原虫感染

     D. 需氧菌感染   E. 疟原虫感染

10. 对多种线虫如蛔虫、钩虫、蛲虫、鞭虫、绦虫等导致的混合感染,首选(　　)。

     A. 左旋咪唑   B. 林可霉素   C. 阿奇霉素

     D. 氯硝柳胺   E. 甲苯达唑

二、简答题

1. 抗疟药根据疟疾疾病的不同阶段的特点分为哪几类? 请列举各自的代表药。

2. 青蒿素有何特点?

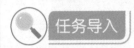

项目七　抗恶性肿瘤药

课件

问题解析

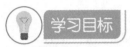学习目标

素质目标：具有严谨求实、精益求精的工匠精神，树立敬佑生命、救死扶伤的医者精神。

知识目标：掌握抗恶性肿瘤药的分类和常用抗肿瘤代表药的药理作用、临床应用、不良反应及用药监护。熟悉抗恶性肿瘤药的作用机制、细胞增殖动力学。了解其他抗恶性肿瘤药的药理作用特点。

能力目标：能正确合理使用抗恶性肿瘤药物，及时发现不良反应并正确处理，预防严重不良反应发生。

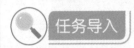任务导入

患者，男，70岁。出现出血、吐血、大便便血，吃东西或有吞咽玻璃的感觉，或呕吐，遂入医院就诊。经过检查，诊断为胃癌晚期。在化疗注射时，药液不慎外溢，导致剧烈疼痛。

请分析思考：

1. 该患者可能出现了什么情况？

2. 在日常用药时护理人员应注意哪些问题？

任务一　抗恶性肿瘤药的分类

恶性肿瘤常称为癌症，是严重危害人类健康的常见病、多发病。对于恶性肿瘤目前主要采取手术切除、放射治疗和化学治疗等方法来进行综合治疗，其中化学治疗是目前临床治疗恶性肿瘤的重要方法。

一、细胞增殖周期

细胞从1次分裂结束到下1次分裂完成，称为细胞增殖周期。肿瘤细胞按其增殖能力，可分为增殖细胞群和非增殖细胞群(图8-7-1)。

1. 增殖细胞群　此类细胞指正处于不断按指数分裂增殖的细胞，是肿瘤组织不断扩大的根源，对肿瘤的生长和复发起决定性作用。增殖期细胞群在肿瘤全部细胞群的比例称生长比率(GF)。增长迅速的肿瘤，GF较大，对抗恶性肿瘤药敏感。增殖期细胞按其分裂过程分为四期：G_1期(DNA合成前期)、S期(DNA合成期)、G_2期(DNA合成后期)、M期(有丝分裂期)。

2. 非增殖细胞群　包括静止期细胞(G_0期)和无增殖能力细胞。

处于静止期的细胞不进行分裂，对抗恶性肿瘤药物不敏感。但是，一旦增殖周期中对药物敏感的细胞被杀灭后，静止期细胞即可进入增殖周期中。此期细胞是肿瘤复发的根源所在。

无增殖能力细胞不能进行分裂增殖，通过老化而死亡，与药物治疗关系不大。

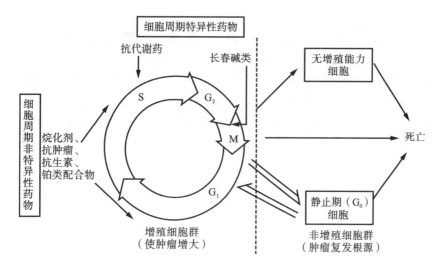

图 8 - 7 - 1　细胞增殖周期与抗恶性肿瘤药作用机制示意图

二、抗恶性肿瘤药的分类

（一）根据药物作用于细胞增殖周期分类

1. 周期非特异性药物　主要杀灭增殖各期细胞及 G_0 期细胞,如抗肿瘤抗生素、烷化剂等。

2. 周期特异性药物　仅选择性杀灭某一期增殖细胞,如甲氨蝶呤、巯嘌呤、氟尿嘧啶等抗代谢药对 S 期细胞作用显著;长春碱、长春新碱、秋水仙碱主要作用于 M 期。

（二）根据作用机制分类

1. 干扰核酸生物合成的药物　如甲氨蝶呤、氟尿嘧啶、巯嘌呤、阿糖胞苷、羟基脲等。

2. 抑制蛋白质合成与功能的药物　如长春碱、长春新碱、三尖杉酯碱、L - 门冬酰胺碱、柴杉醇等。

3. 干扰转录过程和阻止 RNA 合成的药物　如放线菌素 D、多柔化星、柔红霉素等。

4. 直接影响 DNA 结构和功能的药物　如环磷酰胺、白消安、噻替派、丝裂霉素等。

5. 影响体内激素平衡的药物　如肾上腺皮质激素、雄激素类、雌激素类、他莫昔芬等。

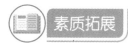 素质拓展

靶向治疗,生命希望
——癌症患者的福音

　　据国家癌症中心最新发布的全国癌症报告显示,肺癌每年新发患者数约为 82.8 万,位居恶性肿瘤发病率与死亡率的首位,是威胁我国居民健康的"第一癌"。很多患者发现时就已经到了中晚期,没有了手术机会,"有靶打靶",成为这些肺癌患者治疗的主要方法之一。

　　近年来,国家高度重视靶向药物在疾病治疗中的应用,并出台了一系列积极的政策。为了提高靶向药物的可及性,国家通过医保谈判等方式,将众多疗效显著的靶向药物纳入医保目录,大大减轻了患者的经济负担。同时,加强对靶向药物研发的支持,鼓励科研机构和药企加大创新投入,加速国产靶向药物的研发进程。在药品审批方面,优化审批流程,加快靶向药物的上市速度,让患者能够更快地受益于新的治疗手段。此外,国家还致力于完善药品监管体系,确保靶向药物的质量和安全性。这些政策的实施,彰显了国家对人民健康的深切关怀,为广大患者带来了更多的希望和福祉。

任务二　抗恶性肿瘤药常见不良反应

常用抗恶性肿瘤药大多数选择性不高,在抑制或杀伤肿瘤细胞的同时,对体内正常组织尤其是增殖旺盛的组织细胞产生不同程度的损害。不良反应主要表现为以下几方面。

1.抑制骨髓造血功能　为抗恶性肿瘤药最严重的不良反应,主要表现为白细胞、血小板和红细胞减少,甚至发生再生障碍性贫血,并进一步引起严重感染和出血等并发症。因此,预防感染和出血是化疗期间骨髓抑制的用药护理重点。

2.消化道反应　由于消化道上皮细胞增殖旺盛,对抗恶性肿瘤药极为敏感,化疗时会对消化道黏膜细胞产生不同程度损伤,出现食欲减退、恶心、呕吐、腹泻、腹痛等消化道症状,严重时发生肠黏膜坏死、出血甚至穿孔。

3.局部刺激　大多数化疗药有较强的刺激性,如不慎误入血管外,可致难愈性组织坏死和局部硬结。同一处血管反复给药常引起静脉炎,导致血管变硬,血流不畅,甚至闭塞。

4.口腔黏膜、皮肤损害和脱发　化疗药可引起严重的口腔黏膜损害,表现为充血、水肿、炎症和溃疡。化疗前应及时治疗口腔感染,治疗期间除餐后正常刷牙外,采用消毒液含漱的方法保持口腔清洁。脱发患者应做好思想疏导,说明脱发的可逆性,解除其精神压力。化疗时用止血带捆扎于发际或戴冰帽,对脱发有显著的预防效果。

5.泌尿系统损害　肾脏是化疗药物的主要排泄场所,由于肾脏对尿液的浓缩效应,造成化疗药在泌尿系统的浓度明显增高,局部毒性加重,加之化疗时肿瘤组织崩解产生的高尿酸血症在肾小管内形成尿酸盐结晶堵塞肾小管,如果监护不当,很可能发生出血性膀胱炎和导致肾衰竭。化疗期间应鼓励患者大量饮水,每日摄入量保持在 3000mL 以上,并给予别嘌呤醇抑制尿酸生成。每日准确记录水出入量,对摄入量足够、尿量少者,按医嘱给予利尿剂,以便及时排出药物。

6.肝脏损害　多数抗肿瘤药在肝脏代谢,长期大量用药可引起肝大、黄疸、肝区疼痛、肝功能减退,严重的会引起肝硬化、凝血功能障碍等。用药期间应观察患者有无黄疸、肝大、肝区疼痛等临床表现。用药前及用药过程中要检查肝功能。

任务三　常用的抗肿瘤药物

一、干扰核酸生物合成的药物

甲氨蝶呤

甲氨蝶呤(methotrexate,MTX)又名氨甲蝶呤,其化学结构与二氢叶酸类似,与二氢叶酸竞争二氢叶酸还原酶,干扰叶酸的代谢,抑制脱氧胸核苷酸合成,继而影响 S 期的 DNA 合成代谢,也可干扰 RNA 和蛋白质的合成。主要用于治疗儿童急性白血病,也用于治疗绒毛膜上皮癌、骨肉瘤、乳腺癌、肺癌、卵巢癌等。对儿童急性白血病疗效显著,与糖皮质激素、长春新碱和巯嘌呤合用,缓解率达90%,但对成人疗效差。

甲氨蝶呤有效治疗量和中毒量接近,不良反应较多,除严重的骨髓抑制、消化道、口腔溃疡外,大量应用可致肝、肾损害,妊娠早期用药可致畸胎,因此孕妇禁用。用药期间应严格监测血象及肝、肾功能。如出现严重黏膜溃疡、腹泻(每日 5 次以上)、血便及白细胞、血小板明显减少等严重反应,应立即停药。

氟尿嘧啶

氟尿嘧啶(fluorouracil,5-FU)体外无抗肿瘤作用,在体内代谢后产物对肿瘤细胞有杀伤作用。对食管癌、胃癌、结肠癌等消化道肿瘤和乳腺癌疗效好,对肝癌、卵巢癌、绒毛膜上皮癌等也有效。该药一般不单独使用,常与其他抗癌药合用,提高疗效,与亚叶酸钙合用可产生显著的协同效应。服用该药的常见不良反应有胃肠道反应、骨髓抑制、脱发等。长期全身给药可见"手足综合征",表现为手掌和足底部红斑和脱屑。偶见共济失调等神经毒性。

巯嘌呤

巯嘌呤(mercaptopurine,6-MP)为抗嘌呤药,能干扰体内嘌呤代谢,阻碍 DNA 的合成,主要用于治疗急性白血病,对儿童急性淋巴细胞性白血病疗效较好,常用于缓解期的维持治疗。大剂量服用对绒毛膜上皮癌亦有较好疗效。

阿糖胞苷

阿糖胞苷(cytarabine)为 DNA 多聚酶抑制剂,能显著抑制 DNA 的生物合成,也可干扰 DNA 的复制和 RNA 的功能,有抗肿瘤、免疫抑制作用。主要用于成人急性粒细胞白血病或单核细胞白血病,有严重的骨髓抑制和胃肠道反应。不应与氟尿嘧啶合用。

羟基脲

羟基脲(hydroxycarbamide)为核苷酸还原酶抑制药,阻止胞苷酸还原为脱氧核苷酸,从而抑制 DNA 合成,杀伤 S 期细胞。主要用于慢性粒细胞白血病,主要不良反应是骨髓抑制,其他不良反应较少发生。肾功能不全者慎用,可致畸胎,孕妇忌用。

二、抑制蛋白质合成与功能的药物

长春碱类

长春碱(vinblastine,VLB)和长春新碱(vincristine,VCR),是从中药长春花中提取的两种抗癌生物碱,作用于 M 期,可抑制细胞的有丝分裂。长春碱对恶性淋巴瘤疗效显著,也可用于急性白血病、绒毛膜上皮癌等。长春新碱对急性淋巴细胞白血病疗效好,起效快,可单用,也可与其他抗癌药合用。

长春碱可引起骨髓抑制,长春新碱骨髓抑制不明显,而对外周神经的损害较重,可引起四肢麻木、感觉异常、跟腱反射消失、眼睑下垂、声带麻痹等不良反应。其毒性大小与剂量有关,因此应严格控制剂量,总量不宜超过 25mg,必要时给予维生素 B_6 防治。因两药刺激性大,注射时切勿外漏。

三尖杉酯碱

三尖杉酯碱(harringtonine)能明显而迅速地抑制蛋白质合成的起始阶段,并使核糖体分解、蛋白质合成及有丝分裂停止,主要用于急性粒细胞白血病及单核细胞白血病的治疗。主要不良反应有胃肠道反应、骨髓抑制、脱发等,偶有心脏毒性。

L-门冬酰胺酶

L-门冬酰胺酶(L-asparaginase)可将血清中门冬酰胺水解,使肿瘤细胞缺乏门冬酰胺供应进而抑制生长。正常细胞可自行合成门冬酰胺,几乎不受影响。本药主要用于急性淋巴细胞白血病。常见不良反应为消化道反应及精神症状等,偶见过敏反应,使用前应做皮试。

紫杉醇

紫杉醇(paclitaxel,taxol)对细胞的有丝分裂有抑制作用,广泛用于治疗乳腺癌、卵巢癌、头颈部癌、食管癌等上皮性肿瘤。不良反应有骨髓抑制、神经毒性、心脏毒性和变态反应。

三、干扰转录过程和阻止 RNA 合成的药物

放线菌素 D

放线菌素 D(dactinomycin D),又名更生霉素,能阻碍 RNA 多聚酶的功能,阻止 mRNA 和蛋白质的合成,进而抑制肿瘤细胞的生长。抗癌谱较窄,对霍奇金病、绒毛上皮癌和肾母细胞瘤有较好疗效;与放疗联合应用,可提高肿瘤对放射线的敏感性。不良反应有骨髓抑制、恶心、呕吐、口腔炎等,偶见脱发、皮炎、肝损害等。局部刺激较强,勿漏出血管外。

多柔比星

多柔比星(doxorubicin,adriamycin,ADM),又名阿霉素,可嵌入 DNA 螺旋结构,影响 DNA 复制和 RNA 合成,对 S 期和 M 期作用最强,对免疫功能也有抑制作用。抗癌谱广,疗效高,对急性白血病、淋巴瘤、乳腺癌、胃癌、肝癌及膀胱癌等有效。常见的不良反应有脱发、骨髓抑制、消化道反应等,心脏毒性是其特有的毒性反应,对本药过敏的患者及孕妇禁用。本药在溶解状态下其稳定性随 pH 值增大而降低,应避免和其他药物混合使用。忌漏出血管外。开始用药 1 ~ 2 日后尿液会呈红色,应提前告知患者不必恐慌。

柔红霉素

柔红霉素(daunorubicin,DNR),又称正定霉素,其作用及机制、临床应用与多柔比星相似。不良反应主要是骨髓抑制、心脏毒性和消化道反应,最严重的是心脏毒性,表现为可恢复的与剂量无关的心电图异常,亦可表现为与剂量密切相关的进行性、潜伏性心肌病变,严重者可导致死亡。小儿、老年人、有心脏病史及肝、肾功能不良者慎用。

四、直接影响 DNA 结构和功能的药物

环磷酰胺

环磷酰胺(cyclophosphamide,CTX)在体外无活性,进入体内后转化成有活性的磷酰胺氮芥而发挥作用。抗癌谱较广,对恶性淋巴瘤疗效显著,对淋巴细胞白血病、肺癌、乳腺癌、卵巢癌及多发性骨髓瘤也有效。常见的不良反应有骨髓抑制、脱发、胃肠道反应等,膀胱刺激性较强,能引起化学性膀胱炎,这也是环磷酰胺特有的毒性反应,发生率为 9% ~ 25%。最初有膀胱刺激症状、排尿困难,继而出现血尿、蛋白尿,因此又称为出血性膀胱炎,与用药剂量有关,儿童易发生该不良反应。用药期间应注意观察小便困难和出血情况,鼓励患者多饮水。

白消安

白消安(busulfan),又名马利兰,对骨髓有选择性地抑制作用,小剂量即可明显抑制粒细胞的生成,而对淋巴系统的抑制作用较弱,故对慢性粒细胞白血病疗效显著,缓解率高。可以减轻白细胞增高及肝、脾大等临床症状,主要用于治疗慢性粒细胞白血病。该药的主要毒性反应是骨髓抑制,重者可引起再生障碍性贫血,久用可导致肺纤维化、闭经、睾丸萎缩。慢性粒细胞白血病有急性变时应停

用,肾上腺皮质功能不全患者慎用。

噻替派

噻替派(thiotepa)具有脂溶性好、局部刺激性小的特点,既可静脉注射,也可肌内注射,还可膀胱内、胸(腹)腔内、动脉内给药。抗癌谱广,对各期肿瘤细胞均有杀灭作用。主要用于卵巢癌、乳腺癌、肺癌和膀胱癌等。膀胱癌患者进行膀胱灌注时,为增加药液与用药部位的接触面积和作用时间,应每15分钟改变1次体位,排便后灌注并保留2小时。不良反应主要是骨髓抑制、消化道反应,但一般较轻微。本药性质不稳定,易发生聚合作用,使其溶解度降低而失效,稀释后若发现混浊,不得使用。溶液需新鲜配制,并避光、干燥、低温(12℃以下)保存。在酸中不稳定,故不能口服。

顺铂

顺铂(cisplatin)能抑制细胞的有丝分裂,抗癌谱广,主要用于生殖和泌尿系统的恶性肿瘤,如睾丸癌、卵巢癌、宫颈癌、膀胱癌等,也可用于肺癌和头颈部癌。为联合化疗的常用药,与多种药物合用具有协同效应。不良反应主要是胃肠道反应、骨髓抑制、耳毒性,大剂量或连续用药可损伤肾小管,引起较严重的肾毒性,用药期间患者应多饮水。

博来霉素

博来霉素(bleomycin)能抑制DNA的合成,干扰细胞的分裂增殖。临床主要用于各种鳞状上皮癌的治疗。不良反应较轻,用药后可有发热、脱发等,几无骨髓抑制作用,肺毒性是本药最严重的不良反应,可从肺部啰音、咳嗽、渗出发展到纤维化。用药期间注意做胸部X线检查,一旦发现肺炎样病变,立即停药并给予泼尼松或地塞米松抗炎。

丝裂霉素

丝裂霉素(mitomycin C)属直接破坏DNA的抗生素,抗癌谱广,作用较强而迅速。对多种实体瘤有效,特别是消化道癌,为目前常用药之一,也用于慢性粒细胞白血病、恶性淋巴瘤等。主要不良反应是骨髓抑制和消化道反应,偶见心脏毒性,停药后2~4周突发心力衰竭,猝然死亡,因此心脏病患者应注意。局部刺激性大,忌漏出血管外。

五、影响体内激素平衡的药物

肾上腺皮质激素

常用于恶性肿瘤治疗的糖皮质激素类药物有泼尼松、泼尼松龙等,可使血液淋巴细胞迅速减少,对急性淋巴细胞白血病和恶性淋巴瘤有较好的短期疗效,对其他恶性肿瘤无效。但与其他抗癌药少量短期合用,可减少血液系统并发症以及癌肿引起的发热等毒血症表现。需要注意的是,本药可能因抑制机体免疫功能而促进肿瘤的扩展。

雄激素类

临床常用的雄激素类药物是丙酸睾酮、甲睾酮。雄激素类药物可抑制垂体分泌促卵泡激素,减少雌激素的生成,还可对抗催乳素对肿瘤的促进作用,主要用于晚期乳腺癌的治疗。

雌激素类

临床常用的雌激素类药物是己烯雌酚,其不仅直接对抗雄激素,还可反馈性抑制下丘脑－垂体释

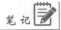

放促间质细胞激素,从而减少雄激素的分泌。临床主要用于前列腺癌和绝经 5 年以上乳腺癌的治疗。绝经前的乳腺癌患者禁用雌激素类药物。

他莫昔芬

他莫昔芬(tamoxifen,TAM)为人工合成的抗雌激素药物,能与雌激素竞争雌激素受体,可阻断雌激素对乳腺癌的促进作用,抑制乳癌生成。适用于晚期、复发、不能手术的乳腺癌,特别是绝经期的高龄患者。不良反应轻,有胃肠道反应,大剂量可致视力障碍。

制剂和用法

环磷酰胺 片剂:50mg。1 次 50～100mg,一日 2 或 3 次,一个疗程总量 10～15g。粉针剂:100mg,200mg,临用药前加 0.9%氯化钠注射液溶解后立即静脉注射,1 次 0.2g,一日或隔日 1 次,一个疗程 8～10g。大剂量冲击疗法为 1 次 0.6～0.8g,1 周 1 次,8g 为 1 个疗程。

塞替哌 注射剂 10mg/mL。1 次 10mg,一日 1 次,肌内或静脉注射,5 日后改为每周 3 次,总量 200～400mg。1 次 20～40mg,1 周 1 或 2 次,腔内注射,一个疗程 3～4 周。

白消安 片剂:0.5mg,2mg。一日 2～8mg。分 3 次空腹服用,有效后用维持量一日 0.5～2mg,一日 1 次。

甲氨蝶呤 片剂:2.5mg。用于白血病:1 次 5～10mg,1 周 2 次,总量为 50～150mg。注射剂:5mg。用于绒毛膜上皮癌:一日 10～20mg 静脉滴注,5～10 次为 1 个疗程。

氟尿嘧啶 注射剂:0.25g/10mL。1 次 0.25～0.5g,一日或隔日 1 次,静脉注射,一个疗程总量 5～10g;或 1 次 0.25～0.75g,一日或隔日 1 次,静脉滴注,一个疗程总量 8～10g。

巯嘌呤 片剂:25mg,50mg,100mg。用于白血病:一日 1.5～2.5mg/kg,分 2 或 3 次服,病情缓解后用原量 1/3～1/2 维持。用于绒毛膜上皮癌:一日 6.0～6.5mg/kg,10 天 1 个疗程。

羟基脲 片剂:500mg。胶囊剂:400mg。1 次 0.5g,一日 2 或 3 次,4～6 周为一个疗程。

丝裂霉素 片剂:1mg。一日 2～6mg,1 个疗程总量 100～150mg。粉针剂:2mg,4mg。静脉注射,1 次 2mg,一日 1 次;或 1 次 10mg,一周 1 次,总量为 60mg。

博莱霉素 粉针剂:15mg,30mg。1 次 15～30mg,一日或隔日 1 次,缓慢静脉注射,总量 450mg。

放线菌素 D 注射剂:0.2mg。1 次 0.2～0.4mg,一日或隔日 1 次,静脉注射或静脉滴注,1 个疗程 4～6mg。

多柔比星 粉针剂:10mg,50mg。一日 30mg/m^2,连用 2 日,静脉注射,间隔 3 周后可重复应用;或 1 次 60～75mg/m^2,每 3 周 1 次。累积总量不超过 550mg/m^2。

柔红霉素 粉针剂:10mg,50mg。开始一日 0.2mg/kg,静脉注射或静脉滴注,渐增至一日 0.4mg/kg,一日或隔日 1 次,3～5 次为一个疗程,间隔 5～7 日再给下一个疗程,最大总量 600mg/m^2。

长春碱 粉针剂:10mg。1 次 10mg,1 周 1 次,静脉注射,1 个疗程总量 60～80mg。

长春新碱 粉针剂:1mg。1 次 1～2mg,1 周 1 次,静脉注射,1 个疗程总量 6～10mg。

紫杉醇 注射剂:30mg/5mL。1 次 150～750mg/m^2,静脉滴注时间为 3 小时,3～4 周 1 次。

高三尖杉脂碱 注射剂:1mg/mL,2mg/2mL。1 次 1～4mg,一日 1 次,静脉滴注,4～6 天为 1 个疗程,隔 1～2 周重复用药。

L-门冬酰氨酶 粉针剂:1000U,2000U。1 次 20～200U/kg,用 0.9%氯化钠注射液稀释,一日或隔日 1 次,静脉注射,10～20 次为一个疗程。

顺铂 粉针剂:10mg,20mg,30mg。1 次 20mg,一日或隔日 1 次,静脉注射或静脉滴注,1 个疗程总量 100mg。

(顾宏霞)

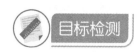 目标检测

参考答案

一、单项选择题

1. 大部分抗恶性肿瘤药物最主要的不良反应是(　　)。
   A. 听力减退　　　　　　　　B. 胃肠道反应　　　　　　　C. 脱发
   D. 过敏反应　　　　　　　　E. 骨髓抑制

2. 下列属于周期特异性抗恶性肿瘤药的是(　　)。
   A. 长春碱　　　　　　　　　B. 环磷酰胺　　　　　　　　C. 白消安
   D. 噻替哌　　　　　　　　　E. 放线菌素 D

3. 抗恶性肿瘤药物用药期间白细胞计数一般不低于(　　)。
   A. $1.5 \times 10^9/L$　　　　　　B. $1.0 \times 10^9/L$　　　　　　C. $2.5 \times 10^9/L$
   D. $5.0 \times 10^9/L$　　　　　　E. $2.0 \times 10^9/L$

4. 肾脏是化疗药物的主要排泄场所,因此化疗期间应鼓励患者大量饮水,每日尿量应保持在(　　)。
   A. 3000 ~ 3500mL　　　　　B. 1000 ~ 2000mL　　　　　C. 1500 ~ 2000mL
   D. 2000 ~ 3000mL　　　　　E. 500 ~ 1000mL

5. 常引起周围神经炎的抗癌药是(　　)。
   A. 甲氨蝶呤　　　　　　　　B. 氟尿嘧啶　　　　　　　　C. L - 门冬酰胺酶
   D. 巯嘌呤　　　　　　　　　E. 长春新碱

6. 无骨髓抑制作用的抗恶性肿瘤药是(　　)。
   A. 长春新碱　　　　　　　　B. 白消安　　　　　　　　　C. 顺铂
   D. 地塞米松　　　　　　　　E. 阿糖胞苷

7. 对消化道肿瘤有显著疗效的药物是(　　)。
   A. 环磷酰胺　　　　　　　　B. 噻替派　　　　　　　　　C. 氟尿嘧啶
   D. 白消安　　　　　　　　　E. 放线菌素 D

8. 通过抑制二氢叶酸还原酶而抗恶性肿瘤的是(　　)。
   A. 顺铂　　　　　　　　　　B. 氟尿嘧啶　　　　　　　　C. 氮芥
   D. 甲氨蝶呤　　　　　　　　E. 阿糖胞苷

9. 环磷酰胺对(　　)疗效较佳。
   A. 淋巴肉瘤　　　　　　　　B. 原发性脑瘤　　　　　　　C. 黑色素瘤
   D. 膀胱癌　　　　　　　　　E. 宫颈癌

10. 患者,女,13 岁。患有急性白血病,化疗期间出现食欲减退及严重的恶心、呕吐、腹泻、腹痛等胃肠道反应。为了尽量减轻胃肠道反应,下列采取的措施中错误的是(　　)。
    A. 给药时间宜安排在饭后或睡前
    B. 以高糖、高脂、少纤维的食物为主
    C. 可给予镇静止吐药对减轻消化道反应有一定作用
    D. 反应严重者可采取少量多餐或随意餐的形式
    E. 必要时禁食补液

二、简答题

1. 抗肿瘤药按作用机制分有哪些类型？每一类列举一代表药物。
2. 简述抗肿瘤药物的常见不良反应。

项目八　免疫功能调节药

课件

学习目标

素质目标:树立爱岗敬业、遵纪守法的工作意识及良好的医德医风。
知识目标:熟悉免疫调节常用药物的作用及用途。了解免疫调节药的作用环节。
能力目标:能够解释药物使用的合理性;知晓药物常见不良反应,具备处理不良反应的能力。

任务导入

蔡某,女,23岁。全身乏力、双膝关节肿痛近2个月,暴露部位皮肤对日光呈现过敏反应,口腔溃疡反复发作,近1个月面颊出现对称性红斑。住院检查后诊断为系统性红斑狼疮。在治疗过程中用到药物环孢素。

请分析思考:
1.患者临床治疗原则是什么?
2.应用环孢素应注意什么问题?

问题解析

　　免疫系统包括参与免疫反应的各种细胞、组织和器官,如胸腺、淋巴结、脾、扁桃体以及分布在全身体液和组织中的淋巴细胞和浆细胞,这些组织及其功能正常是机体免疫功能的基本保证,对机体起到免疫防护(抗病原微生物的入侵)、免疫稳定(清除损伤和衰老细胞)和免疫监视(清除癌细胞)的作用。影响免疫功能的药物主要有两大类:用于抗器官移植排异反应和自身免疫病治疗的免疫抑制剂、用于感染或恶性肿瘤所导致的免疫功能低下的免疫增强药。这类药物可以通过影响免疫应答反应和免疫病理反应而调节机体免疫功能,用于某些免疫性疾病的防治、器官和骨髓移植、肿瘤等疾病的辅助治疗。

任务一　免疫抑制药

　　免疫抑制药指具有非特异性抑制机体免疫功能的药物,临床用于防治器官移植时的排斥反应和自身免疫性疾病,常用的免疫抑制药有环孢素、肾上腺皮质激素类、烷化剂和抗代谢药类等。大多数免疫抑制药缺乏选择性或特异性,对正常和异常的免疫反应均呈抑制作用,长期应用本类药物,除了各药特有的副作用外,尚可致免疫功能低下,诱发感染、肿瘤、致畸和不育等严重不良反应。

环孢素

　　环孢素(cyclosporin A)又名环孢素 A,是由真菌的代谢产物中提取的脂溶性环状十一肽化合物,现已能人工合成,为目前最有效的免疫抑制药。
　　【体内过程】　口服吸收慢而不完全,其生物利用度仅为20% ~50% 。口服后2~4小时血浆浓度达峰值。$t_{1/2}$约为16小时。其有效浓度与中毒浓度接近，因此在临床应用过程中须进行血药浓度监测，以减轻不良反应。主要在肝脏代谢，随胆汁排出。

【药理作用】 选择性地抑制T淋巴细胞活化初期，辅助性T细胞被活化后可生成细胞因子，如白细胞介素－2（interleukm 2，IL－2），环孢素可抑制其生成，还可抑制淋巴细胞生成干扰素。对网状内皮系统吞噬细胞无影响，因而环孢素不同于细胞毒类药物的作用，仅抑制T细胞介导的细胞免疫，对机体的一般防御功能无明显影响。

【临床应用】 主要用于抑制器官移植后的排异作用，可单独应用或与小剂量糖皮质激素合用，也可用于治疗类风湿关节炎、系统性红斑狼疮等自身免疫性疾病和一些皮肤病，如银屑病、皮肌炎等。

【不良反应】 主要是肝、肾毒性。此外，可引起胃肠道反应、高血压、多毛症等。妊娠期、哺乳期妇女、儿童近日接触或发作过水痘、带状疱疹及注射过肝炎病毒疫苗者忌用。

抗淋巴细胞球蛋白

抗淋巴细胞球蛋白（antilymphocyte globulin，ALG）是直接抗淋巴细胞的抗体，可与淋巴细胞结合，在补体的共同作用下，使淋巴细胞裂解，具有特异性高，安全性好的优点，为强免疫抑制剂，对骨髓没有毒性作用，能有效抑制各种抗原引起的初次免疫应答，对再次免疫应答反应作用较弱。可用于器官移植的排斥反应，多在其他免疫抑制药无效时应用，还用于治疗自身免疫性疾病。常见不良反应为发热、寒战、血小板减少，静脉注射可出现低血压和过敏性休克等。过敏体质者禁用，有急性感染者慎用。

肾上腺皮质激素类

该类药物中常用有泼尼松、泼尼松龙和地塞米松等。它们对免疫反应的多个环节都有影响，主要是抑制巨噬细胞对抗原的吞噬和处理；抑制白细胞介素的合成和分泌，以及制淋巴细胞DNA的合成和有丝分裂，破坏淋巴细胞，使外周血淋巴细胞减少，并损伤浆细胞，减少抗体生成，从而抑制细胞免疫和体液免疫，缓解异常免疫对人体的损害。广泛用于器官移植中排斥反应的防治、变态反应性疾病、器官移植及肿瘤的治疗。糖皮质激素是治疗多种自身免疫性疾病的首选药，可缓解或消除症状，见效快，但多数不持久，停药后易复发。此类药物作为免疫抑制剂应用时，剂量较大，疗程较长，易产生严重不良反应和并发症。

硫唑嘌呤

硫唑嘌呤（azathioprine）对T细胞的抑制较明显，主要抑制DNA、RNA和蛋白质合成而发挥抑制T、B两类细胞及NK细胞的效应，同时抑制细胞免疫和体液免疫反应，但不抑制巨噬细胞的吞噬功能。主要用于肾移植的排异反应和自体免疫性疾病，如类风湿关节炎和全身性红斑狼疮等。可见变态反应、肝损害及低血压等不良反应。

环磷酰胺

环磷酰胺（cyclophoshamide，CTX）能选择性地抑制B淋巴细胞，大剂量也能抑制T淋巴细胞，还可抑制免疫母细胞，从而阻断体液免疫和细胞免疫。临床常用于防止排斥反应与移置物抗宿主反应和糖皮质激素不能长期缓解的自身免疫性疾病。不良反应主要有骨髓抑制、胃肠道反应、出血性膀胱炎及脱发等。用药过程中应定期检查血常规及肝、肾功能。孕妇及肝、肾功能不良者应慎用。

笔记

任务二　免疫增强药

免疫增强药是一类能够激活一种或多种免疫活性细胞,增强或提高机体免疫功能的药物。临床主要用其增强免疫作用,来治疗免疫缺陷病、慢性感染性疾病,也常作为恶性肿瘤的辅助治疗药物。常用的免疫增强药有卡介苗、干扰素、左旋咪唑、白细胞介素-2、转移因子等。

卡介苗

卡介苗(bacillus calmette-guerin,BCG),又名结核菌苗,为牛结核分枝杆菌的减毒活菌苗,为非特异性免疫增强剂。除用于预防结核病外,还是非特异性免疫增强药。

【药理作用】　能刺激多种免疫活性细胞,如巨噬细胞、T细胞、B细胞和NK细胞;增强机体的非特异性免疫功能,加速诱导免疫应答,也能提高机体的体液免疫和细胞免疫功能。

【临床应用】　最常用于恶性黑色素瘤、白血病及肺癌的治疗,也可用于乳腺癌、消化道肿瘤的治疗,可延长患者的生命。其疗效与肿瘤的抗原性强弱、宿主的免疫状态以及其给药途径有关。近年来,也用于膀胱癌的术后灌洗,可预防肿瘤的复发。

【不良反应】　不良反应较多,注射局部可见红斑、硬结和溃疡,也可出现寒战、高热、不适等全身反应。反复瘤内注射可能发生过敏性休克,严重的可致死亡。剂量过大可降低免疫功能,甚至促进肿瘤生长。

知识链接

卡介苗的由来

1907年,法国医学家阿尔伯特·卡尔米特(Albert Calmette)和兽医学家卡米尔·介林(Camille Guerin)将从牛乳中分离出来的一株毒力很强的牛型结核杆菌移植到由牛胆汁、土豆和甘油组成的培养基中培养,每隔3个星期将新长出的菌株移到新的培养基上,历时13年,直传到230余代,此时该菌体对任何动物均不致病,但抗原性仍保持高水平。1920年,他们发表论文,宣布了这一成果,将这株减去毒力但仍能产生特异性细胞免疫的活结核杆菌,命名为Bacillus Calmette Guerin。为纪念这两位先驱者的功绩,生产的疫苗称为"卡介苗"(BCG)。

干扰素

干扰素(interferon,IFN)是一类糖蛋白,它具有高度的种属特异性,故动物的IFN对人无效。

【药理作用】　干扰素除抗病毒作用外,还具有增强免疫的功能,其作用机理为:①调节机体的免疫监视、防御和稳定功能,使自NK细胞、T细胞的细胞毒杀伤作用增强;②使吞噬细胞的活力增强;③诱导外周血液中单核细胞活性;④增加或诱导细胞表皮主要组织相容复合物抗原的表达。通过对细胞免疫功能的增强,使得其亦具有抗恶性肿瘤作用。

【临床应用】　主要用于多发性骨髓病,获得性免疫缺陷综合征(AIDS)患者所患的卡波济肉瘤、恶性黑色素瘤、毛状细胞白血病及慢性活动性乙型肝炎的预防和治疗。

【不良反应】　常见的不良反应有发热和白细胞减少等,少数患者在行快速静脉注射时可出现血压下降,偶见变态反应,肝、肾功能障碍及注射局部疼痛、红肿等。过敏体质,严重肝、肾功能不全,白细胞及血小板减少患者慎用。

笔记

左旋咪唑

左旋咪唑(levamisole,LMS)为一种口服有效的免疫调节药物,属于合成噻唑类化合物的衍生物。

【药理作用】 有免疫增强作用,能使受抑制的巨噬细胞和 T 细胞功能恢复正常,对免疫功能正常的人或动物的抗体形成无影响,对免疫功能低下者,能促进抗体产生。

【临床应用】 主要用于免疫功能低下者恢复免疫功能,增强机体的抗病能力。与抗癌药合用治疗肿瘤可巩固疗效,减少复发或转移,延长缓解期。可改善多种自身免疫性疾病,如类风湿关节炎、系统性红斑狼疮等疾病的症状。肺癌手术合用左旋咪唑可降低复发率及死亡率,对肺鳞癌疗效较好,可减少远处转移。

【不良反应】 可出现胃肠道反应、头痛、出汗、全身不适等。长期连续用药时,可出现粒细胞减少症,但停药后可恢复。

白细胞介素-2

白细胞介素-2又名T细胞生长因子,主要功能是促进和维持 T 细胞的增殖与分化,增强 B 细胞的增殖及抗体生成。临床主要用于治疗恶性黑色素瘤、肾细胞癌、霍奇金淋巴瘤等,可控制肿瘤发展,减小肿瘤体积及延长生存时间。不良反应较常见,可见发热、寒战、厌食、肌痛、关节痛、胃肠道反应及神经系统症状等。

转移因子

转移因子(transfer factor,TF)是从健康人白细胞中提取的一种多核苷酸和低分子量多肽,无抗原性。它可将供体细胞免疫信息转移给受者的淋巴细胞,使之转化、增殖、分化为致敏淋巴细胞,从而获得供体样的细胞免疫功能,但不转移体液免疫。临床上主要用于原发性或继发性细胞免疫缺陷的补充治疗,还用于难以控制的病毒感染、真菌感染及肿瘤的辅助治疗。不良反应少,注射局部有酸、胀、痛感,个别病例出现风疹性皮疹、皮肤瘙痒,少数人有短暂发热。禁与热的饮料、食物同服,以免影响疗效。若药物出现混浊或变色勿用。

制剂和用法

环孢素 口服液:5g/50mL,10~15mg/(kg·d)。于移植器官前 3 小时开始使用,并持续 1~2 周,然后逐渐减量至 5~10mg/kg。注射剂:50mg/mL,250mg/mL。可将 50mg 以注射用的生理盐水或 5% 葡萄糖注射液 200mL 稀释后于 2~6 小时缓慢滴注,剂量为口服剂量的 1/3。

抗淋巴细胞球蛋白 注射剂:肌内注射兔抗淋巴细胞球蛋白 1 次 0.5~1mg/kg(体重),马抗淋巴细胞球蛋白 1 次 4~20mg/kg(体重),一日 1 次或隔日 1 次,14 日为一个疗程。静脉注射马抗淋巴细胞球蛋白 1 次 7~20mg/kg(体重),稀释于 50~100mL 生理盐水中,5 小时左右滴完,一日 1 次。

冻干卡介苗 注射剂:1mL,2mL/(0.5~0.75mg/mL)。皮内注射,1 次 0.1mL。用于划痕接种:稀释成每毫升含 50~75mg(苗体),1 次 0.05mL。

左旋咪唑 片剂:25mg,50mg。肿瘤的辅助治疗,一日服用 150~200mg,一日 3 次,连服 3 日,休息 1 周,然后再进行下一个疗程。用于自身免疫性疾病:一日 2 或 3 次,1 次 50mg,连续用药。

干扰素 注射剂:100 万 U,300 万 U。1 次 100 万~300 万 U,一日 1 次,肌内注射,5~10 日为一个疗程。

重组人白细胞介素-2 注射剂(冻干粉剂):2.5 万 U,5 万 U,10 万 U,20 万 U,50 万 U,100 万 U。皮下注射,每日 20 万~40 万 U/m²,一日 1 次,每周连用 4 日,4 周为一个疗程。静脉注射,20 万~40 万 U/m²,加入生理盐水注射液 500mL 中,一日 1 次,连续用药 4 周为一个疗程。腔内注射,癌性胸、腹水时先抽去腔内积液,再将本药,40 万~50 万 U/m²加入生理盐水注射液 20mL,每周 1 或 2 次,3~4 周为一个疗程。

(吴 思)

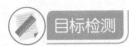

参考答案

一、单项选择题

1. 下列属于糖皮质激素类药物临床应用适用证的是(　　)。
   A. 消化性溃疡　　　　　　　　B. 感染性休克　　　　　　　　C. 骨质疏松
   D. 水痘　　　　　　　　　　　E. 糖尿病

2. 治疗过敏性紫癜合并上消化道出血首选的药物是(　　)。
   A. 泼尼松　　　　　　　　　　B. 雄激素　　　　　　　　　　C. 伊马替尼
   D. 环磷酰胺　　　　　　　　　E. 叶酸

3. 主要用于抑制器官移植后的排异作用的药物(　　)。
   A. 环孢素　　　　　　　　　　B. 泼尼松龙　　　　　　　　　C. 环磷酰胺
   D. 干扰素　　　　　　　　　　E. 地塞米松

4. 治疗多种自身免疫性疾病的首选药是(　　)。
   A. 环孢素　　　　　　　　　　B. 糖皮质激素　　　　　　　　C. 环磷酰胺
   D. 干扰素　　　　　　　　　　E. 卡介苗

5. 常用于肺癌手术的免疫增强药是(　　)。
   A. 白细胞介素 - 2　　　　　　B. 左旋咪唑　　　　　　　　　C. 环磷酰胺
   D. 地塞米松　　　　　　　　　E. 环孢素

二、简答题

简述影响免疫功能药物的分类及临床应用。

项目一　常用实验动物的捉持和给药方法

一、小鼠的捉持和给药方法

视频　　　课件

【实验目的】　掌握小鼠的捉持方法和各种给药方式。

【实验动物】　小鼠,1 只/组。

【实验器材】　鼠笼、注射器、灌胃针、小鼠尾静脉注射用固定器。

【实验试剂】　生理盐水、75%酒精棉球。

【实验步骤】

1. 小鼠的捉持方法

(1)双手捉持法:右手抓住小鼠的尾巴将其放在鼠笼笼盖上,向后轻拉小鼠尾巴,使小鼠抓紧笼盖,且想向前爬行,身体舒展。在此状态下,左手拇指和食指从小鼠尾部慢慢向头部滑动,边滑动边施加一个斜向下的力,使小鼠被压在笼盖上,无法动弹,避免小鼠乱动而被咬到。滑动到小鼠头颈部时,捏紧小鼠头颈部皮肤,并用左手中指、无名指和大鱼际肌夹紧小鼠背部皮肤,这时将右手抓住的小鼠尾巴转交至左手小指固定。

(2)单手捉持法:用左手拇指、食指捏住小鼠尾巴,无名指抵住鼠尾的根部,和双手捉持一样,使小鼠在笼盖上先前抓爬。手掌尺侧压住小鼠,无名指与小指夹紧鼠尾的根部,整个左手翻转给小鼠整体施加一个向下的压力,压迫小鼠趴在笼子上。此时松开左手食指和拇指,迅速用这两指捏住小鼠头颈部皮肤即可。检查小鼠抓得是否牢固,稍微进行调节。

2. 小鼠的给药方法

(1)灌胃法:左手捉持小鼠,鼠头朝上,使口腔和食管处于一条直线,右手持装好灌胃针头、吸好药液的注射器。将灌胃针从嘴角插入动物口中,针头轻压舌根,引起小鼠吞咽反射,沿咽后壁徐徐插入食道。此时小鼠应呈垂直体位,进入食道后,继续入针时应无阻力。若感到阻力或小鼠剧烈挣扎,应立即停止进针或将针拔出,以免损伤或穿破食道以及误入气管。针头到达胃部后推动注射器,完成灌胃。最后,竖直拔出针头,完成全部操作。

(2)腹腔注射法:以左手抓持小鼠,使其仰面头朝下倾斜,使内脏由于重力作用移向上腹部。右手持注射器,将注射针头于左(或右)下腹部刺入皮下,使针头向前推0.5~1.0cm,再以45°角穿过腹肌,固定针头,缓缓注入药液。此过程要避免损伤实质器官,扎入时有"落空感",回抽无尿液或血液。

(3)肌内注射法:如两人合作,一个人左手抓住小鼠头颈部皮肤,右手拉住鼠尾;另一个人左手固定住小鼠的腿,右手持注射器进行注射,针头刺入小鼠后肢外侧肌肉。如单人操作,则同样以左手拇指和食指抓住小鼠头颈部皮肤,小指、无名指和掌部夹住鼠尾及一侧后肢,右手持注射器刺入后肢肌内给药。

(4)皮下注射法:将小鼠放在笼盖上,左手拇指、食指和中指捏起小鼠颈背部皮肤,使之形成一个三角下陷处,右手持注射器沿皮肤推进5~10mm,针头可轻松左右摆动,表明针头在皮下。轻轻抽吸无回流物,推注药液。拔针时,左手应按压针头刺入部位片刻,防止药液外漏。皮下注射后,皮下会隆起一个小鼓包,表明正确注射。

(5)尾静脉注射法:将小鼠使用固定器固定,露出鼠尾。用75%酒精棉球消毒尾部,或将鼠尾在50℃热水中浸泡30秒,使血管扩张。一般首选离鼠尾远端约1/3位置的侧面静脉进行注射,使用针头长度为8mm和13mm的30G和29G胰岛素注射器最为合适。针斜面口向上,针尖刺入后,平行进针,推入药液。推注时若遇阻力,且尾部肿胀变白,表明针头没有刺入血管,亦可回抽见血来判断是否进针正确。注射时,进针位置应从鼠尾末端开始,以防进针失败。如果进针失败,可从近心端静脉处重新注射。

二、大鼠的捉持和给药方法

【实验目的】 掌握大鼠的捉持方法和各种给药方式。

【实验动物】 大鼠,1只/组。

【实验器材】 鼠笼、注射器、灌胃针、大鼠尾静脉注射用固定器。

【实验试剂】 生理盐水。

【实验步骤】

1. 大鼠的捉持方法 类似小鼠的捉持,先用右手抓住鼠尾,左手拇指和食指抓紧两耳和头颈部的皮肤,余下三指则捏紧大鼠背部皮肤。鼠尾可放在小指和无名指之间夹住固定。另一种捉持方法是,左手的食指、中指分开插入大鼠颈部,将其头部固定,再将大拇指和无名指放在大鼠腋下,固定左、右前肢即可。

2. 大鼠的给药方法 基本上与小鼠相同,使用的灌胃针型号、注射剂量等有所差别。

三、家兔的捉持和给药方法

【实验目的】 掌握家兔的捉持方法和各种给药方式。

【实验动物】 家兔,1只/组。

【实验器材】 兔固定箱、兔开口器、注射器、婴儿秤、导尿管。

【实验试剂】 生理盐水、75%酒精棉球。

【实验步骤】

1. 家兔的捉持方法 一手抓住家兔颈背部皮肤,一手托举住其臀部,使家兔呈坐位姿态。

2. 家兔的给药方法

(1)耳缘静脉注射法:将家兔用固定箱固定,剪去耳缘部位的被毛,暴露耳缘静脉,用75%酒精棉球擦拭,使血管扩张。左手食指和中指夹住兔耳静脉近心端,拇指和小指夹住耳缘部分,待耳缘静脉充盈后,右手持注射器由静脉末端刺入,顺血管方向进针,推注时如遇阻力,且兔耳局部肿胀变白,表明注射失败,需重新进针,又或者以回抽见血来验证。注射量一般为0.2~2mL/kg。

(2)灌胃法:将家兔用固定箱固定,将开口器插入家兔口中,而后翻转几下,使开口器竖直于家兔口中,且使家兔的舌头伸直,并被压住。将导尿管从开口器的中央孔插入口内,再逐渐深入插入食管和胃,总计插入15~18cm,手感顺畅无阻力,且家兔不挣扎也无呼吸困难出现,表明操作正确。可从导尿管外端注入药物,并注入少量空气或生理盐水,保证给药剂量准确。另可将导尿管另一端放入水中,无气泡吹出再次验证,反之则误插入气管,应拔出重插。灌注量一般为 10mL/kg。

(3)皮下、肌内、腹腔注射法:方法基本和小鼠相同。腹腔注射时,进针部位为距家兔下腹部的腹白线 1cm 处。

（陈佳洁）

项目二 不同药物剂量对药物作用的影响

【实验目的】 观察同种药物不同的剂量所产生药理作用的区别。

【实验动物】 小鼠,2 只/组。

【实验器材】 鼠笼、1mL 注射器 2 支、大烧杯 2 个、托盘天平 1 台。

【实验试剂】 0.2% 苯甲酸钠咖啡因注射液、2% 苯甲酸钠咖啡因注射液。

视频   课件

【实验方法】 取小鼠 2 只,称重并编号,置于大烧杯中观察小鼠的一般活动情况。两只小鼠以 0.2mL/10g 的剂量分别腹腔注射 0.2% 苯甲酸钠咖啡因注射液和 2% 苯甲酸钠咖啡因注射液。观察并对比两只小鼠给药后行为活动变化(有无兴奋、竖尾、惊厥,甚至死亡等现象),记录观察结果及发生时间。

【实验结果】 将实验结果记录于表 9-2-1 中。

表 9-2-1 不同剂量对苯甲酸钠咖啡因作用的影响

小鼠编号	体重(g)	给药前表现	注射药物及浓度	给药剂量(mL)	给药后表现及发生时间
1					
2					

【注意事项】

(1)掌握正确的腹腔注射技术,进针动作要轻柔,防止刺伤腹部器官。注射完药物后,缓缓拔出针头,并轻微旋转针头,防止漏液。

(2)注射后作用出现较快,需注意观察与记录。

【分析与思考】

(1)结合本次实验,说一说药物剂量与药物作用的关系,并讨论药物剂量在临床用药中有何重要意义?

(2)了解药物安全范围的定义,并谈一谈其对于药物应用有何重要性。

(陈佳洁)

项目三 不同给药途径对药物作用的影响

【实验目的】 观察硫酸镁不同给药途径所产生的药理作用的区别。

【实验动物】 小鼠,2 只/组。

【实验器材】 鼠笼、1mL 注射器 2 支、小鼠灌胃针、大烧杯 2 个、托盘天平 1 台。

视频 　　课件

【实验试剂】 10% 硫酸镁注射液。

【实验方法】 取小鼠 2 只,称重并编号,置于大烧杯中观察小鼠的一般活动情况、呼吸、肌张力及大小便。两只小鼠以 0.1mL/10g 的剂量用 10% 硫酸镁溶液分别进行肌内注射和灌胃给药。

【实验结果】 观察两只小鼠给药后行为活动有何变化,将实验结果记录于表 9 - 3 - 1 中。

表 9 - 3 - 1 　不同给药途径对硫酸镁作用的影响

小鼠编号	体重(g)	给药前表现	药物	给药途径	给药剂量(mL)	给药后表现
1						
2						

正常小鼠自由活动,呼吸频率为 163(84~230)次/分,大便成形、质地坚硬。

【注意事项】

(1)掌握正确的灌胃操作技术,若遇阻力应退出后再插入,以免误插气管或插破食管,前者可致窒息,后者可出现同腹腔注射时的吸收症状,重则死亡。

(2)注射后作用出现较快,需注意观察与记录。

【分析与思考】

(1)分析不同给药途径对硫酸镁作用的影响。

(2)注射硫酸镁中毒可用什么药物进行解救?

(陈佳洁)

项目四　肝功能对药物作用的影响

【实验目的】

(1)观察肝脏功能状态对药物作用的影响。

(2)学会筛选肝功能保护药的简易方法。

课件

【实验动物】　小鼠,2 只/组。

【实验器材】　鼠笼、1mL 注射器 4 支、托盘天平 1 台。

【实验试剂】　5% 四氯化碳溶液、0.25% 戊巴比妥钠溶液、生理盐水。

【实验方法】　每组 2 只小鼠,提前 48 小时做准备工作,将 2 只小鼠称重、标记,分别以 0.1mL/10g 的剂量皮下注射 5% 四氯化碳溶液(造成肝损伤)和生理盐水(空白对照)。正式实验时,2 只小鼠均以 0.2mL/10g 的剂量腹腔注射 0.25% 戊巴比妥钠溶液,观察小鼠的反应。

【实验结果】　观察记录小鼠翻正反射的起止时间,对比这些时间有无显著差别,将实验结果记录于表 9－4－1 中。

表 9－4－1　肝功能对戊巴比妥钠麻醉作用的影响

小鼠编号	体重(g)	给药剂量(mL)			翻正反射反应			肝脏外观及充血程度
		四氯化碳 0.1mL/10g	生理盐水 0.1mL/10g	戊巴比妥钠 0.2mL/10g	开始时间(分钟)	结束时间(分钟)	持续时间(分钟)	
1								
2								

【注意事项】

(1)在麻醉状态下小鼠的体温调节中枢被抑制,不能自行调节体温,很容易在环境中失温死亡,所以要注意给小鼠保温。可以应用热台,待小鼠完全苏醒后将其放回鼠笼。

(2)实验结束后,可以将小鼠颈椎脱臼处死,剖取肝脏进行观察并记录于实训表 9－4－1(比较肝脏大小、颜色、触感等)。

【分析与思考】

(1)肝功能损伤对于戊巴比妥钠的麻醉作用有何影响?

(2)联合实际,简述临床上肝功能不全的患者用药要注意什么问题。

(3)联系教材内容,描述学过的一种容易受到肝脏功能影响的药物,以免受到影响的原因?

(陈佳洁)

项目五　有机磷酸酯类药物中毒及解救

课件

【实验目的】

（1）观察有机磷酸酯类药物中毒的状态。

（2）观察阿托品和碘解磷定对有机磷酸酯类药物中毒的解救效果。

【实验动物】　家兔,1 只/组。

【实验器材】　注射器(2mL、5mL、10mL)、婴儿秤、兔固定箱、量瞳尺、棉球。

【实验试剂】　5% 敌百虫溶液、0.2% 硫酸阿托品、2.5% 磷酸碘解磷定溶液、75% 酒精。

【实验方法】　每组 1 只家兔,称重,观察并记录其一般活动情况、呼吸频率、呼吸幅度、瞳孔大小、唾液分泌量、肌张力、有无肌肉震颤及大小便等。将家兔用固定箱固定,用酒精擦拭兔耳缘静脉,以 2mL/kg 的剂量注射 5% 敌百虫溶液。注射后密切观察家兔状态,并记录上述生理指标的改变。当中毒症状明显后,以 2mL/kg 的剂量耳缘静脉注射 0.2% 硫酸阿托品,5 分钟后以 2mL/kg 的剂量耳缘静脉注射 2.5% 磷酸碘解磷定溶液。注射后继续观察并记录上述生理指标。

【实验结果】　将实验结果记录于表 9 - 5 - 1 中。

表 9 - 5 - 1　有机磷农药中毒症状及解救观察指标

家兔体重（kg）	使用药物	给药剂量（mL）	观察阶段						
			活动情况	瞳孔大小（mm）	唾液分泌量	大小便	肌张力	肌肉震颤	其他
	5% 敌百虫溶液 2mL/kg								
	0.2% 硫酸阿托品 2mL/kg								
	2.5% 磷酸碘解磷定溶液 2mL/kg								

【注意事项】

（1）实验使用的敌百虫能够透过皮肤黏膜吸收,因此要做好防护措施,防止中毒。如若不慎接触,应立即使用自来水冲洗,忌用肥皂清洗。

（2）当家兔中毒现象明显时,要及时注射阿托品或碘解磷定。可以将解救剂提前吸好备用。阿托品要快速注射,碘解磷定则需缓慢注射。若家兔症状加重,可给予阿托品控制症状。

（3）熟练操作兔耳缘静脉注射。注射时从静脉远心端开始,若出现由于操作不当需多次刺入时,入针位置逐步向头部方向移动,防止无法有效注入药品。注射完毕后将针头抽出,随即以棉球压迫止血。

【分析与思考】

（1）有机磷酸酯类中毒的机制是什么？有哪些症状？

（2）临床上用何种药物解救有机磷酸酯类中毒？原理是什么？还有哪些抢救措施？

（3）本实验解毒时为何先注射阿托品后注射碘解磷定？

（陈佳洁）

项目六 氢化可的松的抗炎作用

课件

【实验目的】

(1)观察蛋清的致炎作用和氢化可的松的抗炎作用。

(2)练习大鼠的捉持及腹腔注射。

【实验动物】 大鼠,2 只/组。

【实验器材】 鼠笼、注射器、天平、足趾肿胀仪、记号笔。

【实验试剂】 10% 新鲜蛋清、氢化可的松溶液、生理盐水。

【实验方法】 每组 2 只大鼠,称重并标记。用记号笔在两只大鼠的右踝关节以下的突出起点处环形画圈,标记好浸入水中足趾的范围。打开足趾肿胀仪,将仪器自带的烧杯中装入适量的水,测量并记录各鼠右后足放入水中后(浸入深度和足部画圈处平齐)仪器上显示的数值。以 0.15mL/10g 的剂量分别向两鼠腹腔注射生理盐水或氢化可的松溶液。注射药物 15 分钟后,再向 2 只大鼠从右后足掌心向掌踝关节方向皮下注射新鲜的蛋清 0.1mL。分别测量注射蛋清 20 分钟、40 分钟、60 分钟、80 分钟后,两只大鼠右后足的体积。致炎后的足趾体积减去正常体积,即为大鼠右后足足趾肿胀度。

【实验结果】 将实验结果记录于表 9 - 6 - 1 中。

表 9 - 6 - 1 氢化可的松对蛋清致炎作用的影响

大鼠编号	体重(g)	药物及给药剂量(mL)	正常足趾体积(mL)	致炎后足趾肿胀度			
				20 分钟	40 分钟	60 分钟	80 分钟
1							
2							

【注意事项】

(1)第一次测量时,保证大鼠右后足的干燥度,测量完毕需要把足趾上的水分擦干。每次测量前需要把肿胀仪烧杯中的液体重新补足。

(2)蛋清注射剂量和注射部位要准确。

(3)本次实验需要协作进行,注意大鼠的捉持和自身安全。

【分析与思考】

(1)氢化可的松的药理作用和临床应用有哪些? 使用时应注意哪些问题?

(2)抗炎药物分为哪几类?

(陈佳洁)

项目七　硫酸镁和液体石蜡的导泻作用

【实验目的】　观察硫酸镁和液体石蜡对肠道的影响,并分析其作用机制。

【实验动物】　家兔,1 只/组。

【实验器材】　兔手术台、手术器械、婴儿秤、大烧杯、注射器、灭菌手套、棉线。

【实验试剂】　20% 乌拉坦溶液、20% 硫酸镁溶液、液体石蜡、生理盐水。

课件

【实验方法】　每组 1 只家兔,称重。以 5mL/kg 的剂量耳缘静脉注射 20% 乌拉坦溶液后,将兔以仰卧位固定于兔手术台上。使用手术器械,沿家兔腹中线切开,打开腹腔,取出小肠。于回盲区将肠内容物轻轻挤向结肠,用棉线结扎成互不相通的三段,每段长约 3cm。向三个肠段内分别注射 2mL 的 20% 硫酸镁溶液、液体石蜡或生理盐水。注射完毕,将肠段放回腹腔,用血管钳闭合腹腔,用温生理盐水浸润的纱布覆盖在切口上。2 小时后再次打开腹腔,观察三个肠段的变化(如膨胀、充血等情况),再用注射器抽取各肠段内的液体,记录其容积。最后剪开肠壁,观察肠内壁充血情况。

【实验结果】　将观察到的上述生理指标记录在表 9－7－1 中。

表 9－7－1　硫酸镁和液体石蜡导泻作用的观察

肠段编号	药物	肠段膨胀程度	肠黏膜充血程度	肠内液体容积(mL)
1				
2				
3				

【注意事项】

(1)打开家兔腹腔后,动作要轻柔,不要刺激其他脏器,不要伤及肠系膜的血管。

(2)分离出的 3 个肠段尽量等长,时不时地用温生理盐水浸润肠段。

(3)抽取肠内液体时尽量抽尽,否则会影响结果。

(4)若实验时室内温度较低,应对实验家兔采取保温措施,比如使用可加热兔台。

(5)本实验也可用其他动物开展,如用蟾蜍,肠段 2cm,药物容量 0.2mL;用小鼠,肠段 2cm,药物容量 0.1mL。

【分析与思考】　使用硫酸镁和液体石蜡后,家兔的肠段膨胀情况和肠黏膜充血情况为什么会出现不同情况? 它们各适用于何种患者?

(陈佳洁)

项目八　利尿药的作用

【实验目的】
(1)观察呋塞米对家兔的利尿作用。
(2)初步掌握外科手术尿管的插法。

【实验动物】　家兔,2 只/组。

课件

【实验器材】　兔手术台、台称、开口器、10 号(或 8 号)导尿管、胃管、注射器、量筒、大烧杯、胶布、灭菌手套。

【实验试剂】　1% 呋塞米、液体石蜡、生理盐水。

【实验方法】　每组 2 只家兔,称重并标记。以 30mL/kg 的剂量灌胃温水后,将家兔仰卧固定于兔手术台上。将充满生理盐水的导尿管(一端用液体石蜡浸润),自尿道口轻轻插入。当导尿管进入膀胱后即有尿液滴出,再插入 1～2cm,共计插入 8～10cm。然后用胶布将导尿管固定于兔体,轻压腹部使膀胱内积存尿液排出。分别记录 2 只家兔正常每分钟尿液滴数及用药前 30 分钟内的尿量。然后,以 0.5mL/kg 的剂量向 2 只家兔分别耳缘静脉注射生理盐水或呋塞米,记录两者用药后每分钟尿液滴数及 30 分钟内的尿量。

【实验结果】　将上述数据记录于实训表 9-8-1。

表 9-8-1　呋塞米对家兔利尿作用的观察

家兔编号	体重(kg)	呋塞米给药剂量(mL)	尿液滴数(滴/分钟)		尿量(mL)		尿量增加率
			给药前	给药后	给药前	给药后	
1							
2							

【注意事项】
(1)家兔在实验前 24 小时应供应充足的饮水量。
(2)熟练操作兔导尿管插管。插入导尿管前,可做好标记以便掌握插入长度。动作要轻柔,以免损伤尿道。若尿道口因刺激而红肿,可局部擦涂 1% 丁卡因溶液。
(3)熟练进行家兔灌胃操作。检查插胃管有无误插入气管,可在胃管外端放一杯盛有水的烧杯,观察是否有气泡冒出。
(4)确保实验过程中导尿管固定好,以免家兔挣扎而使导尿管脱出,从而影响实验结果。

【分析与思考】
(1)呋塞米的利尿作用机制是什么?有何特点?
(2)临床上呋塞米的用途和不良反应有哪些?
(3)利尿药根据药效的不同可分为强效、中效、弱效三类,在临床应用中有何异同?

(陈佳洁)

项目九　小鼠胰岛素过量反应及其解救

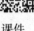

课件

【实验目的】

(1)观察胰岛素过量时小鼠的反应,掌握其解救方法。

(2)辅助血糖仪的使用,用数字来客观的呈现小鼠血糖的变化。

【实验动物】　小白鼠,3 只/组。

【实验器材】　1mL 注射器、动物实验恒温台(可用恒温水浴箱代替)、天平、大烧杯、血糖仪、酒精棉球、血糖试纸、剪刀、止血剂。

【实验试剂】　2U/mL 胰岛素溶液、10% 葡萄糖注射液、酸性生理盐水。

【实验方法】　打开动物实验恒温台,调节温度为37℃。每组 3 只小鼠,实验前禁食 16 小时,称重并编号。使用鼠尖采血法测得小鼠空腹血糖值并记录,将其放在大烧杯中,置于恒温台上,观察并记录其一般活动情况。接着,取其中 2 只小鼠以 0.1mL/10g 的剂量腹腔注射胰岛素,对照组的小鼠注射同剂量的酸性生理盐水。随后放回大烧杯中,观察并记录其活动状态,每隔一定时间采用同样方法测得小鼠实时血糖值。当小鼠出现躺倒或惊厥时,实验组的 2 只小鼠分别以 0.2mL/10g 的剂量腹腔注射 10% 葡萄糖注射液或生理盐水,第 3 只小鼠同样注射同剂量的酸性生理盐水。依旧放回大烧杯中,间隔相同时间测血糖,继续观察并记录小鼠的行为变化。

【实验结果】　尝试绘制实验过程中 3 只小鼠的血糖变化曲线,将结果记录在表9-9-1。

表9-9-1　胰岛素致低血糖反应及其解救的观察

小鼠编号	体重(g)	药物及给药前表现	注射剂量(mL)	注射胰岛素/生理盐水后表现	救治后表现	
					10% 葡萄糖注射液	生理盐水
1						
2						
3						
血糖值						

注:(1)不需要填写内容的表格填入"/"。

(2)以"/"按小鼠顺序将 3 只小鼠测得的血糖数值分隔开,多组数据则按时间顺序排列。

【注意事项】

(1)注意室温对实验的影响,注射胰岛素的动物最好放在 30～37℃ 环境中保温。一般低于20℃,出现低血糖反应的时间会延长,反之则加快。

(2)配置胰岛素溶液需用 pH 值为 2.5～3.5 的酸性生理盐水,因为胰岛素在酸性环境中才有效。

(3)给药前小鼠需禁食 16 小时,否则影响实验结果。

(4)胰岛素过量小鼠的低血糖反应可表现为行动蹒跚、惊厥和昏迷,如若出现躺倒和抽搐的行为则需要给予急救治疗。

（5）熟练掌握小鼠的抓取,避免被小鼠噬咬。熟练使用血糖仪,注意首次采血要快速截断小鼠尾尖0.5~1cm。如需多次采血,之后1次仅需截除2~3mm。采血结束后,按压伤口或使用止血剂(如硝酸银、6%液体火棉胶)止血。

【思考与分析】

（1）胰岛素降血糖的机制是什么? 其临床应用和不良反应有哪些?

（2）预防胰岛素过量导致低血糖的措施有哪些?

（陈佳洁）

参考文献

[1] 陈新谦,金有豫,汤光.陈新谦新编药物学[M].18 版.北京:人民卫生出版社,2018.

[2] 杨宝峰,陈建国.药理学[M].9 版.北京:人民卫生出版社,2018.

[3] 郑书国,杨解人.护理药理学[M].2 版.合肥:中国科学技术大学出版社,2021.

[4] 卢晓阳,王华芬.新编临床用药护理手册[M].北京:人民卫生出版社,2022.

[5] 方士英,严继贵.护理药理学[M].北京:中国协和医科大学出版社,2019.

[6] 黄刚,刘丹.护理药理学[M].北京:人民卫生出版社,2020.

[7] 高春艳,杜景霞,曹华.药理学[M].武汉:华中科技大学出版社,2019.

[8] 孙芳璨,韩冰.孕激素类药物在乳腺癌患者中应用的安全性[J].华西医学,2020,35(10):1273-1278.

[9] 张娴,罗林,琚娜娜,等.孕激素类药物对妊娠期糖尿病的影响[J].中国现代医生,2020,58(21):189-192.

[10] 毛迪,张玲,卢豫,等.新型抗癫痫药治疗癫痫有效性和安全性的 Meta 分析[J].中国循证医学杂志,2022,22(11):1272-1278.

[11] 王栋梁,宋海栋,许可,等.新型抗癫痫药物临床应用研究[J].中国医学科学院学报,2019,41(4):566-571.

[12] 张雪意,郭珍立,陈延,等.妊娠期、哺乳期应用新型抗癫痫药的安全性研究进展[J].中南药学,2020,18(7):1202-1206.

[13] 衡娅婷,杨欣伟,孙玉瑶.拉考沙胺与奥卡西平治疗儿童局灶性癫痫的研究进展[J].癫痫杂志,2023,9(4):310-315.

[14] 高畅,倪斌,陈芳辉,等.左乙拉西坦治疗药物监测的研究进展[J].中国药房,2024,35(2):251-256.

[15] 杨黎,董宪喆,齐晓涟,等.左乙拉西坦在临床应用中疗效与安全性的研究进展[J].中国新药杂志,2021,30(7):607-610.

[16] 李志娜.青阳参有效成分(组)与苯巴比妥联合抗癫痫的整合 PK-PD 研究[D].昆明:昆明理工大学,2019.